临床呼吸内科医师速查手册

主　编　胡　红

副主编　张伟华　迟春花

编　者　（按姓氏笔画为序）：

于晓玲　王炜芳　朱　红　许文兵

牟向东　李玉柱　迟春花　余秉翔

佘丹阳　肖越勇　余春晓　陈杭薇

张伟华　林明贵　胡　红　高占成

徐凯峰　徐白萱　聂永康　崔俊昌

章　巍　解立新

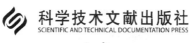

科学技术文献出版社

SCIENTIFIC AND TECHNICAL DOCUMENTATION PRESS

·北京·

图书在版编目(CIP)数据

临床呼吸内科医师速查手册/胡红主编 . —北京:科学技术
文献出版社,2013.8
　ISBN 978-7-5023-7770-0

Ⅰ.①临… Ⅱ.①胡… Ⅲ.①呼吸系统疾病-诊疗-手册
Ⅳ.①R56-62

中国版本图书馆 CIP 数据核字(2013)第 046081 号

临床呼吸内科医师速查手册

策划编辑:付秋玲 责任编辑:付秋玲 责任校对:唐　炜 责任出版:张志平

出　版　者	科学技术文献出版社	
地　　　址	北京市复兴路 15 号　　邮编 100038	
编　务　部	(010)58882938,58882087(传真)	
发　行　部	(010)58882868,58882874(传真)	
邮　购　部	(010)58882873	
官方网址	http://www.stdp.com.cn	
发　行　者	科学技术文献出版社发行　全国各地新华书店经销	
印　刷　者	北京金其乐彩色印刷有限公司	
版　　　次	2013 年 8 月第 1 版　2013 年 8 月第 1 次印刷	
开　　　本	787×960　1/32	
字　　　数	504 千	
印　　　张	18.5	
书　　　号	ISBN 978-7-5023-7770-0	
定　　　价	59.00 元	

序　言

近年随着医学科学的快速发展，符合循证医学的医学研究证据不断更新，必然要求临床医生的知识不断地"更新换代"。由解放军总医院呼吸科胡红教授主编以及北京协和医院、北京大学附属各医院等长期从事临床一线工作的呼吸科专家编写的《临床呼吸内科医师速查手册》，结合编者们多年丰富的临床经验并参照最新国内外相关指南，突出了本书的新颖性、科学性、实用性和便捷性，及时地反映了现代呼吸病学的新理论和新治疗，展示了呼吸科领域著名医院精英专家们的临床宝贵经验。每个疾病的主要内容涵盖了概述、病因、诊断表现、诊断及治疗方法五个部分，力求内容新颖、速查方便、简明实用、突出重点。本书主要读者对象为我国呼吸科医师，内科医师、社区全科医师、急诊科医师及医学院校师生，不仅适用于住院医师和实习医师，培养其临床逻辑思维能力和系统的临床诊治方法，而且对主治医师以上的高年资医师也具有重要的临床应用参考价值。笔者确信读者会从该书受益匪浅，在祝贺该书出版的同时也衷心感谢所有编者的辛勤劳动。

中华医学会内科学分会主任委员
解放军总医院
刘又宁

前　　言

　　十多年前在日本留学期间,看到很多日本临床医生都有一本口袋手册书,能非常便捷地查找到想要解决的临床实际问题,给我留下了深刻的印象。回国后一直想编辑一本实用的临床呼吸内科速查手册。在解放军总医院、北京协和医院、北京大学附属各医院等长期从事临床一线工作的二十二位呼吸科专家,放射科、超声科及核医学科专家的辛勤努力下,《临床呼吸内科医师速查手册》即将面世。本书从实际临床工作出发,力求以较短篇幅、方便速查、随身携带为特点,反映呼吸科疾病诊治最新进展,其中包括近年国内外诊断和治疗最新指南,目的是使临床医师在紧张繁忙的工作中快速查阅疾病的诊断要点和具体可行的治疗方案。本速查手册共三篇,包括呼吸系统疾病症状及诊疗操作技术、呼吸系统疾病各论以及呼吸治疗,以呼吸科疾病的诊断要点、鉴别诊断及治疗为主线,集权威性、可靠性、便捷性和实用性于一体,既适用于住院医师、实习医师,也适用于主治医师以上的高年资医师。可供我国呼吸科医师,内科医师、全科医师、急诊科医师及医学院校师生在临床实践查阅参考,具有很强的临床实用性和指导意义。

解放军总医院

胡　红

目　录

第二篇　呼吸科疾病各论

第三篇　呼吸治疗

第一篇　呼吸系统疾病症状及诊断技术

第一章 呼吸科常见症状的诊断和处理

咳 嗽

一、定义

咳嗽是为清除气道内物质(如痰液异物)的一种突然暴发性呼气动作。呼吸道黏膜上分布着机械感受器、化学感受器和肺牵张感受器,因而黏液、灰尘或异物的机械刺激,烟熏、毒气等的化学刺激,以及支气管痉挛引起肌张力增加,都可引起咳嗽。咳嗽的动作是短促深吸气,声门紧闭,呼吸肌、肋间肌和膈肌快速猛烈收缩,使肺内高压的气体喷射而出,将呼吸道黏膜上黏附的物质喷出,形成咳嗽。

二、分类和病因

1. 急性咳嗽 咳嗽时间<3周。普通感冒是急性咳嗽最常见的病因,其他病因包括流行性感冒、急性支气管炎、急性鼻窦炎等。

2. 亚急性咳嗽 咳嗽时间3～8周。最常见原因是感染后咳嗽、上气道咳嗽综合征(UACS,又称鼻后滴流综合征)及咳嗽变异性哮喘(CVA)等。

3. 慢性咳嗽 咳嗽时间≥8周。慢性咳嗽常见病因包括:CVA、UACS、嗜酸粒细胞性支气管炎(EB)和胃食管反流性咳嗽(GERC),这些原因占了呼吸内科门诊慢性咳嗽的70％～95％。其他病因,包括慢性支气管炎、支气管扩张、变应性咳嗽(AC)、支气管内膜结核、支气管肺癌、心理性咳嗽等。

三、诊断

（一）病史

注意咳嗽性质、音色、节律和时间、诱发或加重因素、体位影响，伴随症状等。

1. 性质

（1）干咳或刺激性咳嗽多见于急性支气管炎、支气管哮喘、气道高反应、气管或支气管异物、支气管肿瘤、慢性喉炎、喉癌等。

（2）湿性多痰的咳嗽多见于慢性支气管炎、支气管扩张、肺脓肿、空洞性肺结核等。

（3）单声微咳者多见于喉炎、咽炎、气管炎及吸烟者等。

（4）阵发性痉挛性咳嗽多见于气道异物、支气管哮喘、百日咳、支气管内膜结核及支气管肿瘤等。

（5）短促的轻咳或咳而不爽多见于干性胸膜炎、肺炎、胸腹部创伤或术后患者。

（6）犬吠样咳嗽多见于喉头疾患、声带肿胀、气管肿瘤或气管受压等。

（7）嘶哑性咳嗽多见于声带炎症或纵隔肿瘤压迫喉返神经所致声带麻痹。

（8）晨间咳嗽咯痰多见于慢性支气管炎、上呼吸道感染及支气管扩张。

（9）夜间咳嗽多见于 CVA、GERC、肺结核。

（10）春秋或夏季咳嗽常见于咳嗽变异性哮喘，而冬季咳嗽多见于慢性支气管炎。

2. 伴随症状

（1）咳嗽伴发高热的患者多考虑急性感染性疾病、肺炎、肺脓肿、脓胸等。

（2）伴明显胸痛者应考虑胸膜疾患，或者肺部和其他脏器疾患侵及胸膜者如肺癌、肺炎及肺梗死等。

（3）伴发咯黄痰者多考虑支气管炎、肺炎等。

（4）咯大量脓痰者多考虑肺脓肿、支气管扩张、肺囊肿继发感染等。

（5）伴发大量咯血者应考虑支气管扩张或空洞性肺结核，小量咯血或痰中带血考虑肺癌、肺结核等。

（6）胸闷气短应考虑支气管哮喘，伴活动后气短或呼吸困难者应考虑肺间质纤维化。

（7）伴咽痒、流涕鼻痒者应考虑咽炎、变应性鼻炎。

（8）伴反酸、嗳气及腹胀者多为胃食道反流综合征。

（9）伴低热、盗汗、乏力及消瘦者多为肺结核。

（二）体格检查

根据原发病不同，体征各有不同，查体应详尽，着重心、肺检查，同时要注意胸部以外的疾病同样可以引起咳嗽。肺部叩诊呈局限性浊音提示肺实变。听诊双肺弥漫性中、小水泡音常见于急性或慢性支气管炎；双肺满布大、中、小水泡音可见于肺水肿；肺尖部局限性有响性水泡音常提示为肺结核；局限性肺下部湿啰音见于支气管扩张症。闻及呼气期哮鸣音时提示哮喘的诊断，如闻及吸气性哮鸣音，要警惕中心性肺癌、支气管内膜结核或气道异物。

（三）辅助检查

1. 痰检查　痰细胞学检查可使癌细胞检查阳性率显著增高，痰中嗜酸粒细胞增高是诊断 EB 的主要指标。

2. 影像学检查　X 线胸片是慢性咳嗽的常规检查，胸部 CT 检查有助于发现纵隔前、后肺部病变，肺内小结节、纵隔肿大淋巴结及边缘肺野内较小的肿物。高分辨率 CT 有助于诊断早期间质性肺疾病和非典型支气管扩张。

3. 肺功能检查　通气功能和支气管舒张试验可帮助诊断和鉴别气道阻塞性疾病，如哮喘、慢性支气管炎和大气道肿瘤等。常规肺功能正常，可通过激发试验诊断 CVA。

4. 纤维支气管镜检查　可有效诊断气管腔内的病变，如支气管肺癌、异物、内膜结核等。

5. 食管 24h pH 值监测　能确定有无胃-食管反流（GER），是目前诊断 GERC 最为有效的方法。

6. 咳嗽敏感性检查　通过雾化方式使受试者吸入一定量的

刺激物气雾溶胶颗粒,刺激相应的咳嗽感受器而诱发咳嗽,并以咳嗽次数作为咳嗽敏感性的指标。常用辣椒素吸入进行咳嗽激发试验。咳嗽敏感性增高常见于 AC、EB、GERC。

7. 其他检查　外周血检查嗜酸粒细胞增高提示寄生虫感染、变应性疾病。变应原皮试(SPT)和血清特异性 IgE 测定有助于诊断变应性疾病和确定变应原类型。

四、处理

咳嗽由多种原因所致,治疗的关键在于病因治疗,镇咳药只能起到短暂缓解症状的作用。

治疗原则:①一般轻度咳嗽不需进行镇咳治疗。当单纯咳嗽是主要问题时,最好使用一个足量的作用于咳嗽反射某一特定环节的单一药物。单纯抑制无痰咳嗽,可选用美沙芬、可待因等。更有效的麻醉性镇咳药应留待于需要止痛和镇静作用时应用。②为了增加支气管分泌物和液化黏稠的支气管液体,充分水化(饮水和蒸气吸入)有效,如单纯水化无效,可试用口服复方甘草合剂等。③为了缓解源于喉部的咳嗽,可用润剂糖浆或含片,必要时联合美沙芬有效。④对于合并明显鼻部症状的咳嗽,并用扑尔敏类药物会更有效。⑤对支气管收缩合并咳嗽,推荐使用支气管扩张剂,可能还需联合应用祛痰药。对于 CVA 患者,吸入糖皮质激素更有效。

(一)中枢性镇咳药

该类药物对延脑咳嗽中枢具有抑制作用,根据其是否具有成瘾性和麻醉作用又可分为依赖性和非依赖性镇咳药。

1. 可待因(Codeine)　直接抑制延脑中枢,止咳作用强而迅速,具有成瘾性和抑制呼吸中枢作用,同时亦有镇痛和镇静作用。可用于各种原因所致的剧烈干咳和刺激性咳嗽,尤其是伴有胸痛的干咳。口服或皮下注射,每次 15～30mg,每天量可为30～90mg。

2. 福尔可定(Pholcodine)　作用与可待因相似,但成瘾性较之为弱。口服每次 5～10mg。

3. 福米诺苯(fominoben)　新型的中枢镇咳药,镇咳作用与可待因相当,但可兴奋呼吸中枢,尚可降低痰液的黏滞性,利于咯痰。口服每次 80～160mg。每天 3～4 次。静注:40mg/次加入 25％葡萄糖注射液 40ml 中,每天 1 次。

4. 右美沙芬(Dextromethorphan)　目前临床上应用最广,作用与可待因相似,但无镇痛和催眠作用,治疗剂量对呼吸中枢无抑制作用,亦无成瘾性。多种非处方性复方镇咳药物均含有本品。口服每次 15～30mg,每天 3～4 次。

5. 喷托维林(Pentoxyverine)　国内使用较久的镇咳药,作用强度为可待因的 1/3,同时具有抗惊厥和解痉作用。青光眼及心功能不全者应慎用。口服每次 25mg,每天 3 次。

6. 氯哌斯汀(chloperastine)　为苯海拉明衍生物,除具有中枢镇咳作用外,亦可抑制 H_1 受体,能轻度缓解支气管平滑肌痉挛及支气管黏膜充血、水肿,间接缓解咳嗽。成人每次 10mg(儿童每次每千克体重 0.5～1mg),每天 3 次。服药后 20～30min生效,作用可维持 3～4h。

(二)外周性镇咳药

抑制咳嗽反射的感受器、传入神经、传出神经甚至效应器而发挥作用。这类药物包括局部麻醉药和黏膜防护剂。对于小儿、孕妇、老年人等不适用于中枢性止咳药物的人群,外周性止咳药物可选择性应用。

1. 苯丙哌林(Benproperine)　非麻醉性镇咳药,亦可抑制咳嗽中枢,作用为可待因的 2～4 倍。口服每次 20～40mg,每天3 次。

2. 莫吉司坦(Moguisteine)　非麻醉性镇咳药,作用较强。口服每次 100mg,每天 3 次。

3. 那可丁(Narcodine)　为阿片所含的异喹啉类生物碱,作用与可待因相当,有一定呼吸兴奋作用。口服每次 15～30mg,每天 3～4 次。

4. 利多卡因　为局麻药,可麻醉呼吸道黏膜上的牵张感受器而发挥镇咳作用,尚有解除支气管痉挛作用。对顽固性咳嗽有良好的止咳效果。常用浓度 1％～2％,雾化吸入或气道分次滴入。

（三）其他镇咳药物

1. 复方镇咳药　如复方甲氧那明（每粒胶囊含甲氧那明12.5mg、那可丁7mg、氨茶碱25mg、扑尔敏2mg），具有解除支气管痉挛、外周性止咳，改善支气管黏膜肿胀，有利于排痰等作用，每次1～2粒，每天3次。美敏伪麻溶液（每10mL含右美沙芬20mg，扑尔敏4毫克，伪麻黄碱60毫克），用于缓解感冒及过敏引起的咳嗽、鼻塞、流鼻涕及打喷嚏等症状，成人每次10毫升，每天3次。

2. 含中药的咳嗽药　许多咳嗽药物都含有中药成分，如川贝、桔梗、甘草、鲜竹沥等。这类咳嗽药对慢性、轻微的咳嗽有一定效果，对急性和严重的咳嗽效果不明显。代表药有蜜炼川贝枇杷膏、复方鲜竹沥液、复方甘草合剂等。

（李玉柱）

咯　痰

一、定义

痰是气管、支气管的分泌物或肺泡内的渗出液。在呼吸道的反复感染、异物、过热过冷的空气、刺激性气体、过敏因素等的刺激下，气管、支气管或肺泡分泌大量痰液，通过咳嗽的动作排出即为咯痰。

二、机理

正常呼吸道黏膜的腺体和杯状细胞经常分泌少量黏液，形成一层薄的黏液层，保持呼吸道的湿润，并能吸附吸入的尘埃、细菌等微生物，借助于柱状上皮纤毛的摆动，将其排向喉头，随咳嗽咳出，或被咽下，所以一般不感觉有痰。黏液腺的分泌受迷走神经支配，在物理的或化学的局部刺激下，杯状细胞和黏液腺细胞增生，同时黏液分泌量增多；当气管、支气管或肺泡发生炎症时，黏膜充血水肿，黏液分泌增多，毛细血管通透性增高，浆液渗出,渗出物与黏液、浸入的尘埃混合而形成痰。痰的组成因不同病理而异,可包含黏液、浆液、红细胞、白细胞(或脓细胞)、巨噬细胞、免疫球蛋白、补体、溶菌酶、纤维蛋白等成分的渗出物,与不同种类的细菌、病毒、真菌、寄生虫卵以及坏死组织、尘粒、异物等混合而成不同性状的痰。

三、诊断

(一)病史

了解观察痰的量、色、气味、性状常可提示诊断。

1. 性状

(1)黏液性痰:痰质黏稠,无色透明或稍白。多见于支气管炎、支气管哮喘、肺炎球菌肺炎的初期。

(2)脓性痰:痰呈脓性,为黄色或绿色,质黏稠,有的带有臭味。常见于化脓性支气管炎,支气管扩张,肺脓肿,脓胸或肝、脊椎、纵隔脓肿溃穿肺部造成的支气管瘘等。

(3)黏液脓性痰:痰液性状介于黏液性痰和脓性痰之间,痰内除黏液外有一部分脓,带黄白色,富黏性,常见于支气管炎、肺结核、肺内炎症等。

(4)浆液性痰和泡沫状痰:痰液稀薄而多泡沫,常见于肺水肿,细支气管肺泡癌等。

(5)血性痰:痰内带有血液,血液多少不一,少者为血丝状痰,多者可为全血痰。常见于肺癌,肺结核,肺梗死,支气管扩张等。

(6)清水样痰伴有"粉皮"样囊壁:是肺包囊虫病临床诊断的重要依据。

2. 痰量　痰量多的疾病有肺水肿、肺脓肿、支气管扩张、肺泡细胞癌、脓胸或肝脓肿形成支气管瘘等。检查痰量一般以24h为准,痰量增多反映支气管和肺的炎症进展;痰如果不能顺利排出,临床上虽表现为痰量减少,实际上病情仍在发展,中毒症状也会加重。

3. 气味　一般的痰无臭味,放置时间长时由于痰内细菌的分解作用产生臭味。厌氧菌感染时,痰有恶臭,见于肺脓肿、支气管扩张、支气管肺癌的晚期等。

4. 颜色　无色透明或灰白色黏液痰见于正常人、支气管黏膜轻度炎症。黄色或绿色黏痰提示呼吸道存在化脓性感染，绿色痰常因含胆汁、变性血红蛋白或绿脓素所致，见于黄疸、吸收缓慢的肺炎球菌肺炎、肺部绿脓杆菌感染等。血性痰见于肺癌、肺结核、支气管扩张等。铁锈色痰见于肺炎球菌肺炎。粉红色或血性泡沫痰见于急性肺水肿。红褐色或巧克力色痰，见于阿米巴肝脓肿溃穿入肺内引起的肺阿米巴病。果酱样痰见于肺吸虫病。灰色或黑色痰见于各种尘肺如煤尘肺等。棕色痰，见于肺梗死、肺含铁血黄色沉着症。

5. 伴随症状　咯痰伴高热者应考虑肺炎、肺脓肿。伴胸痛者应注意肺部病变波及胸膜者如肺炎、肺癌、肺梗死等。长期接触有害粉尘史时应考虑相应的尘肺。咯粉红色泡沫痰伴呼吸困难者应注意急性肺水肿。40 岁以上男性且有长期吸烟史者，咯血性痰应警惕肺癌的可能。

（二）体格检查

肺不张时气管可移向患侧。锁骨上淋巴结肿大考虑肺癌的可能。肺尖部叩诊浊音要注意肺结核，下胸部叩诊浊音多考虑肺部炎症或胸腔积液。肺部任何部位的局限性啰音提示肺部炎症或空洞，局限性肺上部细湿啰音提示肺结核，局限性下野持续存在的中等湿啰音考虑支气管扩张。双侧散在哮鸣音提示支气管哮喘，单侧散在干湿啰音提示慢性支气管炎等。

（三）实验室检查

1. 显微镜检查　可以进行白细胞、嗜酸性粒细胞、色素细胞、细菌、寄生虫、真菌、癌细胞等检查。如发现支气管管型、肺石、硫黄颗粒等分别对肺炎球菌肺炎、肺结核和肺放线菌病有帮助，夏兰晶体对支气管哮喘症患者有帮助。

2. 微生物培养　可进行细菌包括抗酸杆菌、真菌等培养，鉴别病原菌，同时做药敏试验，以指导临床对抗生素的合理选择。

（四）器械检查

1. 胸部 X 线或 CT 检查　是心肺疾病的重要诊断手段，能诊断大部分肺部疾病，必要时经 CT 引导下进行经皮肺活检进一步诊断。

2. 纤维支气管镜检查　对怀疑肺癌者应做该项检查。有时需要在纤维支气管镜下用双套管吸取或刷取肺深部细支气管的分泌物,做病原菌培养,必要时可行支气管肺泡灌洗。

3. 超声检查　可行心脏、胸腔、腹部超声检查帮助诊断。

四、处理

痰潴留对人体是有害的,它不仅促进呼吸道的微生物繁殖,使本身存在的炎症扩散,还可引起继发感染;黏稠度高的痰阻塞支气管,尤其是较大支气管时,则通气和换气功能发生障碍,可出现缺氧和呼吸困难,使病情加重。因此咯痰是机体的一种重要保护生理功能。

咯痰要有正确方式,先用鼻深吸气,然后放松用嘴呼气,重复1~2次,再深吸气,在吸气末收缩腹部用力咳嗽。同时为使咳嗽更加有效,可以喝一杯热饮,湿化痰液,因为充足的水分可以使痰液变稀,从而更易咯出。

多痰或者痰液黏稠的情况应选择祛痰药,祛痰药可以使痰液黏稠度降低,易于咯出,或加速呼吸道黏膜纤毛运动,使痰液的转运功能改善的药物,间接镇咳平喘,有利于防止继发感染。药物的选择要根据痰液的性状选用。

痰液为灰白色黏痰时,除治疗原发病外,可选用复方棕色合剂、蜜炼川贝枇杷膏等。痰液稠厚难以咯出时,可选用乙酰半胱氨酸、胰蛋白酶、氨溴索、标准桃金娘油肠溶胶囊等,可使痰中黏蛋白分解,从而使痰液变得稀薄,易于咳出。后两种药物还能促进纤毛运动及保护支气管黏膜。必要时可用雾化吸入的方法,如用生理盐水或1‰~3‰碳酸氢钠液进行氧气或超声雾化,或用氨溴索或乙酰半胱氨酸等氧气或超声雾化。痰液为黄色或绿色脓液时,说明伴有感染,故除选用止咳化痰药外,尚需添加抗生素,同时应加强体位引流,如拍背等。

（李玉柱）

咯 血

一、定义

咯血(Hemoptysis)是指喉部以下的呼吸器官出血经咳嗽动作从口腔排出。

二、病因

咯血的来源可能为肺循环,也可能为支气管循环,或含有这两种循环的血管成分的肉芽组织。约95%的肺血液循环由肺动脉及其分支供应,为低压系统。支气管循环为高压系统,源于主动脉,一般向肺脏提供约5%的血液,主要供应气道和支持结构。出血常发生于支气管循环,除非外伤或肉芽肿侵蚀,或钙化淋巴结或肿瘤已经损害大的肺血管。带气囊肺动脉导管所致的肺动脉破裂可引起严重的甚至致命的肺出血。肺静脉出血一般量小,其发生主要与肺静脉高压有关,尤其与左心衰竭有关。

炎症占咯血原因的80%~90%。急性或慢性支气管炎可能是最常见的原因。由支气管炎以及支气管扩张症引起的咯血约占所有咯血病例的50%。肿瘤(尤其是癌)主要由支气管血管供血,约占咯血病例的20%。转移癌极少引起咯血。血栓栓塞引起肺梗塞和左心衰竭(尤其是继发于二尖瓣狭窄)是咯血较少见的原因。原发性支气管腺瘤和动静脉畸形虽罕见,但却可引起严重出血,偶然在月经期间会引起来源不明的咯血。其他如血小板减少性紫癜、白血病、血友病等血液病,肺出血型钩端螺旋体病、流行性出血热等急性传染病,结节性多动脉炎等也可引起咯血。

有些咯血患者虽然应用了各种检查方法仍然原因不明,约占5%~15%,这称为隐匿性咯血。部分隐匿性咯血可能由于气管、支气管非特异性溃疡,静脉曲张、早期腺瘤,支气管小结石及轻微支气管扩张等病变引起。咯血原因不明的病人一般预后良好,通常在6个月内出血症状消失。

三、诊断

咯血必须与呕血和鼻腔、口腔或鼻咽部出血流入气管支气管相鉴别。

病人可能感觉到并告诉检查者出血的来源，甚至能感觉到来自哪侧的胸腔。病史、物理检查、胸部 X 线和支气管镜等是最重要的诊断步骤。

（一）咯血与呕血的鉴别

表 1-1-1　咯血与呕血的鉴别

咯血特点	呕血特点
咯出	呕出
常混有痰	常有食物及胃液混杂
泡沫状，色鲜红	无泡沫，呈暗红色或棕色
呈碱性反应	呈碱性反应或酸性反应
有肺或心脏疾病史	有胃病或肝硬化病史
咳血前喉部瘙痒，有"忽忽"声	呕血前常上腹不适及恶心，并有眩晕感
除非经常咽下，否则粪便无改变	粪便带黑色或呈柏油状
咯血后继有少量血痰数天	无血痰

（二）咯血量的确定

小量咯血：24h 咯血＜100ml。多见于肺结核，肺炎，肺癌，肺栓塞，肺脓肿及肺血管炎等。

中量咯血：24h 咯血 100～300ml。多见于肺结核，支气管扩张，二尖瓣狭窄等。

大量咯血：24h 咯血＞300ml（亦有人认为一次咯血＞100ml 即为大咯血）。可见于空洞型肺结核，支气管扩张和二尖瓣狭窄或动脉瘤破裂等。

大咯血可发生窒息，可继发肺水肿及心室纤颤而死亡。原因较多，如：病变部位广泛，咯血量较多，心肺功能不全，体质衰弱,咯血力量不足;或有气管移位,支气管引流障碍;或精神过度紧张等原因,导致声门或支气管痉挛;或咯血后误用多量镇静、止咳剂,使血不易咳出,阻塞支气管等。如患者咯血后突然出现胸闷、呼吸困难、烦躁不安、急要坐起端坐呼吸、或张口瞪目、面色苍白、咯血不畅及缺氧等表现,均需警惕窒息发生。有时咯血量的多少与病变严重程度并不完全一致。肺功能严重障碍或发生血块阻塞窒息,即或少量咯血也可致命。

(三)初步确定出血部位

可以根据病史、体检、X 线胸部检查结果初步判断咯血来源部位。

当胸部 X 线检查尚未能进行时,为尽早明确出血部位,如咯血开始时,一侧肺部呼吸音减弱或(及)出现啰音,对侧肺野呼吸音良好,常提示出血即在该侧。二尖瓣舒张期杂音有利于风湿性心脏病的诊断;在限局性肺及支气管部位出现喘鸣音,常提示支气管腔内病变,如肺癌或异物;肺野内血管性杂音支持动静脉畸形;杵状指多见于肺癌、支气管扩张症及肺脓肿;锁骨上及前斜角肌淋巴结肿大多提示转移癌等。

(四)进一步做出病因诊断

综合病史、体检、实验室检查和特殊检查结果,明确咯血的病因诊断。

咯血的颜色对临床疾病诊断有辅助意义,粉红色泡沫样痰提示急性左心衰竭(亦称肺水肿);支气管扩张咯血为鲜红色;典型大叶性肺炎咯血为铁锈色;肺栓塞时咳黏稠的暗红色血痰;而二尖瓣狭窄合并肺淤血时咯血一般为暗红色。

咯血的伴随症状也有助于鉴别原发病,如伴发热,可见于肺结核、肺炎、肺脓肿、肺出血型钩端螺旋体病、流行性出血热、支气管癌等;伴胸痛,可见于大叶性肺炎、肺梗塞、肺结核、支气管癌等;伴呛咳,可见于支气管癌、支原体肺炎等;伴皮肤黏膜出血,须注意钩端螺旋体病、流行性出血热、血液病、结缔组织病等;伴黄疸,须注意钩端螺旋体病、大叶性肺炎、肺梗塞等。

(五)实验室检查及其他特殊检查

1. 三大常规　血红蛋白、红细胞计数、红细胞压积及其动态变化,血小板计数,尿检中有无红白细胞,大便潜血等。咯血患者应第一时间检查血型,必要时备血。

2. 凝血功能　出血时间、凝血时间、凝血酶原时间、纤维蛋白原、D-二聚体等。

3. 痰检查　痰找抗酸杆菌、瘤细胞、肺吸虫卵、真菌等,痰培养。

4. X线检查或胸部 CT　胸部 X 线或胸部 CT 可见支气管扩张、肺出血或肺部肿瘤等,必要时进行胸部 HRCT 检查。

5. 纤维支气管镜检查　明确出血部位和明确病变性质或局部止血治疗。如有需要可进行该项检查,但在活动性出血及咯血量较多时不宜行此项检查。

6. 支气管动脉造影　怀疑支气管动脉出血如支气管扩张等,为了明确出血部位和进行治疗,可考虑此项检查。

7. 肺动脉造影　怀疑肺动脉出血,如肺栓塞、肺动静脉瘘可考虑此项检查。

8. 其他　超声心动图,骨髓检查,免疫系统检查等。

四、治疗

咯血是内科常见急症,病因复杂,病情多变,严重者威胁病人生命。

咯血急诊治疗的目的是:①迅速止血;②预防窒息;③维持患者生命体征;④找出病因,明确出血部位;⑤治疗原发病。

(一)止血需要针对有关原因

如果血液检查发现任何凝血异常,则立即停用影响凝血的药物如阿司匹林,不使用麻醉药。如果凝血异常引起出血,有指征输全血、特殊的缺乏因子、新鲜冷冻血浆或血小板。由于支气管扩张症的出血通常有感染的可能,适当的抗菌药物治疗感染和体位引流是基本的治疗方法。继发于心衰或二尖瓣狭窄的出血,通常纠正心衰治疗有效。

(二)大咯血的处理

1. 一般处理

(1)若仅痰中带血或咯血量较少,可给予休息、止咳及镇静,但禁用强镇静剂如吗啡,以防止抑制咳嗽反射导致血液不能咯出而发生窒息。

(2)中量及大量咯血应绝对卧床休息,可取患侧卧位。急查血型,配血备用。如咯血量较多可输血。给予吸氧,安慰患者,使其情绪放松并保持大便通畅。大咯血一般不用镇咳药,如果剧烈咳嗽影响止血时可在血液咯出后临时使用可待因 15～30mg 口服,或喷托维林 25mg,口服,3～4 次/d,或右美沙芬 10～20mg,口服,3～4 次/d。或苯丙哌林 20～40mg,口服,3 次/d。

(3)保持呼吸道通畅,用吸引器吸出气道内血凝块,吸氧,紧急情况应行气管插管或气管切开,对呼吸心跳骤停者应立即给予心肺复苏。

2. 止血药的应用

轻度咯血者,大多仅需做一般处理,或口服止血药物后咯血即可自行停止。咯血症状明显时,可给予下述止血药物。

(1)垂体后叶素(pituitrin)　本药为脑垂体后叶的水溶性成分,内含催产素与加压素,加压素有强烈的血管收缩作用,可使肺小动脉收缩,使血管破裂处血栓形成而止血。用法:突然大量咯血时可取该药 5～10U,用 5%～25%葡萄糖液 20～40ml 稀释后缓慢静脉推注(15～20min),然后可将该药 10～20U 溶于生理盐水或 5%葡萄糖 500ml 内缓慢静脉点滴。用药后可有血压升高、心悸、胸闷及胃肠不适等不良反应。对高血压、冠心病、肺源性心脏病、心力衰竭、孕妇原则上禁用,如非用不可,权衡利弊,宜从小剂量开始并应在密切观察下治疗。

(2)蛇毒血凝酶(立止血,batroxobin)　由巴西蛇(Brothrops atrox 巴西蝮蛇属)的毒液制备得到的。可促进出血部位的血小板黏附、聚集和释放,加速血小板血栓的形成;有类凝血酶样作用和类凝血激酶样作用,间接地促进出血部位凝血酶原激活物及凝血酶的形成。用法:成人 1～2ku/次,加入生理盐水 10ml 静脉注射,1 次/12h。也可 1～2ku/次,皮下注射或肌内注射。疗程一般为 1～2d,大多数病例不超过 3d。禁忌证:DIC 导致的出血、有血栓或栓塞史的患者禁用本品。除非紧急情况,孕妇不宜用本药。

(3)氨甲苯酸(止血芳酸 P-Aminomethylbenzoic acid,PAM-BA) 通过抑制纤溶系统而起作用。用法:静注:每次 0.1～0.3g,用 5％葡萄糖液 20～40ml 稀释后缓慢静脉推注。或每次 0.1～0.3g 溶于 5％葡萄糖或生理盐水内缓慢静脉点滴,每日最大用量 0.6g。用量过大可促进血栓形成,对有血栓形成倾向或有血栓栓塞病史者禁用或慎用,肾功能不全者慎用。

(4)酚磺乙胺(止血敏,Etamsylate) 通过增加血液中血小板聚集性和黏附性,促进凝血物质的释放,以加速凝血。用法:静脉注射或肌内注射一次 0.25～0.5g,2～3 次/d。静脉滴注:一次 0.25～0.75g,用 5％葡萄糖液或生理盐水稀释后缓慢静脉滴注,2～3 次/d。

(5)卡巴克洛(安络血,carbazochrome) 能降低毛细血管渗透性,缩短出血时间。用法:肌注每次 10mg,每日 2 次,也可静注。口服每次 2.5～5mg,每日 3 次。癫痫及精神病患者忌用。

(6)卡络磺钠(carbazochrome sodium sulfonate)又名"新安络血",为安络血的衍生物,通过增加毛细血管弹性,降低通透性,增加其收缩力及促进凝血酶的活性和纤维蛋白原的溶解,进而使出血部位形成血栓而达到止血作用。用法:静脉注射一次 25～50mg,一日 1 次,或加入生理盐水中静脉滴注,每次 60～80mg。

(7)云南白药 三七为其主要有效成分。可缩短凝血时间,具有止血作用。每次 0.25～0.5g 每天 3 次,口服。孕妇忌用。

(8)酚妥拉明(phentolamine) 其止血机理推测是酚妥拉明为 α 肾上腺素能受体阻滞剂,有直接扩张血管平滑肌作用,使肺血管阻力降低,肺动静脉压降低,肺淤血减轻而使咯血停止。用法:10～20mg 加入 5％葡萄糖 250～500ml 中缓慢静脉滴注。注意可使血压下降。

(9)普鲁卡因(procaine)通过扩张肺部的毛细血管,降低肺循环阻力而达到止血目的。用于大量咯血不能使用垂体后叶素者。用法:0.5％普鲁卡因 10ml(50mg),用 25％葡萄糖液 40ml 稀释后缓慢静脉注射,1～2 次/d。或 150～300mg 溶于 5％葡萄糖液 500ml,缓慢静脉点滴。用药需注意:①用药前必须先做皮试;②用药量不能过高,注入速度不宜过快,否则可引起颜面潮红、谵妄、兴奋、惊厥,对出现惊厥者可用异戊巴比妥或苯巴比妥钠解救;③有该药过敏史者禁用。

3. **肾上腺糖皮质激素** 仅限用于结核性咯血、过敏性肺炎合并咯血的患者。在上述止血药物无效时可考虑谨慎使用。用法:泼尼松 30mg/d,1～2 周。激素必须与抗结核药物和抗感染药物同时使用。

4. **选择性支气管动脉栓塞术** 主要用于支气管扩张、肺癌或肺结核合并急性大咯血,情况严重危及生命且暂时无外科手术条件者。在选择性支气管动脉造影后进行动脉栓塞止血。选择动脉造影一般包括支气管动脉、胸廓内动脉、膈下动脉或肋间动脉,以明确病变血管的形态及走行后进行栓塞。栓塞材料多为明胶海绵颗粒、聚乙烯醇(PVA)颗粒和微型钢丝圈。对于小动脉的出血,本组病例多选择明胶海绵与 PVA 栓塞,而对于病灶血管异常粗大,甚至形成动脉瘤的患者,则加用微型钢丝圈做永久性栓塞。栓塞治疗全程应注意严格监测患者生命体征。

5. **支气管镜局部治疗** 止血药物疗效欠佳的顽固性咯血者可考虑支气管镜局部止血治疗:肾上腺素(1∶1000)1～2ml,或凝血酶溶液(1000U/ml)5～10ml,滴注到出血部位。但此项治疗有一定风险,需要家属同意并签字。

6. **手术治疗** 反复大咯血经内科药物治疗无效者,可考虑切除出血的肺叶或肺段。

(李玉柱)

发　热

一、定义

由于致热原的作用使体温调定点上移而引起的调节性体温升高(超过 0.5℃),称为发热。每个人的正常体温略有不同,而且受许多因素(时间、季节、环境、月经等)的影响。

体温一般用体温计测量。高于下列温度之一可认为是发热：腋下温度等于或高于 37.2℃；口腔内温度等于或高于 37.5℃；肛门内温度等于或高于 38℃。

二、发热类型

（一）按温度高低（腋窝温度）

分为低热型（<38℃）；中度热型（38.1～39℃）；高热型（39.1～40℃）；超高热型（>40℃）。

（二）按体温曲线形态分型

如稽留热、弛张热、间歇热、波状热、回归热、不规则热等热型。形成机理尚未完全阐明，大多认为热型与病变性质有关。决定病变性质的因素为内生致热原产生的速度量和释放入血的速度，这些均影响体温调定点上移的高度和速度。

（三）按发热时间分类

急性发热（热程小于 2 周），长期发热（热程超过 2 周且多次体温在 38℃以上），反复发热（周期热）。

三、病因及临床表现

在正常情况下，人体的产热和散热保持着动态平衡。由于各种原因导致产热增加或散热减少，则出现发热。发热很少是单一病理过程，临床表现复杂。一般认为急性发热病因中感染占首位，其次为肿瘤、血管炎-结缔组织病。这三类病因所占比例高达 90％。不明原因发热约占 10％，诊断需符合以下三点：①发热时间持续≥3 周；②体温多次>38.3℃；③经≥1 周完整的病史询问、体格检查和常规实验室检查后仍不能确诊。

临床医疗中通常将发热分为感染性和非感染性两大类。

（一）感染性发热

可以表现为急性、亚急性或慢性发热。其病原体可以是病毒、细菌、支原体、立克次体、螺旋体、真菌、寄生虫等。患者除发热外，还有全身毒血症状。

（二）非感染性发热

主要原因有无菌性坏死物质的吸收；抗原-抗体反应；内分泌

代谢障碍;皮肤散热减少,体温调节中枢功能失常,高热无汗是其特点,包括物理性(如中暑)、化学性(如重度安眠药中毒、药物热等)、机械性(如脑出血、脑震荡、颅骨骨折等);功能性发热,包括原发性低热、感染后低热、夏季热、生理性低热等。

非感染性发热具有下列特点:热程长,多超过 2 个月,热程越长,可能性越大;长期发热一般情况好,无明显中毒症状;无贫血、无痛性多部位淋巴结肿大、肝脾肿大等。

四、诊断

(一)病史

详细询问病史,如起病缓急、热型的变化,特别是发热伴随的症状如畏寒、寒战、大汗或盗汗、结膜充血、单纯疱疹、皮肤黏膜出血、皮疹、肌肉酸痛、咳嗽咯痰、胸痛、关节肿痛、尿急尿痛、腹痛腹泻、头痛、神志变化等,有助于提示医师对患者疾病的病因和疾病定位(脏器)的判断,为进一步选择实验检查和特殊项目检测提供参考依据。询问流行病学史如发病地区、季节、年龄、职业、生活习惯、旅游史与同样病者密切接触史、手术史、输血及血制品史、外伤史、牛羊接触史等,有时会发现重要的诊断线索。

表 1-1-2　发热的起病方式及热型与常见疾病的关系

起病方式	急	大叶性肺炎、沙门菌感染、败血症等、细菌性肝脓肿、急性胆囊炎、急性肾盂肾炎、产后毒血症、流感、疟疾等、细菌性心内膜炎、骨髓炎、中暑
	缓慢	结核、伤寒、副伤寒、癌肿、结缔组织病
热型	稽留热	大叶性肺炎、伤寒、斑疹伤寒及粟粒型肺结核
	弛张热	败血症、风湿热、重症肺结核、化脓性感染等
	间歇热	疟疾、急性肾盂肾炎等
	回归热	回归热、霍奇金病、周期热等
	波状热	布鲁菌病
	不规则热	结核病、风湿热、支气管肺炎、细菌性心内膜炎

（二）体格检查

表 1-1-3　发热部分体征和疾病的关系

淋巴结肿大	全身性	压痛	传染性单核细胞增多症
		无压痛	急性淋巴细胞白血病、淋巴瘤
	局部性	压痛	局部感染
		无压痛、质硬	肿瘤转移
皮肤、黏膜	紫癜		流脑、血液病、败血症、流行性出血热、伤寒、副伤寒
	皮疹		变态反应性疾病、结缔组织病
	黄疸		肝、胆系统感染，败血症、钩端螺旋体病
头部	外耳道流脓		局部感染
	扁桃体肿大		扁桃体炎
颈部强直	中枢神经系统感染、细菌性脑膜炎		
心脏杂音	细菌性心内膜炎		
肺部湿啰音	肺部感染		
胸水征	结核性胸膜炎、癌性胸膜炎		
腹部	压痛＋反跳痛		腹腔脏器炎症、腹膜炎
	肝脏肿大		急性血吸虫病、肝脓肿、肝癌、恶性组织细胞增多症
	脾肿大		疟疾、白血病、伤寒
四肢关节红肿压痛	急性风湿、类风湿、化脓性关节炎等		

（三）实验室和辅助检查

要根据具体情况有选择地进行，并结合临床表现分析判断。如血常规、尿常规、病原体检查（直接涂片、培养、特异性抗原抗体检测、分子生物学检测等）、X 线、B 超、CT、MRI、ECT 检查，组织活检(淋巴结、肝、皮肤黏膜)、骨髓穿刺等。

五、处理

发热本身不是疾病,而是一种症状。不严重的暂时发热不一定需要治疗。原因如下:发热在一定范围内可以有力增强免疫系统功能,可以缩短疾病时间、增强抗生素的效果、使感染较不具传染性;观察发热的变化可以帮助医生和病人监测病情变化,根据热型协助诊断和指导治疗方案的调整;治疗发热虽然能减少病人的不适,但一般不会加速痊愈过程。对于心脏病患者和年老体弱的病人,因发热会增加心跳和新陈代谢,应考虑及时解除发热症状。

高热原则上应先物理降温,常用方法包括酒精擦浴、冰袋敷头和颈部或者腹股沟大动脉处等。物理降温不理想的发热可考虑使用药物辅助。发热时体液丢失增多,应及时补充,包括多饮水,或者输液。

常用的口服解热药物包括阿司匹林、对乙酰氨基酚、布洛芬等。中成药有紫雪散、感冒退热冲剂。

(李玉柱)

胸　痛

一、定义

胸痛指颈与胸廓下缘之间的疼痛,是临床上常见症状。它不仅见于呼吸系统疾病,也可见于心血管系统、消化系统、神经系统以及胸壁组织的病变。不同部位、器官以及不同疾病引起的胸痛的性质及伴随症状和发生的时间不尽相同。

二、发病原因

(一)炎症

皮炎、非化脓性肋软骨炎、带状疱疹、肌炎、流行性肌痛、胸膜炎、心包炎、纵隔炎、食管炎等。

（二）内脏缺血

心绞痛、急性心肌梗塞、心肌病、肺梗塞等。

（三）肿瘤

胸膜间皮瘤、原发性肺癌、纵隔肿瘤、骨髓瘤、白血病等的压迫或浸润。

（四）其他原因

自发性气胸、胸主动脉瘤、夹层动脉瘤、过度换气综合征、外伤、胸椎间盘突出等。

（五）心脏神经官能症。

三、临床表现

（一）胸痛的部位

胸壁皮肤炎症在罹患处皮肤出现红、肿、热、痛等改变。带状疱疹呈多数小水疱群，沿神经分布，不越过中线，有明显的痛感。流行性肌痛时可出现胸、腹部肌肉剧烈疼痛，可向肩部、颈部放射。非化脓性肋软骨炎多侵犯第 1、第 2 肋软骨，患部隆起、疼痛剧烈，但皮肤多无红肿。心绞痛与急性心肌梗塞的疼痛常位于胸骨后或心前区。食管疾患、膈疝、纵隔肿瘤的疼痛也位于胸骨后。自发性气胸、急性胸膜炎、肺梗塞等常呈患侧的剧烈胸痛。

（二）胸痛的性质

肋间神经痛呈阵发性的灼痛或刺痛。肌痛则常呈酸痛。骨痛呈酸痛或锥痛。食管炎、膈疝常呈灼痛或灼热感。心绞痛常呈压榨样痛，可伴有窒息感。主动脉瘤侵蚀胸壁时呈锥痛。原发性肺癌、纵隔肿瘤可有胸部闷痛。

（三）影响胸痛的因素

心绞痛常于用力或精神紧张时诱发，呈阵发性，含服亚硝酸甘油片迅速缓解。心肌梗塞常呈持续性剧痛，虽含服亚硝酸甘油片仍不缓解。心脏神经官能症所致胸痛则常因运动反而好转。胸膜炎、自发性气胸、心包炎的胸痛常因咳嗽或深呼吸而加剧。过度换气综合征则用纸袋回吸呼气后胸痛可缓解。

（四）伴随症状

胸痛的伴随症状,有提示诊断的意义。如伴咳嗽,常见于气管、支气管胸膜疾病;伴吞咽困难,常见于食管疾病;伴咯血,常见于肺结核、肺梗塞、原发性肺癌;伴呼吸困难,常见于大叶性肺炎、自发性气胸、渗出性胸膜炎、过度换气综合征等。

四、诊断

胸痛仅是症状性诊断,应首先区别胸痛起源于胸壁还是胸内脏器病变,如已肯定病变来自胸腔内脏器官,应进一步作为病变的定位(哪一个脏器)、定性与病因的诊断。

采集病史时重点询问发病年龄、起病缓急,胸痛部位、范围及有无放射痛,胸痛性状、轻重及持续时间,发生疼痛的诱因、加重与缓解的方式及伴随症状。

体格检查必须详细,胸壁疾患一般通过视诊和触诊即可诊断。叩诊浊音或实音应考虑到肺炎、肺梗死、肺癌、胸膜间皮瘤等;叩诊鼓音则考虑气胸。心绞痛及心肌梗死者心界正常或增大,心率增快听诊有异常发现等。腹部脏器疾患则有相应腹部体征。

血常规是例行检查,白细胞增高对于感染性疾病引起的胸痛有帮助,心肌酶谱的检查对于鉴别心梗有重大意义。胸部 X 线、CT、心电图、超声心动图,纤维支气管镜,胸腔镜等都是必要的检查手段。

五、处理

病因不同,处理原则及具体手段都有不同,值得注意的是胸痛的剧烈程度不一定与病情轻重相平行。止痛只是初步手段,关键是针对原发病的治疗。可以应用的手段包括卧床休息、物理治疗、止痛药物及抗焦虑药物等。

（李玉柱）

呼吸困难

一、定义

呼吸困难是呼吸功能不全的一个重要症状,是患者主观上有空气不足或呼吸费力的感觉;而客观上表现为呼吸频率、深度和节律的改变。

二、病因和分类

根据主要的发病机理,可将呼吸困难分为下列五种类型:

(一)肺源性呼吸困难

1. 吸气性呼吸困难　表现为喘鸣,吸气时胸骨、锁骨上窝及肋间隙凹陷——三凹征。常见于喉、气管狭窄,如炎症、水肿、异物和肿瘤等。

2. 呼气性呼吸困难　呼气相延长,伴有哮鸣音,见于支气管哮喘和阻塞性肺病。

3. 混合性呼吸困难　见于肺炎、肺纤维化、大量**胸腔积液**、气胸等。

(二)心源性呼吸困难

常见于左心功能不全所致心源性肺水肿,其临床特点:患者有严重的心脏病史;呈混合性呼吸困难,卧位及夜间明显;肺底部可出现中、小湿啰音,并随体位而变化;X线检查见心影有异常改变,肺门及其附近充血或兼有肺水肿征。

(三)中毒性呼吸困难

各种原因所致的酸中毒,均可使血中二氧化碳升高、pH降低,刺激外周化学感受器或直接兴奋呼吸中枢,增加呼吸通气量,表现为深而大的呼吸困难;呼吸抑制剂如吗啡、巴比妥类等中毒时也可抑制呼吸中枢,使呼吸浅而慢。

(四)血源性呼吸困难

重症贫血可因红细胞减少,血氧不足而致气促,尤以活动后明显;大出血或休克时因缺血及血压下降,刺激呼吸中枢而引起呼吸困难。

(五)神经精神性与肌病性呼吸困难

重症脑部疾病如脑炎、脑血管意外、脑肿瘤等直接累及呼吸中枢,出现异常的呼吸节律,导致呼吸困难;重症肌无力危象引起呼吸肌麻痹,导致严重的呼吸困难;另外,癔症也可有呼吸困难发作,其特点是呼吸显著频速、表浅,因呼吸性碱中毒常伴有手足抽搐症。

三、临床表现

呼吸困难时,患者常感到胸闷,吸不到气,有时还会出现流汗、不安、焦虑、紧张、失眠、无法平躺入睡、呼吸次数增加。严重时表现张口呼吸、鼻翼煽动、端坐呼吸,严重时,手指及嘴唇有发绀的情形。

表 1-1-4　呼吸困难程度的 Hugh-Jones 分类

Ⅰ度	与同龄组健康人一样工作、行走、爬坡及上、下楼
Ⅱ度	平地行走与同龄组健康人一样工作,但爬坡、上下楼不如健康人
Ⅲ度	即使在平地上也不能像健康人一样,按自己的速度,可步行 1km 以上
Ⅳ度	行走 50m 以上,必须休息一会,否则不能继续行走
Ⅴ度	说话、穿衣也感到呼吸急促,不能外出活动

四、诊断

(一)病史

询问了解呼吸困难时的发病特点及伴随症状,有助于协助判断病因与病变定位。如呼吸困难发生的诱因、表现(吸气性、呼气性还是吸与呼都感困难);起病缓急,是突发性还是渐进性;与活动、体位变换的关系,昼夜是否一样;是否伴有发热、胸痛、咳嗽、咳痰,咳痰的性状如何;是否伴有咯血(量与性状);有无排尿、饮食异常,有无高血压、肾病与代谢疾病的病史,有无药物、毒物摄入史及头痛、意识障碍、颅脑外伤等。

（二）实验室检查

血常规检查在感染时有白细胞计数增高、中性粒细胞增高，过敏性疾患时嗜酸性粒细胞计数增高。血沉、CRP、肝肾功能等检查，相关药物浓度监测，过敏原检测，必要时骨髓检查都会对诊断有一定帮助。

支气管-肺疾病应注意痰量、性质、气味，并做细菌培养、真菌培养，痰中找结核菌等都有一定诊断价值。

（三）辅助检查

对怀疑因心肺疾患引起的呼吸困难均需做胸部 X 线或 CT 检查、心电图、超声心动图等检查。对慢性肺疾病需做肺功能测定，诊断肺功能损害的性质和程度。

纤维支气管镜检查用于支气管肿瘤、狭窄、异物的诊断和治疗，肺穿刺活检对肺纤维化、肿瘤等意义重大。

五、处理

1. 对于可逆性的致病原因，例如严重的贫血、支气管痉挛、肺炎等，给予适当的病因处理措施，可以在短时间内获得缓解，当然在等待治疗效果出现前，缓解患者的呼吸困难必须同时考量及进行。

2. 若属无法去除的原因，如恶性肿瘤，则可使用药物控制，或非侵入性的氧气给予，以减少患者的不适感。较常使用的药物包括：类固醇、吗啡、镇静剂及抗焦虑剂。

3. 非药物性的介入，也可以使患者感到舒适而减缓呼吸困难症状，例如：家属的卫教及支持、处理焦虑、限制病房内人数、降低室温（勿让患者感到寒冷）、打开窗户维持良好的视线、祛除病房内过敏原（烟、宠物、花粉）、增加病房湿度、调整姿势提高颈部位置、物理治疗如放松、分散注意、按摩或催眠等。

（李玉柱）

紫　绀

一、定义

发绀(Cyanosis)亦称紫绀,是指血液中还原血红蛋白增多,致皮肤和黏膜出现弥漫性青紫。发绀在皮肤较薄、色素较少和毛细血管丰富的部位,如口唇、鼻尖、颊部与甲床等处较为明显,易于观察。

二、发生机制

当毛细血管血液的还原血红蛋白量超过 $50g/L(5g/dl)$ 时或当动脉血氧饱和度(SaO_2)<85% 时可出现发绀,发绀在贫血时不易发现而在红细胞增多时容易发现。临床所见发绀,有相当一部分不能确切反映动脉血氧下降情况。广义的发绀还包括少数因异常血红蛋白所致青紫,如血中高铁血红蛋白含量达 $30g/L$,硫化血红蛋白含量达 $5g/L$,也可出现发绀。

三、分类及临床表现

(一)血液中还原血红蛋白增多

1. 中心性发绀　此类发绀的特点表现为全身性、除四肢及颜面外,也累及躯干和黏膜的皮肤,但受累部位的皮肤是温暖的。一般可分为肺性发绀和心性混合性发绀两种,常见于弥漫性肺间质纤维化、急性呼吸窘迫综合征、原发性肺动脉高压、发绀型先天性心脏病等。

2. 周围性发绀　由于周围循环血流障碍所致。特点是常出现于肢体的末端部位与下垂部分,如肢端、耳垂与口唇处明显,这些部位的皮肤发凉,如使之温暖,发绀即消退。它包括瘀血性周围性发绀,如右心功能不全、慢性缩窄性心包炎;缺血性周围性发绀,如严重休克、肢体动脉闭塞等。

3. 混合性发绀　中心性发绀与周围性发绀同时存在。可见于心力衰竭等。

（二）血液中存在异常血红蛋白衍化物

1. 药物或化学物质中毒所致的高铁血红蛋白血症　　通常由伯氨喹啉、亚硝酸盐、氯酸钾、次硝酸铋、磺胺类、苯丙砜、硝基苯、苯胺等中毒引起。特点是急骤出现，暂时性，病情严重，经过氧疗青紫不减，抽出的静脉血呈深棕色，暴露于空气中也不能转变成鲜红色，若静脉注射亚甲蓝（Methylene blue）溶液、硫代硫酸钠或大剂量维生素C，均可使青紫消退。由于大量进食含有亚硝酸盐的变质蔬菜，而引起的中毒性高铁血红蛋白血症，也可出现发绀，称"肠源性青紫症"。

2. 先天性高铁血红蛋白血症　　患者自幼即有发绀，有家族史，而无心肺疾病及引起异常血红蛋白的其他原因，身体一般健康状况较好。特发性阵发性高铁血红蛋白血症，见于女性，发绀与月经周期有关，机制未明。

3. 硫化血红蛋白血症　　凡能引起高铁血红蛋白血症的药物或化学物质也能引起硫化血红蛋白血症，但须患者同时有便秘或服用硫化物（主要为含硫的氨基酸），在肠内形成大量硫化氢而生成硫化血红蛋白。发绀的特点是持续时间长，可达几个月或更长时间；患者血液呈蓝褐色，分光镜检查可确定硫化血红蛋白的存在。

四、诊断

（一）病史询问要点

1. 发绀出现的时间　　自幼即发现的发绀绝大多数见于发绀型先天性心脏病，偶见于先天性肺部动静脉瘘或先天性变性血红蛋白症，中年以后出现者多见于肺性发绀，急性发绀常见于休克、药物或化学性急性中毒、肠源性发绀及急性心功能不全。

2. 发绀分布与范围　　若为中心性发绀，则当询问有无心悸、气促、胸疼、咳嗽、昏厥、尿少等心、肺疾病症状，若为外周性发绀则当注意上半身或某个肢体或肢端有无局部肿胀、疼痛、肢凉、受寒等情况变化。

3. 有无摄取相关药物、化学物品、变质蔬菜和持久便秘情况下过多食蛋类与硫化物病史，特别是对无心、肺症状起病较急的患者。

4. 若为育龄女性,尚需了解发绀与月经的关系。

（二）体格检查重点

1. 有无发绀　　发绀在皮肤较薄、色素较少和毛细血管丰富的部位最明显,如口唇、结膜、口腔黏膜、鼻尖、面颊、耳垂、指甲床。

2. 有无杵状指(趾)　　显著杵状指(趾)主要见于发绀型先心病、肺动静脉瘘及肺动脉硬化。轻度杵状指(趾)常见于慢性肺部疾病者,无杵状指(趾)者见于后天性心脏病、变性血红蛋白或硫化血红蛋白血症及原发性红细胞增多症。

3. 有无急慢性肺部疾病表现　　如喉梗阻、支气管哮喘、肺炎、肺梗死、肺气肿、肺动静脉瘘。

4. 有无先天性及获得性心脏病表现　　如法洛四联症、艾森曼格综合征、风湿性心脏病、慢性缩窄性心包炎等。有无周围循环衰竭表现,如休克等。

5. 有无四肢末端循环障碍表现　　应除外血栓闭塞性脉管炎、雷诺病、循环衰竭。

6. 有无变性血红蛋白血症、硫化血红蛋白血症、原发性红细胞增多症等表现。

（三）实验室及辅助检查

1. 必须要做的检查　　血常规、心电图、胸部 X 线片及血气分析。

2. 应选择做的检查　　超声心动图、心导管术及心血管造影、异常血红蛋白测定等。

五、处理

1. 针对引起发绀的原因给予处理。如病因可纠正的先天性心脏病,宜择期手术治疗。

2. 重度发绀伴呼吸困难者,需立即吸氧;合并呼吸道感染者需用抗菌药物控制感染,合并心衰者,需纠正心衰。

3. 变性血红蛋白血症者(如肠源性发绀),应给予静脉注射亚甲蓝溶液或大量维生素 C。

（李玉柱）

第二章　胸部影像检查

一、正常胸片阅读(正、侧位)

检查正位胸片是诊断胸部疾病的基础,阅读胸片时首先判断胸片照射的技术质量是否恰当,包括曝光度、病人是否运动、体位是否有旋转。曝光过度,则图像太黑,细节很难观察,而曝光不足,则图像太白,引起阴影增多。评价方法为仔细观察心影后的脊柱及肺血管,如果二者均显示,则曝光恰当;如果只有脊柱显示,而肺血管不显示,则曝光过度;如果脊柱不显示,则曝光不足。摄影时病人运动则产生模糊区,尤其是在少量的气胸时影响观察。判断患者体位是否摆正的方法为两侧锁骨头与棘突等距离。

阅读胸片时应综合观察,依次为胸部软组织影像、骨骼、纵隔、肺野、肺门、纹理与纵隔。

二、胸部 CT 解剖

(一)气管解剖

气管由软骨及肌纤维组成,横断面影像表现多样,可表现为圆形、卵圆形及马蹄形,其后部可表现为后突、前突或扁平。气管直径差异较大,男性平均 19.5mm(13～25mm),女性平均17.5mm(10～21mm)。胸内段气管受呼吸的影响形态变化较大,用力呼气末表现为后膜部向前膨隆,管腔呈新月状或马蹄状。气管壁厚度为 1～2mm,老年人尤其妇女常见钙化。胸内段气管的右侧壁与右上叶胸膜反折直接毗邻,其厚度易于观察。刀鞘状气管即冠状径为矢状径的 1/2,常见于慢性阻塞性肺疾病。气管真正的变异极为少见,气管支气管发生率约 1%,常在气管分叉 2cm 上方右侧壁发出,供应右上叶尖内段,属多余支气

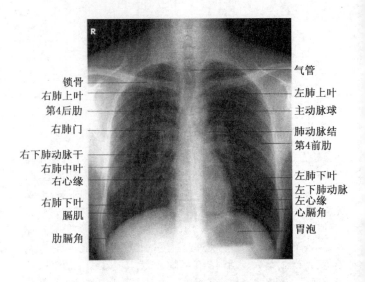

图 1-2-1　正位胸片(后前位)

管,可反复感染或支气管扩张。支气管后壁憩室为后膜部肌肉薄弱所致。

(二)支气管解剖

支气管:分左、右主支主管,逐渐分支走行,自气管至肺泡有将近 23 级分支。支气管壁厚度与管腔直径的比例相对恒定,约为 1/6～1/10,叶及段支气管、亚段支气管及细支气管腔直径分别为 5～8mm、1.5～3mm,管壁厚度分别为 1.5mm、0.2～0.3mm。支气管的显示有赖于管壁的显示,管壁厚度小于 0.3mm,即使 HRCT 也不能显示,相当于 7～9 级支气管,一般靠近胸膜下 2cm 范围内的肺野支气管在 CT 不能显示。段及亚段支气管的命名采用 1961 年修订的标准(表 1-2-1)。支气管横断面解剖如图,其支配的区域即相应的肺叶或肺段。

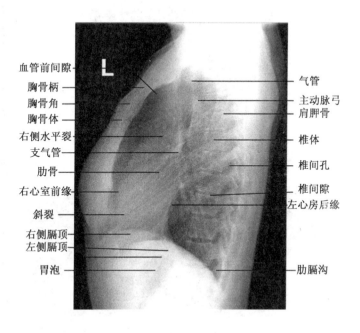

图 1-2-2　侧位胸片（左侧位）

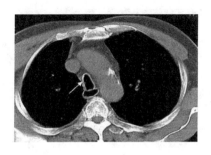

图 1-2-3　刀鞘状气管，并见气管壁钙化

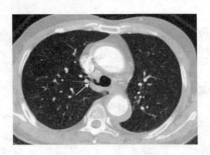

图 1-2-4　气管支气管

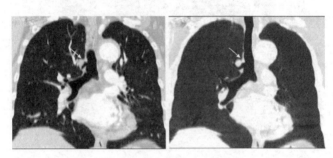

图 1-2-5　冠状位及最小密度投影显示在上叶支气管上方，
由气管直接分出支气管供应上叶尖段（如箭头）

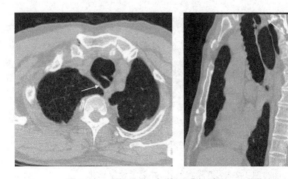

图 1-2-6　男，65 岁，气管后膜部破裂，形成憩室。
矢状位见膜部及含气憩室（如箭头）

表 1-2-1　段及亚段支气管命名

段支气管	亚段支气管	段支气管	亚段支气管
右肺		左肺	
右上叶		左上叶	
B^1,尖段	a. 尖段	B^{1+2},尖后段	a. 尖段
	b. 前段		b. 后段
B^2,后段	a. 尖段		c. 外段
	b. 后段	B^3,前段	a. 外段
B^3,前段	a. 外段		b. 前段
	b. 前段		c. 后段
右中叶		B^4,上舌段	a. 外段
B^4,外侧段	a. 外段		b. 前段
	b. 内段	B^5,下舌段	a. 上段
B^5,内侧段	a. 上段		b. 下段
	b. 下段	左下叶	
右下叶		B^6,背段	a. 内段
B^6,背段	a. 内段		b. 上段
	b. 上段		c. 外段
	c. 外段	$B*$,基底干	
$B*$,基底干		B^{7+8},前内基底段	B^{7a}. 内段
B^7,内基底段	a. 前段		B^{7b}. 外段
	b. 内段		B^{8a}. 外段
B^8,前基底段	a. 外段		B^{8b}. 基底段
	b. 基底段	B^9,外基底段	a. 外段
B^9,外基底段	a. 外段		b. 基底段
	b. 基底段	B^{10},后基底段	a. 外段
B^{10},后基底段	a. 后段		b. 基底段
	b. 外段		
	c. 基底段		

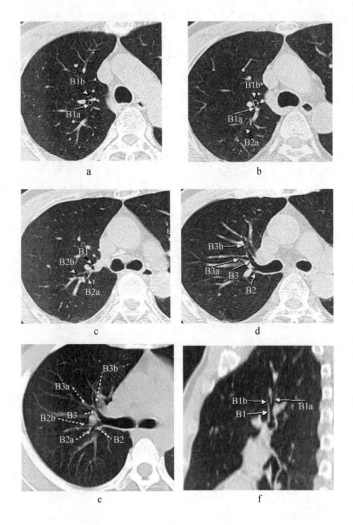

图 1-2-7　右上叶段及亚段支气管。亚段支气管显示清晰，e，f 为多平面重建（MPR）图像，显示前后段支气管、向上走行的尖端支气管及分支

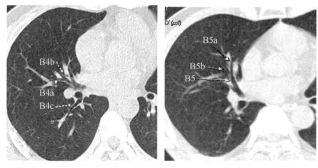

图 1-2-8 中叶支气管。向头侧倾斜 15°MPR 后重建显示中叶亚段支气管及分支

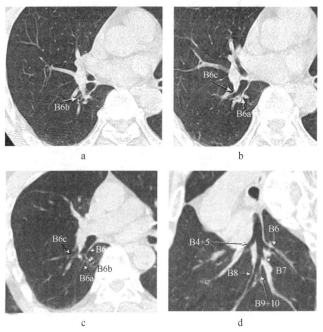

图 1-2-9 下叶背段支气管。B6b 向上走行, c, d 为 MPR 重建图像显示 B6 分支

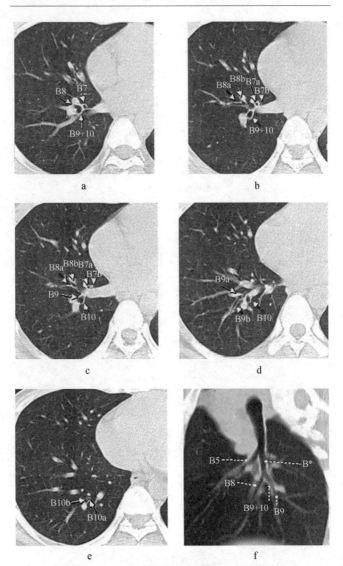

图 1-2-10 右基底段及亚段支气管，f 为 MPR 图像
显示段支气管分支及走行

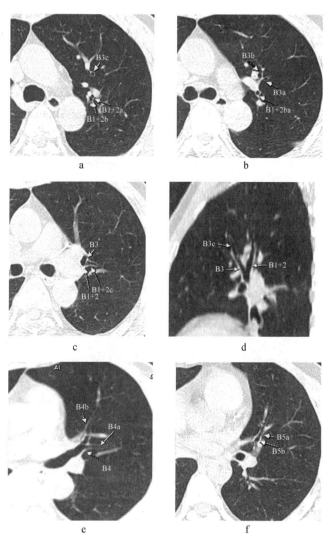

图 1-2-11 左上叶及舌叶亚段支气管，d 为 MPR 图
像显示固有干分支及走行

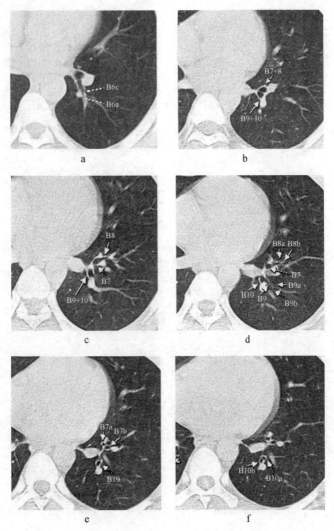

图 1-2-12　左下叶亚段支气管分支

（三）肺血管及肺门

1. 主肺动脉　　主肺动脉为最靠前血管结构，在起始处常紧贴胸骨后，在同一平面位于升主动脉外侧，直径较升主动脉略小，随着年龄增大，直径渐增大，在左右肺动脉分叉处测量，正常直径小于 30mm。

2. 左右肺动脉　　右肺动脉在升主动脉后方、右主支气管前向右水平走行，左肺动脉为主肺动脉的延续，略向左及头侧走行呈弓形跨过左主支气管进入左肺门，二者直径相当，左侧略大于右侧，右肺动脉直径 16～21mm，左肺动脉直径 18～24mm，平均约 20mm。

3. 肺门血管　　肺门为叶及段（有时亚段）支气管、肺动脉、肺静脉、支气管动脉及静脉、软组织、淋巴结构成的复杂结构。认识横断面支气管解剖对评价肺血管非常重要，根据与段支气管的特定关系，追踪其走行，可确定起源。肺门解剖如图。

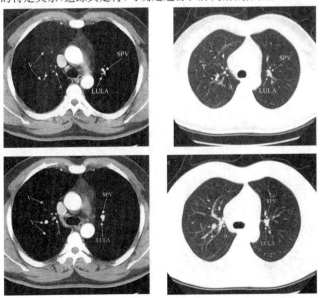

图 1-2-13　气管隆突及尖段支气管水平：右上叶见供应尖段的前干支的分支（A）及引流尖段的肺静脉分支（V），动脉位于尖段支气管的内侧，静脉位于外侧。左上叶肺动脉分支（LULA）引流上叶尖后段的肺静脉分支（SPV）

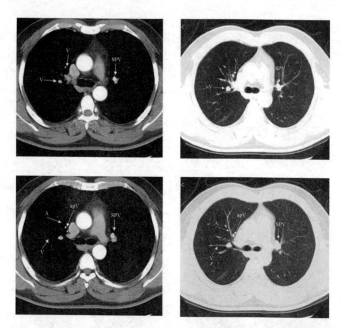

图 1-2-14　右上叶支气管:位于右上叶支气管前方的前干支,尚未分支。右前段肺动脉,位于前段支气管内侧(A)。在右上叶前后段分叉处,可见右上肺静脉分支—中心肺静脉(V),在前干动脉的前内侧可见尖前支静脉(apV)。左上肺静脉(SPV)向前突出

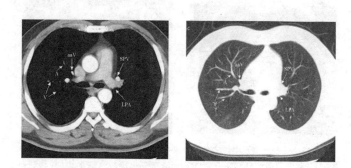

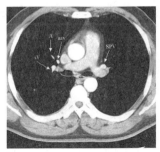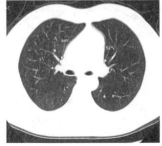

图 1-2-15 中间段支气管上部:右上肺静脉(sV)组成右肺门的前外界,位于叶间动脉前外侧,肺门呈结节状,常可见两支肺静脉,在叶间动脉及上肺静脉之间常可见正常淋巴结

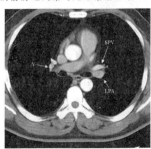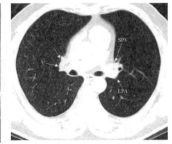

图 1-2-16 右叶间动脉到达中间段支气管外侧。左上肺动脉(LPA)位于尖后段支气管后方,左上肺静脉(SPV)位于前方

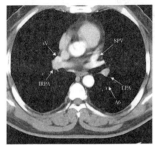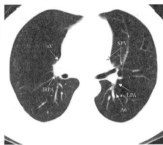

图 1-2-17 右叶间动脉(IRPA)到达背段肺动脉起始处。左上肺静脉(SPV)位于支气管前内侧,向内向下汇入左心房上部。左肺动脉(LPA)位于支气管后外侧

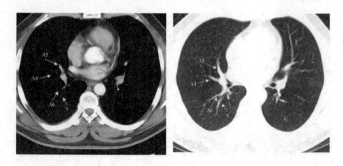

图 1-2-18 右中叶支气管:叶间肺动脉位于中叶及下叶支气管的外侧,垂直于扫描层面呈椭圆形,右上叶肺静脉通过中叶及下叶支气管的前内侧进入左心房上部。左叶间肺动脉亦呈圆形,与肺实质交界面光滑

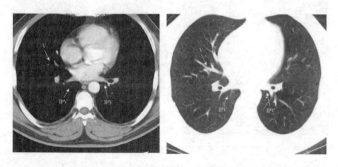

图 1-2-19 中叶支气管下方层面。右中叶肺静脉(V)进入左心房前部,叶间肺动脉位于支气管外侧。下叶肺静脉(IPV)在下叶支气管及肺动脉后方水平走行进入左心房下部

(四)纵隔

解剖上将纵隔分区为上、前、中、后纵隔,放射学者对纵隔分区有多种方法,但这些分界线对放射学家并不重要,因为并未构成疾病播散的屏障。正常纵隔主要结构为心脏、血管、大气道及食管,这些结构由多少不等的结缔组织包绕,主要为脂肪,其内有淋巴结、胸腺、胸导管、膈神经及喉返神经等。横断面影像是诊断的基础,薄层扫描可行冠状位及矢状位重建。

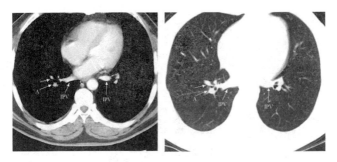

图 1-2-20 基底段支气管层面：下肺动脉分成两支，接着分出 4 支基底段肺动脉，位于基底段支气管的后外侧，呈椭圆形。而肺静脉(IPV)位于基底段支气管的内侧。下肺静脉水平走行，通过下叶支气管后方进入左心房下部

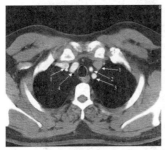
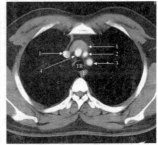

图 1-2-21 胸廓入口层面

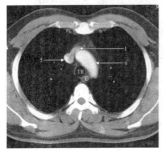
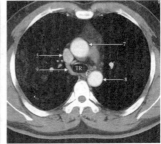

图 1-2-22 主动脉弓平面

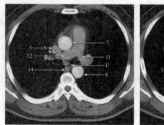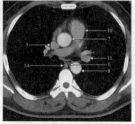

图 1-2-23　主肺动脉平面

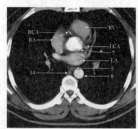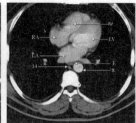

图 1-2-24　四腔心层面

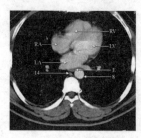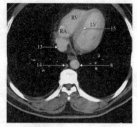

图 1-2-25　左右心室层面

1. 头臂静脉　2. 左颈总动脉　3. 左锁骨下动脉　4. 无名动脉　5. 上腔静脉　6. 主动脉弓　7. 升主动脉　8. 降主动脉　9. 奇静脉弓　10. 肺动脉主干　11. 左主肺动脉　12. 右主肺动脉　13. 下腔静脉　14. 奇静脉　TR. 气管　E. 食道　RA. 右心房　RV. 右心室　LA. 左心房　LV. 左心室　RCA. 右冠状动脉　LCA. 左冠状动脉

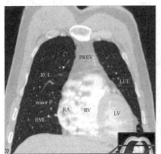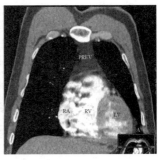

图 1-2-26　血管前间隙平面：纵隔右侧显示水平裂（minor F），其上方为右上叶，下方为右中叶；左侧显示左上叶。纵隔内见血管前间隙脂肪（PREV）、右心房（RA）、右心室（RV）及左心室（LV）

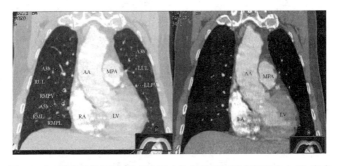

图 1-2-27　升主动脉平面：右上叶见 A3b 位于相伴随支气管内上侧，右中叶一支肺静脉（RMPV）紧邻水平裂，在其下方。左上叶可见左舌叶肺静脉（LLPV）。纵隔内见升主动脉（AA）、主肺动脉断面（MPA）、右心房（RA）及左心室（LV）

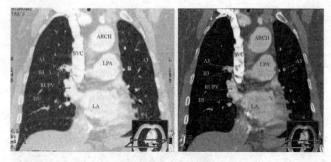

图 1-2-28　上腔静脉平面:右上叶前段肺动脉 A3 位于支气管上方,右上肺静脉(RUPV)向下向内汇入左心房,可见水平走行斜裂,其上方为中叶,下方为下叶。左侧可见上叶前段肺动脉 A3。纵隔内见上腔静脉(SVC)、主动脉弓(ARCH)、左肺动脉主干(LPA)及左心房(LA)

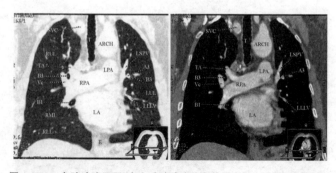

图 1-2-29　右肺动脉平面:右上叶肺动脉分出前干支(TA),向上走行其外侧为上叶前段支气管断面(B3),在 B3 外侧为上肺静脉,在右肺动脉前侧向下走行进入左心房,以右肺动脉上壁为下界、TA 外侧壁为内界、上肺静脉内侧壁为外壁、B3 下壁为顶部构成类三角状间隙,正常时常可见淋巴结,横断面较难显示。右侧可见右中叶(RML)及右下叶(RLL)。左侧显示左上肺静脉(LSPV)向下走行、左舌叶肺静脉(LLLV)向上走行,左上前段肺动脉 A3 位于 B3 内上方。纵隔内见主动脉弓(ARCH)及向上左锁骨下动脉分支,右肺动脉斜向右下走行,并见左肺动脉(LPA)断面、LA 及食道下段(E)

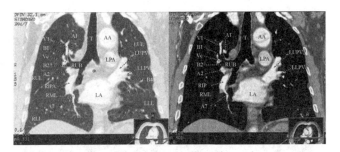

图 1-2-30　右主支气管平面：气管(T)分出左、右主支气管，隆突处见锐利的嵴，右上叶支气管(RUB)水平向右走行，向上分出尖段支气管(B1)，向外后为后段支气管(B2)，B1、B2 夹角为右上肺静脉分支(中心静脉 Vc)，B1 内侧为 A1，外侧为尖段静脉(V1)。上叶后段肺动脉(A2)位于 B2 下方，A2 自 TA 发出，有时直接从右肺动脉分出略向上走行，肺静脉位于 B2 上方。中间段肺动脉(RIPA)位于支气管外侧，向内侧发出 A7 支。在左肺，左上肺静脉(LUPV)与舌段肺静脉相汇合，向内下进入左心房。可见水平裂斜裂影，其下方为左下肺(LLL)。纵隔内见主动脉弓(AA)、LPA、LA 及隆突下软组织影(＊)，RUB 紧邻上壁内侧为奇静脉弓断面

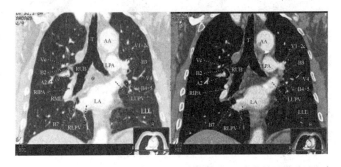

图 1-2-31　右下肺静脉平面：右侧 B2 上方为静脉，下方为伴随动脉 A2，右中叶(RML)内侧一小部分，呈三角状，向下可见 B7 支，右下肺静脉(RLPV)斜向内上汇入左心房(LA)。左肺可见 B3、及 B4＋5 断面，左上肺静脉(LUPV)汇入左心房

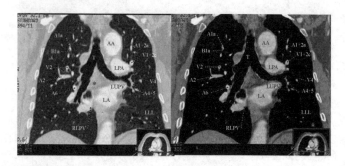

图 1-2-32　左主支气管平面:左主支气管斜相左下走行,左肺动脉(LPA)在其上方跨过向前外分出肺动脉(A3)支。分出左上叶支气管及其分支。右侧显示 A2、B2 及 V2 关系,中间段肺动脉向后分出 A6。纵隔显示 AA、LPA、LA 及隆突下软组织密度(*)

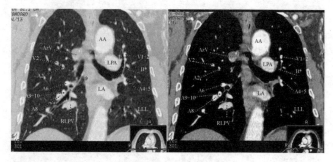

图 1-2-33　左上叶支气管平面:右侧显示奇静脉弓(Az V),肺动脉分支 A2、A6、A8 及 A9+10。左上叶支气管向上分出固有干(B *),其后方为相伴随肺动脉。纵隔内见主动脉弓(AA)、LPA 及 LA

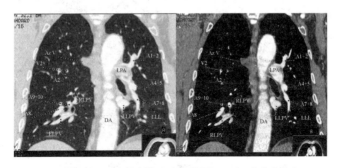

图 1-2-34　奇静脉弓平面:右侧显示奇静脉弓(Az V)、肺动脉分支 A2、A8
及 A9＋10。左侧示肺动脉(LPA)向上分支、叶间肺动脉及分支 A4＋5、
A7＋8,左下肺静脉(LLPV)斜向上走行。纵隔内见降主动脉(DA)

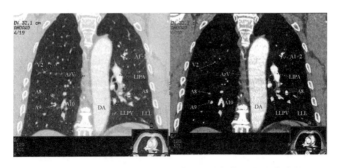

图 1-2-35　降主动脉平面:左、右侧可见支气管及伴随肺动脉,
纵隔内见降主动脉(DA)及其右侧的奇静脉(Az V)

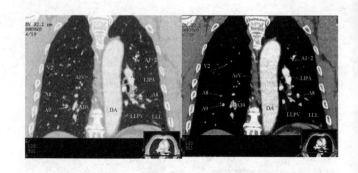

图 1-2-36　降主动脉平面:左、右侧可见支气管及伴随
肺动脉,纵隔内见降主动脉(DA)及其右侧的奇静脉(AzV)

（聂永康）

第三章　肺功能检查

肺功能检查主要用于判断受试者肺功能基本状态,明确其有无通气功能或弥散功能障,明确呼吸系统疾病类型、程度,鉴别通气功能障碍是阻塞性还是限制性,辅助诊断支气管哮喘(激发试验、扩张试验)及慢性阻塞性肺疾病(COPD)的诊断。常用肺功能检查指标如下:

一、肺容积

根据肺和胸廓扩张与回缩的程度,肺内容纳气量产生的相应改变,可分为 4 种基础肺容积和 4 种基础肺容量。基础肺容积包括潮气容积、补吸气容积、补呼气容积和残气容积,互不重叠。每种基础肺容量是由 2 个或 2 个以上基础肺容积所组成,包括深吸气量、肺活量、功能残气量和肺总量。

二、测定方法

受试者取立位或坐位,安置好鼻夹,口件与肺量计连接,平静呼吸 5 次后测定。

1. 潮气容积(VT)　为一次平静呼吸时进出肺内的气量。

临床应用:呼吸肌功能不全时 VT 减少。VT 增加见于发热。

2. 补吸气容积(IRV)　为平静吸气后所能吸入的最大气量。

临床应用:当吸气肌功能减弱,或肺和胸廓顺应性降低时,IRV 减少。

3. 补呼气容积(ERV)　为平静呼气末再用力呼气时所能呼出的最大气量。

临床应用:ERV 减少见于呼气肌功能减弱。

4. 残气容积(RV)和功能残气量(FRC)　RV 和 FRC 分别指最大呼气和平静呼气后,仍残留于肺内的气量。FRC＝RV＋ERV。RV 和 FRC 的意义在于呼气末肺内仍有足够的气量,继续进行气体交换。

测定方法:

①密闭式氦稀释法:可用重复呼吸法及一口气法,多用前者。先以空气冲洗肺量筒 3 次后,灌入氦与空气混合气。受试者取坐位,在功能残气位进行重复呼吸 7～10 分钟,使肺内与肺量计内气体充分混合,达到氦浓度平衡后再保持 1 分钟,于平静呼气末达到测定终点。休息 20 分钟后再重复测定一次,要求两次容积差＜5％。然后根据初始氦浓度、平衡后氦浓度和已知肺量计容积计算出 FRC。

②氮稀释法:有密闭式重复呼吸法、开放式重复呼吸法和开放式氮稀释法,多采用前者。肺量计经空气充分冲洗后,充入纯氧 5000ml。受试者重复呼吸 7 分钟,使肺量计内氧与肺内的氮气充分混合达到平衡后,取肺量计中的气样测定氮浓度,计算 FRC。

临床应用:

①RV 和 FRC 减少:见于各种弥漫性限制性肺疾病和急性呼吸窘迫综合征(ARDS)。

②RV 和 FRC 增加:提示肺内充气过度,见于 COPD、哮喘。

5. 深吸气量(IC)　为平静呼气末用力吸气所能吸入的最大气量。IC＝VT＋IRV。

临床应用:当吸气肌功能不全时 IC 减少,胸廓、肺顺应性下降也可导致 IC 降低。

6. 肺活量(VC)　是指最大吸气后所能呼出的最大气量。VC＝IC＋ERV。

测定方法:平静吸气末做最大吸气后,再进行最大呼气至残气位时,所能呼出的全部气量,称为呼气肺活量。于平静呼气末做最大缓慢呼气达残气位后,再进行最大吸气达肺总量位时,所吸入的全部气量称为吸气肺活量。

临床应用:凡使胸廓与呼吸动度受限或活动减弱的情况,均可使 VC 减少,如:脊柱与胸廓畸形、广泛胸膜增厚、大量胸腔积液、气胸、肺炎、肺不张、弥漫性间质性肺病、肺水肿、大量腹水、腹腔巨大肿瘤等。呼吸肌功能障碍,如重症肌无力、膈肌麻痹、传染性多发性神经根炎等,VC 也可减少。

COPD 患者由于做呼气肺活量测定时,先期深呼气时胸内压增高,导致小气道陷闭,使 VC 减少。

7. 肺总量(TLC)　是深吸气后肺内所含全部气量。TLC=VC+RV。

①TLC 减少:见于限制性肺疾病,如间质性肺疾病、肺水肿、气胸、胸腔积液、肺切除术后等。

②TLC 增加:见于阻塞性肺气肿。一般认为 RV/TLC>40% 提示有肺气肿存在。

三、最大呼气流量-容积曲线

最大呼气流量-容积曲线(MEFV,V-V 曲线,简称流量-容积曲线)是指受试者在深吸气后做最大用力呼气过程中,根据其呼出的气体容积与相应的呼气流量所描记的曲线。

(一)适应证

1. 怀疑有大气道或小气道功能异常者(如慢性支气管炎、肺气肿、肺心病、支气管哮喘等)。

2. 怀疑有限制性肺疾病者。

3. 怀疑有上气道阻塞者。

(二)禁忌证

1. 见"肺功能检查的相对禁忌证"。

2. 重度肺气肿、肺大泡、肺心病急性发作期、哮喘严重发作、各种急性呼吸道感染期为相对禁忌证。

3. 支气管镜检查(特别是活检)后 5 天内为相对禁忌证。

4. 支气管胸膜漏、气胸及气管切开未封闭者。

(三)测定方法

受试者夹鼻、安置口件后,先平静呼吸数次,深吸气到肺总量位,然后立即以最大的力气、最快的速度用力呼气直到残气位。X-Y 记录仪自动描记并绘出 MEFV 曲线,X 轴代表肺容积,

Y轴代表最大呼气流量。间隔5～10分钟后重复1次,至少测3次。选用力肺活量最大、起始用力最大的曲线测算。

(四)临床应用

1. 小气道阻塞性病变:50%肺活量最大呼气流量(V_{50})、25%肺活量最大呼气流量(V_{25})降低。

2. 大气道阻塞性病变:75%肺活量最大呼气流量(V_{75})、最大呼气流量(PEF)降低。

3. 限制性通气功能障碍:用力肺活量(FVC)降低。

4. MEFV曲线形态特点有助于判断气道阻塞部位及程度。COPD患者MEFV曲线特点:①最大呼气流量及各阶段呼出气量均降低;②下降支突出向容积轴,呈杓状;③严重时肺活量减少;④PEF提前出现。当发生肺气肿时,肺弹性回缩力减退,V_{75}、V_{50}、V_{25}明显降低。上气道阻塞患者MEFV曲线特点是呼气相和(或)吸气相流量均显著受限,呈平台状。对上气道阻塞性质、部位、程度的诊断非常有价值。

5. PEF监测有助于对支气管哮喘患者病情程度和疗效的判断。

(五)注意事项

一条满意的MEFV曲线应达到以下几点:

1. 吸气要充分,一定到肺总量位。之后的呼气要用力、快速,要有爆发力,使上升支陡直。呼气要充分,一定呼至残气位。

2. 呼气要平稳,避免呼气过程中咳嗽,突然中断或转向吸气等。

3. 至少应测定三次,保证两次测定最大的FVC之差小于5%或100ml,选择FVC最大、曲线光滑、起止点清晰的一条作为测量图形。

四、用力肺活量和时间肺活量

用力肺活量(FVC)指深吸气至TLC位置后,以最大用力、最快速度所能呼出的最大气量。单位时间(秒)内所呼出的气量称为时间肺活量,其中呼气至1秒时所呼出的气量称为1秒用力呼气容积(FEV_1)。FEV_1与FVC的比值为1秒率(FEV_1/

FVC%),正常值>80%。

(一)测定方法

同峰流速-容积(MEFV)曲线测定。

(二)临床应用

1. 判断通气障碍类型。见表1-3-1。

表1-3-1　不同类型通气功能障碍的区别

类型	FVC	FEV$_1$	FEV$_1$/FVC	RV	VC
阻塞型	−/↓	↓	↓	↑	−/↓
限制型	↓	↓/−	−/↑	↓/−	↓
混合型	↓	↓↓	↓	?	↓

2. 判断通气功能减退程度。FEV$_1$/FVC%小于70%,表明阻塞的存在。对阻塞型通气功能障碍严重程度的判断,用MVV与其正常预计值的比值(MVV/MVVpred)或FEV$_1$/FEV$_1$pred表示,一般小于80%为轻度,小于60%为中度,小于40%为重度。目前COPD肺功能严重程度标准为:FEV$_1$/FEV$_1$pred大于80%为轻度,50%~80%为中度,30%~50%为重度,小于30%为极重度。对限制型通气障碍,用VC/VCpred或FVC/FVCpred表示,严重度分级与阻塞型类似。

3. 指导手术治疗和判断疾病预后。胸部及上腹部手术对肺功能影响较大。一般认为FEV$_1$>2.0L或50%pred对各种手术治疗均安全。在FEV$_1$明显下降时,若手术后FEV$_1$>0.8L,也比较安全。FEV$_1$对疾病预后的判断主要是指COPD,一般认为<0.8L预后较差。

五、最大通气量

最大通气量(MVV)指受试者以最快呼吸频率和尽可能深的呼吸幅度做最大自主努力重复呼吸1分钟所得的通气量。

(一)测定方法

受试者先平静呼吸数次,然后做最大力量和最快速度的呼吸,连续测定12秒或15秒。休息5~10分钟后再重复测定一次,以两次描图接近为满意。选择呼吸速度均匀、幅度一致达 12 秒或 15 秒的一段曲线,将其呼出或吸入的气量乘 5 或 4,即得出 MVV。

（二）临床应用

通常 MVV 实测值占预计值百分比<80%为异常。

1. 导致 MVV 下降的因素

（1）胸廓异常或呼吸肌损害,如胸廓畸形或损伤,胸腔积液、胸膜肥厚粘连、气胸、纵隔占位、各种原因神经-肌肉病变等。

（2）气道阻塞性疾病,如哮喘、COPD、大中气道阻塞等。

（3）肺组织病变,如间质性肺疾病、肺泡蛋白沉积症、肺水肿、支气管肺泡癌、多发性肺囊肿等。

2. 判断通气障碍类型。限制性通气障碍患者,图形陡直且短,呼吸频率快。阻塞性通气功能障碍患者,潮气量逐渐降低,呼吸基线迅速上移。

3. 通气储备能力的考核。常用于胸科术前患者肺功能状况的评价,以及职业病劳动能力鉴定。通气储备量%=（最大储备量-静息通气量）/最大通气量（100%,正常值>95%,<86%提示通气功能储备不佳,<70%通气功能严重损害。

（三）注意事项

1. 测定时间应稍长于 15 秒,开始的数秒常不可靠,可弃去。

2. MVV 测定是较剧烈的呼吸运动,严重心肺疾病与咯血者不宜进行此项检查。

六、最大呼气中段流量

（一）测定方法

最大呼气中段流量（MMEF）是指 FVC 曲线上,用力呼出气量在 25%～75%之间的平均流量,可较好反映气道阻力的变化。

（二）临床应用

MMEF 主要受小气道直径影响,流量下降反映小气道的气流阻塞,因此 MMEF 较 FEV_1、FEV_1/FVC% 等指标敏感性高,其临床意义与最大呼气流量容积曲线相似,其下降的程度与小气道病变或肺组织弹性功能下降的程度呈正相关。

七、峰流速

(一)测定方法

峰流速(PEF)是指被检查者深吸气至肺总量位,然后立即以最大力气、最快速度用力呼气时的最大流速,可用肺功能仪测定,也可以用简易峰速仪测定。用峰速仪测定时,PEF 由液晶数字或指针刻度显示,间隔 5 分钟后重复测定 1 次,至少测 3 次,取最大值作为结果。

(二)临床应用

1. 诊断支气管哮喘　支气管哮喘患者 PEF 24h 波动率 >20%。

计算方法:

$$24hPEF 波动率 = PEF 日夜变异率 = \frac{PEF 最高值 - PEF 最低值}{(PEF 最高值 + 最低值)/2} \times 100\%$$

2. 哮喘病严重程度分级和疗效判断:24hPEF 波动率 <20% 为轻度,20%~30% 之间为中度,>30% 为重度。

(1)PEF 下降率 >20% 可视为哮喘发作的参考指标之一,指导哮喘治疗。

(2)判断大气道阻塞性病变及程度。

(3)可作为支气管激发试验的反应指标,用于筛查。

(三)注意事项

吸气要满,呼气要用力、快,要呼尽。

八、一氧化碳弥散量

一氧化碳弥散量(DL_{CO})是指该气体在 1mmHg 肺泡-毛细血管压力差条件下,每分钟从肺泡进入血液的毫升数,其单位是 ml/mmHg·min。

(一)适应证

1. 原因不明低氧血症的诊断与鉴别诊断。

2. 弥漫性间质性肺疾病的诊断、鉴别诊断及病情评价。

3. 结缔组织病肺病变的诊断及病情评价。

4. 肺气肿的诊断及病情评价。

5. 弥漫性肺血管病变。

（二）测定方法

DL_{CO} 测定包括单次呼吸法、稳态法、重复呼吸法等，这里仅介绍单次呼吸法。

一口气法的要点是：受试者平静呼吸数次后，缓慢呼气至残气位，继之吸入含有一定浓度 CO 的混合气体至肺总量位，屏气 10 秒钟后快速呼气至残气位。为保证结果准确，视不同情况可连续测定 2 次，中间休息 15 分钟以上，两次测定的差值应<15%。

肺功能仪自动测定摒弃前的 He 和 CO 浓度，并测定屏气后弃去 750ml（相当于死腔容积）呼出气后的 He 和 CO 浓度，计算出 DL_{CO} 和肺泡气容积（VA）。

（三）临床应用

以 DL_{CO} 占正常预计值得 80%～120% 为正常范围。

肺弥散功能不仅受通气功能影响，还受肺循环、毛细血管床以及血红蛋白质及量的影响。

1. 由于肺泡受损，肺气肿时 DL_{CO} 降低。肺气肿早期，DL_{CO} 可下降不明显，但 DLCO/VA 可明显降低。

2. 由于肺泡毛细血管膜增厚，间质性肺病时 DL_{CO} 降低。结缔组织疾病和并肺病变时，DL_{CO} 下降可先于 X 线表现。DL_{CO} 可作为间质性肺病治疗效果判定及预后的一个指标。

3. 一些生理及病理情况可导致 DL_{CO} 升高：妊娠妇女、红细胞增多症患者、系统性红斑狼疮、韦格纳肉芽肿和 Goodpasture 综合征等原因引起肺出血，DL_{CO} 可增加。

（四）注意事项

1. 与简单肺量计检查相比，该检查需要患者更好的配合。因检查时需屏气 10s，故不适合于严重气短患者。

2. 当受试者 FVC<1L 时，不能收集到足够的供测定用的肺泡气，不能进行 DL_{CO} 测定。

3. 当受试者有明显气流阻塞，气体在肺泡内的分布不均匀，也不能收集到足够的供测定用的、气体含量稳定的肺泡气，也不能用一口气法进行 DL_{CO} 测定。

（迟春花）

第四章 支气管舒张试验

一、适应证及禁忌证

（一）适应证

1. 鉴别是否哮喘或 COPD。

2. 判断药物的疗效。

（二）禁忌证

1. 对已知的支气管舒张剂过敏；

2. 不适宜测定用力肺活量者（如肺大泡、气胸等）。

二、测定方法

受试者首先进行基础肺功能测定获得 FEV$_1$ 或 PEF，然后吸入 β 受体激动剂（如沙丁胺醇定量气雾剂 200～400μg），15～20 分钟后重复进行肺功能检查。

计算方法：FEV$_1$(PEF)改善率＝[吸药后 FEV$_1$(PEF)－吸药前 FEV$_1$(PEF)]/吸药前 FEV$_1$(PEF)(100%

若吸药后 FEV$_1$ 较用药前增加≥12%，且 FEV$_1$ 绝对值增加≥200ml，则判断支气管舒张试验阳性。

三、临床应用

1. 诊断哮喘 支气管舒张试验阳性支持哮喘诊断；阴性结果不能否定哮喘诊断。

2. 指导用药 通过本试验可了解所采用的支气管舒张剂的疗效，指导治疗。

四、注意事项

一些药物对支气管激发试验有影响，试验前应停止使用茶碱类药物、β_2 受体激动剂、抗胆碱药物及吸入糖皮质激素 12h,停止口服糖皮质激素、抗组胺药物 48h。

（迟春花）

第五章 支气管激发试验

一、适应证

1. 协助临床疑诊为哮喘的诊断。此试验结果阴性,可除外哮喘。

2. 评价哮喘药物临床疗效。

3. 了解其他疾病是否伴有气道高反应性,如过敏性鼻炎、慢性支气管炎、病毒性上呼吸道感染、过敏性肺泡炎等。

二、禁忌证

1. 对诱发剂吸入明确超敏。

2. $FEV_1 < 70\%$预计值。

3. 近期心肌梗死或脑血管意外。

4. 主动脉瘤。

5. 2周内上呼吸道感染。

6. 妊娠。

7. 哮喘发作期。

8. 不适宜测定用力肺活量者(如肺大泡、气胸等)。

9. 正在使用胆碱酯酶抑制剂(治疗重症肌无力)者。

三、测定方法

可用乙酰甲胆碱或磷酸组胺作为激发剂。

(一)潮气法

1. 药物准备:乙酰甲胆碱或组胺以生理盐水稀释,配置成4mg/ml和32mg/ml两种浓度,可放置在 4℃内,存放 3 个月。使用前,配制成以下浓度(mg/ml):0.03、0.06、0.125、0.25、0.50、1.00、2.00、4.00、8.00、16.00 及 32.00。

2. 吸入规程:首先测定基础肺功能。然后从最低激发浓度(剂量)起,依次以双倍浓度(剂量)递增吸入刺激物,吸入后 30～90 秒,测定肺功能,相邻两个剂量开始吸入时间间隔为 5 分钟,直至肺功能指标达到阳性标准或出现明显不适及临床症状,或吸入最高浓度的激发剂仍呈阴性反应时,停止激发剂吸入。结束后应给予吸入支气管扩张剂,以缓解症状、恢复肺功能。

气道高反应性的阈值是以 $PC_{20}FEV_1$ 来表示,$PC_{20}FEV_1$ 是在 FEV_1 下降值＝20%FEV_1 基础值的药物累积激发浓度。当雾化排出量为 0.13ml/min 的条件下,$PC_{20}FEV_1 < 8mg/ml$ 为反应性增高。

(二)计量法

此方法雾化器每喷排出量均为 0.003ml,每次试验用 5 个雾化器,分别加入生理盐水和 4 级不同浓度(3.125、6.25、25、50mg/ml)的激发药物。测定方法与潮气法类似(略)。

气道反应性指标以 $PD_{20}FEV_1$ 表示,当 FEV_1 降低值达到基础值 20% 时,吸入药物的累计剂量称为 $PD_{20}FEV_1$,当组胺 $PD_{20}FEV_1 < 7.8\mu mol/L$ 或乙酰甲胆碱 $PD_{20}FEV_1 < 12.8\mu mol/L$,判断为气道反应性增高。

若 FEV_1 或 PEF 下降≥20%,或比气道传导率(sGAW)下降≥35% 的最低累积剂量(PD_{20})或最低累积浓度(PC_{20}),为激发试验阳性,即气道反应性增高。

(三)阻力法

该方法通过强制振动法测定呼吸系统阻力(Rrs),以其作为气道反应性指标。也可以气道传导率(Grs)作为气道反应性指标。Grs＝1/Rrs。

四、临床应用

1. 协助支气管哮喘(哮喘)的诊断和鉴别诊断。所有支气管哮喘患者支气管激发试验均阳性,阴性结果具有除外价值。

2. 哮喘严重度及预后评估。气道反应性增高程度与哮喘严重度呈正相关。

3. 指导哮喘治疗。

五、并发症

常见并发症包括咳嗽、咽痛、头痛、面红等，不伴有通气功能下降，多于 30 分钟左右缓解。出现气道痉挛相关症状（如咳嗽、胸闷、气促、喘鸣等），应立即给予吸入短效 β_2 受体激动剂。

六、注意事项

1. 气道反应性测定有一定风险，检查前受试者应签署知情同意书，现场应备有抢救措施。

2. 当 $HisPC_{20}$ 或 $MchPC_{20} < 4mg/L$，诊断哮喘可能性很大。但是若其 $> 4mg/L$，$\leqslant 16mg/L$ 时，可能出现假阳性。如果可疑哮喘患者，符合哮喘的临床表现越多，即使 PC_{20} 值偏大，也应考虑哮喘的诊断。

3. 药物影响：见支气管舒张试验。

（迟春花）

第六章　血气分析

血气分析是应用 pH、PCO_2、PO_2 电极直接测定 pH、PCO_2、PO_2，再推算标准 HCO_3^-、实测 HCO_3^-、碱剩余、缓冲碱、血氧饱和度等参数。血气分析对于了解机体肺通气和换气功能、是否存在呼吸衰竭及呼吸衰竭类型、机体酸碱平衡状态、酸碱失衡类型及代偿程度有重要意义。本章主要介绍动脉血气分析。

一、血气分析临床意义

(一)反应肺泡通气情况

$PaCO_2$＞45mmHg 提示可能存在通气不足(或者为继发于代谢性碱中毒的代偿性改变)，$PaCO_2$＜35mmHg 提示可能存在通气过度(或为继发于代谢性酸中毒的代偿性改变)。

(二)了解低氧血症的程度

PaO_2＜80mmHg，SaO_2＞90％ 为轻度低氧血症；PaO_2＜60mmHg，SaO_2 60％～90％ 为中度低氧血症；PaO_2＜40mmHg，SaO_2＜60％ 为重度低氧血症。

(三)确定呼吸衰竭的类型

在海平面静息状态下，呼吸空气情况下 PaO_2＜60mmHg 为 I 型呼吸衰竭，多为换气功能障碍所致；如同时存在 $PaCO_2$＞50mmHg 则为 II 型呼吸衰竭，多为通气功能障碍所致。

(四)判断酸碱失衡

判断酸碱失衡常用指标　判断酸碱失衡主要根据 pH、$PaCO_2$ 和 HCO_3^- 三项指标进行分析。

(1)pH＜7.35 提示酸中毒；pH＞7.45 提示碱中毒；pH 在 7.35～7.45，表示没有酸碱失衡($PaCO_2$ 和 HCO_3^- 正常范围内)，也可能存在代偿性或混合性酸碱失衡($PaCO_2$ 和 HCO_3^- 同时升高或降低)。

（2）$PaCO_2$ 是判断呼吸性酸碱失衡的重要指标。$PaCO_2 >$ 45mmHg 表示 CO_2 有潴留，可以是原发性呼吸性酸中毒，也可以是继发于代谢性碱中毒的代偿性改变，$PaCO_2 < 35$mmHg 表示通气过度，可以是原发性呼吸性碱中毒，也可以是继发于代谢性酸中毒的代偿性改变。

（3）HCO_3^- 是反应代谢情况的指标。实际 HCO_3^-（AB）是直接从血浆中测得的数据，受呼吸因素影响。标准 HCO_3^-（SB）是隔绝空气的全血标本在 38℃、$PaCO_2$ 40mmHg 和 SaO_2 100％条件下测得血浆 HCO_3^- 的含量。SB 不受呼吸因素的影响，比 AB 更能准确反应代谢情况。当 SB＞27mmol/L 提示代谢性碱中毒，SB＜22mmol/L 时提示代谢性酸中毒。正常情况下，AB＝SB，如 AB＞SB 说明有呼吸性酸中毒存在，AB＜SB 说明有呼吸性碱中毒存在。

二、酸碱失衡常见类型

（1）单纯酸碱失衡包括呼吸性酸中毒、呼吸性碱中毒、代谢性酸中毒、代谢性碱中毒，血气变化见表 1-6-1。预计代偿公式见表 1-6-2。

表 1-6-1　单纯性酸碱失衡时血气变化

酸碱失衡类型	pH	$PaCO_2$	HCO_3^-
呼吸性酸中毒	↓	↑	稍↑
代偿性呼吸性酸中毒	↑	↑	↑
呼吸性碱中毒	↑	↓	稍↓
代偿性呼吸性碱中毒	—	↓	↓
代谢性酸中毒	↓	—	↓
代偿性代谢性酸中毒	—	↓	↓
代谢性碱中毒	↑	—	↑
代偿性代谢性碱中毒	—	↑	↑

—表示正常；↑表示高于正常；↓表示低于正常

表 1-6-2 酸碱失衡预计代偿公式

原发失衡	原发改变	代偿反应	预计代偿公式	代偿极限
代谢性酸中毒	HCO_3^- ↓	$PaCO_2$ ↓	$PaCO_2 = 1.5 \times HCO_3^- + 8 \pm 2$	10mmHg
代谢性碱中毒	HCO_3^- ↑	$PaCO_2$ ↑	$\triangle PaCO_2 = 0.9 \times \triangle[HCO_3^-] \pm 5$	55mmHg
呼吸性酸中毒	$PaCO_2$ ↑	HCO_3^- ↑	$\triangle[HCO_3^-]$升高 $3 \sim 4mmol/L$(急性) $\triangle[HCO_3^-] = 0.35 \times \triangle PaCO_2 \pm 5.58$(慢性)	30mmol/L
呼吸性碱中毒	$PaCO_2$ ↓	HCO_3^- ↓	$\triangle[HCO_3^-] = 0.2 \times \triangle PaCO_2$(急性) $\triangle[HCO_3^-] = 0.5 \times \triangle PaCO_2$(慢性)	18mmol/L

△表示变化值

(2)混合性酸碱失衡包括呼吸性酸中毒＋代谢性酸中毒、呼吸性酸中毒＋代谢性碱中毒、呼吸性碱中毒＋代谢性酸中毒、呼吸性碱中毒＋代谢性碱中毒、高 AG 代谢性酸中毒＋高 Cl^- 性代谢性酸中毒、代谢性碱中毒＋代谢性酸中毒(包括代谢性碱中毒＋高 AG 代谢性酸中毒、代谢性碱中毒＋高 Cl^- 性代谢性酸中毒)。

(3)三重酸碱失衡包括呼酸型(呼吸性酸中毒＋高 AG 代谢性酸中毒＋代谢性碱中毒)和呼吸性碱中毒型(呼吸性碱中毒＋高 AG 代谢性酸中毒＋代谢性碱中毒)。

三、判断酸碱失衡的基本规律

(1)HCO_3^-、$PaCO_2$ 任何一个变量的原发变化均可引起另一变量的同向代偿变化,即原发 HCO_3^- 升高,必有 $PaCO_2$ 代偿性升高,原发 HCO_3^- 降低,必有 $PaCO_2$ 代偿性降低,反之亦然。

（2）原发失衡变化必大于代偿变化。

四、判断酸碱失衡的步骤

（1）首先观察 HCO_3^-、$PaCO_2$ 的变化：①两者反向变化，必有混合性酸碱失衡存在。$PaCO_2$ 升高同时伴 HCO_3^- 下降，肯定为呼吸性酸中毒合并代谢性酸中毒；$PaCO_2$ 下降同时伴 HCO_3^- 升高，肯定为呼吸性碱中毒合并代谢性碱中毒。

举例：pH 7.57、$PaCO_2$ 32mmHg、HCO_3^- 28mmol/L。$PaCO_2$ 32mmHg（＜40mmHg），HCO_3^- 28mmol/L＞（24mmol/L），两者反向变化，$PaCO_2$ 下降同时伴 HCO_3^- 升高。结论：呼吸性碱中毒合并代谢性碱中毒。

两者同向变化可能为单纯性酸碱失衡，也可能为混合性酸碱失衡。

（2）根据 pH 判定原发失衡：pH＜7.40，提示原发失衡为酸中毒，pH＞7.40，原发失衡为碱中毒。

（3）根据单纯酸碱失衡预计代偿公式进一步明确是否存在混合性酸碱失衡。

（4）是否符合临床情况。

五、酸碱失衡举例

例1：pH7.47、$PaCO_2$ 20mmHg、HCO_3^- 14mmol/L。

分析：

（1）$PaCO_2$ 20mmHg（＜40mmHg），可能为呼吸性碱中毒，HCO_3^- 14mmol/L（＜24mmol/L），可能为代谢性酸中毒，两者同向变化，可能为单纯性，也可能为混合性酸碱失衡。

（2）因 pH7.47＞7.40 偏碱，考虑原发失衡为呼吸性碱中毒，根据原发呼吸性碱中毒代偿公式△$[HCO_3^-]$＝0.49×（20－40）±1.72＝－9.8±1.72，预计 HCO_3^-＝24－9.8±1.72＝14.2±1.72＝15.92～12.48mmol/L，实测 HCO_3^- 14mmol/L 在预计代偿变化范围内，故判断为单纯性呼吸性碱中毒。

例2：pH7.37、$PaCO_2$ 75mmHg、HCO_3^- 42mmol/L。

分析：

(1)$PaCO_2$ 75mmHg（>40mmHg），可能为呼吸性酸中毒，HCO_3^- 42mmol/L（>24mmol/L），可能为代谢性碱中毒，两者同向变化，可能为单纯或混合性酸碱失衡。

(2)pH7.37>7.40 偏酸，考虑原发失衡为呼吸性酸中毒。根据单纯性呼吸性酸中毒预计代偿公式△[HCO_3^-]=0.35×(75-40)±5.58=12.25±5.58，预计 HCO_3^-=24+12.25±5.58=36.25±5.58=41.83~30.67，实测 HCO_3^- 42mmol/L 超过预计代偿范围，故判断为呼吸性酸中毒合并代谢性碱中毒。

(3)结合病史，患者为COPD，有使用利尿药、低钾血症存在，临床符合呼吸性酸中毒合并代谢性碱中毒情况。结论：呼吸性酸中毒合并代谢性碱中毒。

例3：pH7.45、$PaCO_2$ 52mmHg、HCO_3^- 35mmol/L。

分析：

(1)$PaCO_2$ 52mmHg（>40mmHg），可能为呼吸性酸中毒，HCO_3^- 35mmol/L（>24mmol/L），可能为代谢性碱中毒，可能为混合或单纯性酸碱失衡。

(2)pH7.45>7.40 偏碱，考虑原发失衡为代谢性碱中毒。根据代谢性碱中毒预计代偿公式计算△$PaCO_2$=0.9×(35-24)±5=9.9±5，预计 $PaCO_2$=40+9.9±5=49.9±5=44.9~54.9mmHg，实测 $PaCO_2$ 52mmHg 在代偿范围内，故判断为代谢性碱中毒。

(3)结合病史，该患者为COPD，原有血气分析为呼吸性酸中毒，经辅助呼吸机通气等积极治疗后病情明显改善，复查血气分析为上述表现，故结合临床应判断为呼吸性酸中毒合并代谢性碱中毒（可称之为 CO_2 排出后碱中毒），而不应该仅根据血气结果判断为代谢性碱中毒。

六、三重酸碱失衡(TABD)的分析

(1)阴离子间隙（AG）：①指血清中未测定阴离子和未测定阳离子之差；②由于血清总的阴、阳离子电荷总数相等，因此可以用血清中所测定的阳离子总数和阴离子总数之差计算 AG，用公式表示 AG=(K^++Na^+)-(HCO_3^-+Cl^-)，因血钾恒定且对

AG 影响轻微,故公式可简化为 AG ＝ Na$^+$ －（HCO$_3^-$ ＋Cl$^-$）；
③AG 正常值范围 12（±4）mmol/L；④AG 增高最常见的原因是
体内存在过多的未测定的阴离子,即乳酸根、丙酮酸根、磷酸根、
硫酸根等,当这些未测定阴离子在体内堆积,必定要取代
HCO$_3^-$,使 HCO$_3^-$ 下降,称之为高 AG 代谢性酸中毒。除高 AG
代谢性酸中毒外,AG 增高还可见于脱水、碱中毒、低钾血症、低
钙血症、低镁血症等;⑤AG 减低主要见于细胞外液稀释、低蛋白
血症引起的未测定阴离子浓度减低,以及高钾血症、高钙血症、
高镁血症、多发骨髓瘤引起的未测定阳离子浓度的增高。

（2）潜在 HCO$_3^-$：①是指排除并存高 AG 代酸对 HCO$_3^-$ 掩
盖作用之后的 HCO$_3^-$。②潜在 HCO$_3^-$ ＝实测 HCO$_3^-$ ＋△AG。
③潜在 HCO$_3^-$ 主要用于判断代碱＋高 AG 代酸和三重酸碱失衡
中代碱的存在。

举例：pH 7.40、PaCO$_2$ 40mmHg、HCO$_3^-$ 24mmol/L、Na$^+$
140mmol/L、Cl$^-$ 90mmol/L。

分析：AG＝140－（90＋24）＝26（＞16）提示存在高 AG 代谢
性酸中毒,进一步计算潜在 HCO$_3^-$ ＝24＋（26－16）＝34（＞27）,
提示代谢性碱中毒。结论：代谢性碱中毒＋高 AG 代谢性酸
中毒。

（3）TABD 判断步骤

①首先要确定呼吸性酸碱失衡类型,PaCO$_2$ 增高可能为呼
酸型、PaCO$_2$ 降低可能为呼碱型三重酸碱失衡。根据呼酸或呼
碱选择预计代偿公式计算 HCO$_3^-$ 代偿范围。

②计算 AG,判断是否存在高 AG 代酸。

③如存在高 AG 代酸,应排除高 AG 代酸对 HCO$_3^-$ 的影响,
需要进一步计算潜在 HCO$_3^-$ 判断是否存在代碱。

举例：pH7.33、PaCO$_2$ 70mmHg、HCO$_3^-$ 36mmol/L、Na$^+$
140mmol/L、Cl$^-$ 80mmol/L。

PaCO$_2$ 70mmHg（＞40mmHg）,HCO$_3^-$ 36mmol/L（＞
24mmol/L）,pH 7.33（＜7.40）,考虑为呼吸性酸中毒。按呼吸
性酸中毒代偿公式计算△HCO$_3^-$ ＝0.35×（70－40）±5.58＝
10.5±5.58,预计 HCO$_3^-$ ＝24＋10.5±5.58＝34.5±5.58＝

$28.92 \sim 40.08$。

计算 $AG = 140 - (36 + 80) = 24 > 16$，提示高 AG 代谢性酸中毒。

计算潜在 $HCO_3^- = $ 实测 $HCO_3^- + \triangle AG = 36 + (24 - 16) = 44$，$>$ 预计 HCO_3^- 代偿范围，判定存在代谢性碱中毒。

结论：呼吸性酸中毒＋高 AG 代谢性酸中毒＋代谢性碱中毒。

（张伟华）

第七章　实验室检查

一、血液检查

(一)血常规

正常参考值:红细胞数 $(3.5～5.5)×10^{12}/L$,血红蛋白 $110～160g/L$。白细胞数 $(4.0～10.0)×10^9/L$,中性粒细胞百分比 $50\%～70\%$,淋巴细胞百分比 $20\%～40\%$,嗜酸性粒细胞百分比 $0.5\%～5\%$,嗜碱性粒细胞百分比 $0～1\%$,单核细胞百分比 $3\%～8\%$。

临床意义:呼吸系统疾病中,红细胞和血红蛋白只有量的改变并无质的变化。红细胞和血红蛋白明显减低,网织红细胞增多除见于某些胸部恶性肿瘤以外还见于肺血管炎如非特异性系统性坏死性小血管炎。慢性肺源性心脏病及肺动静脉瘘病人外周血红细胞和血红蛋白升高,红细胞压积可达 50% 以上。白细胞总数及分类计数对呼吸系统中的感染性疾病的诊治及掌握病情发展有着重要的意义。白细胞明显增高多见于细菌性肺炎,白细胞总数通常为 $(15～30)×10^9/L$,甚至更高,如肺炎链球菌,金黄色葡萄球菌。中性粒细胞比例可超过 80%,并出现核左移及中毒颗粒。在重症者、老年患者及免疫力低下的病人中可出现白细胞减少,提示预后较差。病毒性肺炎患者血白细胞计数一般正常,中性粒细胞比例可稍增加。支原体、衣原体、立克次体肺炎病人部分白细胞计数可增高,约在 $(10～15)×10^9/L$,多数患者正常。肺结核患者白细胞总数一般正常,但急性渗出性肺结核和干酪性肺炎的白细胞计数增高,急性粟粒性肺结核的白细胞减少。肺部寄生虫病时白细胞增高,嗜酸性粒细胞明显增高,最高时可达 $70\%～90\%$,见于嗜酸性肉芽肿、肺血管炎性肉芽肿等。

（二）C-反应蛋白

方法：胶乳凝集法，免疫散射速率比浊法。

正常参考值：血清 CRP＜8mg/L。

临床意义：为急性反应期蛋白，能激活补体，促进吞噬和其他免疫调控作用。风湿结缔组织疾病活动期、恶性肿瘤、急性感染，血清 CRP 可升高。在组织损伤、心肌梗死、放射性损伤后数小时，CRP 迅速升高，病情好转时又迅速降至正常水平。肾移植患者 CRP 显著增加者，常提示移植后排斥反应。

（三）红细胞沉降率

方法：魏氏法。

正常参考值：男＜15mm/h；女＜20mm/h。

临床意义：生理性升高见于幼儿、经期、妊娠；病理性升高见于急性炎症、结缔组织病、活动性结核、风湿热活动期、组织严重破坏、贫血、恶性肿瘤、高球蛋白血症、重金属中毒等。在呼吸系统疾病中，细菌性或寄生虫性肺疾患血沉中度升高。生长迅速的肺部恶性肿瘤血沉明显增快，尤以胶原性肺部疾患和肺结核的血沉增快显著，如过敏性肉芽肿性血管炎血沉快达 50mm/h 以上。

（四）D-二聚体

方法：胶乳凝集法、金标记法、免疫比浊法。

正常参考值：＜0.5mg/L。

临床意义：D-二聚体是交联纤维蛋白降解产物的一个特征性产物，是体内继发性纤溶的分子标志物。在深静脉血栓、弥漫性血管内凝血、心肌梗死、重症肝炎、肺栓塞等血栓栓塞性疾病中增加。在动脉瘤，卵巢癌，急性早幼粒细胞白血病时，也增高。由于其为继发纤溶的特异性产物，特异性可达 100％。在原发性纤溶时，则为阴性。D-二聚体也可作为溶栓治疗的观察指标，D-二聚体阳性表示溶栓有效。

（五）腺苷脱氨酶（ADA）

方法：比色法，酶偶联连续监测法。

正常参考值：＜25U/L。

临床意义：结核、肝炎、肝硬化、风湿热、伤寒发热、痛风、中性粒细胞性白血病、自身免疫性疾病等可引起血清 ADA 增高。胸水 ADA 与血清 ADA 比值>1 常提示结核性胸膜炎。

（六）血管紧张素转换酶（ACE）

方法：荧光分光光度法、高效液相色谱分析法、放射免疫法等。

正常参考值：26.1～56.7kU/L。

临床意义：ACE 明显增高见于活动性结节病，其阳性率在 75%～88.2%。许多非肉芽肿性疾病如高雪病、甲状腺功能亢进、原发性胆汁性肝硬化、石棉铍中毒、矽中毒和酒精中毒性肝病。ACE 降低见于慢性阻塞性肺部疾病、肺癌、肺气肿和囊性纤维变性的病人。

（七）乳酸脱氢酶（LDH）

方法：连续监测法。

正常参考值：109～380U/L。

临床意义：增高见于急性心肌梗塞，骨骼肌损伤，急性肝炎，肝硬化，阻塞性黄疸，肺梗塞，某些恶性肿瘤，白血病、镰状细胞贫血等。某些肿瘤转移所致的胸腔积液中 LDH 活力往往升高。

（八）心钠素（ANF）

方法：放射免疫分析法。

正常参考值：30～70ng/L。

临床意义：增高见于原发性高血压、冠心病、心肌梗塞、心力衰竭、肾功能不全、原发性醛固酮增多症、Bartter 综合征、肺心病。降低见于急性心肌炎。

（九）降钙素原（PCT）

方法：酶联免疫法。

正常参考值：<0.5ng/ml。

临床意义：降钙素原（Procalcitonin,PCT）在全身系统性严重感染过程中的作用已引起高度重视，PCT 在全身性炎症反应（2～3 小时后）早期即可升高，因此具有早期诊断价值；PCT 在全身系统性炎症（全身系统性炎症综合征、多器官功能衰竭综合征、脓毒症、不明原因发热、肝硬化后腹膜炎和细菌性脑膜炎等）的早期特异性诊断、鉴别诊断、疗效评价、病情和预后判断等方面均具有重要应用价值。PCT 在脓毒症(败血症)患者中浓度显著增高,可达 1000ng/ml,是正常人的 2000 倍。并随着炎症的控制和病情的缓解而降低至正常水平,因而 PCT 可作为判断病情与预后以及疗效观察的可靠指标。在局部感染、病毒感染、慢性非特异性炎症、癌性发热、移植物宿主排斥反应或自身免疫性等疾病时 PCT 浓度不增加或轻微增加,而只在严重的全身系统性感染时才明显增加,这就决定了 PCT 的高度特异性,因此也可用于各种临床情况的鉴别诊断。

(十)T 淋巴细胞亚群

方法:免疫荧光法、免疫酶标法、流式细胞仪

正常参考值:CD4/CD8 为 1.66(±0.33)(>1)。

临床意义:T 辅助细胞亚群 CD4 降低见于恶性肿瘤、遗传性免疫缺陷、AIDS、应用免疫抑制剂(如环孢素)等;CD8 增多见于自身免疫性疾病如系统性红斑狼疮、类风湿性关节炎等。CD4/CD8 比值如移植后远大于移植前,预示可能发生排斥反应。

(十一)结核三项

方法:层析免疫金标法(ICT)、渗漏免疫金标法(DIGFA)、免疫印记法。

正常参考值:阴性。

临床意义:对于判断有无结核菌的活动有一定的参考意义。如果三项均为阳性,则要高度怀疑结核菌活动。活动性结核、痰菌阳性者结核三项的阳性率高,急性粟粒性肺结核病程太短阳性率不高。阳性水平与病型有关:慢性空洞型>浸润型>血播型>胸膜型。

(十二)癌胚抗原(CEA)

方法:酶联免疫分析法(ELISA)及免疫放射分析法(IRMA)。

正常参考值:血清<5ng/ml。

临床意义:是人类胚胎抗原决定簇的酸性糖蛋白。恶性肿瘤患者随着病程的进展而升高。CEA 测定无助于恶性肿瘤的早期诊断,对血清 CEA 水平动态观察有助于疗效观察、残留病灶检出、预后判断及复发的诊断。在溃疡性结肠炎、胰腺炎、肝硬

化、阻塞性黄疸、支气管哮喘、肺气肿、过量吸烟者、老年人等血清浓度亦可轻度升高。所以在临床鉴别诊断中值得注意。

（十三）神经元特异性烯醇化酶（NSE）

方法：放射免疫法（RIA）、酶联免疫分析法（ELISA）。

正常参考值：放射免疫法：3.0（±2.4）μg/L。酶联免疫吸附法：≤12.5ng/ml。

临床意义：神经元特异性烯醇化酶（NSE）是神经元和神经内分泌细胞所特有的一种酸性蛋白酶，是参与糖酵解途径的烯醇化酶中的一种。神经元特异性烯醇化酶是小细胞肺癌、神经母细胞瘤和神经内分泌细胞肿瘤（如嗜铬细胞瘤、胰岛细胞瘤、黑色素瘤）等的肿瘤标志物，特别在小细胞肺癌（SCLC）中有过量的 NSE 表达，SCLC 血清中 NSE 明显增高，诊断灵敏度达80%，特异性达 80%～90%。是小细胞肺癌（SCLC）最敏感最特异的肿瘤标志物。可用于鉴别诊断、病情监测、疗效评价和复发预报。用神经元特异性烯醇化酶监测小细胞肺癌的复发，比临床确定复发要早 4～12 周。神经元特异性烯醇化酶还可用于神经母细胞瘤和肾母细胞瘤的鉴别诊断，前者神经元特异性烯醇化酶异常增高而后者增高不明显。

（十四）细胞角蛋白 19 血清片段 21-1（CYFRA21-1）

方法：放射免疫法（RIA）。

正常参考值：<3.3ng/ml。

临床意义：CYFRA21-1 是角蛋白 19 的片段（CK19）。对非小细胞肺癌的诊断具有重要价值，特异性达 87%。尤其对鳞癌有较高的诊断价值，其敏感性为 76.5%，可作为鳞癌诊断、预后及疗效判定的参考指标。血清 CYFRA21-1 浓度及敏感性随病情进展而升高，而肺炎和肺结核等良性疾病均小于 2.6ng/ml，可以很好地区别肺鳞癌和良性肺部疾病，且其浓度高低与肺鳞癌分期密切相关。另外，CYFRA21-1 与 CEA 联合测定可将肺腺癌的检测敏感性提高到 55%。

（十五）鳞癌相关抗原（SCC）

方法：放射免疫法（RIA）。

正常参考值：<2.4ng/ml。

临床意义:SCC 测定对鳞状上皮癌,特别食管癌、宫颈癌、肺癌及咽喉癌的诊断及疗效观察有价值。肺鳞状上皮癌阳性率达62%,而肺腺癌阳性率低于 25%。卵巢癌、子宫内膜癌、口腔肿瘤等,也可见鳞癌相关抗原增高。

（十六）胃泌素释放肽前体（PRoGRP）

方法:酶联免疫检测法（ELISA）。

正常参考值:0～46ng/L。

临床意义:人胃泌素释放肽前体（ProGRP）对小细胞肺癌（SCLC）有较高的敏感性和特异性。它不仅可用于 SCLC 的早期诊断,而且有助于疗效的判断和肿瘤复发的早期发现,故有较高的临床实用价值,特异性、灵敏度、准确率分别为:97.7%、80.0%、90.7%。而且 ProGRP 比神经元特异性烯醇化酶更适宜用于小细胞肺癌的早期诊断。需要注意的是,在需要血液透析的慢性肾功能衰竭患者中有 96% 血清 ProGRP 超过临界值,因此临床上必须检查患者的肾功能以排除慢性肾功能衰竭所出现的血中 ProGRP 的升高。

二、痰液病原学检查

包括微生物学、细胞学、诱导痰方法。

痰液检查是肺部疾病病因诊断和指导治疗的重要手段之一,掌握痰液特征尤其是光镜下的细胞学、微生物学检查以及痰液的正确留取方法十分关键。

诱导痰方法:如果患者无痰或者痰不易咳出,或者诊断治疗需要时,可使用此法。使用高渗盐水（3%～5%）超声雾化吸入后,咳出深部痰液做检测。必要时可经环甲膜-气管穿刺,快速注入 1～2ml 高渗盐水后,刺激咳嗽,留取深部痰液。

痰涂片检查:

1. 不染色涂片　镜下观察各种细胞（红细胞、脓细胞、吞噬细胞、上皮细胞、嗜酸性粒细胞、淋巴细胞、中性粒细胞）、弹力纤维（肺脓肿、肺结核、肺恶性肿瘤）、Curchmann 螺旋体（支气管哮喘）、Charcot-Leyden 结晶（支气管哮喘及肺吸虫）、Creola 小体（支气管哮喘）、石棉小体（石棉工人肺）、胆红素结晶（肺脓肿）、胆固醇结晶(肺脓肿、肺结核)、脂肪滴(慢性支气管炎、支气管哮喘)、硫磺样颗粒(放线菌)、寄生虫及其卵(蛔虫卵、钩虫卵、肺吸虫卵、阿米巴滋养体)。

2. **染色涂片** ①瑞氏染色(Wright 染色):观察各种细胞形态,比如血细胞、上皮细胞的种类,并发现其病理变化。也可用于痰脱落细胞学检查,对于检出肿瘤细胞有意义。同时可进行细胞分类计数,比如嗜酸性粒细胞百分比、含有特殊颗粒的巨噬细胞等检查,对于分析呼吸道炎症和过敏有一定意义。②Comori(GMS)六亚甲基四胺银染色或亚甲胺蓝染色(TBO):可显示卡氏肺孢子虫包囊。③革兰染色:可鉴别革兰阳性菌或革兰阴性菌,多用于一般细菌涂片检查,可为初步选用抗生素的依据。因痰中细菌种类繁多,最后确诊须经细菌培养和鉴定。若涂片阳性培养阴性,应考虑做厌氧菌培养。④抗酸染色:主要用于检测结核杆菌,若为阳性,还要考虑非典型分支杆菌、奴卡菌的可能。痰集菌法以及 PCR 法可提高结核杆菌的检出率。

痰培养检查:根据需要选择普通培养、厌氧菌培养、真菌培养、结核菌培养等,用于鉴定致病菌的种类及性质。痰菌培养分为常规培养和定量培养。定量培养的方法是:收集大量的痰进行培养并菌落计数,算出各菌种所占的百分比,菌落数$>10^7$ cfu(菌落形成单位)/ml 时可认为是致病菌群;$<10^7$ cfu/ml 但$>10^4$ cfu/ml 时为可疑致病菌群,需结合涂片及是否纯培养或多次培养后做出判断;$<10^4$ cfu/ml 提示为口腔污染菌群。需要注意的是,经过支气管保护性毛刷或经支气管穿刺所得标本菌落计数在 10^3 cfu/ml 时也有重要的参考价值。

三、胸腔积液检验:常规检查、生化检查、细菌及细胞学检查

(一)常规

1. **外观** 漏出液多呈淡黄色,稀薄透明。可见于风湿性、心力衰竭性及肝硬化等疾病所导致胸液增加。渗出液常呈深黄色,浑浊。但因病因不同,可呈其它颜色。稠浊草黄色见于化脓性细菌感染、阿米巴感染;乳白色可见于丝虫病、胸导管或淋巴

管瘘(肿瘤、结核、血吸虫);红色胸腔积液多见于恶性肿瘤、结核病急性期、风湿性疾病、创伤、凝血机制紊乱、特发性血胸、肺栓塞及穿刺损伤等。

2. 比重　漏出液比重多低于 1.018,渗出液因含多量蛋白及细胞故比重多高于 1.018。

3. pH　细菌感染性胸液多偏酸性(pH<7.25),恶性肿瘤性胸液多偏碱(pH>7.40)。

4. 气味　积液如有腐臭味,很可能为脓胸,且多为厌氧菌感染;积液有尿味,可能为尿液胸,此时胸液肌酐水平常高于血清肌酐水平。

5. 凝固性　漏出液中含纤维蛋白原甚微,一般不凝固;渗出液中含较多纤维蛋白原及组织细胞碎解产物,故易于凝固。

(二)生化检查

1. 蛋白定量试验　渗出液的蛋白总量常>3g/L,漏出液的蛋白总量常<2.5g/L。胸液蛋白/血浆蛋白如果大于 0.5,则为渗出液,小于 0.5,则为漏出液。

2. 黏蛋白定性试验(Rivalta 试验)　黏蛋白在浆膜上皮受到刺激时分泌量增加,因此漏出液的黏蛋白含量较渗出液低。漏出液黏蛋白含量少,多为阴性反应,渗出液黏蛋白含量多,多为阳性反应。

3. 胸液葡萄糖　漏出液葡萄糖含量与血糖近似;渗出液中葡萄糖,可因分解而减少,还伴有 pH 降低和 LDH 增高。肺炎旁胸液葡萄糖水平明显降低,多<20mg/dl,且随病情进展而进一步下降。结核性胸液的葡萄糖水平仅轻度下降,且多为 30~55mg/dl。癌性胸液葡萄糖含量多与血糖相似,仅有 10% 减少,此时表明癌细胞广泛浸润胸膜,患者平均存活期为 2 个月,葡萄糖含量常为 30~60mg/dl。类风湿关节炎所致胸液,其葡萄糖水平极低,多为 0~10mg/dl。

4. 酶学测定　胸腔积液中所含的各种酶多达数十种,较有诊断价值者有以下几种。

(1)乳酸脱氢酶(LDH):胸液 LDH 水平为胸膜炎症的可靠指标,有助于区别渗出液和漏出液。胸水 LDH/血清 LDH 的比值为判断依据,胸水 LDH/血清 LDH≥0.6 为渗出液,胸水 LDH/血清 LDH≤0.6 为漏出液。LDH 活性在肺炎旁胸液(尤其脓胸)中最高,可达正常血清水平的 30 倍;其次为恶性胸腔积液;结核性积液仅略高于正常血清水平。重复检测胸液 LDH 水平,如进行性增高,表明胸膜腔炎症加重;如逐渐下降,则说明良性病变可能性大,预后较好。

(2)腺苷脱氨酶(ADA):广泛分布于人体各组织,其水平升高是 T 淋巴细胞对某些特殊病变刺激的反应。胸液 ADA 对鉴别结核性与恶性胸液有较高的特异性。两者的临界值是 30U/ml。结核性胸液 ADA 水平多超过 45U/ml,且积液中 ADA 水平多高于血清浓度。

(3)淀粉酶(AMS):胰腺炎,转移性腺癌和食管破裂出现胸液淀粉酶水平增高。转移性腺癌胸腔积液中淀粉酶活性显著增高,多>300IU/L。

(4)溶菌酶(LZM):测定胸液 LZM 对鉴别结核性和恶性胸液有一定的临床价值。结核性积液中 LZM 含量>30mg/L,明显高于癌性积液,而且胸水 LZM/血清 LZM>1。

5. 胸液肿瘤标记物检查 癌胚抗原(CEA):当 CEA>20μg/L,胸液与血清 CEA 之比<1 时,诊断恶性胸腔积液的特异性为 92%,但敏感性较低。结核性胸液 CEA<5μg/L。其他标记物包括 NSE,CA199,CA724,CA125,CYFRA21-1 等。

(三)细菌学检查

原因不明的胸腔渗出性积液,都应做细菌、真菌涂片,抗酸杆菌涂片,同时行细菌、真菌培养,以及分支杆菌的培养。细菌培养时,在床旁将胸液直接接种在培养基上。而在床旁应用 BACTEC 系统做分枝杆菌培养,阳性率高,所需时间较短。

(四)细胞学检查

1. 细胞总数 漏出液细胞较少,常<$100×10^6$/L。渗出液细胞较多,常>$500×10^6$/L。

2. 细胞分类 漏出液白细胞较少,以淋巴细胞为主,渗出液中白细胞较多。如果分类以淋巴细胞为主,并伴有肺实质的浸润,最可能的诊断为肺炎旁的积液,其次有肺栓塞以及肺癌。如果没有肺实质的浸润,则可能是结核性胸膜炎、恶性胸水、肺栓塞、病毒感染、胃肠道疾病、石棉等所致的胸水。如果以单核细胞为主,慢性胸膜病变的可能性较大,病因包括结核、恶性肿瘤、肺栓塞或者吸收期病毒性胸膜炎等。嗜酸性粒细胞:在变态反应性疾病、寄生虫及石棉肺所致的渗出液其可占白细胞分类计数的 $10\%\sim20\%$ 以上。

3. 病理脱落细胞学检查 胸液中找到恶性肿瘤细胞是诊断恶性胸液的关键,阳性率为 $9\%\sim44\%$,与肿瘤的类型、部位及标本的收集有关,并随着检查次数的增多有所提高。胸液中有大量变性间皮细胞,要高度警惕恶性胸水的可能;胸液间皮细胞 $<1\%$ 时,常为结核性胸膜炎。

(王炜芳)

第八章 皮肤过敏原试验

皮肤过敏原试验方法包括斑贴法、抓痕法、皮内法、点刺法、被动皮肤转移试验等。这里仅介绍近年来国内外均倡导的点刺法,该方法进入皮内的过敏原仅为皮内法的 1/1000,假阳性反应较少,较为安全。

一、适应证

过敏性哮喘患者、过敏性鼻炎患者以及其他过敏性疾病患者。

二、禁忌证

1. 皮肤划痕征阳性者。
2. 广泛皮肤疾病患者。
3. 皮肤无反应者。

三、测定方法

先在皮试部位滴上一滴待测过敏原稀释液,然后用专用的点刺针在滴有过敏原稀释液的皮肤中央轻轻点刺一下,将针头按入皮内即可,以不出血为度。15 分钟后观察并记录点刺部位皮肤的丘疹和红晕:皮肤反应丘疹直径与组胺相似为(＋＋＋),丘疹直径大于组胺皮肤反应直径为(＋＋＋＋),丘疹直径为组胺的 2/3 时为(＋＋),为组胺的 1/3 时为(＋),皮肤无反应为(－)。

四、临床应用

1. 确定过敏性哮喘、过敏性鼻炎等变态反应疾病的病因,有利于预防和治疗疾病。

2. 过敏原的确定需要结合病史特点、体外特异性 IgE 抗体检查等综合分析。

3. 对于尘螨、花粉、蜂毒等过敏原,明确后可进行特异性免疫治疗。

五、注意事项

1. 皮肤过敏原试验应由经过规范化培训的专业医技人员进行操作。

2. 通常 4～5 岁以上方可进行该检查。

3. 过敏性疾病加重期应避免进行检查。

4. 一些药物对试验结果有影响,应在试验前停用。H_1 受体拮抗剂:酮替芬、氯雷他定、阿化斯丁停用 2 天;西替利嗪、特非那丁停用 4 天;阿斯咪唑停用 40 天。糖皮质激素:试验部位使用的局部激素停用 3 周。口服激素:泼尼松龙<15mg/天不影响检查;短期应用泼尼松龙<50mg/天,须停药 3 天;长期应用大剂量需停药 3 周。茶碱类:普通片剂,停药 1 天;缓释制剂,停药 2 天。色甘酸钠需停药 1 天。口服 β_2 受体激动剂需停药 18 天。病情是否允许停止使用以上药物,应由医生判断,不可强行停药。若不能肯定是否服用了影响该检查结果的药物,可先行组胺皮肤试验,观察皮肤反应再行决定。

5. 试验场所须备有肾上腺素等必要的急救用品。

6. 试验结束后因对受试者观察 15 分钟后方可离开。

(迟春花)

第九章　结核菌素试验

一、概述

　　结核菌素试验是将结核菌素或结核菌素纯蛋白衍生物,按规定的要求稀释成相应的浓度,常用的有 1:10000、1:2000等,或规定的剂量,常用为 5IU,注射于人体特定的部位,然后分别于 24h,48h,72h 观察记录其反应情况,其结果可用于流行病学调查、卡介苗接种质量监测和接种对象筛查、医生诊断或鉴别诊断参考等。

　　结核菌素是结核皮肤试验的抗原物质,通常是指旧结核菌素(old Tuberculin,OT)和结核菌素纯蛋白衍生物(Purified Protein Derivative of Tuberculin,TB-PPD)。因旧结核菌素(OT)内含结核菌体代谢与自溶成分以及培养基等,成分比较复杂,引起的反应除结核蛋白的特异性反应外还有上述存在的其它物质非特异性反应,而且因批号不同变异显著,难以标化。1948 年 F Seibert 与 Long 等采用化学方法将旧结核菌素过滤后再用硫酸铵加以沉淀而获得的纯度较高的结核杆菌分泌性蛋白质。外形呈白色晶状体,纯度可达 90%。

　　1952 年 WHO 将其进行了一系列的改进并制备了国际标准结核菌素,称 PPD-S(International Standard Purified Protein Derivative of Mammalian Tuberculin)。1980 年我国药品生物制品鉴定所用人型结核杆菌制成 PPD-C(80-1)(C 代表中国,80-1 为标准品),经实验室及人体使用观察,各项指标均达到世界卫生组织结核菌素标准要求,由卫生部批准于 1983 年正式命名为人型结核菌素,纯蛋白衍生物 PPD-C(80-1)并被列为国家参考标准。自 20 世纪 90 年代以来全国各医疗机构主要采用 PPD 做结核菌素试验。

二、适应证及禁忌证

结核菌素试验临床应用广泛,适用于绝大部分人群,一般情况下是安全的,通常适应证如下:

1. 用于人群中结核病流行病学调查,到目前为止是确定结核菌感染的唯一方法。

2. 用于选择卡介菌接种对象及考核卡介苗接种效果。结核菌素阴性的婴幼儿、青少年、新入学的大学生、新入伍的战士等通常需要接种卡介苗;同时接种卡介苗后还要用结核菌素试验来考核接种后的免疫效果。

3. 用于普通人群的结核菌感染监测。在停止卡介苗接种的国家,定期进行结核菌素试验,一旦试验由阴转阳,即选为预防用药对象。

4. 用于临床结核病的诊断及鉴别诊断。尤其是对儿童结核病的诊断,结核菌素试验不可缺少;同时对老年结核病的诊断及与某些疾病的鉴别(如肿瘤、炎症等)也有一定的参考作用。

5. 用于主动发现病人。当结核菌素试验由阴性转为阳性或强阳性时,再结合胸部 X 线及全身检查,是早期主动发现结核病人的重要措施之一。

6. 用于判定细胞免疫功能状态。结核菌素试验为迟发型变态反应,属于细胞免疫范畴,所以可以此试验来判定人体的细胞免疫功能状态。

但是当被试人有以下情况时应慎重进行或不进行结核菌素试验,即禁忌证如下:

1. 发热或各种传染病及其恢复期时暂不做此试验。

2. 心脏病、血管系统疾病、肾病、肝病和胃肠病等的急性期以及身体极度衰弱者。

3. 神经、精神不正常者因易出现晕厥、休克或癫痫者应避免做此试验。

4. 局部或全身皮肤病者禁用。

5. 防御功能不全的病人,有过敏或变态反应史者应慎用。

6. 其他预防接种不到两周时不宜用;成年女性月经期也应

注意,因此期易出现精神反应。

三、操作方法

用 1ml 容量的注射器,至少要有 0.05ml 的刻度,针头通常为 25～26 号。先抽取好 0.1ml 稀释好的结核菌素,待注射局部皮肤用 75％酒精消毒后,将 OT 或 PPD-C 0.1ml(5IU)缓缓注入前臂掌侧前 1/3 的中央皮内。当注射深度合适及剂量准确时,局部出现 6～8mm 大小的圆形橘皮样皮丘。如近期需作第二次试验,注射部位应在第一次部位的斜上方 3～4cm,或在另一侧前臂,以免发生结核菌素增强反应。并将结核菌素种类、批号记录在病案中。

四、结果记录

结核菌素注射后,于 48～72h 在局部皮肤出现红晕与硬结反应达到高峰,以后逐渐消退。我国规定在注射后 48～72h 均可观察反应,以 72h 为准,同时以硬结大小为标准(表 1-9-1)。

表 1-9-1　结核菌素皮肤反应分度记录表

硬结平均直径	反应强度	代号
无硬结	阴性	—
<5mm	可疑	±
5mm～9mm	一般阳性	+
10mm～19mm	一般阳性	++
>20mm	强阳性	+++
水疱、坏死或淋巴管炎	强阳性	++++

五、临床意义

1. 阴性反应的意义　表示未受结核菌感染,或曾感染但已生物学痊愈;或者表示敏感性较低,如用高浓度结核菌素皮试可能出现阳性反应。结核菌素阴性现象,即使活动性肺结核患者,亦有 5％左右结核菌素反应阴性。

下列情况可出现假阴性,也就是说已受结核菌感染,但不出现反应:

(1)变态反应前期:新生儿或已受结核菌感染但尚处于变态反应之前阶段。一般感染后4～7周以前的这一段时期称为变态反应前期。

(2)免疫系统暂时受到干扰:如重症结核、慢性消耗性疾病(如糖尿病、慢性肾炎)、急性传染病、发热、烧伤、大手术、免疫抑制剂治疗期间,以及注射其他疫苗一月以内的人。

(3)细胞免疫功能严重低下:无反应性结核病、肿瘤、白血病、红斑性狼疮、霍奇金病、结节病、艾滋病、营养不良、敏感性衰退的高龄者及其他免疫功能低下的患者。

(4)风疹、流感、腮腺炎、黄疸性肝炎黄疸期、水痘和小儿麻痹症等病毒性疾病时,可暂时阴性。

(5)老年人对结核菌素敏感性下降,阴性反应率较高。

(6)结核菌素过期或因其他质量问题。

(7)注射技术不当(量不够或抽入针管后搁置时间太长),或反应判断与记录错误。

2. 阳性反应的意义

(1)一般阳性反应的意义:曾感染过结核菌或已接种卡介苗出现的过敏反应,并不意味着存在结核病;3岁以内儿童未接种卡介苗(即使胸部X线正常)表示体内有活动性结核病灶;新近阳转表示患病可能;非结核分枝杆菌交叉反应。由结核菌感染获得的敏感性,虽然也可以随着时间的推移而减弱,但对结核菌素呈持久敏感。

(2)强阳性反应的意义:强阳性表示体内受到较多结核菌感染,故发病机会多,是诊断结核病的特异指征。成人提示体内有活动性病变,应予详查;儿童则具有诊断意义,应予治疗,或给予预防性干预治疗,并定期随访。

六、并发症(或不良反应)及其处理

结核菌素注入人体之后常出现的局部反应有:出现红肿、硬结,不处理可自行消退。严重的反应有以下几种,可做以下相应的处理。

1. 水疱 用1%甲紫溶液(龙胆紫)涂抹。

2. 大小疱 用消毒后的空注射器将疱内的液体抽出,再涂1%甲紫后用消毒纱布包扎。

3. 溃疡或坏死 可涂甲紫或用1%磺胺软膏涂敷,并保持局部清洁。

4. 淋巴管炎 每日2～3次热敷或冷敷均可,并减少前臂活动,1～2日可消退。

5. 病灶反应 结核病病人注射后数小时,可引起病灶周围毛细血管扩张,通透性增强。表现为病灶充血、浸润渗出,此为一过性病灶周围炎,一般2～5日可逐渐消退。

6. 全身反应 对于极少数敏感性特高或因超剂量注射及注入皮下或血管者,12～24小时内可能出现发热、疲倦、头痛、恶心等反应。一般对症处理即可,1～2日内可自行消失。

七、注意事项

1. 在进行结核菌素试验前应检查结核菌素规格、稀释度、剂量和质量。如已过期或结核菌素呈现浑浊、沉淀、变质等情况时,不宜使用。

2. 结核菌素应保存在冰箱(2～10℃)内,否则容易失效。

3. 不同稀释度的结核菌素应用不同结核菌素空针抽吸,并应避光。

4. 结核菌素必须新鲜配制,已稀释的结核菌素应立即使用,因结核菌素可吸附在玻璃或塑料容器壁上,而影响其功效。

5. 0.1ml结核菌素必须准确地注入皮内,切忌注入皮下,否则不仅影响结核菌素的试验结果,且可致全身发热反应,甚至对高度敏感病人产生病灶周围炎性反应。

(林明贵)

第十章 胸腔穿刺术及胸腔抽气术

一、胸腔抽气术

(一)概述

胸腔抽气术是自发性气胸的有效治疗手段,是促进肺尽早复张的关键措施。

(二)适应证

1. 肺压缩>20%的闭合性气胸。

2. 虽然气胸量不到20%,但患者呼吸困难症状明显,或经休息和观察气胸延迟吸收,均可考虑抽气减压。

3. 张力性气胸和开放性气胸也应积极抽气减压。

(三)禁忌证

1. 有出血性疾病或出血倾向。

2. 有心脏血流动力学不稳定或心律不齐、心绞痛等。

3. 因各种疾病不能与医生合作的病人。

4. 相对禁忌证有机械通气和大泡性肺疾病。

(四)操作方法

1. 术前准备 向病人说明穿刺术的目的、方法和安全性及可能出现的并发症,解除其紧张心理以取得患者配合,对过敏体质者应做普鲁卡因皮试。

2. 选好体位 患者穿刺时直坐在靠背坐椅上,臂自然伸展,双手扶在椅面上,必要时用枕头支持。

3. 确定穿刺部位 通过胸部X线确认穿刺侧。应在积气最多处,通常在患侧锁骨中线第2、第3前肋间,也可在腋中线3~4肋间。局限性气胸其穿刺点宜用X线和(或)B超定位,确定穿刺部位后可用甲紫在皮肤上做出标记。

4. 局部麻醉 术者戴帽子、口罩和无菌手套,打开胸穿包,常规皮肤消毒,铺消毒孔巾,选用 2ml 或 5ml 注射器安装好较长的针头(3~4cm),在穿刺点以 1%普鲁卡因或 2%利多卡因行局部麻醉。其方法是:先斜行刺入皮内打起一皮丘,然后沿穿刺点下一肋骨上缘垂直进针,自皮肤至壁层胸膜进行全层充分麻醉,直至将麻醉针头刺入胸膜腔时(此时有落空感)可轻回抽,若抽出气体,则表明已达到胸膜腔,记住进针方向和深度后拔针。

5. **穿刺抽气**　术者先检查胸穿针及连接的胶管,证实通畅且无破损和漏气。术者左手示指与中指分开固定穿刺部位的皮肤,右手持胸穿针在局麻点刺入皮肤,然后沿肋骨上缘垂直缓慢推进,当达到预定穿刺深度和突然出现落空(阻力消失)感时,表明穿刺针已进入胸腔,遂用 50ml 无针头注射器连接穿刺针尾端胶管,助手将血管钳松开,同时帮助固定穿刺针以防止其脱出或随吸气而深入刺破肺组织,术者即开始缓缓抽吸气体。当注射器抽满后,助手用血管钳再夹闭胶管以防止空气进入胸腔。重复抽气直至感觉到阻力即停止抽气,且一次抽气总量不宜超过 1000ml。如果抽气过程中患者感觉到疼痛或剧烈咳嗽也应立即停止操作,记录抽出气体体积。气量较多时,一般可每日或隔日抽气一次,每次抽气不超过 1000ml,直至肺大部分复张,余下积气可自行吸收。如用三通穿刺针抽吸则在穿刺进针前将三通活栓转到与胸腔关闭处,穿刺步骤如上所述。

6. **术后处理**　术毕,拔出穿刺针,消毒穿刺点及其周围后覆盖无菌纱布并以胶布固定之,嘱病人卧床休息 1~2 小时,观察患者脉搏,呼吸及有无不良反应。

(五)并发症及处理

1. **麻醉意外**　患者对麻醉药过敏可出现荨麻疹、喉头水肿、支气管痉挛、休克甚至心脏停搏。对于发生过敏反应者应首先中止用药,保持呼吸道通畅并进行氧疗。补充适当血容量以维持循环稳定,出现过敏性休克时可适当选用升压药,同时应用糖皮质激素和抗组胺药物。

2. **复张性肺水肿**　患者复张后出现呼吸困难,两肺大量水泡音,酷似左心衰症状。每次抽气不宜过多过快,一次抽气总量不宜超过 1000ml,若患者感觉疼痛或者突然咳嗽时应立即停止操作。出现复张后肺水肿患者应立即吸氧,酌情应用糖皮质激素及利尿药,控制液体入量,严密监测病情与酸碱平衡,有时需气管插管机械通气。

3. 血气胸　常与胸膜粘连带内血管断裂有关,肺完全复张后,出血多能自行停止,若继续出血不止,除抽气排液及适当输血外,应考虑开胸结扎出血的血管。

4. 继发感染　术中应严格无菌操作,术后消毒穿刺点及其周围并以无菌辅料覆盖。出现感染应积极使用抗生素。

5. 胸膜反应　患者如出现头晕、面色苍白、出汗、心悸、四肢发冷、晕厥等,多由于血管迷走神经亢进引起,立即停止操作,让患者平卧,密切监测患者生命体征,严重的胸膜反应出现休克者可给予 0.1% 肾上腺素 0.5mg 皮下注射及吸氧等相应处理。

(六)注意事项

1. 术前给患者做好解释工作,消除顾虑,对精神高度紧张者可术前给予地西泮片口服。

2. 穿刺点定位准确,必要时可由 X 线或超声检查定位。患者体位正确,嘱患者在穿刺时不可自行变动体位,不要说话、咳嗽、深呼吸等。

3. 抽气时不可过快、过多,每一次抽气总量不超过 1000ml。

4. 局部麻醉应充分,注意进针时每深入一步均应轻轻抽吸,无回血时再注麻药,以防将麻药注入血管内。

5. 穿刺过程中助手应固定好穿刺针,避免刺破肺组织。每一次使用注射器抽气前后应夹紧乳胶管避免气体进入胸腔。

6. 术前测血压、脉搏,术后嘱患者卧床休息,监测患者的呼吸、血压、脉搏等,如患者有不适,应及时处理。

7. 严格无菌操作。

二、胸腔穿刺引流术

(一)概述

胸腔穿刺引流术常用于检查胸腔积液的性质、抽液减压或胸腔内局部注射给药等。

（二）适应证

1. 胸腔积液的性质不明者，进行诊断性穿刺。

2. 大量胸腔积液压迫，导致呼吸循环功能障碍者。

3. 结核性胸膜炎合并胸腔积液。

4. 脓胸、脓气胸。

5. 肺炎并发肺炎旁胸腔积液较多者。

6. 外伤性血气胸。

7. 恶性胸腔积液或脓胸须胸腔内注入药物者。

8. 其他为了诊治目的须穿刺抽液者。

（三）禁忌证

1. 有未被纠正的出血性疾病或有严重出血倾向。

2. 大咯血。

3. 肺与胸壁粘连。

4. 相对禁忌证有机械通气、大泡性肺疾病及肺切除术后。

（四）操作方法

1. 术前准备　向病人说明穿刺术的目的、方法和安全性及可能出现的并发症，解除其紧张心理，以取得患者配合，精神过度紧张者穿刺前可用镇静剂。对过敏体质者应做普鲁卡因皮试。

2. 选好体位　常用体位是患者面向椅背、两前臂置于椅背上，头伏在前臂上，不能起床者可取半卧位，患侧臂上举并放在枕部。

3. 确定穿刺部位　穿刺前应进行物理检查以核实胸腔积液位置，穿刺点应选在胸部叩诊实音最明显部位或B超定位。常规位置为患侧肩胛下角线或腋后线第7～9肋间；有时也选患侧腋前线第5肋间或腋中线第6～7肋间定为穿刺点，包裹性胸腔积液患者其穿刺点宜用B超定位，穿刺点可用甲紫在皮肤上标记。

4. 局部麻醉　术者戴帽子、口罩和无菌手套，打开胸穿包，常规皮肤消毒，铺消毒孔洞巾，在穿刺点以1%普鲁卡因或2%利多卡因行局部麻醉，在下一肋骨上缘穿刺点垂直进针，自皮肤至壁层胸膜进行全层充分麻醉，直至将麻醉针头刺入胸膜腔时（此时有落空感）可轻回抽，若抽出液体，则表明已达到胸膜腔，记住进针方向和深度后拔针。

5. 穿刺抽液引流　术者先检查胸穿针及连接的胶管,证实通畅且无破损和漏气,此时助手带无菌手套用血管钳夹闭胶管协助术者进针。术者左示指与中指分开固定穿刺部位的皮肤,右手持胸穿针在局麻点刺入皮肤,然后沿肋骨上缘垂直缓慢推进,当达到预定穿刺深度和突然出现落空(阻力消失)感时,表明穿刺针已进入胸腔,遂用 50ml 无针头注射器连接穿刺针尾端胶管,助手将血管钳松开,同时帮助固定穿刺针以防止其脱出或随吸气而深入刺破肺组织,术者即开始缓缓抽吸液体。当注射器抽满后,助手用血管钳再夹闭胶管以防止空气进入胸腔;术者摘下注射器,将液体注入收集器中,以便记量和送检,再按上述步骤反复抽吸。重复抽液直至感觉到阻力才停止抽液,且第一次抽液总量不宜超过 800ml,以后每次不超过 1000ml。诊断性抽液 50~100ml。如用三通穿刺针抽吸则在穿刺进针前将三通活栓转到与胸腔关闭处,穿刺步骤如上所述,待穿刺针进入胸腔后转动三通活栓使其与胸腔相通,接上注射器进行抽液,注射器抽满后转动三通活栓使其与外界相通,将液体注入收集器中并送检。

6. 术后处理　术毕,拔出穿刺针,消毒穿刺点及其周围后覆盖无菌纱布并以胶布固定之,嘱病人卧床休息 1~2 小时,观察患者脉搏、呼吸及有无不良反应,必要时听诊确认有无气胸发生。

(五)并发症及处理

1. 麻醉意外　患者对麻醉药过敏可出现荨麻疹、喉头水肿、支气管痉挛、休克,甚至心脏停搏。对于发生过敏反应者应首先中止用药,保持呼吸道通畅并吸氧治疗,补充适当血容量以维持循环稳定,过敏性休克时可适当选用升压药,同时应用糖皮质激素和抗组胺药物。

2. 复张性肺水肿　患者复张后出现呼吸困难,两肺大量水泡音,酷似左心衰症状。若患者感觉疼痛或者突然咳嗽时应立即停止操作。出现复张后肺水肿患者应立即吸氧,酌情应用糖皮质激素及利尿药,控制液体入量,严密监测病情与酸碱平衡,有时需气管插管机械通气。

3. 气胸　常见并发症。患者常有胸闷、气短或胸痛,应及时胸部听诊,必要时行胸部 X 线检查,少量气胸可自行吸收,应密切观察,不必处理,但大量气胸应行胸腔抽气术及吸氧。

4. 血胸　常与胸膜粘连带内血管断裂有关,若继续出血不止,除抽气排液及适当输血外,应考虑开胸结扎出血的血管。

5. 继发感染　术中应严格无菌操作,术后消毒穿刺点及其周围以无菌辅料覆盖。出现感染应积极使用抗生素。

6. 胸膜反应　患者如出现头晕、面色苍白、出汗、心悸、四肢发冷、晕厥等,多由于血管迷走神经反射引起,立即停止操作,让患者平卧,密切监测患者生命体征,严重的胸膜反应出现休克者可给予 0.1% 肾上腺素 0.5mg 皮下注射及吸氧等相应处理。

(六)注意事项

1. 术前给患者做好解释工作,消除顾虑,对精神极度紧张者可术前给地西泮片口服。

2. 应尽量避开在第 9 肋间以下穿刺,以免穿透膈肌,损伤腹部脏器。

3. 穿刺应沿肋骨上缘垂直进针,不可斜向上方,以免损伤肋骨下缘的神经和血管。

4. 穿刺过程中助手应固定好穿刺针,防止针头摆动损伤肺组织。

5. 穿刺过程中患者要避免咳嗽、打喷嚏、深呼吸及转动身体,以免穿刺针损伤肺组织。

6. 一次抽液时不可过快、过多,诊断性抽液为 50~100ml 即可,减压抽液首次抽液总量不能超过 800ml,以后每次不能超过 1000ml。如为脓胸,每次尽量抽净。微生物学检查应采用无菌试管留取标本,行涂片革兰染色镜检、细菌培养及药敏试验。细胞学检查应立即送检,以免细胞自溶。

7. 严格无菌操作,操作中要防止空气进入胸腔。

8. 恶性胸腔积液,在尽量抽液后可注入抗肿瘤药物等,促使脏层与壁层粘连。注药后嘱患者卧床 2~4 小时,并不断变换体位,使药物在胸腔内均匀分布。

9. 当出现胸膜反应、复张性肺水肿或剧烈咳嗽时,立即停止抽液。

三、胸腔闭式引流术

(一)概述

胸腔闭式引流术是胸膜疾病常用的治疗措施。通过水封瓶虹吸作用,使胸膜腔内气体或液体及时引流排出,避免外界空气和液体进入胸腔,从而维持胸膜腔内负压,促进肺膨胀,并有利于控制胸膜腔感染,预防胸膜粘连。

(二)适应证

1. 自发性气胸、大量胸腔积液,经反复穿刺抽吸疗效不佳者。

2. 支气管胸膜瘘,食管吻合口瘘,食管破裂者。

3. 胸腔积血较多,难以通过穿刺抽吸解除者。

4. 脓胸积液量较多且黏稠者,或早期脓胸,胸膜、纵隔尚未固定者。

5. 开放性胸外伤、开胸术后或胸腔镜术后须常规引流者。

(三)禁忌证

1. 有未被纠正的出血性疾病、呼吸功能不全或不稳定(治疗性胸穿例外)、心脏血流动力学不稳定或心律不齐、心绞痛等。

2. 胸穿部位有局部感染。

3. 因各种疾病不能与医生合作的病人。

4. 相对禁忌证有机械通气和大泡性肺疾病。

(四)操作方法

1. 术前准备　向病人说明穿刺术的目的、方法和安全性,解除其紧张心理,以取得患者配合,精神过度紧张者穿刺前可用镇静剂。对过敏体质者应做普鲁卡因皮试。

2. 体位　依病情轻重,患者可采取坐位或半坐位,头略转向对侧,上肢抬高抱头或置于胸前。

3. 切开部位　依病变部位和引流物性质决定切口部位。一般情况下,引流气体时,切口宜选择在锁骨中线第 2 肋间;引流脓胸、血胸、乳糜胸等积液液体时,切口常选择腋中线第 4～第 5

肋间或腋后线第6～第8肋间;如系包裹性胸腔积液,应借助X线或超声检查,确定切口部位和引流管入路。

4. 消毒、麻醉　切口部位周围15cm范围常规消毒,铺无菌孔巾。局部浸润麻醉,并将针尖刺入胸腔试抽,以确定有无积液、气体等。

5. 插管方法　可选用肋间切开插管法、套管针插管法、肋骨切除插管法。

(1)肋间切开插管法:沿肋间或皮纹方向切开皮肤2.0～3.0cm,在肋间上缘处用中弯血管钳钝性分离肋间组织,用钳尖刺入胸膜腔内,撑开血管钳,扩大窗口。用血管钳夹住引流插管末端,再用另一血管钳纵行夹持引流管前端,经切开插入胸腔内,引流管进入胸膜腔0.5～1.0cm为宜。将引流管末端与盛有液体的水封瓶相连接,松开末端血管钳,嘱患者咳嗽或做深呼吸运动,可见气体或液体自引流管内流出,玻璃管内液体随呼吸上下运动。如上述现象不出现,应重新调整胸膜腔内引流管位置。切开缝合1～2针,用引流管旁缝合皮肤的两根缝线将引流管固定在胸壁上。

(2)套管针插管法:局麻处切开皮肤约2cm,紧贴肋骨上缘处,用持续的力量转动套管针,使之逐渐刺入胸壁,进胸膜腔时有突破感。先将引流管末端用血管钳夹住,拔出针芯,迅速将引流管自侧壁插入套管腔,送入胸腔内预定深度,缓慢推出套管针套管,注意勿将引流管一并推出。缝合皮肤并固定引流管,末端连接水封瓶。

(3)肋骨切除插管法:在手术室进行,可插入较粗的引流管,适用于脓液黏稠的脓胸患者。手术切除一段肋骨,长约4cm。术中切开脓腔,吸出脓液,手指伸入脓腔,剥离粘连,以利引流。

6. 拔管　如引流排气或排液后,水封瓶中无气泡外溢或液平面波动,需待1～2天后夹闭引流管,再观察1～2天,经胸透或胸片检查证实肺膨胀良好,引流液极少,病人咳嗽或深呼吸时水封瓶玻璃管内液面波动小,无气泡溢出。在病人体征方面无气急或呼吸困难,叩诊无鼓音或浊音,听诊呼吸音清晰,纵隔及皮下气肿无发展且明显减少或基本消失。X线胸片提示胸腔内无积气、积液、肺膨胀良好,可拔除引流管。胸液感染后脓胸引流后,病人已不发热,白细胞计数在正常范围,影像学检查示肺膨胀良好,脓腔消失或基本消失,脓胸残留液不超过 15ml,如闭式引流已 2 周以上,可将闭式引流改为开放引流,将引流管在皮肤外 2~3cm 处剪断,加一安全别针紧靠皮肤外穿过引流管,用胶布固定在皮肤上,覆盖纱布,每日换药。

(五)并发症及处理

1. 麻醉意外　患者对麻醉药过敏可出现荨麻疹、喉头水肿、支气管痉挛、休克甚至心脏停搏。对于发生过敏反应者应首先中止用药,保持呼吸道通畅并进行氧治疗。补充适当血容量以维持循环稳定,紧急时可适当选用升压药,同时应用糖皮质激素和抗组胺药物。

2. 血胸　常与胸膜粘连带内血管断裂有关,肺完全复张后,出血多能自行停止,若继续出血不止,除抽气排液及适当输血外,应考虑开胸结扎出血的血管。

3. 切口感染　术中应严格无菌操作,术后消毒穿刺点及其周围并以无菌辅料覆盖。出现感染应积极使用抗生素。

4. 复张性肺水肿　患者复张后出现呼吸困难,两肺大量水泡音,酷似左心衰症状。每次抽液不宜过多过快,第一次抽液总量不能超过 800ml,以后每次不能超过 1000ml,但积液量大时,可在控制速度的前提下,适当增加抽液总量。若患者感觉疼痛或者突然咳嗽时应立即停止操作。出现复张后肺水肿患者应立即吸氧,酌情应用糖皮质激素及利尿药,控制液体入量,严密监测病情与酸碱平衡,有时需气管插管机械通气。

5. 胸膜反应　患者如出现头晕、面色苍白、出汗、心悸、四肢发冷、晕厥等,严重者可引起休克,立即停止操作,让患者平卧,密切监测患者生命体征,必要时给予肾上腺素 0.5mg 皮下注射等相应处理。

(六)注意事项

1. 分离肋间组织时,血管钳要紧贴肋骨上缘,避免损伤肋间血管和神经。

2. 引流管侧孔不能太浅,否则易脱出引起开放性气胸或皮下气肿。

3. 留置在胸膜腔内的引流管长度一般应控制在 5cm 左右，不宜插入过深。

4. 缝皮肤固定线时，进针要深，直到肌层，关闭肌肉与皮下之间的间隙，皮肤缝合不宜太严密。

5. 水封瓶内玻璃管下段在水平面下 2～3cm 为宜，如果过深，胸内气体不易溢出。

6. 引流开始时须控制放出气体、液体的速度，特别是对于肺压缩严重且萎陷时间长者，以防止发生复张后肺水肿。

7. 在留置引流管的过程中，应注意引流物的性状、颜色、流量和导管的通畅与否，还应注意有无大量气泡不断溢出，如有大量气泡连续溢出表明有肺或支气管的破裂可能。

8. 注意观察引流瓶中气液面的波动情况，经常挤捏引流管，不要使之受压、扭曲，确保引流管通畅。

9. 移动患者或患者行走时，要用血管钳夹住近端引流管，防止水封瓶的液体倒流入胸腔或引流管脱落。

10. 拔出引流管时，要嘱患者深吸气后屏气，用凡士林纱布盖住引流口，迅速拔管，压紧纱布避免空气进入胸腔。

（刘巧维　胡　红）

第十一章 支气管镜检查

一、支气管镜应用解剖学基础

气道自口腔、鼻腔开始,依次为气管、左右主支气管,叶、段支气管。连续分支 19 次后到达终末细支气管。随着纤维支气管镜技术的进步,不仅可以观察到亚段,而且可以进一步观察到次亚段支气管。对于内科医师需全面掌握支气管命名,目前广泛使用 Jackson 命名法(见表 1-11-1)。

表 1-11-1 支气管命名方法右肺左肺

	右肺			左肺	
上叶	B¹:尖段	a. 尖亚段支 b. 前亚段支	上叶	B¹⁺²:尖后段	a. 尖亚段支 b. 后亚段支 c. 外亚段支
	B²:后段	a. 后亚段支 b. 外亚段支		B³:前段	a. 外亚段支 b. 内亚段支 c. 上亚段支
	B³:前段	a. 外亚段支 b. 内亚段支			
中叶	B⁴:外侧段	a. 外亚段支 b. 内亚段支		B⁴:上舌段	a. 外亚段支 b. 前亚段支
	B⁵:内侧段	a. 上亚段支 b. 下亚段支		B⁵:下舌段	a. 上亚段支 b. 下亚段支

续表

右肺			左肺		
B⁶:背段		a. 上亚段支	B⁶:背段		a. 上亚段支
		b. 外亚段支			b. 外亚段支
		c. 内亚段支			c. 内亚段支
下叶	B⁷:内基底段	a. 前亚段支	下叶	B⁸:内前基底段	a. 外亚段支
		b. 后亚段支			b. 基亚段支
	B⁸:前基底段	a. 外亚段支		B⁹:外基底段	a. 外亚段支
		b. 基亚段支			b. 基亚段支
	B⁹:外基底段	a. 外亚段支		B¹⁰:后基底段	a. 后亚段支
		b. 基亚段支			b. 外亚段支
	B¹⁰:后基底段	a. 后亚段支			c. 内亚段支
		b. 外亚段支			
		c. 内亚段支			

二、常规支气管镜检查

(一)概述

1964 年由池田(Ikeda)设计并由 Olympus 工厂制造一种能进入肺叶各亚段的支气管内纤维窥镜。它具有镜体软,可视范围大,病人痛苦小,安全性大的优点,并能直接进入所要检查的部位,采取病理组织和细胞涂片检查。当时被正式命名为可曲式纤维支气管镜(Flexible Bronchofibroscope)。后来又在纤支镜上安装带有摄像、录像和微电脑控制的电子装置,称之为电子纤维支气管镜,进一步完善纤支镜检查的各种功能。通过屏幕显示和对有意义的病变做摄影和录像,为进一步研究与资料保存提供了条件。目前,支气管镜不仅可被用于诊断和治疗气管支气管内病变,还可用于评价肺外周疾病,甚至帮助支气管肺癌分期,指导治疗。

(二)术前准备

1. 详细询问患者病史,测量血压及进行心、肺体检。

2. 向患者讲明检查的目的、意义、安全性及配合检查的有关事宜。

3. 术前常规检查出、凝血时间和血小板计数,肝功能及乙肝表面抗原和核心抗原,丙肝、艾滋病等传染病指标,正侧位胸片,肺部 CT,必要时行心电图、血气分析检查。

4. 术前 4～6 小时禁食,禁吸烟。

5. 取下口中义齿。

6. 检查时患者头部用消毒巾包裹(或戴消毒帽),并用 75% 酒精纱布擦拭鼻唇周围皮肤。

7. 术前仔细检查支气管镜是否清晰,管道是否通畅,弯曲调节钮是否灵活;将自动吸引接头接在支气管镜吸引管外套管内,连接吸引器,并检查吸引装置有无堵塞;检查冷光源亮度、曝光系数是否适宜,检查使用的电源必须接可靠地线,装置稳压器,连接光源。

8. 术前支气管镜插入部分和活检钳、细胞刷、吸引管等,应用多酶清洁剂清洗后,再用清水冲洗干净,浸泡在 2% 的戊二醛中 20～40 分钟。

(三)术前用药

分泌物较多者,术前 0.5 小时皮下注射阿托品 0.5mg;精神特别紧张者,给予苯巴比妥钠 0.1 或地西泮 5～10mg,必要时肌注度冷丁 50mg(勿与苯巴比妥钠同时使用),对于气道反应较高的患者,可给予 β_2 受体选择性兴奋剂。

(四)病人的体位

卧位检查:患者仰卧于检查床上,肩部略垫高,头正位略向后仰。术者位于病人头端。

坐位检查:患者坐在靠背椅上,头略后仰(头部最好有支撑),竖着位于患者对面。

(五)术前麻醉

先用 1% 丁卡因喷雾咽喉部 3 次,每次间隔约 2 分钟,喷雾鼻腔 1 次(如为经鼻进镜需喷 2～3 次,鼻腔还需先喷 1% 麻黄素 1 次)。再用 5ml 注射器抽取 2% 利多卡因 3ml,注射器前端接一个约 10cm 长的软管,将软管由麻醉侧鼻腔进入,嘱患者深呼吸,当吸气时将利多卡因注入,最好使患者出现呛咳,说明药物已进入气管,可重复一次。

（六）支气管镜插入途径

经鼻插入:最常用,但不便于反复插入或大咯血时抢救,易造成标本污染。

经口插入:适用于不能从鼻腔插入者。

经气管套管及气管切开造口插入。

（七）适应证、禁忌证（见表 1-11-2）

表 1-11-2　支气管镜检查的适应证、禁忌证

适应证		禁忌证
诊断方面	治疗方面	
1. 不明原因的咯血。尤其是 40 岁以上患者,持续 1 周以上的咯血或痰中带血。 2. 不明原因的慢性咳嗽 3. 不明原因的局限性哮鸣音。 4. 不明原因的声音嘶哑 5. 痰中发现癌细胞或可疑癌细胞 6.X 线胸片和（或）CT 检查异常者,提示肺不张、肺部块影、阻塞性肺炎、肺炎不吸收、肺部弥漫性病变、肺门和（或）纵隔淋巴结肿大、气管支气管狭窄以及原因未明的胸腔积液 7. 临床已诊断肺癌,决定行手术的治疗前检查 8. 胸部外伤、怀疑有气管支气管裂伤或断裂。 9. 肺或支气管感染性疾病的病因学诊断 10. 疑有气管-食管瘘	1. 取出支气管异物 2. 清除气道内异常分泌物 3. 在支气管镜检查中,明确了咯血患者出血部位后可试行局部止血 4. 对肺癌患者做局部放疗或局部注射化疗药物。 5. 引导气管插管 6. 对气道良性肿瘤或恶性肿瘤进行激光、微波、冷冻、高频电刀治疗	1. 活动性大咯血 2. 严重心、肺功能障碍或严重心律失常 3. 全身情况极度衰竭 4. 不能纠正的出血倾向 5. 严重的上腔静脉阻塞综合征 6. 新近发生心肌梗死或不稳定型心绞痛 7. 疑有主动脉瘤 8. 气管部分狭窄,估计支气管镜不易通过 9. 尿毒症 10. 严重的肺动脉高压

（八）检查步骤

开启光源，调节亮度，调整视野清晰度。

操作时术者左手握支气管镜的操作部，拇指拨动角度调节钮（向下），使插入管末端略向上（向前）翘，以适应鼻腔的弧度，再用右手将镜末端徐徐送入鼻腔，窥清下鼻甲，沿下鼻道送至鼻咽腔；将角度钮拨回原位，沿咽后壁进入喉部，找到会厌，于会厌下向前插入，接近并观察声门活动情况；将镜前端对正声门，在声门张开时（可令患者深吸气），迅速将镜送入气管。在直视下一面向前推进，一面观察气管内腔直至隆突，此间可经活检孔注入利多卡因追加麻醉。观察隆突尖锐、活动度及黏膜情况。看清两侧主支气管再分别插进。进入支气管前可由助手协助，经活检孔注入利多卡因追加麻醉。检查顺序，一般先健侧后患侧；病灶不明确时，先右侧后左侧。插入右主支气管时，将镜旋转约90°，拨动角度调节钮，使镜末端向右弯曲，沿支气管外侧壁插入，见有上叶开口，继续插入可见上叶前、后、尖段支气管开口，然后退回原位，沿中间支气管继续插入，使镜末端向上，进入中叶开口，见中叶内侧和外侧段开口，退出镜，使镜末端向下或向背侧曲，可见中叶对侧的下叶背段开口，稍向前插入可见下叶基底段各支气管开口，内基底支开口于基底干内前壁，中叶开口下约0.5cm，其余各基底支开口略低于内侧支。右侧支气管检查完毕，将镜退至隆突分叉处，再将镜向左旋转，拨动角度调节钮，使镜末端向左侧曲，插入左主支气管，在支气管前外侧壁可见左上叶及舌叶开口，继续伸入可见下叶基底段、背段各支开口。检查完毕退镜。

（九）并发症及其处理

1. 麻醉药过敏　特别是地卡因过敏机会相对较多，故喷药前应注意询问患者有无过敏史或先喷少许药液，观察有无过敏反应。麻醉时不要超过常规用量，一旦出现过敏中毒反应，应立即抢救。

2. 喉、气管或支气管痉挛　大多数发生在纤支镜先端通过声门时。预防方法除做好局部表面麻醉外，必要时环甲膜穿刺麻醉，操作轻巧熟练，可减少刺激。

3. 出血 纤支镜检查后可能偶有短暂鼻出血,少数痰中带血或咯血,一般无需特殊处理。当出现致命性大咯血时,立即将纤支镜拔出,患者取侧卧位,并应及时采取止血措施,必要时行气管插管吸引。

4. 发热 少数情况下,由于消毒不严格,术后发热,肺部浸润或肺炎,可适当口服或静脉给予抗生素。

5. 气胸 个别病例由于活检位置过深,损伤胸膜发生气胸。预防方法,活检时不要靠近胸膜部位,钳夹时如病人感到相应部位疼痛,表示触及胸膜,应立即松钳,后退少许再试夹。一旦并发气胸,按自发性气胸处理。

6. 低氧血症 纤支镜检查时平均 PaO_2 降低 $15\sim20mmHg$($2\sim2.66kPa$),原有肺功能不全者可出现明显紫绀。故应严格掌握适应证,PaO_2 低于 $70mmHg$($8.33kPa$)时应慎重,术中应给予吸氧。

7. 心跳呼吸骤停,在纤支镜检查过程中出现意识丧失,心跳停止,其原因可能有:患者原有心脏病基础,情绪不稳定,麻醉不充分,操作手法不当。特别是纤支镜通过隆突时,易出现室颤,据上海地区调查结果,死亡发生率为 0.7/万人,因此,详细问病史,术前做心电图,术中心脏监护观察,如遇有意外情况发生则立即施以心肺复苏措施可避免致死结果发生。

(十)注意事项

术后,患者应安静休息,一般应禁食水两小时,以免因咽喉处于麻醉状态而导致误吸。注意观察患者有无咯血、呼吸困难、发热等症状。

(朱 红)

第十二章 支气管肺泡灌洗技术

一、概述

由于支气管-肺泡灌洗(Bronchoalvoelar lavage,BAL)技术能直接获取肺内炎症免疫效应细胞,是探讨肺局部免疫病理过程的一种相对比较安全有用的检查方法。因此,BAL 已成为某些肺疾病,特别是弥漫性间质性肺疾病以及免疫受损患者肺部感染等疾病的辅助临床诊断、病变活动性和预后判定的重要检测手段。

二、适应证、禁忌证

1. 适应证

(1)凡能接受纤支镜检查患者均能承受支气管肺泡灌洗的检查。

(2)弥漫性间质性肺疾病诊断,如特发性肺纤维化、结节病、外源性过敏性肺泡炎、结缔组织病伴肺纤维化、组织细胞增生症X 以及嗜酸细胞肺浸润等。

(3)弥漫性肺部肿瘤和免疫受损患者肺部感染诊断,如卡氏肺孢子虫肺炎、细支气管肺泡癌。

(4)用于肺泡蛋白沉积症的诊断与治疗,行局部和全肺灌洗。

(5)用于肺部感染细菌学检测及肺化脓症冲洗引流治疗。

2. 禁忌证

(1)凡纤支镜的禁忌证均为支气管肺泡灌洗的禁忌证。

(2)精神高度紧张不能配合完成纤支镜检查患者。

(3)严重通气和换气功能患者,PaO_2 小于 50mmHg 或吸氧状态下 PaO_2 小于 70mmHg。

(4)冠心病、高血压病、心律失常、频发心绞痛患者。

(5)主动脉瘤和食道静脉曲张有破裂危险的患者。

(6)近期发热、咯血和哮喘发作患者。

三、检查步骤及方法

1. 灌洗部位选择　对弥漫性间质性肺疾病选择右肺中(B_4或B_5)或左肺舌叶,局限性肺病变则在相应支气管肺段进行 BAL。

2. 操作步骤

(1)首先要在灌洗的肺段经活检孔通过一细硅胶管注入 2%利多卡因 1~2ml,做灌洗肺段局部麻醉。

(2)然后将纤支镜顶端紧密楔入段或亚段支气管开口处,再经活检孔通过硅胶管快速注入 37℃灭菌生理盐水。每次 25~50ml,总量 100~250ml,一般不超过 300ml。

(3)立即用 50~100mmHg 负压吸引回收灌洗液,通常回收率为 40%~60%。

(4)将回收液体立即用双层无菌纱布过滤除去黏液,并记录总量。

(5)装入硅塑瓶或涂硅灭菌玻璃容器中(减少细胞黏附),置于含有冰块的保温瓶中,立即送往实验室检查。

四、临床应用

1. 肺部感染性疾病的病原体检查。

2. 肺恶性肿瘤。

3. 弥漫性肺间质疾病　外源性过敏性肺泡炎、肺结节病、特发性肺间质纤维化、肺泡蛋白沉积症、胶原性肺间质病。

五、并发症

目前认为 BAL 是一种安全检查方法,并发症发生率为<3%,低于 TBLB 的 7%和开胸肺活检的 13%。常见不良反应包括灌洗时咳嗽、喘息,灌洗后数小时出现发热、寒战,术后 24小时灌洗肺段短暂的肺泡浸润,肺功能如 VC、FEV_1、PO_2 可有暂时减低。有基础疾病者肺灌洗影响要比健康人更明显。

(朱　红)

第十三章　呼吸系统的超声检查

一、概述

超声检查在呼吸系统中的应用最早可以追溯到 20 世纪 50 年代,当时使用的是 A 型超声,主要用于检测胸腔积液。20 世纪 70 年代以来,随着实时灰阶超声(B 型超声)以及彩色多普勒超声技术的改进和性能的提高,在临床的应用中得到了较大的发展,使现代超声影像技术已经成为呼吸系统疾病诊断和治疗的一种重要方法。

二、解剖概要

胸壁、胸腔、肺是完成呼吸系统功能的重要组织和器官。胸壁由骨骼(胸骨、肋骨、锁骨及胸椎)和软组织构成。软组织除皮肤及皮下组织外,可分为外层(主要由胸部的大肌肉如胸大肌、胸小肌、背阔肌、斜方肌等)、中层(肋间隙的肌肉、血管、神经等)及内层(壁层胸膜)。

胸腔由胸壁和膈肌围成,两侧为肺和胸膜,中间为纵隔。胸膜分为脏、壁两层,构成密闭的胸膜腔,正常情况下其内为轻度负压。脏层胸膜被覆于肺表面,壁层胸膜衬附于胸壁内面、纵隔外面及膈肌上面。肺被脏层胸膜包裹并分成若干肺叶,右肺分上、中、下叶,左肺为上、下两叶,每个肺叶根据支气管及血管的分布分为若干个肺段(右肺十段,左肺八段),每一肺段各有独立的支气管和血管。纵隔分为上纵隔(胸骨角平面以上)、前纵隔(心包前方)、后纵隔(心包后方)及中纵隔。

三、检查方法

1. 检查前准备　通常不需要做特殊准备,最好携带胸片或

CT供参考。

2. 体位

(1)根据检查要求与病变部位而定,可取仰卧位、侧卧位、俯卧位及坐位等,如前纵隔病变取仰卧位,肺背段病变多取俯卧位,胸水穿刺抽液可取坐位。

(2)双臂或单臂上抬或抱头,使肋间隙充分展开。若肋间隙较窄病灶显示仍不满意,可去枕并将局部垫高。

(3)如患者不能平卧,可视病情采取半卧位。

3. 扫查方法

(1)与病变部位及检查要求有关,可采用锁骨上、胸骨上、肋间、肋缘或剑突下经肝脾声窗扫查等。

(2)根据胸片或CT等提示的病变部位,重点扫查。

(3)根据病变的位置选择合适的探头,如比较表浅的胸壁、胸膜及肺外周的较小病变可选用高频线阵探头,位置较深的肺内及纵隔病变可选用频率较低的凸阵探头。

(4)肋间扫查时可向上下肋骨方向侧动探头,利用患者呼气或吸气状态检测病变,必要时可嘱患者做深吸气、深呼气或屏气动作。

四、临床应用

超声检查因其无放射性、安全、操作简便及便于床旁使用等优势,广泛应用于临床。但对于胸部较深部位病变的显示容易受到充气肺组织及肋骨等骨性结构的干扰,因此临床上主要用于检测胸壁病变、胸膜病变、胸腔积液、紧邻胸膜或实变肺深部的肺部及纵隔病变等。

1. 胸壁病变

(1)胸壁良性肿瘤。胸壁良性肿瘤可发生于胸壁的软组织或骨。常见的软组织肿瘤有:脂肪瘤、纤维瘤、淋巴管瘤、血管瘤及神经鞘瘤等。常见的骨肿瘤有:软骨瘤、巨细胞瘤等。上述肿瘤一般都比较小,生长缓慢,患者多无不适症状,常为偶然发现胸壁局部隆起就诊。超声表现:①肿瘤位于胸壁的脂肪层或肌层内,超声可以明确提示肿瘤的部位,有助于鉴别诊断;②声像图表现差异较大,但肿瘤一般比较局限,可呈圆形、椭圆形或梭形,多数有比较明显的边界;③脂肪瘤一般位于脂肪层内,纤维瘤多位于脂肪层与肌层之间。两者在声像图上多表现为高回声,纤维瘤内常可见较细的条索状回声;④深部的胸壁肿瘤有时会突向胸膜腔,此时需要与胸膜肿瘤进行鉴别;⑤骨肿瘤多见于软骨、与软骨交界处、锁骨及肩胛骨等,呈结节状或分叶状,局部骨面有隆起,可有连续性中断。应与外伤导致骨折后局部血肿进行鉴别;⑥鉴别诊断困难时可行超声引导下穿刺活检,明确组织病理学诊断。

(2)胸壁恶性肿瘤。胸壁恶性肿瘤分为原发性和转移性肿瘤两类,肿瘤常生长较快,可伴有局部疼痛。原发性肿瘤以各种类型的肉瘤较为常见;转移性肿瘤多来源于乳腺、肺、甲状腺等部位恶性肿瘤。超声表现:①肿瘤位于胸壁软组织或骨等部位,范围多比较广泛,向体表隆起,也可向胸膜腔生长;②肿瘤常呈低回声,由于生长较快,内部可伴有形态不规则的液性坏死区,透声较差;③肿瘤边界多不清楚,局部可见肌层、筋膜、骨等正常结构性回声连续性中断,彩色多普勒超声检查肿瘤内血流信号较丰富。应注意与部分胸壁结核的类似声像图表现加以鉴别;④转移性肿瘤常有比较明确的病史。如原发肿瘤尚未明确,但高度怀疑恶性肿瘤者应尽早行超声引导下穿刺活检,明确组织病理学诊断。

2. 胸膜病变

(1)胸膜良性病变。胸膜良性病变主要包括胸膜炎性增厚及原发性局限性间皮瘤等。超声表现:①胸膜炎性增厚表现为胸膜局限性或弥漫性增厚,程度不一,呈等回声或偏高回声,较均匀,表面较平整。②原发性局限性间皮瘤发生于脏层胸膜,常呈类圆形,边界清楚,有时可被肺组织包围,需要与外周型肺肿瘤进行鉴别。该肿瘤有时也可表现为弥漫型范围较广的胸膜增厚,表面常较平整,但与恶性间皮瘤鉴别困难。③定性诊断需行超声引导下穿刺活检,取局部增厚的胸膜组织进行组织病理学诊断。

(2)胸膜恶性肿瘤。胸膜恶性肿瘤主要包括原发性恶性间皮瘤和转移性肿瘤等。恶性间皮瘤多数表现为弥漫型,局限型较少见。转移性肿瘤常来源于肺、乳腺、胃肠道及卵巢等部位恶性肿瘤。超声表现:①弥漫型恶性间皮瘤多呈广泛性胸膜增厚,表面不平,肿瘤突向胸腔,并可侵及胸壁的软组织及骨等结构。肿瘤常呈低回声,内回声不均匀,彩色多普勒超声可见肿瘤内血流信号常较丰富。常合并胸腔积液,液体位于肿瘤内侧与肺表面之间。②局限性恶性间皮瘤常来源于壁层胸膜、膈或纵隔等部位的胸膜,呈类圆形,基底较宽,一般表面不平,呈乳头状突向肺组织,需要与外周型肺肿瘤鉴别。③转移性肿瘤常有比较明确的病史。肿瘤范围可较恶性间皮瘤局限,可单发或多发,多数合并胸腔积液,在积液的衬托下,可见结节状或乳头状的病变自壁层胸膜等部位向胸膜腔内突起,表面多不平整。④单纯依赖影像学方法鉴别诊断困难时,应尽早行超声引导下穿刺活检,明确组织病理学诊断。

3. 胸腔积液

胸腔积液较常见,可由炎症、外伤、肿瘤等多种原因引起。超声对于检测是否存在胸腔积液具有很高的敏感性和准确性,加之可以很方便的进行穿刺抽液的定位,因此已经成为临床最常用的一种检测和定位胸腔积液的方法。

胸腔积液主要分为游离性积液和包裹性积液两类。超声可以比较明确地区分这两类积液,定量估计液体量以及观察有无分隔存在等。在脓胸及时间较长的血胸或炎性渗出,声像图可以呈现为实性回声,应结合彩色多普勒超声及动态观察加以鉴别。如需进行胸水定位时,嘱患者取坐位(年老体弱患者根据病情需要选取适当的体位),超声检查胸腔积液并选择液体接近最低位置或最深处的体表部位进行标记,在声像图上测量液体距体表的距离及最大深度,并将上述信息提供给临床医生供穿刺时参考。

超声引导下胸腔积液穿刺抽液和置管引流也是目前临床上常用的方法,详见本章后述。

4. 肺部病变

由于容易受到充气肺组织的干扰,超声主要限于检查对于紧邻胸膜的肺部病变。有时在胸腔积液或肺不张等条件下,可以作为声窗观察其深部的病变。

(1)良性局限性病变:肺部外周型良性局限性病变主要包括炎性病变及肺包虫病等,其中炎性病变包括局灶性肺炎、炎性假瘤、结核瘤以及脓肿等。超声表现:①局灶性肺炎病变呈楔形或与肺交界处呈直边形,呈等回声或低回声,回声不均匀,内可见支气管气相(小等号状或短线状强回声后伴彗星尾征)或支气管液相(等号样或短线状支气管腔内有液性无回声);②炎性假瘤多为类圆形肿块,边界较规整,可呈分叶状,内部多为弱回声,有时可见支气管呈细线状或等号样强回声,部分病灶彩色多普勒可以见到丰富血流信号;③结核瘤表现为类圆形病变,边界较规整,内部多为低回声,中心可以有液化或坏死,亦可见斑状强回声后方伴声影;部分病灶彩色多普勒可见异常丰富的血流信号;④肺脓肿为形态不规则的低或无回声区,内回声不均匀,无回声区透声常较差;⑤肺包虫病可表现为肺部的单房或多房囊肿,内为无回声或极低回声,囊内可有沉积物样回声或壁上可见斑状强回声,可以破入胸腔。结合病史、卡松尼试验检查及其他脏器类似病变,有助于诊断;⑥结合病史可对于部分炎性病变进行诊断,但应该建议患者短期内进行随访观察病变的变化情况。如经保守治疗后效果不明显或单纯依赖影像学方法鉴别诊断困难时,应尽早行超声引导下穿刺活检(可疑包虫者应慎重),明确组织病理学诊断。

(2)肺部恶性病变:肺外周型恶性病变主要包括原发性肺癌及转移癌等,超声表现:①通常表现为肺组织包围的低回声肿块,形态可较规则或不规则。肿瘤较大时,内部可伴有不规则液性回声区;②外周型肺癌多为形态不规则的实质性肿块,呈低回声或中等回声,内部回声不均匀;③转移癌常为类圆形低回声结节,边界清楚,内回声均匀;④确诊主要依赖于组织病理学诊断,可在超声引导下行穿刺活检。

在实变肺深部的中心型肺癌呈不规则弱回声,常由周边的低回声晕而显示边界。其表面的实变肺内常见扩张的支气管液相或气相,压迫肺门时可见扩张、高速的动脉血流。

5. 纵隔病变

超声一般通过胸骨上、胸骨旁以及肋间等部位进行纵隔病变的检查,能够清楚地显示前上纵隔、心脏周围以及主动脉弓以上区域,但对于后纵隔则不易显示。当肿瘤较大时,通过肋间就可以清楚显示肿瘤。纵隔病变主要包括胸腺瘤、淋巴瘤、畸胎瘤、生殖细胞瘤、胸内甲状腺肿、神经鞘瘤等。超声表现:①胸腺瘤位于前纵隔,多为低回声,内部回声均匀,边界常较清楚,可呈分叶状。如边界不清、内回声不均匀则不能排除恶性胸腺瘤。②畸胎瘤常见于前纵隔,也可位于中纵隔。肿块边界清楚,部分肿块表现为实性,呈不均匀低回声,内可见斑状或团状强回声后伴声影,有时可伴有不规则的囊性回声区。良性囊性畸胎瘤常表现为无回声肿块内伴有强回声成分。当肿块较大、边界不清时,应考虑恶性畸胎瘤或生殖细胞瘤的可能。③早期淋巴瘤体积较小,超声不易发现。肿块增大时,可为单发或多发,圆形或椭圆形结节,或互相融合成分叶状不规则型的肿块。内部呈均匀低回声。无侧方声影。④胸内甲状腺肿通常为颈部甲状腺肿向下方和胸骨后方延续的部分,一般位于中上纵隔,边界清楚,内部回声通常不均匀,呈多结节状,可见较大的斑状强回声及不规则液性回声区。⑤转移性、增生性或结核性等肿大淋巴结,较表浅及较大者可以显示,多表现为弱回声或不均质回声,良性者形态规则边界清楚,恶性者常轮廓模糊形态不规则。⑥神经鞘瘤常为单侧类圆形欠均质弱至等回声结节,边界清晰,包膜完整。⑦纵隔囊肿包括胸腺囊肿、心包囊肿、支气管囊肿、囊性淋巴管瘤等,表现为规则的圆形或类圆形无回声,边界清晰,后方回声增强,多房者可呈分叶状。当观察到囊壁与心搏一致性扩张搏动时,应考虑到纵隔内动脉瘤,彩色多普勒超声易于鉴别。⑧单纯依赖影像学方法鉴别诊断困难时,排除动脉瘤及包虫病后,应尽早行超声引导下穿刺活检,明确组织病理学诊断。

(程志刚　于晓玲)

第十四章　呼吸疾病活检技术

一、CT 导向经皮穿刺在胸部病变中的应用

(一)概述

自 Haaga 和 Alfidi 于 1976 年首次报道 CT 引导下经皮穿刺介入性诊断以来,此项技术得到了很大的发展,它克服了常规 X 线技术定位的不准确性和超声受肺部气体干扰所造成的检查局限性,CT 导向可用于肺及纵隔病变,随着螺旋 CT 技术和软件的开发应用 CT 导向穿刺操作接近实时,它可安全、快速、准确、微创地进行介入性活检与治疗。

(二)检查设备、器械及工具

1. CT 导向设备　常规 CT 设备即可用于胸部的导向技术,目前更为先进的 CT 透视设备已经用于 CT 介入,此设备有分两种类型,一种是 CT 透视机,另一种为 CT 和 X 线 C 型臂一体的设备(Angio CT),CT 透视则是利用螺旋 CT 的快速扫描和重建技术使断面图像快速显示(6 帧/秒)基本达到实时成像;Angio CT 在完成 CT 横断面扫描确定介入器械与病灶的关系后,切换到 X 线透视部分进行实时导向,此设备还可进行同时进行血管介入,功能强大。

2. 穿刺器械　穿刺针主要分为两类:抽吸活检针及切割针。对于来源于软组织及各个器官的病变活检所采用的穿刺针一般为抽吸和切割针,对来源于骨性结构的病变可采用骨钻针。国际上根据穿刺针的外径将其分不同的型号(Gauge)用于胸部的穿刺针一般为 16～22G,16～18G 的穿刺针视为粗针,而 21～22G 的穿刺针则视为细针。

(1)抽吸针:用于细胞学检查,型号:16～24G,外径为 0.65～0.22 英寸。特点是针径细、薄壁、操作安全,肺抽吸活检针的前

端带有锯齿,抽吸时旋转针杆可以增加取材量。缺点是针杆易弯曲,穿刺针道容易偏离靶病灶。针尖的形态有斜面和锥状,对于肺内大多数恶性肿瘤病变需要斜面针尖,对较硬的结构如结核、错构瘤、畸胎瘤等病变可选用锥状针尖,后者穿透力强可刺入坚硬的组织结构。

(2)切割针:取材量大,可以用于组织学检查和特殊病理学检查。根据需求可选择不同针槽大小的切割针。现有的弹枪式切割装置已经取代过去的切割针。自动活检针因各生产厂家产品略有差别,但基本结构由 3 部分组成,即头端带标本槽的针芯、切割外鞘和自动弹射装置,其取材过程简捷迅速。

(3)无菌穿刺包:胸部穿刺活检消毒包内含弯盘、无菌杯、洞巾、手术刀、试管、止血钳、消毒纱布等材料。

(三)术前准备

1. 穿刺前,要对患者进行全面的临床检查和化验检查,如血常规,血小板计数,出、凝血时间及凝血酶原时间等。

2. 仔细、全面了解患者病史,尤其重视有无出血史和药物过敏史,观察患者全部影像学资料,尤其是胸部增强扫描 CT 资料,确定纵隔内或邻近纵隔和肺门病变的强化情况及其与大血管的关系。

3. 对高龄患者,应注意心肺功能。

4. 向患者及家属说明穿刺的目的、步骤及可能出现的并发症,对患者提出检查中如何配合的要求,并签署手术协议书。

5. 做局部麻醉药物的过敏试验。

6. 抢救设备和药品要齐全,对部分肺功能不全者可在穿刺术中给予吸氧。

7. 对病灶位置较深,穿刺通道必须经过较长的正常肺组织者,术前和术后应口服止血药物以减少出血量。

8. 对于不能抑制咳嗽的患者,术前 1 小时应口服镇咳药物,以防止穿刺时由于胸部剧烈运动导致穿刺针对肺组织的损伤,对于情绪紧张者可适当给予镇静剂。

9. 准备各种急救药品、手术切开包及胸腔闭式引流包,发生大量气胸时行闭式引流术。

（四）适应证

1. 明确诊断。

2. 为制订治疗计划提供病变的组织学类型。

3. 通过穿刺为肿瘤的治疗提供介入通道。

（五）禁忌证

1. 患有严重的心肺功能障碍者，如肺心病、肺动脉高压。

2. 严重的肺气肿、肺纤维化并发肺功能不全者。唯一进针途径中存在巨大肺大泡，有可能导致大量气胸者为肺活检的相对禁忌证。

3. 穿刺一侧肺有可能发生气胸而对侧肺功能不全者。

4. 凝血功能障碍，有出血倾向者。

5. 体弱不能配合者，不能控制呼吸，咳嗽不能控制。

6. 肺内、纵隔内或胸腔内化脓性病变。

（六）活检方法及步骤

1. 器械准备　选择适当的活检针，备好穿刺包，标本容器，标本固定液等。

2. 定位标记　为了选择精确的穿刺途径，CT扫描下常需借助定位标记来设计穿刺路线，目前有复杂的 Pinpoint 定位系统，亦有简单自行制作的条格状定位器。笔者仅采用一个金属回形针放置于欲穿刺的皮肤表面，扫描时将金属标记和病灶显示在同一层面，根据金属标记与病灶的位置关系测量出进针角度、深度，即可准确穿刺病灶，此定位方法简便、灵活、实用。

3. 选择穿刺进针点及路径　穿刺针的进针途径应以病灶与胸壁的最近距离作为进针点，按照病变与胸壁的距离可选择仰卧位、俯卧位或侧卧体位。进针点与病变位置垂直方向较好，但如果有骨骼阻挡（肩胛骨、胸骨等）或为了避开心脏和大血管重要结构可选择倾斜进针，必要时可向头或足侧倾斜扫描架。

4. 穿刺点及路径确定后，常规消毒皮肤、铺手术孔巾、局麻、进针。

5. 取材及方法

（1）细针抽吸取材：操作时将针尖抵达病灶后，将抽吸针的针芯退出连接 5～10ml 的注射器，回抽注射器内芯使针内呈负压,然后将穿刺针连同注射器上下 2cm 范围内提插移动并可旋转穿刺针使脱落的组织细胞在负压的作用下进入穿刺针内,释放注射器内芯消除注射器负压,将穿刺针迅速拔出。将穿刺物推注到玻片上均匀推片并以 95%的酒精固定。细针抽吸标本一般只用于细胞学检查,如果穿出组织条应迅速以 10%的甲醛固定用于石蜡包埋切片检查。

(2)切割针取材:目前多应用自动活检装置,其基本结构由 3 部分组成,即头端带标本槽的针芯、切割外鞘和自动弹射装置。操作时将切割针尖抵达病灶后将穿刺针回退近病灶边缘处,然后将带有标本槽的针芯推出入病灶实质内,可轻度旋转已使组织贴附于标本槽内,触动扳机使外鞘套针迅速切割组织,将其封闭于标本槽内,拔除穿刺针,拉开外鞘套针暴露标本槽,将切割之标本用注射针尖挑入 10%的甲醛固定液中,注意保持标本的完整性。自动活检针亦有粗细之分,常用 21～18G,针的长度在 5～20cm,标本槽长 1～2cm,可根据病变范围、所需标本大小灵活选用。

6. 标本处理及固定及常规病理学检查(略)。

7. 特殊病理学检查 活检标本可进行免疫组织化学检查、肿瘤生物学标记物检测、细胞增殖活性测定、肿瘤激素受体检测及基因诊断等。

(七)临床应用

1. 肺部疾病应用 经皮肺针活检主要用于肺部结节或肿块样病变,如正规抗感染治疗无效的肺内孤立性肺结节,无法确定原发还是继发的肺内多发性结节,原发灶不明的肺内转移瘤,一侧肺有恶性肿瘤,对侧肺出现结节或肿块样病变等,无法定性的弥漫性肺间质病变,怀疑炎症的肺实变,局限性肺浸润病变。

2. 纵隔疾病的应用 经皮纵隔针活检主要用于明确肿瘤的良恶性以及定性原因不明的淋巴结肿大。如怀疑为血管性病变、不能纠正的凝血功能障碍及不能合作或咳嗽不能控制的患者应作为禁忌证。术前必须进行增强 CT 扫描以明确病灶与心脏大血管的关系,设计穿刺通道时应注意穿刺途径与心脏大血管平行。当穿刺针刺入病灶时应薄层扫描行快速多平面重建或三维重建以确定穿刺针避开大血管等结构方可取材。特别是使用自动切割针时,取材时针尖自动向前刺入,无法严格掌握进针深度,有损伤前方组织结构的可能性。前纵隔病灶经胸骨旁穿刺应尽量不要通过胸膜腔并注意避开胸廓动、静脉。必要时可以注射少量生理盐水以使纵隔胸膜外移,可避免穿入胸膜腔。针的选择极为重要,采用切割活检加上流式细胞学、免疫组化技术会提高诊断正确率。

3. 胸壁疾病应用 胸壁经皮针活检主要用于诊断胸壁肿块或破坏性病变,以确定病变性质。禁忌证同肺部和纵隔经皮穿刺活检。

(八)并发症及处理

CT 导向下经皮穿刺胸部活检并发症的发生率与多种因素有关,如患者的肺部基础病变情况、穿刺的途径、穿刺针的直径类型以及操作者的熟练程度等。并发症包括:气胸(发生率约为 $20\% \sim 40\%$)、咳血(发生率约为 5%)、出血、空气栓塞(罕见)、肿瘤细胞针道种植(罕见)等。

(九)注意事项

1. 穿刺胸膜时,动作应迅速,患者应屏气,随后患者应做平静呼吸。

2. 在保证取材的基础上穿刺次数应尽可能少,应避免多次穿破胸膜,如一次未刺中靶目标,调针时穿刺针只应退至胸膜下,不可完全拔出后多次穿刺。

3. 选择穿刺路径时,应避开叶间胸膜,避免一次穿刺两次通过胸膜。

4. 正确选择取材部位

(1)较大肿瘤活检时,应从肿瘤边缘取材。

(2)空洞病变应在内、外缘活检。恶性空洞从外缘取得的组织更可能提供诊断信息,炎性病变活检则相反。炎性空洞可注入无菌盐水,立刻抽吸出来做细菌学检查。

5. 切割活检针活检时应注意,21G 活检针因针径细其安全性与抽吸针类似,但取材量亦小,18G 针的活检效率高但存在潜在的危险,穿刺时应注意。

（1）邻近肺门和纵隔的病变术前一定进行增强 CT 扫描，所选择的进针途径前方应避开心脏与大血管，以避免进针过深造成其损伤。

（2）穿刺针达到预定的深度时，如果针尖距离病灶有误差应注意将穿刺针拔出至胸壁再进行穿刺方向的调整，不可在肺内进行调整，以免钝性损伤肺组织。

（3）对于体积较小的病变可穿刺病变中部，较大的病变应从病变边缘处取材以提高诊断的敏感性，以避免因取材为坏死组织影响病理学诊断。

（肖越勇　吴　斌）

二、经支气管镜肺活检

（一）概述、检查器械及工具、术前准备

1. 概述　纤支镜问世后不久，自 1974 年 Darid 报道经支气管肺活检（TBLB）以来，由于其损伤小，并发症低，诊断阳性率高。已被国内外学者采用并广泛应用于肺部疾病的诊断。TBLB 多在 X 线透视下进行，经支气管镜的活检孔入活检钳，将活检钳送到预定的外周肺病灶进行活检。在没有 X 线透视条件下，盲目进行 TBLB 对弥漫性肺部病变也可获得较高阳性率。

2. 检查器械及工具　常用的活检工具有各种类型的活检钳、穿刺针、毛刷和刮匙。临床上最常用的是活检钳，钳取的组织相对较大，活检阳性率也最高。活检钳的切割部分形状多种多样，有的为圆形或椭圆形，边缘可为平滑或锯齿状。TBLB 多采用杯状钳，对组织损伤较轻。

3. 术前准备　纤支镜消毒、术前检查、患者准备和局部麻醉等与常规纤支镜检查大致相同，但有几点需着重注意：

（1）术前对病灶的定位诊断应尽可能准确。

（2）麻醉要求比常规纤支镜检查高，要保证患者能较安静地接受检查。因此术前使用哌替啶，而不用苯巴比妥。

（3）对于可能发生的气胸、大出血等应准备充分的抢救措施。

（二）适应证、禁忌证

1. **适应证**　普通纤支镜检查可见范围外孤立肺结节病变，经其他检查未能定性者；肺部弥漫性病变性质不明者。

2. **禁忌证**　除常规纤支镜检查所述禁忌证外，在进行TBLB时以下情况禁忌：

（1）病变不能除外血管畸形所致者。

（2）怀疑病变为肺包虫囊肿者。

（3）心肺功能较差，估计不能耐受可能发生的气胸者。

（4）进行机械通气者。

（5）有出血倾向者。

（三）活检方法及步骤

纤支镜进入气道后，应按常规顺序对可见范围进行普查，然后依术前定位将活检钳由选定的支气管口插入，在X线透视监视下经支气管送至末端肺组织，于患者呼气末进行钳夹。若为弥漫性肺病变，也可在无X线引导下盲取标本。活检部位通常选择病变密集处，通常为一侧肺的下叶，如果两侧病变大致相仿，应以右下叶为主。常规行纤支镜检查，纤支镜至下叶支气管后，送入活检钳至事先选定的段支气管内，直至遇到阻力或病人感到胸部疼痛时，说明此时活检钳已触及胸膜。将活检钳向后撤2cm，嘱患者深呼吸，在深吸气末张开活检钳，于最大呼气末，即肺泡压缩时，让病人屏住气，活检钳向前推进1cm，关闭活检钳，可最大限度地钳取肺组织。一般在不同的段或亚段支气管取肺组织3～5块，将钳取的标本置于10%甲醛液的小瓶中，如为肺组织则呈黑褐色绒毛状，并漂浮于固定液中。

（四）临床应用

1. 局限性肿块

2. 弥漫性肺部病变　①转移性肺癌。②粟粒型肺结核。③结节病。④其他：特发性肺间质纤维化、肺泡蛋白沉着症、弥漫性肺泡细胞癌、外源性过敏性肺泡炎、隐源性机化性肺炎、弥漫性泛细支气管炎、肺泡微结石症、放射性肺炎、农民肺、各种尘肺等。

（五）并发症及其处理

1. 气胸　除了要求术者严谨操作、熟练助手密切配合、监护及患者合作外，对弥漫性病变不宜在同一次检查中进行两侧肺活检。弥漫性病变应避免在右中叶活检，如分布较对称或均匀则以在右下叶后基底段各亚段肺活检为宜。

2. 出血　肺活检后创面渗血或少量出血是常见的，无需特殊处理，可自行停止。大于 50ml 咯血局部注入 1：20000 肾上腺素于活检部位多可使出血停止。如果发生大咯血，死亡率较高，应予重视，立即给予垂体后叶素静注及抽吸，必要时使用 Fograty 导管球塞住出血区域。

（六）注意事项

1. 对于紧贴胸膜的病变，经皮肺穿刺较 TBLB 容易得到较为理想的标本。

2. 对于穿刺病理结果一定要结合其他资料全面分析，以判断其代表性及可信性程度。

3. 对于肺部弥漫性病变应根据影像学表现挑选病变较密集的部位做 TBLB，但应尽量避开纤维化严重的区域。因易发生气胸，不在右肺中叶或左肺舌叶进行活检。

（朱　红）

三、超声穿刺活检技术

超声引导下经皮穿刺胸膜、紧邻胸壁的肺及纵隔占位性病变，具有确诊率高、安全、迅速等特点。尤其对位于纵隔、靠近大血管或位于梗塞肺深部及胸水后方的占位病变，其病灶显示的清晰程度、取材的准确性及安全性等较经 X 线及 CT 等引导下穿刺活检更具优越性。超声引导下清晰显示病变进针取材及必要的彩色多普勒超声引导是提高诊断率及降低并发症的重要因素。另外，近年来，超声引导下经皮微波消融外周型肺肿瘤也展示出了其微创、安全、副作用轻微、局部控制肿瘤效果显著等优势，成为外周型非小细胞肺癌局部热消融治疗的一种选择。

(一)超声引导下经皮胸膜活检

1. 检查器械及工具

灰阶超声诊断仪均可用于进行经皮胸膜活检,为了减少或避免穿刺过程中损伤血管,增加安全性,利用彩色多普勒超声进行引导是有必要的。胸膜病变通常比较表浅,可以选用频率为6~10MHz的高频线阵探头进行引导。

选用自动弹射活检枪,根据病变大小及安全性选择15mm或22mm的取材长度。为了增加获得的组织量,有助于明确病理诊断,多数情况下使用18~16G的组织切割针,少数情况下为保证安全性可使用20G的组织切割针。

2. 术前准备及术后注意事项

应询问患者有无心肺疾病、高血压病、糖尿病等既往病史。适合胸膜穿刺的患者,术前查血常规,原则上应查凝血五项及血清四项(查有无乙肝、丙肝、爱滋病及梅毒)。遵循知情同意原则,穿刺前向病人介绍穿刺的意义及过程,介绍可能发生的并发症及其应对措施,并签署知情同意书。对于病灶较小或可能在穿刺时出现气胸、咯血等患者,穿刺前应禁食。

术后嘱患者勿剧烈咳嗽及活动,注意观察有无气胸及出血情况,如呼吸困难、呛咳、咯血等,观察30分钟~1小时,无明显不适后可离去。

3. 适应证、禁忌证

适应证:进行超声引导经皮胸膜穿刺的先决条件为超声能显示病灶。因此,拟穿刺病灶必须未被肋骨或胸骨等完全遮挡。原则上讲,凡需明确病理诊断以选择治疗而超声能够显示的胸膜病变均可进行超声引导下穿刺。

禁忌证:声像图上病灶显示不清,高度怀疑病灶为血管性病变,患者有明显出血倾向,严重咯血、呼吸困难,心肺功能极差,剧咳或不能配合者等。严重肺气肿病人应慎重。

4. 活检方法及步骤

穿刺前对照胸片、CT或MRI结果,在病灶区对应胸膜处经皮超声检查,清楚显示病变特点及毗邻结构,彩色多普勒超声观察病变内部及周边血流状况,选择能够避开血管及含气肺组织等进针入路。

穿刺时患者体位应视病变部位而定,最常使用的坐位,也可取仰卧位、侧卧及俯卧位。

常规消毒铺巾,进针点处皮肤局麻,超声引导下迅速进针至拟取材病变前缘(进针时嘱病人屏住呼吸),穿刺病灶活检后出针,依所取标本满意情况及穿刺针粗细,一般情况下进针取材2~3次,完成后皮肤局部敷料覆盖。标本放入10%甲醛溶液中固定、送病理检查。

5. 并发症及其处理

由于超声引导下胸膜活检进针全过程均在超声的动态实时显示监视下进行,穿刺时所选入路安全,故并发症发生率低且轻微,多无须特殊处理即可缓解。文献报道并发症发生率在0~6%,主要为少量气胸、咯血及血胸,行对症处理后可缓解。

(二)超声引导下经皮肺活检

1. 检查器械及工具

灰阶超声诊断仪均可用于进行经皮肺活检,为了减少或避免穿刺过程中损伤血管,增加安全性,利用彩色多普勒超声进行引导是有必要的。根据肺部病变的深度选择适当的超声探头进行引导,比较表浅的部位可以选用频率为6~10MHz的高频线阵探头,如位置较深则可选用频率为2~5MHz凸阵探头。选用自动弹射活检枪,根据病变大小及安全性选择15mm或22mm的取材长度。为了增加获得的组织量,有助于明确病理诊断,多数情况下使用18G的组织切割针,少数情况下为保证安全性可使用20G的组织切割针。

2. 术前准备及术后注意事项

应询问患者有无心肺疾病、高血压病、糖尿病等既往病史。适合肺穿刺的患者,术前查血常规,原则上应查凝血五项及血清四项(查有无乙肝、丙肝、艾滋病及梅毒)。遵循知情同意原则,穿刺前向病人介绍穿刺的意义及过程,介绍可能发生的并发症及其应对措施,并签署知情同意书。对于病灶较小或可能在穿刺时出现气胸、咯血等患者,穿刺前应禁食。术后嘱患者勿剧烈咳嗽及活动,注意观察有无气胸及出血情况,如呼吸困难、呛咳、咯血等,观察 30 分钟～1 小时,无明显不适后可离去。

3. 适应证、禁忌证

适应证:进行超声引导经皮肺活检的先决条件为超声能显示病灶。因此,拟穿刺病灶必须未被肋骨或胸骨等完全遮挡。原则上讲,凡需明确病理诊断以选择治疗而超声能够显示的外周型肺病变均可进行超声引导下穿刺。

禁忌证:声像图上病灶显示不清,高度怀疑病灶为血管性病变,患者有明显出血倾向,严重咯血、呼吸困难,心肺功能极差,剧咳或不能配合者等。严重肺气肿病人应慎重。

4. 活检方法及步骤

穿刺前对照胸片、CT 或 MRI 结果,在病灶区行经皮超声检查,清楚显示病变特点及毗邻结构,彩色多普勒超声观察病变内部及周边血流状况,选择能够避开血管及含气肺组织等进针入路。穿刺时患者体位应视病变部位而定,原则是使病变部位处于最高点,可取仰卧位、侧卧及俯卧位,也可使用坐位。常规消毒铺巾,进针点处皮肤局麻,超声引导下迅速进针至拟取材病变前缘(进针时嘱病人屏住呼吸),穿刺病灶活检后出针,依所取标本满意情况及穿刺针粗细,一般情况下进针取材 2～3 次,完成后皮肤局部敷料覆盖。标本放入 10%甲醛溶液中固定、送病理检查。

5. 并发症及其处理

由于超声引导下肺活检进针全过程均在超声的动态实时显示监视下进行,穿刺时所选入路安全,故并发症发生率低且轻微,多无须特殊处理即可缓解。文献报道并发症发生率在 0～6%,主要为少量气胸、咯血及血胸,行对症处理后可缓解。

(三)超声引导下经皮纵隔占位性病变活检

1. 检查器械及工具

灰阶超声诊断仪均可用于进行经皮肺活检,为了减少或避免穿刺过程中损伤血管,增加安全性,利用彩色多普勒超声进行引导是有必要的。根据肺部病变的深度选择适当的超声探头进行引导,比较表浅的部位可以选用频率为 6～10MHz 的高频线阵探头,如位置较深则可选用频率为 2～5MHz 凸阵探头。

选用自动弹射活检枪,根据病变大小及安全性选择 15mm 或 22mm 的取材长度。为了增加获得的组织量,有助于明确病理诊断,多数情况下使用 18G 的组织切割针,少数情况下为保证安全性可使用 20G 的组织切割针。

2. 术前准备及术后注意事项

应询问患者有无心肺疾病、高血压病、糖尿病等既往病史。适合纵隔占位性病变穿刺的患者,术前查血常规,原则上应查凝血五项及血清四项(查有无乙肝、丙肝、艾滋病及梅毒)。遵循知情同意原则,穿刺前向病人介绍穿刺的意义及过程,介绍可能发生的并发症及其应对措施,并签署知情同意书。对于病灶较小或可能在穿刺时出现气胸、咯血等患者,穿刺前应禁食。术后嘱患者勿剧烈咳嗽及活动,注意观察有无气胸及出血情况,如呼吸困难、呛咳、咯血等,观察 30 分钟～1 小时,无明显不适后可离去。

3. 适应证、禁忌证

适应证:进行超声引导经皮肺活检的先决条件为超声能显示病灶。因此,拟穿刺病灶必须未被肋骨或胸骨等完全遮挡。原则上讲,凡需明确病理诊断以选择治疗而超声能够显示的外周型肺病变均可进行超声引导下穿刺。

禁忌证:声像图上病灶显示不清,高度怀疑病灶为血管性病变,患者有明显出血倾向,严重咯血、呼吸困难,心肺功能极差,剧咳或不能配合者等。严重肺气肿病人应慎重。

4. 活检方法及步骤

穿刺前对照胸片、CT 或 MRI 结果,在病灶区行经皮超声检查,清楚显示病变特点及毗邻结构,彩色多普勒超声观察病变内部及周边血流状况,选择能够避开血管及含气肺组织等进针入路。穿刺时患者体位应视病变部位而定,原则是使病变部位处于最高点,可取仰卧、侧卧及俯卧位,也可使用坐位。常规消毒铺巾,进针点处皮肤局麻,超声引导下迅速进针至拟取材病变前缘(进针时嘱病人屏住呼吸),穿刺病灶活检后出针,依所取标本满意情况及穿刺针粗细,一般情况下进针取材 2～3 次,完成后皮肤局部敷料覆盖。标本放入 10% 甲醛溶液中固定、送病理检查。

5. 并发症及其处理

由于超声引导下纵隔占位性病变活检进针全过程均在超声的动态实时显示监视下进行,穿刺时所选入路安全,故并发症发生率低且轻微,多无须特殊处理即可缓解。文献报道并发症发生率在0~6%,主要为少量气胸、咯血及血胸,行对症处理后可缓解。

(四)超声引导下胸腔积液穿刺抽液及置管引流

1. 检查器械及工具

灰阶超声诊断仪均可用于进行胸腔积液穿刺引导,为了增加安全性,利用彩色多普勒超声进行引导是有必要的。通常选用频率为2~5MHz的凸阵探头进行引导,也可以选用频率为6~10MHz的高频线阵探头。通常使用18~16G PTC针或16G套管针进行抽液。如需置管引流,常使用单腔或双腔大静脉导管,对于引流困难的脓肿,可使用8.5~12F的猪尾巴导管。

2. 术前准备及术后注意事项

术前遵循知情同意原则,向病人介绍抽液或置管引流的意义及过程,介绍可能发生的并发症及其应对措施,让病人签署知情同意书。使用金属针抽液术后注意观察有无气胸及出血情况,如呼吸困难、呛咳、咯血等。置管后注意液体引流情况,如引流量明显减少或消失,则需超声复查确定是否由于引流管堵塞或脱出所致。

3. 适应证、禁忌证

适应证:任何原因的胸腔积液,只要需要,都是超声引导下穿刺抽液的适应证。液体量较大,需多次反复抽液时,可置管引流。

禁忌证:无绝对禁忌证,患者不能配合是相对禁忌证。

4. 方法及步骤

穿刺前对照胸片、CT或MRI结果,彩色多普勒超声观察胸腔积液情况,选择能够避开血管及含气肺组织等进针入路。穿刺时患者体位通常取坐位,嘱患者面向椅背骑坐。如病情较重,可取侧卧位或仰卧位。常规消毒铺巾,进针点处皮肤局麻,超声引导下置入相应的针具进行抽液或行置管引流。

5. 并发症及其处理

超声引导下进行胸腔穿刺直接引导穿刺针进入积液中很少出现并发症。积液量较少时,有损伤肺组织引起气胸的可能。另外,多次穿刺也存在继发性感染的可能。出现并发症后可采取相应的对症处理。

(五)超声引导下外周型非小细胞肺肿瘤的局部治疗

近年来,肺肿瘤的局部消融治疗(如微波、射频、氩氦刀等)及局部放射性粒子植入治疗已应用于临床,成为外周型肺肿瘤的有效治疗方法。本节以微波消融治疗为例详述如下。

1. 检查器械及工具

利用彩色多普勒超声进行引导是有必要的。根据肺部病变的大小和深度选择适当的超声探头进行引导,比较表浅的部位可以选用频率为 6～10MHz 的高频线阵探头,如位置较深则可选用频率为 2～5MHz 的凸阵探头。南京康友微波能应用研究所生产的 KY-2000 型微波消融治疗仪,发射频率 2450MHz。植入式内冷却微波天线(外径 15G)可直接穿刺深部组织。

2. 术前准备及术后注意事项

患者需住院接受治疗,按照全麻手术术前准备进行,请麻醉医师评价患者是否可以耐受静脉麻醉。询问患者有无心肺疾病、高血压病、糖尿病等既往病史。术前查血常规、凝血五项、血清四项(查有无乙肝、丙肝、艾滋病及梅毒)、胸片及心电图。遵循知情同意原则,治疗前向患者及其家属介绍微波消融治疗的意义及过程,介绍可能发生的并发症及其应对措施,并签署知情同意书。术后嘱患者适当卧床休息,注意观察有无气胸及出血情况,如呼吸困难、呛咳、咯血等,疼痛及发热是术后常见现象,一般不需特别处理,如疼痛较剧烈或体温高于 38.5℃,应排除感染等并发症,并可给予对症处理。

3. 适应证、禁忌证

适应证:患者能够耐受静脉麻醉;不能手术的外周型非小细胞肺癌,包括转移癌;肿瘤最大径≤5cm;肿瘤数量≤3 枚。

禁忌证:声像图上病灶显示不清,患者有明显出血倾向,严重咯血、呼吸困难,心肺功能极差,剧咳或不能配合者等。严重肺气肿病人应慎重。

4. 治疗方法及步骤

穿刺前对照 CT 结果,在病灶区行经皮超声检查,清楚显示病变特点及毗邻结构,彩色多普勒超声观察病变内部及周边血流状况,选择能够避开血管及含气肺组织等进针入路。穿刺时患者体位应视病变部位而定,原则是使病变部位处于最高点,可取仰卧位、侧卧及俯卧位。常规消毒铺巾,进针点处皮肤局麻,超声引导下将 1～2 根微波天线放置在肿瘤内(进针时嘱病人屏住呼吸,天线尖端不要进入深部充气的肺组织)。静脉麻醉下进行微波消融治疗,根据肿瘤大小确定治疗的时间和功率,完成后取出微波天线,皮肤局部敷料覆盖。

5. 并发症及其处理

由于整个进针过程均在超声的动态实时显示监视下进行,穿刺时所选入路安全,基本不会影响到周围充气的肺组织,因此并发症发生率低且轻微,多无须特殊处理。主要并发症:①局部疼痛:热损伤所致,如较剧烈可适当给予镇痛药物。②发热:多为术后吸收热,可持续 3～7 天,体温不高于 38.5℃时可给予物理降温,如超过 38.5℃时可给予相应药物。③皮肤灼伤:多为退针时烧灼针道(以减少种植转移)时所致,发生率低,一般灼伤直径不超过 1cm。如出现,行局部皮肤清创后缝合,数日可恢复。④胸腔积液、气胸、咯血等并发症少见,如出现可行对症处理或请相关专科医师会诊后处理。

（程志刚　于晓玲）

第十五章　睡眠呼吸障碍的诊断技术

睡眠呼吸障碍的诊断仅仅依靠病史、体格检查及睡眠时的观察是不够的,还需要客观的检测技术手段。目前临床上应用的方法主要有以下几种。

一、整夜多导睡眠图(Polysomnograph,PSG)

PSG 是睡眠呼吸障碍诊断及疗效观察的经典方法,也是金标准。用多导生理记录仪同时采集患者睡眠状态下的多个生理信号,经过信号放大器放大后,再输入到记录装置,将信号图同步描记在记录纸或计算机的硬盘或光盘或磁带上以备分析,即称为多导睡眠图。传统的多导睡眠图描记了患者睡眠时的脑电图、眼动图、颏肌肌电图、心电图、口鼻气流、胸腹运动及血氧饱和度。另外,根据需要也可以增加鼾声记录、血压监测、腿动记录、经皮二氧化碳的监测、食道 pH 值或压力的监测、肋间肌或膈肌肌电图的监测等。

1. 测定方法

PSG 检查为无创伤性监测,一般不需要特殊准备。按记录脑电图 10－20 电极位置安放法放四个电极,记录脑电图 C3A2、C4A1、O1A2、O2A1。记录眼动的两个电极放在眉弓上下和/或眶上眶下左右两侧。记录下颏肌电的两个电极放于下颏的左右或上下。记录心电的两个电极放于锁骨中点附近。记录口鼻气流的传感一般是同一个导联,用热敏电阻、温差电偶或二氧化碳监测器,放于两个鼻孔和口唇上方,感应口鼻呼出气流温度或气流速度或二氧化碳的改变。胸部和腹部的呼吸活动用汞伸张变应计或可伸缩阻抗式胸腹带来记录。血氧饱和度用耳氧饱和度计或手指脉搏氧饱和度计,经皮监测。全夜 PSG 指的是对患者最少 7 个小时的睡眠呼吸监测。

2. PSG 的用途

通过 PSG 可以了解患者睡眠状态包括非快动眼睡眠（NREM）和快动眼睡眠（REM）、呼吸暂停的次数和类型，以及心脏跳动和节律变化三个方面的情况，还能对夜间肌阵挛做出诊断。通过对入睡后迅速出现快速动眼睡眠的观测，可以提高对发作性睡眠病的诊断。如同时将睡眠时的动态血压结果描记在多导睡眠图上，这对于分析血压波动和睡眠呼吸暂停发生的关系很有意义。

3. PSG 的适用指征

如前所述，睡眠呼吸障碍疾病较多，而 PSG 检查成本大、费用高，需要掌握好其检查适应证。如果有以下一种或几种情况，应该进行睡眠呼吸监测：临床上怀疑患有睡眠呼吸暂停综合征者；临床上其他的症状和体征支持睡眠呼吸障碍，如夜间哮喘、肺或神经肌肉疾患影响睡眠；不好解释的白天缺氧或血液中红细胞增多；原因不明的夜间心率失常者；为了氧疗而需要估计患者睡眠时的缺氧程度；评价各种治疗手段对睡眠呼吸暂停综合征的治疗效果；诊断其它睡眠障碍性疾患。

二、夜间分段睡眠呼吸监测

在同一晚上的前 2～4 小时进行 PSG 监测，之后进行 2～4 小时的持续气道正压通气（continuous positive airway pressure，CPAP）压力调定。其优点在于可以减少检查和治疗费用，只推荐在以下情况采用：①AHI>20 次/h，反复出现持续时间较长的睡眠呼吸暂停或低通气，伴有严重的低氧血症；②因睡眠后期快动眼相（rapid eye movement，REM）睡眠增多，CPAP 压力调定的时间应>3h；③当患者处于平卧位时，CPAP 压力可以完全消除 REM 及非 REM 睡眠期的所有呼吸暂停、低通气及鼾声。如果不能满足以上条件，应进行整夜 PSG 监测并另选整夜时间进行 CPAP 压力调定。

在后半夜患者的呼吸暂停一般较前半夜为多，所以前半夜的阴性结果尚不能除外睡眠呼吸暂停低通气综合征（SAHS）的诊断,阳性结果虽可以确诊 SAHS,但有可能低估病情的严重程度。这种方法一般用于重症 SAHS 患者。

这种诊断仪器(如 ResCare Autoset CPAP System)有治疗和诊断两个模式。在用于诊断时不监测脑电图、眼动图、肌电图、心电图,不需要监测胸腹呼吸运动,仅有放于双鼻孔的流速传感器和夹于食指端的血氧饱和度计。通过对呼吸气流的监测,计算出流速与时间及流速与压力改变之间的关系,算出呼吸阻力平台,结合血氧饱和度的变化来评估呼吸暂停的情况。它能同步监测显示呼吸暂停、鼾声、上气道阻力、鼻通气量及血氧饱和度的改变等参数。CPAP 治疗机的面罩的排气孔处有呼吸流速描记器,在治疗时,将面罩扣于鼻部,即能按入睡时间提示血氧饱和度、呼吸通气及鼾声等情况的动态变化及所需正压情况,还能显示面罩漏气及上气道的阻力等情况。根据所测呼吸气流的流速,计算机软件监控所需补给的正压,气流受阻时补给的正压,呼吸正常时停止提供正压,从而可能达到按需供压,使 CPAP 治疗更符合生理。

三、初筛诊断仪检查

基本上采用便携式仪器,用 PSG 监测指标中的部分进行组合,如单纯血氧饱和度监测、口鼻气流＋血氧饱和度、口鼻气流＋鼾声＋血氧饱和度＋胸腹运动等。目前临床应用最多的是单纯监测相关呼吸指标者。这可以减少医务人员的工作负担、降低医疗费用,但具有一定的检测失败率,可能造成误诊或漏诊。一般用于下面几种情况:具有 SAHS 典型症状但缺乏 PSG 检查者;由于睡眠环境改变或导联过多而致睡眠受影响明显的轻症患者;不能到医院就诊的患者;治疗前后对比及患者的随访;也可以被用作流行病学研究或随访危险人群(如肥胖者)等。

四、午后小睡的睡眠呼吸监测

对于白天嗜睡明显的患者可以试用,通常需要保证有 2～4 小时的睡眠时间(包括 REM 和 NREM 睡眠)才能满足诊断 SAHS 的需要,因此存在一定的失败率和假阴性结果。患者应尽量保持仰卧位睡眠,结果阴性者仍需再进行整夜 PSG 检查。少数入睡但未能进入 REM 睡眠期者有漏诊可能。

五、多次小睡潜伏时间试验(Multiple Sleep Latency Test,MSLT)

NREM 睡眠潜伏时间系指从醒觉到有连续 3 分钟以上睡眠时所需时间,REM 睡眠潜伏时间系指从入睡开始到首次出现 REM 睡眠所经历的时间。这个试验的方法是测定白天睡眠,每次间隔 2 小时,记录每次小睡 30 分钟的睡眠潜伏时间,需在黑暗、安静的单人房间检查,间隔期间患者应保持清醒直到下次睡眠。每次睡眠的潜伏期为熄灯时至睡眠起始。正常成年人的平均睡眠潜伏期为 10~20 分钟(5 次检查的平均值)。发作性睡病患者的睡眠潜伏时间短,并有 2 次 REM 睡眠发作,10%~15% 发作性睡病合并睡眠呼吸暂停,少数严重阻塞性睡眠呼吸暂停综合征患者也可以有多次小睡潜伏时间缩短及偶见 REM 睡眠发作,其意义需结合 PSG 测定结果来解释。一般来说发作性睡病很难诊断,特别是当病人有白天嗜睡,但缺乏猝倒、睡眠瘫痪或入睡前幻觉等发作性睡眠病的其他表现时。该病发生率大约等于睡眠呼吸暂停/通气不足综合征的 1/20。

六、床垫式低负荷睡眠检测技术

这种方法避免了复杂的 PSG 操作对患者睡眠的干扰,选择非脑电生理信息对睡眠进行分期,对呼吸事件进行判读。在标准泡沫床垫下面设置一些运动传感器,患者睡在床上,只需一个血氧饱和度计而不贴任何电极,其原始的运动信号被前置放大和频率滤过后分别进入下面三个导联:身体运动、呼吸运动和心脏跳动(射击心电图)。根据呼吸阻力增加的模式,将睡眠呼吸暂停患者分为四种不同类型的周期性呼吸,并结合身体运动和射击心电图来区分阻塞性和中枢性睡眠呼吸暂停。这种检测方法无需电极、连线以及医务人员预先的处理,极大地降低医务人员和被测者的负荷,检测过程几乎没有特殊要求。用于初筛诊断阻塞性和中枢性睡眠呼吸暂停以及伴有上气道阻力增高的重症打鼾。

七、上气道食管测压法

由 Hudgel 于 1986 年首先描述并应用于确定阻塞型睡眠呼吸暂停低通气综合征(OSAS)患者上气道的阻塞部位。其原理是正常呼吸时胸内压变化可以通过整个气道上传至呼吸道的入口,如在上呼吸道某个部位发生阻塞,其上方的传感器则不能探测到来自胸内压的波动,因此可以根据波动消失的情况来判断阻塞的最低水平。此外还可以根据口鼻呼吸气流及食管负压的关系进行 SAHS 分型。如食管负压的压力波及口鼻呼吸气流均消失,则表示中枢型睡眠呼吸暂停(CSA);如仅口鼻呼吸气流消失,而食管内压力波存在,则为阻塞型睡眠呼吸暂停(OSA)。一般以食管内测压点所记录到幅度大于 1mmHg 的呼吸负压波形定为呼吸驱动力存在。这被视为呼吸驱动力检查的"金标准"。不足之处有:只能根据波动消失的情况来判断阻塞的最低水平,也不能显示阻塞部位解剖结构上的变化。

八、脉搏传导时间(Pulse Transit Time,PTT)

指脉搏压力波从主动脉瓣传输到末梢的时间,测量时以心电图 R 波作为起点,手指血氧饱和度计测量到的同一脉搏波到达手指时间为终点,一般信号曲线上取 R 波顶点和血氧饱和度变化 50% 的时间大小作为 PTT 值。这段时间通常为 200～250ms。与血压呈反比关系,即血压增高时,PTT 减少。根据呼吸及微觉醒对血压的影响,可利用 PTT 来测定呼吸驱动力和微觉醒。研究表明 PTT 在判断呼吸驱动力上与食管测压有较好的一致性,并可发现无脑电图(EEG)变化的自发性微觉醒。但该技术的灵敏度及特异性受诸多因素的影响,如左心功能不全、心脏起搏器、心律失常、作用于心血管的药物及睡眠分期等。另外,该方法为半定量检测,在分析图形信号时存在一定的主观性。

九、鼾声分析系统

根据鼾声的频率将鼾声分为五种类型,将频率小于 180Hz 的鼾声确定为软腭起源,然后根据这种鼾声所占的百分比来确定鼾声主要来源。由于此项技术方便、无创,可弥补标准 PSG 恢复检查的不足,适合于阻塞型睡眠呼吸暂停低通气综合征(OSAHS)的筛查及术后效果的客观评估,使许多由于种种原因不能行 PSG 检查的患者有了更多的选择,但对其结果的准确性和特异性还存在争议。

（李玉柱）

第十六章　　内科胸腔镜技术

一、概述

(一)简介

胸腔镜最早是 1910 年 Hans Christian Jancobaeu 发明的,瑞典内科医师 Jacobaeus 最早在《Munchener Medizinische Wochenschrift》杂志上发表了其经验文章"使用腔镜检查闭合体腔的可能性"。目前使用的内科胸腔镜这个名字主要是为了与外科胸腔镜(即电视辅助胸腔镜手术 VATS)相区别,定义为经典的 Jacobaeus 技术,在内镜室由呼吸内科医师进行检查。内科胸腔镜可用于检查胸壁、壁层胸膜、脏层胸膜及膈肌并局部取活检,是诊断不明原因胸腔积液的微创技术,尤其适用于临床怀疑恶性而缺少病理学依据的病例。

(二)设备

10mm 的硬质胸腔镜内自带光源,操作腔 5mm,通过单一切口进入。胸腔镜是通过一个 10mm 套管进入胸腔,其中包括一个封堵器和一个钝性插管。辅助的设备包括一个活检钳、一个用以冲洗和吸引的导管,喷撒滑石粉的装置,一个电烧钩。一根引流管与胸腔闭氏引流装置相连。

(三)术前准备

每个患者在做胸腔镜检查前都需要有完整的病史采集和物理检查。基本的术前检查包括:血常规、血液配型、凝血功能、血清四项、生化、心电图、胸部 X 线及胸部 CT、血氧饱和度和动脉血气分析。术前 4 小时禁食、开通静脉通道,并签署知情同意书等。

二、适应证和禁忌证

(一)适应证(表 1-16-1)

表 1-16-1　内科胸腔镜的适应证胸膜疾病的诊断

明确胸腔积液的原因

疑诊恶性间皮瘤

胸膜固定术

行化学性粘连术治疗气胸

肺炎旁胸腔积液和脓胸的治疗

(二)禁忌证(表 1-16-2)

表 1-16-2　内科胸腔镜的禁忌证

绝对禁忌证	相对禁忌证
不能平卧或侧卧	一般情况较弱的患者
已在同侧进行过胸膜粘连术/或胸膜腔闭塞	预期生存小于 1 个月的患者
没有纠正的出血倾向	难以控制的咳嗽
机械通气	严重的低氧血症或高碳酸血症
肺动脉高压	严重的心脏疾病
有与胸腔积液无关的呼吸困难或低氧血症	既往对侧胸膜粘连术后

三、操作方法

患者一般侧卧位,受累侧的胸腔朝上,消毒后铺巾,局部在腋中线第 5 或第 6 肋间隙使用 2%利多卡因 10～30ml 麻醉至壁层胸膜。在肋骨上缘切开一个 2cm 的切口,钝性分离至胸腔。沿切口插入一个套管,并通过吸引管排空胸腔内液体。套管保持开放,沿套管放入内科胸腔镜观察胸腔,根据需要完成取活检、分解粘连、治疗等相关操作后,拔出胸腔镜后沿套管置入胸腔引流管,拔出套管,保留缝合胸腔引流管于胸腔内,并接负压吸引。

四、并发症

内科胸腔镜总体而言比较安全,操作的并发症较少,死亡率低。潜在的并发症包括麻醉、操作、仪器、药物等相关并发症。操作相关的危险包括:仪器故障、疏忽造成的套管针插入横膈或进入肺组织、压迫肋间神经或其他组织、出血。其他并发症还包括皮下气肿、气胸、伤口局部感染、发热、脓胸等。

(李　芸　余秉翔)

第十七章 呼吸系统疾病的
肺核素医学检查

一、核医学检查成像基础

(一)放射性核素与示踪剂

同位素表示原子序数相同但原子质量不同的元素。很多元素的天然同位素和人工同位素是不稳定的,在释放出某种粒子和能量以后达到稳定状态,这个过程称为放射性衰变,这种同位素称为放射性核素。有些核素的原子核内的质子数和中子数均相同,但它们所处的能级不同,这种核素称为同质异能素。

通过化学方法,将放射性核素与生物学相关的特定分子连接即成为放射性药物,也称为放射性示踪剂或显像剂。

(二)现代核医学显像设备

1. 单光子发射断层扫描仪(SPECT) SPECT 是一种安装于可旋转机架上的单探头或多探头 γ 照相机,围绕患者全方位采集数据,并经计算机处理,获得显像剂在体内的分布信息。SPECT 显像多利用能发射 γ 射线的放射性核素,能量以 $100\sim300\text{keV}$ 为宜,物理半衰期以几小时为宜。如 ^{123}I、^{201}Tl 和 ^{111}In 等,其中,^{99m}Tc 最为理想,应用最普遍。

2. 正电子发射体层显像(PET 及 PET/CT) 正电子发射体层显像使用发射正电子核素标记的放射性药物,多为组成生命的最基本元素的放射性同位素。所发射的正电子在发射后极短时间和距离内即与周围电子发生湮灭反应,产生两个方向相反、能量均为 511keV 的光子。足够多的探头对产生的千万条符合线,通过计算机反投射或迭代方式重建发射体在空间中的分布,并以断层方式加以显示,就生成了 PET 图像。

将 PET 与 CT 共同组装在同一机架上,即为 PET/CT,兼具

CT 的高清晰解剖结构显示和核医学功能、代谢、分子显像能力，目前成为核医学设备发展最快、临床意义最明显、提供信息最独特的技术之一。

二、常见呼吸系统疾病的核医学显像

（一）SPECT 诊断肺部良性疾病

肺灌注显像方法：肺泡毛细血管的直径为 $7\sim9\mu m$，静脉注入直径为 $10\sim60\mu m$ 的放射性颗粒，这些颗粒随血流进入肺血管，均匀地栓塞于肺毛细血管床，局部栓塞的量与该处的灌注血流量成正比。常用显像剂：^{99m}Tc（^{99m}锝）标记的大颗粒聚合人血清白蛋白（^{99m}Tc-MAA）。注意：严重肺动脉高压及肺血管床受损者禁用。有右—左心内分流者慎用。孕妇及哺乳期妇女禁用。

肺通气显像方法：肺通气显像是一种将放射性气体或类气体引入气道和肺泡内，随后让其呼出，在此过程中，用放射性显像装置对体表各个部位的放射性进行探测，显示肺内放射性的分布和动态变化，并可计算出肺通气功能参数。显像剂与显像方法：①放射性气体通气显像　反复吸入密闭系统中的 ^{133}Xe 或 ^{81m}Kr 等放射性气体，待其充盈气道和肺泡并达平衡后，γ 照相机多体位采集，为平衡影像。接着停止吸入，使放射性气体自然呼出，获得动态清除影像。$5\sim10$ 分钟后再进行静态显像，显示滞留在肺内的放射性气体分布，为滞留影像。②放射性气溶胶通气显像　使用 ^{99m}Tc 标记的气溶胶雾粒来评价肺通气情况。受检者经雾化装置的口罩吸入 ^{99m}Tc-乙二撑三胺五乙酸（DT-PA）气溶胶雾粒，γ 照相机采集，待肺内达到一定计数时停止吸入，吸入停止后呼出气体仍需继续收集处理，待检测呼气中无放射性后方可脱机自由呼吸。

1. 肺栓塞的诊断　在肺栓塞形成后，显微镜下的变化出现在栓塞发生 1h 之后，大体解剖变化在 4h 以上出现。灌注显像和肺通气不匹配，是诊断肺栓塞最重要的依据。

肺灌注显像可立即呈阳性表现：①灌注缺损　由于肺的动脉是按肺叶的节段分布的，因此一支动脉栓塞导致其供血的肺叶或节段灌注不良,肺灌注显像表现为节段性或多发性放射性缺损区。但此种表现也可见于肺部其它疾病,如肺炎、慢性阻塞性肺部疾病、肺结核、肺大泡等。单纯依靠灌注显像对肺栓塞确定诊断,其总的灵敏度约75%,特异性仅65%左右。②通气/灌注不匹配 肺栓塞后,在局部灌注不良的同时,局部肺泡的气道并无明显变化,仅2%～8%发生反射性局部细支气管痉挛,数小时后恢复正常,因此发病初期胸部X线检查和肺通气显像多为正常。早期显像表现为灌注显像呈现放射性缺损区,而相应部位的通气影像基本正常,二者结果不匹配,则肺栓塞的可能性很大。

2. **慢性阻塞性肺疾病** 肺灌注显像的典型表现为与通气显像基本匹配,散发的放射性减低区或缺损区,与血流分布无确定关系。疾病早期,在放射性气体通气显像的吸入像和清除像上即出现异常,其中以清除像上出现散在放射性滞留最为明显。气溶胶显像对不同原因所致的气道不完全阻塞有较高的灵敏度和特异性,显像表现为阻塞局部"热点",比放射性气体通气显像更敏感。较大支气管的病变或受压所致的不全阻塞,表现为近肺门的中心型放射性异常沉积。

(二)PET(PET/CT)肺肿瘤显像

1. **肺癌** 孤立性肺结节(SPN)的诊断。目前研究认为,CT结合^{18}F-FDG PET显像是评价肺部结节最可靠的无创性诊断方法。①SPN 动态变化很重要,通过影像学随访,无变化或生长缓慢意味着良性概率大。②FDG PET 全身显像发现肺外其他原发癌病灶,则提示 SPN 为转移性结节;或发现肺外转移征象(肝、肾上腺、骨骼、脑等),则为肺癌重要佐证。③结核球与支气管肺癌的鉴别仍有一定困难,结合延迟显像标准化摄取值(Standardized Uptake Values,SUV)对临床诊断有较大意义,但个别病例在肺结核基础上发生肺癌(瘢痕癌),易造成误诊。④由于某些肺癌生长缓慢,例如细支气管肺泡癌,特别是结节<8mm 时,约有 4%～10%的漏诊率,需定期复查。⑤^{18}F-FLT、^{18}F-FDG 双示踪剂显像对诊断孤立性肺结节有一定的帮助。

肺癌分期。T 分期:PET/CT 能根据 CT 的解剖信息评价肺癌对胸壁、周围血管支气管及纵隔的侵犯,结合 PET 提供的生物学信息,提高了 T 分期的准确性。N 分期:PET 在 N 分期上优于 CT,但是有时很难区分近肺门区的淋巴结(即 N1 或 N2)。PET/CT 既可以发现异常的淋巴结又可以对淋巴结进行精确定位,这种精确定位可以提高对 N1 和 N2 的分辨力。M 分期:PET 全身显像是发现肺癌远隔转移的有效方法。PET 检测肺癌脑内转移的灵敏度低。[11]C-Choline、[11]C-MET 对肺癌脑转移诊断有一定的帮助。PET 还能检测出易被忽视部位的转移灶。

肺癌骨转移。PET 诊断肺癌骨转移的灵敏度与骨显像相似,但其特异性更高,可达 98%。由于转移癌多为血行播散,约 90% 的病灶呈随机多发性异常浓集。但是通常全身 PET 显像并不包括下肢和颅骨,可能会遗漏这些部位的转移病灶。

放疗计划优化。利用多种不同显像剂,PET 可以从肿瘤组织的血流灌注、代谢、增殖活性、乏氧、肿瘤特异性受体、血管生成及凋亡等方面完成肿瘤生物靶容积(BTV)的定位,据此调整放疗照射野和不同瘤区的辐射剂量,提高疗效,降低毒副反应。PET/CT 可分辨肺不张区域内存在的肿瘤组织,并识别 CT 上未能发现的淋巴结和肺内转移,在一定程度上减少不同观察者间的差异,提高靶区勾画的准确性和一致性。采用放射性核素标记的乏氧显像剂氟硝基咪唑(^{18}F-FMISO)进行 PET 显像可以确定乏氧组织体积及乏氧水平,有助于放疗生物靶体积的制订。

疗效判断与再分期。肺癌经过手术、放疗、化疗等治疗后局部形成的纤维化、坏死及瘢痕等,很难从形态学上与肿瘤的残留、复发相鉴别。PET 能较好地进行鉴别,及时发现肿瘤复发、转移,调整治疗方案。

2. 恶性胸膜间皮瘤(MPM)　大多数 MPM 的特征表现为胸膜受累区域[18]F-FDG 明显异常浓聚,原发病灶平均 SUV 为 7.6。[18]F-FDG PET 能正确显示大多数 MPM 胸内病变的高代谢部位与范围,并能准确识别胸内转移淋巴结,并探测 MPM 远处播散和全身转移。

(三)PET(PET/CT)诊断肺良性病变

1. 肺结核　部分活动性结核灶可见[18]F-FDG 摄取。包括 4

种基本类型:肺结节局限性浓聚;肺内病灶同时伴有肺门或纵隔淋巴结浓聚;肺伴有锁骨上和(或)腹腔淋巴结异常浓聚;广泛胸膜异常浓聚。平均SUVmax为3.64(±2.58)(1.4~7.6)。肺外结核PET显像亦可呈阳性。而陈旧性肺结核无[18]F-FDG摄取。

2. 结节病 有研究显示,24例结节病患者病灶均分布于双侧肺门和纵隔,呈结节形串珠状连接,其中1例有症状患者还伴有左侧腋窝[18]F-FDG摄取。5例有症状患者,结节大小为2.16(±0.67)cm,SUV为2.68(±0.58);19例无症状患者,结节大小为1.55(±0.21)cm,SUV为1.46(±0.24)。结节大小及SUV均有明显差异。值得指出的是,此24例中CT仅发现1例肺门及纵隔病变而提示为结节病。

3. 老年性反应性肺门、纵隔淋巴结 健康老年人纵隔淋巴结FDG浓聚并不少见,有报道在300例FDG-PET健康查体者中占9.67%,年龄均在51岁以上,且随年龄的增长,比例逐渐增高,其中81~90岁比例最高,占该年龄段人数的66%,而35~50岁者均无异常,一般认为是亚临床感染诱发的淋巴结反应所致。PET所见假阳性淋巴结,一般体积较大,巨噬细胞含量明显较高。

肿瘤转移和亚临床感染所致的肺门、纵隔淋巴结改变具有不同的形态学特征:前者改变或单个或多个出现,大小、形态不规则,常沿病灶侧肺门及纵隔呈纵向排列,与淋巴引流路径一致;而后者一般为两侧数个淋巴结的形态、大小相近,呈横向或弧形排列。前者SUV明显高于后者。国外有研究提示,将SUVmax3.4作为纵隔良恶性淋巴结的鉴别阈值,具有较高的灵敏度和特异性。

4. 肺内感染 结核、肉芽肿、结节病、炎性假瘤等,有时在PET表现为[18]F-DG浓聚灶,会给PET结果解释造成困难,尤其是肺内感染伴有剧烈的炎性反应时,[18]F-DG浓聚程度可以很高,特别是有肉芽组织形成时,浓聚程度可以表现相当强烈。肺内感染性病变通常较为弥漫,PET表现特点是多形性与边界不清。多数情况下,肺内感染灶呈片状、条索状、网状,示踪剂摄取强弱不一,可分布不均,且常见延时显像SUV值下降,这是炎性病变的典型征象。必要时可借助于^{18}F-FLT、^{11}C-胆碱等显像进行鉴别。

（徐白萱）

第十八章　右心导管和肺动脉压力测定

右心导管术是指将一特制的、不透 X 线的导管从外周静脉插入，经上腔或下腔静脉至右房、右室，然后进入肺动脉及其分支。通过右心导管测定右心各部位及肺动脉的压力并连续测压，可获得有关肺循环血流动力学变化的资料。根据所获有关资料可计算心排出量及分流量，并计算全肺阻力及肺小动脉阻力，评价心、肺功能情况和病变严重程度。

一、适应证

1. 怀疑肺动脉高压者，右心导管检查有助于：①测定右房右室和肺动脉的血流动力学指标，准确判断右心功能；②排除左向右分流和左心功能不全，寻找导致肺动脉高压的原因；③进行急性药物试验，评价对钙拮抗剂的疗效。

2. 怀疑 CTEPH 的患者，肺血管造影可有助于判断栓塞的部位、长度和大小范围等，是决定是否行栓塞部位的肺动脉内膜剥脱术的重要依据，并估计手术风险和预后。

3. 临床电生理检查和经导管射频消融术。

4. 作为心内膜和心肌活检。

二、禁忌证

1. 急性感染性疾病。

2. 碘过敏或有显著的过敏体质(造影时禁忌)。

3. 严重低氧血症。

4. 严重心律失常尤其是室性心律失常。

5. 严重的心力衰竭未纠正者。

6. 严重脏器功能障碍。

7. 严重未控制的高血压。

8. 有出血倾向及凝血机制障碍。

三、术前准备

1. **化验检查**　血常规，出、凝血时间，肝、肾功能及电解质检查，血型和肝炎相关检查等。拟采取股静脉入路需行下肢静脉超声检查，除外下肢静脉血栓。

2. X线胸片、心电图、超声心动图检查。

3. 碘过敏试验。

4. 局部清洁备皮。

5. 术前 6 小时禁食禁水。

6. 术前谈话，签订知情同意书。

7. **导管准备**：包括心导管，漂浮导管，导丝等。

8. **特殊药品准备**：对于准备行肺动脉血管反应性试验的，应提前准备好药品，如伊洛前列环素、NO(一氧化氮)、腺苷等。

四、操作方法

1. **静脉穿刺术**　右心导管检查最常用穿刺部位是股静脉。常规局部消毒、麻醉。于腹股沟韧带下方约 1～3cm 处，左手触摸股动脉搏动，于搏动内侧约 0.5cm 处进针，针尖斜面向上，与皮肤夹角约 20°～40°，边进针边抽吸，有血液回流即停止。固定穿刺针取下注射器，再自针腔送入引导钢丝，引导钢丝送入 15～20cm 后撤出穿刺针，用刀尖在穿刺口将皮肤划一约 0.2cm 小口，将扩张管及其外鞘沿导引钢丝送入股静脉，退出扩张管和引导钢丝，保留外鞘在静脉内。然后将心导管通过外鞘送入静脉。其他可选择的周围静脉穿刺部位还有贵要静脉、颈内静脉和锁骨下静脉。

2. 目前多采用 Swan-Ganz 气囊漂浮导管来完成右心导管检查，该导管是一种特别设计的心导管，其顶端有一气囊。在导管进入过程中，根据所测得的压力波形判断导管所到达的部位，直至到达肺小动脉，将气囊充气，使这支肺小动脉暂时"嵌闭"，此时导管顶端所接受的压力称之为肺小动脉嵌顿压。然后自肺动脉顺次进入右室、右房,由压力换能器测量和记录肺毛细血管嵌顿压,肺动脉收缩,舒张及平均压,右室平均压、右房平均压,并由心导管获得的心输出量(CO),计算出肺血管阻力(PVR)= (mPAP−PCWP)×80/CO。

3. 急性肺血管反应性试验 在治疗 PAH 之前对患者实施预后评估,同时选择行之有效的药物治疗至关重要,能够解决上述问题的有效方法便是急性肺血管反应性试验,阳性提示肺循环内有相当多的肺小动脉处于收缩状态。它不仅有助于预测长期血管扩张剂治疗的血流动力学安全性,同时还有助于判断患者的预后。只有急性肺血管反应试验阳性患者才能从钙通道阻滞剂治疗中获益,而阴性患者不仅治疗无效,还会引起严重的不良反应,甚至危及生命。目前国际 PAH 治疗指南将急性肺血管反应性试验列为 PAH 患者首次治疗时必须实施的检测手段之一。

(1)常用药物:用于急性肺血管反应性试验的药物应具有以下特点:①对肺血管有一定选择性;②无直接心肌变力作用;③给药和调整剂量均方便;④作用迅速且半衰期短。目前国内常用伊洛前列素、腺苷和 NO。用药剂量:伊洛前列素吸入剂量为 $10\sim20\mu g$,持续吸入时间为 10 分钟;腺苷起始剂量为 $50\mu g/$ (kg·min),每 $2\sim3$ 分钟递增剂量,每次递增 $25\mu g/(kg·min)$,直至患者出现不适或者达到最大剂量 $200\sim300\mu g/(kg·min)$; NO 吸入剂量为 $(10\sim20)\times10^6$ ppm,吸入时间为 5 分钟。

(2)急性肺血管反应性试验的判断标准:平均肺动脉压下降 $>10mmHg$,同时绝对值下降至 40mmHg 以下,伴心排出量不变或增加。急性肺血管反应性试验阳性患者可以口服钙通道阻滞剂治疗。初次急性肺血管反应性试验阳性患者中仅有约 54% 的患者能够从钙通道阻滞剂治疗中长期获益。因此,建议对初次检查急性肺血管反应性试验阳性的患者接受钙通道阻滞剂治疗 1 年后应再次行该试验,如结果仍阳性,则表示该患者持续敏感,可继续给予钙通道阻滞剂治疗。

(3)终止试验的指征:出现任何一种情况即终止试验:①肺动脉压下降达到目标值。②体循环收缩压下降 30% 或低于

85mmHg。某些患者体循环达到上述目标之前出现不适,也应终止试验。③急性肺血管反应性试验用药达到预期的最大剂量。④心率增加 40% 以上,或 >100 次/min;或 <60 次/min 并出现低血压症状。⑤与用药前相比,右房压增加 20%~50%,或心脏指数减少 >10%。⑥出现不能耐受的不良反应,如恶心、潮红、头痛、胸闷等。

五、并发症

1. 心律失常 在右心导管检查中可产生各种心律失常,包括房性早搏、室性早搏、室性心动过速、室上性心动过速、房颤、室颤等,重度右心功能不全的患者更易发生恶性心律失常。对此类患者行右心导管检查时操作应轻柔,出现短暂的室上性心律失常和室性早搏在导管撤出或进入肺动脉后往往会转为正常,可不必处理。对于持续性的房颤、室上性心动过速引起心室律过快的患者,有室性心动过速甚至室颤的患者应及时电复律。

2. 急性肺水肿、心力衰竭 常见于重度二尖瓣狭窄、肺循环高压及心脏高度增大的患者。病人精神过度紧张、长时间平卧心功能代偿不良、术中推注盐水过多及检查过程中发生的各种心律失常均可诱发。表现为检查中患者出现咳嗽、气短、心率增快、双肺有哮鸣音等征象。处理:及时撤出心导管,头部垫高给予氧气吸入,同时应给予呋塞米、西地兰等药物,必要时行气管内插管辅助呼吸。

3. 导管打折、断裂 由于导管质软或操作过猛,插入过长、过快引起。术前应注意选择好导管,避免插入过长,如发生扭曲,应退出更换导管。一旦发现打折,应小心解开死扣,然后取出即可。断裂的导管可应用异物钳取出。

4. 假性动脉瘤 穿刺时损伤动脉所致,局部可造成一较大血肿,并且可触及搏动。一般采用外科修补,亦可以用局部注射凝血酶的方法,但要在超声引导下进行,避免凝血酶注入过多引起股静脉栓塞。

5. 动静脉瘘 多由于穿刺静脉时同时穿通了动脉引起,股静脉穿刺易于发生。部分患者的股静脉与股动脉相邻较近,有的呈上下关系,这样在穿刺静脉时有可能经过动脉,在操作结束后导致动静脉相通。局部听诊可听到血管杂音。发现后及时压迫可使之闭塞,如果仍然不行需要外科行修补术。

6. 其他　静脉痉挛、血栓性静脉炎及静脉血栓形成、心内膜损伤、肺栓塞、感染、休克等,应做相应处理。

六、注意事项

1. 一切操作务必严格无菌。术中输液常用生理盐水。凡考虑有心功能不全可能者,宜用 5% 葡萄糖液,输液中可酌量加入抗凝剂(肝素或枸橼酸钠),手术中随时保证导管内输液通畅,避免凝血,在取血及测压后尤须注意。

2. 送导管手法宜柔和,尽量避免刺激静脉。为减少静脉发生痉挛,在插管中应不时以 0.5%~1% 普鲁卡因润湿心导管表面,如手术时间较长,在静脉切开处应做适当增加浸润麻醉。如有静脉痉挛,不可强行送入;可轻轻向外拔出导管,润以普鲁卡因,常能缓解;或嘱患者口含硝酸甘油 0.6mg;亦可退出导管至静脉切口近端,顺导管徐徐注入 1% 普鲁卡因 3~5ml。如仍不能缓解,则终止检查。

3. 术中需连续监测血压、心率及氧饱和度。对于氧饱和度低于 90% 的应给予吸氧,维持氧饱和度在 90% 以上。如有明显反应或心律失常时,应立即进行处理,反应严重时,退出心导管至腔静脉或终止检查。

4. 心导管在心腔内不可打圈,以免导管在心腔内扭结。导管在肺小动脉内存留时间不宜超过 10 分钟。当导管进入右心室后,应密切注意输液是否通畅。如遇肺动脉高压或进入左心室时,血液可逆流至输液导管,此时应以注射器连接心导管缓慢推注。

5. 漂浮导管应在肺动脉较大分支时充气,然后嵌入到肺小动脉的最佳部位,放气后在退回原处。若位于较小的动脉内及血管分叉处充气,球囊可发生偏心性充气,或部分充气后导管顶端提前固定。动脉楔嵌压测量记录后,应立即放去球囊气体,一般持续充气时间不宜超过 2~3 分钟,最长不超过 5 分钟。如测不到肺毛细血管嵌顿压,可能导管没达适当嵌入部位,充气不足或球囊破裂,必要时可用 X 线定位。

6. 单纯的静脉穿刺压迫不宜用力过大,压迫穿刺点即可,没有损伤动脉则较易止血,大约 10～15 分钟即可,然后加压包扎(不宜过紧,防止血栓形成)。术后卧床 6～8 小时。

（张伟华）

第二篇　呼吸科疾病各论

第十九章　急性上呼吸道感染

一、定义

急性上呼吸道感染(Acute Upper Respiratory Tract Infection)是呼吸科常见疾病,由病毒或细菌在鼻、咽或喉部产生的急性炎症反应,简称"上感"。临床主要表现有发热、流涕、鼻塞、打喷嚏、咳嗽、头痛、咽痛等。全年皆可发病,尤以冬、春季节多发,一般短期可恢复,多数预后好。

二、病因和发病机制

1. 病毒感染　上感约 70%～80% 由病毒引起。主要有流感病毒(甲、乙、丙型)、副流感病毒、呼吸道合胞病毒、腺病毒、鼻病毒、埃可病毒、柯萨奇病毒、麻疹病毒、风疹病毒等。主要通过含有病毒的飞沫,如谈话、打喷嚏、咳嗽等发生空气传播,少数也可通过手与有病毒污染的表面接触、污染的食品而传播。病毒感染导致上呼吸道黏膜炎症,局部释放炎性介质,使毛细血管通透性增加及分泌物增多。

2. 细菌感染　可直接由细菌感染或继病毒感染之后发生,以溶血性链球菌为多见,其次为流感嗜血杆菌、肺炎链球菌和葡萄球菌等。偶见革兰氏阴性杆菌。

3. 与免疫功能低下可能有关　当有受凉、淋雨、过度疲劳、过度紧张、气候骤变等诱发因素,使全身或呼吸道局部防御功能降低时,原已存在于上呼吸道或从外界侵入的病毒或细菌可迅速繁殖,引起本病,尤其是老幼体弱或有慢性呼吸道疾病如鼻旁窦炎、扁桃体炎、慢性阻塞性肺疾病者,更易罹患本病。鼻咽部是感染进入的门户。

三、临床表现

病因不同,临床表现各异,常见类型:

1. **普通感冒**(common cold)　俗称"伤风",指以急性鼻炎、咽炎为主要表现的上呼吸道炎症。潜伏期短,一般为 1~4 天。起病较急,早期有咽部不适、咽干、咽痒或烧灼感,数小时后,可打喷嚏、流清水样鼻涕及鼻塞。可伴有畏寒、低热、咽痛、头痛、全身不适、声嘶、咳嗽等。检查可见鼻腔黏膜充血、水肿、有分泌物,咽部轻度充血。如无并发症,一般 5~7 天后痊愈。

2. **急性咽炎和喉炎**　由鼻病毒、腺病毒、流感病毒、副流感病毒以及肠病毒、呼吸道合胞病毒等引起。临床特征为咽部发痒和灼热感,可有疼痛。当有吞咽疼痛时,常提示有链球菌感染,咳嗽少见。急性喉炎多为流感病毒、副流感病毒及腺病毒等引起,临床特征为声嘶、讲话困难、咳嗽时疼痛,常有发热、咽炎或咳嗽。体检可见喉部水肿、充血,局部淋巴结轻度肿大和触痛。

3. **疱疹性咽峡炎**　常由柯萨奇病毒 A 引起,表现为明显咽痛、发热,病程约为一周。检查可见咽充血,软腭、悬雍垂、咽及扁桃体表面有灰白色疱疹及浅表溃疡,周围有红晕。多于夏季发病,多见于儿童,偶见于成人。

4. **细菌性咽-扁桃体炎**　多由溶血性链球菌引起,次为流感嗜血杆菌、肺炎链球菌、葡萄球菌等引起。起病急,明显咽痛、畏寒、发热、体温可达 39℃ 以上。检查可见咽部明显充血,扁桃体肿大、充血,表面有黄色点状渗出物,颌下淋巴结肿大、压痛。

四、诊断

1. 根据病史、流行情况、鼻咽部发生的症状和体征等。

2. 血常规检查可有助于鉴别细菌感染或病毒感染,若白细胞总数正常或减少、分类淋巴细胞比例升高者考虑为病毒感染;若白细胞总数升高、分类中性粒细胞增高且有核左移者,考虑为细菌感染。

3. 病原菌检查:病原学诊断必须依赖病毒或细菌分离或血

清学诊断,咽拭子培养可分离出病毒或细菌生长。

五、鉴别诊断

1. 流行性感冒　由流感性感冒病毒引起。潜伏期 1～2 日,最短数小时,最长 3 天。起病多急骤,先有畏寒或寒战,发热,可高达 39～40℃,一般持续 2～3 天渐降,继之全身不适,腰背发酸、四肢疼痛,头昏、头痛。部分患者可出现食欲不振、恶心、便秘等消化道症状。

2. 变应性鼻炎　起病急骤、鼻痒、频繁打喷嚏、流清水样鼻涕。发病季节多为春季和秋季,发作诱因与接触花粉等过敏原、异常气味、环境或气温变化有关,发作数分钟至 1～2 小时内缓解或使用鼻型吸入激素后可缓解。患者鼻黏膜苍白、水肿,鼻分泌物可见嗜酸性粒细胞增多。

3. 急性传染病的前驱症状　如麻疹、脊髓灰质炎、流行性脑膜炎、伤寒等在患病初期也可有上呼吸道症状,在这些病的流行季节或流行区应密切观察,并进行必要的实验室检查,以资区别。

六、并发症

1. 急性鼻窦炎。
2. 中耳炎。
3. 气管-支气管炎或肺炎。
4. 肾小球肾炎。
5. 病毒性心肌炎。
6. 风湿热。

七、治疗

普通感冒是一种自限性疾病且无特效抗病毒治疗,体质良好者一般一周左右可自痊愈。通常以对症治疗、休息、多饮水、保持室内空气流通、防治继发细菌感染为主。

1. 对症治疗　发热头痛、全身酸痛时可用解热镇痛药(阿司匹林,APC 等),或选用含解热镇痛的抗感冒药如酚麻美敏片(泰诺)、对乙酰氨基酚(百服宁)等。

2. 支持治疗 患病后要注意休息,多饮水,饮食清淡,并富含营养,维生素 C 100mg,口服 3 次/d。居室保持通风换气。

3. 抗流感病毒药物治疗 利巴韦林(病毒唑)0.1g,口服3~4 次/d,金刚烷胺 0.1g,口服 2 次/d,吗啉胍(病毒灵)0.1g,口服 3 次/d。

4. 抗菌药物治疗 合并细菌感染时可使用抗生素治疗。阿莫西林或阿莫西林/克拉维酸、头孢呋辛、头孢克洛、青霉素类、大环内酯类(阿奇霉素或克拉霉素等)、氟喹诺酮类(左氧氟沙星等)。也可根据药敏结果选用抗生素。

5. 中药治疗 板蓝根冲剂、感冒清热冲剂、银翘解毒片等。

八、预防

1. 注意加强体育锻炼,增强体质,饮食平衡,生活规律,劳逸结合。

2. 注意个人卫生,经常洗手,搞好室内外卫生,保持居室空气流通。

3. 避免受凉、淋雨及劳累,在气温变化时适当增减衣服。

4. 冬春季及感冒流行季节,尽量避免到人群拥挤的公共场所,以防交叉感染。

(胡 红)

第二十章　流行性感冒

一、定义

流行性感冒(Influenza,简称流感)是由流行性感冒病毒引起的急性呼吸道传染病,是人类面临的主要公共健康问题之一。

二、病因和发病机制

(一)病原

流感病毒属正黏病毒科,根据其血清型分为 A、B、C 三种类型,其中 A 型可引起较严重的感染,每年流行一次,间断发生大流行;B 型可引起小流行。也可有散发病例。

(二)发病机制

人甲型流感病毒主要识别和结合宿主细胞表面受体为 α-2,6-糖苷唾液酸,感染人上呼吸道和气管上皮细胞后发病,引起一系列的上呼吸道和/或下呼吸道感染的临床症状及相关的病理生理过程。

三、流行病学和易感人群

流感传染源主要为流感患者和隐性感染者。人对流感病毒普遍易感。青少年发病率高,儿童病情较重。流感流行具有一定的季节性。我国北方常发生于冬季,而南方多发生在冬夏两季,然而流感大流行可发生在任何季节。

特定人群较易发展为重症病例,应给予高度重视,尽早进行流感病毒相关检测及其他必要检查。包括:①妊娠期妇女。②伴有以下疾病或状况者:慢性呼吸系统疾病、心血管系统疾病(高血压除外)、肾病、肝病、血液系统疾病、神经系统及神经肌肉疾病、代谢及内分泌系统疾病、免疫功能抑制(包括应用免疫抑制剂或 HIV 感染等致免疫功能低下）及集体生活于养老院或其他慢性病疗养机构的被看护人员、19 岁以下长期服用阿司匹林者。③肥胖者〔体重指数(Body Mass Index,BMI)＞30,BMI＝体重(kg)/身高(m)²〕。④年龄＜5 岁的儿童（年龄＜2 岁更易发生严重并发症）。⑤年龄≥65 岁的老年人。

四、临床表现

流感的潜伏期一般为 1～3 天。感染后起病多急骤,临床表现多种多样,根据其临床表现可分为单纯型、肺炎型、中毒型、胃肠型。

1. **单纯型** 最为常见,先有畏寒或寒战、发热,继之全身不适,腰背发酸、四肢疼痛,头昏、头痛。大部分患者有轻重不同的喷嚏、鼻塞、流涕、咽痛、干咳或伴有少量黏液痰。发热可高达 39～40℃,一般持续 2～3 天渐降。年老体弱的患者,症状消失后体力恢复慢。体格检查:患者可呈重病容,衰弱无力,面部潮红,皮肤上偶有类似麻疹、猩红热、荨麻疹样皮疹,软腭上有时有点状红斑,鼻咽部充血水肿。本型中较轻者病情似一般感冒,全身和呼吸道症状均不显著,病程仅 1～2 日,单从临床表现难以确诊。

2. **肺炎型** 本型常发生在 2 岁以下的小儿,或原有慢性基础疾患以及孕妇、年老体弱者。其特点是:在发病后 24 小时内可出现高热、烦躁、呼吸困难、咯血痰和明显发绀。全肺可有呼吸音减低、湿啰音或哮鸣音,但无肺实变体征。X 线胸片可见双肺广泛小结节性浸润,近肺门较多,肺周围较少。病程一周至一月余,大部分患者可逐渐恢复,也可因呼吸循环衰竭在 5～10 日内死亡。

3. **中毒型** 较少见。肺部体征不明显,具有全身血管系统和神经系统损害,有时可有脑炎或脑膜炎表现。临床表现为高热不退,神志昏迷,成人常有谵妄,儿童可发生抽搐。少数患者由于血管神经系统紊乱或肾上腺出血,导致血压下降或休克。

4. **胃肠型** 主要表现为恶心、呕吐和严重腹泻,病程约 2～3 日,恢复迅速。

重症病例的临床表现包括：

1. 流感病毒性肺炎。

2. 肺外表现。包括：心脏损害、神经系统损伤(脑脊髓炎、横断性脊髓炎、无菌性脑膜炎、局灶性神经功能紊乱、急性感染性脱髓鞘性多发性神经根神经病等)、肌炎和横纹肌溶解综合征等。危重症患者可发展为多器官功能衰竭(MODF)和弥漫性血管内凝血(DIC)等，甚至死亡。

五、实验室和辅助检查

1. 实验室检查　外周血像正常或偏低，重症患者往往会伴有肝脏酶学和心肌酶学异常升高。

2. 胸部影像学　X线胸片可见双肺广泛小结节性浸润，近肺门较多，肺周围较少。

六、诊断

具有临床表现，以下 1 种或 1 种以上的病原学检测结果呈阳性者，可以确诊为流感：

1. 流感病毒核酸检测阳性(可采用 real-time RT-PCR 和 RT-PCR 方法)。

2. 流感病毒快速抗原检测阳性(可采用免疫荧光法和胶体金法)，需结合流行病学史做综合判断。

3. 流感病毒分离培养阳性。

4. 急性期和恢复期双份血清的流感病毒特异性 IgG 抗体水平呈 4 倍或 4 倍以上升高。

流感病例出现下列 1 项或 1 项以上情况者为重症流感病例：

1. 神志改变　反应迟钝、嗜睡、躁动、惊厥等。

2. 呼吸困难和/或呼吸频率加快　成人及 5 岁以上儿童＞30 次/min；1～5 岁＞40 次/min；2 月龄～12 月龄＞50 次/min；新生儿～2 月龄＞60 次/min。

3. 严重呕吐、腹泻，出现脱水表现。

4. 少尿　成人尿量＜400ml/24h；小儿尿量＜0.8ml/(kg·h)，或每日尿量婴幼儿＜200ml/m²，学龄前儿＜300ml/m²，学龄

儿<400ml/m^2,14 岁以上儿童<17ml/h;或出现急性肾功能衰竭。

5. 动脉血压<90/60mmHg。

6. 动脉血氧分压(PaO$_2$)<60mmHg(1mmHg=0.133kPa)或氧合指数(PaO$_2$/FiO$_2$)<300。

7. 胸片显示双侧或多肺叶浸润影,或入院 48 小时内肺部浸润影扩大≥50%。

8. 肌酸激酶(CK)、肌酸激酶同工酶(CK-MB)等酶水平迅速增高。

9. 原有基础疾病明显加重,出现脏器功能不全或衰竭。

七、鉴别诊断

在诊断肺炎型流感所致 ARDS 时,应注意与非典型病原(如军团杆菌、肺炎支原体、肺炎衣原体)等所致的肺炎进行鉴别。

八、并发症

可继发细菌性肺炎、其他病原菌感染所致肺炎、其他病毒性肺炎及 Reye 综合征等。重症流感患者如临床不能加以控制时,随着病情的加重可出现急性呼吸窘迫综合征、急性肾功能损伤或衰竭,及急性心肌炎等单一或多器官损伤或衰竭,并提示预后不良,病死率增加。

九、临床管理

1. 隔离患者 流感患者发病后应予以有效隔离,流行期间对公共场所加强通风和空气消毒,避免传染他人。

2. 一般管理和监护 流感患者在住院隔离治疗期间,应予以良好的监护条件,包括生命体征和脉氧饱和度等;具备完善的供氧设施,保证鼻管、面罩、无创和有创通气顺利实施。

重症患者主张保守的液体平衡策略,避免短期内迅速调整液体入量。改善营养状态,保证机体所需热量。对症治疗,可选用物理降温、非甾体类药物及中成药退热治疗,注意保护消化道黏膜,避免消化道出血。预防下肢深静脉血栓形成,必要时给予适当抗凝治疗。

　　小儿患者由于病情变化较快,应尽早转入重症监护病房治疗。由于存在 Reye 综合征的风险,18 岁以下 A/H5N1 感染疑似或确诊患儿退热时不宜使用阿司匹林(乙酰水杨酸)或水杨酸制剂。

　　3. 抗病毒药物治疗　抗病毒药物主张早期使用,如在起病48 小时内即开始治疗,可能取得较好的临床疗效。其现有药物包括离子通道 M_2 阻滞剂和神经氨酸酶抑制剂两类。

　　(1) M_2 阻滞剂:通过抑制病毒在胞浆内脱壳,从而阻断了病毒在细胞内的复制。仅对甲型流感病毒有抑制作用。金刚烷胺:在 <10 岁儿童的使用剂量是 5mg/(kg·d),分两次服用;10岁以上,65 岁以下人群可给予 100mg Bid;65 岁以上人群可给予100mg Qd。金刚乙胺主要用于 13 岁以上人群,用法为 100mgBid。M_2 阻滞剂主要的副作用部位是中枢神经系统和消化系统,在使用的过程中应加以重视。

　　(2)神经氨酸酶抑制剂:神经氨酸酶抑制剂对甲、乙两型流感病毒都有效。建议在 48 小时内尽早使用。奥司他韦:成人75mg,每天 2 次,连服 5 天。儿童用法见表 2-20-1,1 岁以内不推荐使用。扎那米韦:6 岁以上儿童及成人剂量均为每次吸入10mg,每天 2 次,连用 5 天,应在症状出现 2 天内开始用药。6 岁以下儿童不推荐作用。

表 2-20-1　儿童奥司他韦用量(mg)

药名	体重(kg)			
	≤15	16～23	24～40	>40
奥司他韦(mg)	30	45	60	75

　　4. 抗菌治疗　对合并细菌或真菌感染或有明确微生物学证据,则可给予特异性抗感染治疗。对需要机械通气的患者,因其细菌感染的风险和几率明显增加,临床医师应遵循有关抗菌治疗指南,尽早给予适当广谱抗菌药物治疗,以预防性治疗呼吸机相关性肺炎或医院获得性肺炎,同时,积极寻找病原微生物,以

给予基于病原微生物的特异性治疗策略。

　　5. 糖皮质激素　　糖皮质激素治疗重症流感患者,目前尚无循证医学依据。对感染性休克需要血管加压药治疗的患者可以考虑使用小剂量激素。氢化可的松 200～300mg/d,甲基泼尼松龙 80～120mg/d;儿童选择的剂量为泼尼松/泼尼松龙/甲基泼尼松龙 1～2mg/(kg·d)或琥珀酸氢化可的松 5～10mg/(kg·d)。在临床状况控制好转后,及时减量停用。疗程一般不超过 2 周。

　　6. 其他　　其他治疗包括有效氧疗(包括无创、有创序贯治疗)和对合并症的治疗。

十、预防和(或)预后

　　1. 隔离患者　　流行期间不仅要对患者进行有效隔离,也要对公共场所加强通风和空气消毒,切断传染链,终止流感流行。流行期间减少大型集会及集体活动,接触者应戴口罩。

　　2. 接种疫苗　　目前接种流感病毒疫苗是当今预防流感疾病发生、流行的最有效手段。当疫苗和流行病毒抗原匹配良好时,在<65 岁的健康人群中可预防大约 70%～90% 的疾病发生。由于免疫系统对接种疫苗需要 6～8 周才起反应,所以疫苗必须在流感季节到来之前接种,最佳时间为 10 月中旬～11 月中旬。由于流感病毒抗原性变异较快,对新的变异病毒株无保护作用。因此在每年流感疫苗生产之前,都要根据当时所流行病毒的抗原变化来调整疫苗的组成。现在世界范围内广泛使用的流感病毒疫苗以纯化、多价的灭活疫苗为主。

　　3. 应用抗流感病毒药物　　明确或怀疑某部门流感暴发时,对所有非流感者和未进行疫苗接种的医务人员可给予金刚烷胺、金刚乙胺或奥司他韦进行预防性治疗,时间持续 2 周或流感暴发结束后 1 周。

(张湘燕　高占成)

第二十一章 急性气管-支气管炎

一、定义

急性气管-支气管炎(Acute Tracheobronchitis)是由病毒或细菌感染,或物理、化学性刺激或过敏因素等对气管-支气管黏膜所造成的急性炎症。临床主要症状有咳嗽和咳痰。常继发于病毒性或细菌性上呼吸道感染,多在寒冷季节或气候突变时节发病。病程通常持续1～3周,有自限性。

二、病因和发病机制

1. 病毒感染 大多数由病毒感染所致,多为流感病毒、副流感病毒、柯萨奇病毒、鼻病毒、腺病毒、冠状病毒、呼吸道合胞病毒等均可导致本病。可以由病毒、细菌直接感染,也可因急性上呼吸道感染向下蔓延引起本病。

2. 细菌感染 细菌感染在本病所占比例不超过10%,常在病毒感染的基础上合并细菌感染。常见的致病菌有肺炎链球菌、流感嗜血杆菌、金黄色葡萄球菌、卡他莫拉菌以及百日咳杆菌等。病毒感染抑制肺泡巨噬细胞的吞噬能力以及纤毛上皮细胞的活力,造成呼吸道免疫功能低下,使细菌、支原体和衣原体等病原菌有入侵的机会。

3. 肺炎支原体、肺炎衣原体 亦是本病的常见病原体。

4. 其他因素 ①有粉尘、刺激性气体:包括二氧化氮、二氧化硫、氨气、氯气等;②环境刺激物:包括二氧化碳、烟雾、臭氧等;③过敏原:包括花粉、有机粉尘、真菌孢子等的吸入,可引起气管-支气管的过敏性炎症。

急性气管-支气管炎病理改变主要为气管、支气管黏膜充血、水肿,黏液腺体肥大、分泌物增加,纤毛上皮细胞损伤脱落,黏膜及黏膜下层炎症细胞浸润,以淋巴细胞和中性粒细胞为主。急性炎症消退后,气管、支气管黏膜结构可完全恢复正常。

三、临床表现

1. 起病往往先有上呼吸道感染的症状,如鼻塞、流涕、咽痛、声音嘶哑。全身症状有发热、轻度畏寒、头痛、全身酸痛等,全身症状一般3～5天可消退。

2. 开始一般为刺激性干咳,随着卡他症状的减轻,咳嗽逐渐明显并成为突出症状,受凉、吸入冷空气、晨起咳嗽加重。咳嗽症状一般持续1～3周。超过半数可伴有咳痰,开始时常为黏液痰,部分病人随着病程发展可转为脓性痰。如迁延不愈,可演变成慢性支气管炎。

3. 部分病人由于气道高反应性发生支气管痉挛时,可表现为不同程度的气急、喘鸣、胸闷等症状。

4. 体征 呼吸音多正常,主要有呼吸音增粗、可在两肺听到干性啰音、湿性啰音等,支气管痉挛时可闻及哮鸣音,部分患者亦可无明显异常体征。

5. 辅助检查 外周血中白细胞计数和分类多无明显异常。当有细菌感染时,血白细胞总数及中性粒细胞比例增高,痰培养可发现致病菌。病毒感染时,血白细胞计数可降低。

6. 胸片检查 大多数表现正常或仅有肺纹理增粗。

四、诊断

根据病史,咳嗽、咳痰等呼吸道症状,及可闻及散在的干湿性啰音等体征,结合血常规和胸部X线检查,可做出临床诊断。

五、鉴别诊断

1. 流行性感冒 ①常有流行病史;②起病急骤,全身中毒症状重,可出现高热、全身肌肉酸痛、头痛、乏力等症状,但呼吸道症状较轻;③根据病毒分离和血清学检查结果可确定诊断。

2. 急性上呼吸道感染 ①鼻咽部症状明显;②一般无显著的咳嗽、咯痰;③肺部无异常体征;④胸部X线检查正常。

3. 支气管哮喘(咳嗽变异性哮喘)　①干咳为主,夜间和凌晨加重;②抗生素和镇咳药物治疗无效;③常同时伴有变应性鼻炎、异位性皮炎等其他变态反应性疾病。

4. 其他疾病　支气管肺炎、肺结核、肺脓肿、麻疹、百日咳等多种疾病和血管紧张素转化酶抑制剂(ACEI)等药物均可能出现类似急性气管-支气管炎的临床症状,应根据这些疾病的临床特点逐一加以鉴别。

六、并发症

1. 慢性支气管炎　病情迁延,咳嗽咯痰持续存在,有可能转为慢性支气管炎。

2. 肺炎　发热,体温持续不退,并出现咳嗽加剧,咳脓痰,胸痛,血常规检查见白细胞计数及中性粒细胞比例升高,有可能并发肺炎,应行胸部 X 线检查确诊。

七、治疗

1. 注意休息,保暖,多饮水,补充足够的热量。

2. 对症处理　发热者可多饮温开水,用温水擦浴等物理降温方法。如果物理降温方法无效且体温高于 38.5℃ 时,可酌情应用解热镇痛药物,如阿司匹林、布洛芬等。

3. 止咳、化痰等对症治疗是本病的主要措施,常用的止咳药有咳必清 25mg/次,每日 3～4 次。剧烈干咳的患者,如果其他止咳药物无效,且因咳嗽而影响到患者的正常休息,可酌情使用可待因 15～30mg 镇咳。但对于有痰的患者不宜给予可待因等强力镇咳药,以免影响痰液排出。咳嗽有痰且不易咳出者可用祛痰剂,主要有棕铵合剂 10ml/次,每日 3 次;盐酸氨溴索 30mg/次,每日 3 次;复方甘草合剂,溴己新(必嗽平)每日 3 次服;乙酰半脱氨酸及标准桃金娘油等。

4. 由于有部分患者气道反应性增高,导致支气管痉挛,临床上出现喘息症状,此时可应用 β 受体激动剂如沙丁胺醇气雾剂喷雾吸入,成人 0.1～0.3mg/次,每日 3～4 次。或应用氨茶碱等药物解痉平喘,成人 0.1～0.2g/次,每日 3 次。根据病情可用药1～2周。吸入β受体激动剂可减轻患者的咳嗽症状或缩短咳嗽的持续时间。

5. 本病不宜常规使用抗生素,只有在存在细菌感染情况下才有应用抗菌药物的指征。如有明显的黄脓痰、白细胞总数升高和中性粒细胞比值增加可能提示存在细菌感染。抗菌药物的选择应覆盖肺炎链球菌、流感嗜血杆菌等,可应用青霉素类药物,如阿莫西林等;第一、第二代头孢菌素类药物,如头孢羟氨苄、头孢呋辛和头孢克洛等;18岁以上成年人还可以选择喹诺酮类药物,左氧氟沙星、莫西沙星等。考虑肺炎支原体、衣原体感染者,可选择大环内酯类抗菌药物,如罗红霉素、阿齐霉素等,也可选择喹诺酮类药物。

6. 由于病毒感染是本病的主要病因之一,可使用抗病毒药物治疗,如利巴韦林(病毒唑)0.1g,口服3～4次/日或中药治疗。

7. 如有细菌感染的依据或合并有严重基础疾病的患者,注意合理使用抗生素,常用的抗生素为β-内酰胺类、喹诺酮类,亦可根据痰细菌培养药敏结果选择抗生素。如为肺炎支原体或肺炎衣原体感染时,首选大环内酯类抗生素。

八、预防和预后

平时注重锻炼身体,增强体质,防治感冒,是预防本病的有效措施。亦应注意避免粉尘、刺激性气体、环境刺激物等有害刺激物的刺激以及花粉等过敏原的吸入。

本病预后大多良好。体温多在3～5日内降至正常,咳嗽、咯痰症状有时延缓至2～3周才消失。但是,反复发作的支气管炎有慢性化趋势,治疗效果较差,疗程也较长。

(胡 红)

第二十二章　慢性支气管炎

一、定义

慢性支气管炎是气管、支气管黏膜及其周围组织的慢性非特异性炎症。临床上以咳嗽、咳痰为主要症状，每年发病持续3个月，连续2年或2年以上。排除具有咳嗽、咳痰、喘息症状的其他疾病。

二、病因学

1. 有害气体和有害颗粒，吸烟是最主要的危险因素。
2. 各种微生物引起的下呼吸道感染。
3. 其他因素，如免疫、年龄、气候等。

三、临床表现

（一）症状

缓慢起病，病程长，可有反复急性加重。主要症状包括咳嗽、咳痰、喘息或气急。急性加重的主要原因是呼吸道感染。

（二）体征

早期多无体征。可在背部或双肺底闻及干、湿性啰音。

四、诊断

依据咳嗽、咳痰，伴或不伴喘息，每年发病持续3个月，并连续2年或2年以上，并排除其他慢性呼吸道疾病。

五、鉴别诊断

见表2-22-1。

表 2-22-1　慢性支气管炎的鉴别诊断

疾病名称	特点
咳嗽变异性哮喘	以刺激性干咳为特征,多有触发因素,常有家族或个人过敏疾病史。支气管激发试验阳性。
肺结核	常有发热、乏力、盗汗及消瘦等。痰涂片抗酸杆菌、活组织病理检查及胸部 X 线检查可确诊。
支气管肺癌	多数有数年吸烟史,近期咳嗽性质发生改变,常有痰中带血。可表现为同一部位反复阻塞性肺炎。胸部 CT、支气管镜、痰脱落细胞学、经皮肺穿刺等检查可确诊。
支气管扩张	反复大量脓性痰、咯血。X 线检查示肺野纹理粗乱或呈卷发状。高分辨率 CT 可确诊。
嗜酸粒细胞性支气管炎	支气管激发试验阴性,诱导痰嗜酸性粒细胞增加(≥3%)。针对哮喘的诊断有效。
间质性肺疾病	胸部中下侧可闻及爆裂音(Velcro 啰音)。血气分析示低氧血症,二氧化碳分压多不高。肺功能检查显示限制性通气功能障碍,弥散功能降低。

六、治疗

若符合 COPD 诊断标准者,参照 COPD 治疗。

(一)稳定期

1. 戒烟,避免有害气体和其他有害颗粒的吸入。

2. 增强体质,预防呼吸道感染。反复呼吸道感染者,可试用免疫调节剂或中药治疗,每年注射流感疫苗。

(二)急性加重期

1. 控制感染　细菌感染者给予抗生素治疗。

2. 镇咳祛痰。

3. 平喘　异丙托溴胺、沙丁胺醇吸入剂、缓释茶碱等。

(迟春花)

第二十三章　阻塞性肺气肿

阻塞性肺气肿(简称肺气肿)是由于支气管慢性炎症或其他原因,引起终末细支气管远端(呼吸细支气管、肺泡管、肺泡囊和肺泡)的气腔弹性减退,过度膨胀,充气和肺容量增大,并伴有气道壁周围肺泡壁的破坏,是慢性支气管炎最常见的并发症,也是肺气肿中最常见的类型。

一、临床表现

(一)症状

慢性支气管炎并发肺气肿时,在原有咳嗽、咳痰基础上,出现逐渐加重的呼吸困难,活动耐力逐渐下降。并发呼吸衰竭时,可出现发绀、头痛、嗜睡、神志恍惚等因低氧血症和(或)高碳酸血症引起的一系列症状。

(二)体征

早期体征可不明显。随疾病进展,可出现以下体征:桶状胸,呼吸运动减弱,触觉语颤减弱或消失,叩诊过清音,心界缩小,肝界下移,听诊呼吸音弱,心音遥远,如合并急性感染则可闻及干湿性啰音。如剑突下出现心脏搏动及其心音较心尖部明显增强时,提示并发早期肺源性心脏病。晚期可出现右心衰竭相应的体征。

(三)X 线检查

肺容量扩大,两肺野的透亮度增加,膈肌低平,心影狭长。

(四)胸部 CT 检查

高分辨率 CT 可明确肺气肿类型,肺大泡位置、大小、数量,对预计外科手术效果有帮助。

(五)呼吸功能检查

通气功能可在正常范围或出现阻塞性通气功能障碍(见"慢

性阻塞性肺病")。出现阻塞性肺气肿时,FEV_1/FVC 通常<60%。残气量增加,残气量占肺总量的百分比(RV/TLC)>40%对诊断阻塞性肺气肿有重要意义。

(六)血气分析

随疾病严重程度不同,早期可呈现轻度低氧血症及呼吸性碱中毒。晚期除低氧血症外,常伴高碳酸血症。

二、诊断

根据慢支病史、肺气肿的临床特征以及辅助检查,一般诊断不难。

三、鉴别诊断

主要应与慢性支气管炎、支气管哮喘、慢性阻塞性肺疾病等鉴别。详见相关章节。

四、治疗

参见"慢性阻塞性肺病"一章。

(迟春花)

第二十四章　慢性阻塞性肺病

一、定义

慢性阻塞性肺病(COPD)是一种具有气流受限特征的可以预防和治疗的疾病,气流受限不完全可逆、呈进行性发展,与肺部对香烟烟雾等有害气体或颗粒的异常炎症反应有关。急性加重和合并症对疾病的严重程度发生影响。

二、发病机制

确切的病因尚不清楚。可能与以下机制有关:

1. 慢性炎症　目前普遍认为 COPD 以呼吸道、肺实质和肺血管的慢性炎症为特征,在肺的不同部位有肺泡巨噬细胞、T 淋巴细胞和中性粒细胞增加,部分患者有嗜酸性粒细胞增多。

2. 蛋白酶/抗蛋白酶失衡。

3. 氧化与抗氧化失衡。

4. 自主神经系统功能紊乱。

三、危险因素

引起 COPD 的危险因素包括个体易感因素以及环境因素两个方面,两者相互影响。

(一)个体易感因素

某些遗传因素可增加 COPD 发病的危险性。已知的遗传因素为 α1-抗胰蛋白酶缺乏。重度 α1-抗胰蛋白酶缺乏与非吸烟者的肺气肿形成有关。支气管哮喘和气道高反应性是 COPD 的危险因素,气道高反应性可能与机体某些基因和环境因素有关。

(二)环境因素

1. 吸烟　吸烟为 COPD 主要危险因素。被动吸烟也可能导致呼吸道症状以及 COPD 的发生。孕期妇女吸烟可能会影响胎儿肺脏的生长及发育。

2. 职业性粉尘和化学物质　职业性粉尘和化学物质(烟雾、过敏原、工业废气及室内空气污染等)及过敏原等也是 COPD 的危险因素。

3. 空气污染　空气中的烟尘，化学气体如氯、氧化氮、二氧化硫，烹调时产生的大量油烟和生物燃料产生的烟尘，其他粉尘如二氧化硅、煤尘、棉尘、蔗尘等均为 COPD 的危险因素。

4. 感染　呼吸道感染是 COPD 发病和加剧的另一个重要因素，病毒也对 COPD 的发生和发展起作用。儿童期重度下呼吸道感染和成年时的肺功能降低及呼吸系统症状发生有关。

5. 社会经济地位　COPD 的发病与患者社会经济地位相关。

四、临床表现

(一)症状

1. 慢性咳嗽　通常为首发症状。病初常晨间咳嗽较重，以后早晚或整日均有咳嗽，但夜间咳嗽并不显著。也有部分病例虽有明显气流受限但无咳嗽症状。

2. 咳痰　咳嗽后通常咳少量黏液性痰，部分患者在清晨痰较多；合并感染时痰量增多，常有脓性痰。

3. 气短或呼吸困难　这是 COPD 的标志性症状，早期仅于劳力时出现，后逐渐加重，以致日常活动甚至休息时也感气短。

4. 喘息和胸闷　部分患者特别是重度患者有喘息；胸部紧闷感通常于劳力后发生，与呼吸费力、肋间肌等容性收缩有关。

5. 全身性症状　病情较重患者可能会发生全身性症状，如体重下降、食欲减退、外周肌肉萎缩和功能障碍、精神抑郁和(或)焦虑等。合并感染时可咳血痰或咯血。

(二)体征

COPD 早期体征可不明显。随疾病进展，常有以下体征：

1. 视诊及触诊　①胸廓前后径增大，过度膨胀，肋间隙增宽，剑突下胸骨下角增宽，称为桶状胸；②常见呼吸变浅，频率增快,辅助呼吸肌参与呼吸运动,重症可见胸腹矛盾运动;③严重者可有缩唇呼吸等;④呼吸困难加重时常采取前倾坐位;⑤低氧血症者可出现黏膜及皮肤紫绀,伴右心衰竭者可见下肢水肿、肝脏增大。

2. 叩诊　由于肺过度充气使心浊音界缩小,肺肝界降低,肺叩诊可呈过度清音。

3. 听诊　两肺呼吸音减低,呼气相延长,可闻及干或湿性啰音。

(三)病史特征

COPD患病过程应有以下特征:

1. 吸烟史　多有长期较大量吸烟史。

2. 职业性或环境有害物质接触史　如较长期粉尘、烟雾、有害颗粒或有害气体接触史。

3. 家族史　COPD发病有家族聚集倾向。

4. 发病年龄及好发季节　多于中年以后发病,症状好发于秋冬寒冷季节,常有反复呼吸道感染及急性加重史。随病情进展,急性加重愈渐频繁。

(四)实验室检查及其他监测指标

1. 肺功能检查　肺功能检查是判断气流受限的客观指标。吸入支气管舒张剂后第一秒用力呼气容积(FEV_1)/用力肺活量(FVC)<70%可确定为不完全可逆的气流受限。FEV_1%预计值是评估COPD严重程度的重要指标。

2. 胸部X线检查　对确定肺部并发症及与其他疾病鉴别有重要意义。COPD早期X线胸片可无明显变化,以后可出现肺纹理增粗、紊乱,后期可出现肺气肿改变。有时可见肺大泡形成。并发肺动脉高压和肺源性心脏病时,除右心增大的X线征外,还可有右下肺动脉增宽等。

3. 胸部CT检查　CT检查一般不作为常规检查。但是,在鉴别诊断时CT检查有益,高分辨率CT(HRCT)对辨别小叶中心型或全小叶型肺气肿及确定肺大泡的大小和数量,有很高的敏感性和特异性。

4. 血气检查　当FEV_1<40%预计值时或具有呼吸衰竭或

右心衰竭的 COPD 患者均应做血气检查。血气异常首先表现为轻、中度低氧血症。随疾病进展，低氧血症逐渐加重，并出现高碳酸血症。呼吸衰竭的血气诊断标准为静息状态下海平面吸空气时动脉血氧分压（PaO_2）＜60mmHg，伴或不伴动脉血二氧化碳分压（$PaCO_2$）增高＞50mmHg。

5. 其他实验室检查　低氧血症，即 PaO_2＜55mmHg 时，血红蛋白及红细胞可增高，红细胞压积＞55％可诊断为红细胞增多症。并发感染时痰涂片可见大量中性粒细胞，痰培养可检出各种病原菌。

五、诊断

（一）诊断

COPD 的诊断应根据临床表现、危险因素接触史、体征及实验室检查等资料综合分析确定。

1. COPD 的主要症状为慢性咳嗽、咳痰和（或）呼吸困难，但 COPD 早期可有无临床症状。典型体征为桶状胸。

2. 具有吸烟史及（或）环境职业污染等危险因素接触史。

3. 肺功能测定指标是诊断 COPD 的金标准。存在不完全可逆的气流受限是诊断 COPD 的必备条件。用支气管舒张剂后 FEV_1/FVC＜70％可确定为不完全可逆的气流受限。

4. 胸部 X 线检查有助于确定肺过度充气的程度，及与其他肺部疾病鉴别。

（二）病情评估

根据症状、气流受限程度、急性加重风险和合并症 4 方面评估 COPD 病情严重程度。症状评估可采用呼吸困难指数评分（mMRC 评估）或 COPD 评估测试（CAT）。根据 FEV_1 水平将 COPD 肺功能受限程度分为 4 级（表 2-24-1）。急性加重风险评估根据急性加重次数及肺功能测定结果，最近 1 年内急性加重≥2 次，或者 FEV_1＜50％预计值者，为加重的高危人群。COPD 最常见的合并症为心血管系统疾病、消瘦、肌肉无力及萎缩、抑郁、骨质疏松、贫血及肺癌等。按照这种联合评估模式将患者分为 A、B、C 和 D 4 类（表 2-24-2）。

表 2-24-1　COPD 病人肺功能受限程度分级(吸入支气管舒张剂后)

GOLD 1 级	$FEV_1/FVC<70\%$,$FEV_1\geqslant80\%$预计值
GOLD 2 级	$FEV_1/FVC<70\%$,$50\%\leqslant FEV_1<80\%$预计值
GOLD 3 级	$FEV_1/FVC<70\%$,$30\%\leqslant FEV_1<50\%$预计值
GOLD 4 级	$FEV_1/FVC<70\%$,$FEV_1<30\%$预计值

表 2-24-2　COPD 患者病情的综合评估

患者	特征	肺功能分级	年急性加重次数	mMRC	CAT
A	低危,症状少	GOLD 1~2	$\leqslant1$	0~1	<10
B	低危,症状多	GOLD 1~2	$\leqslant1$	$\geqslant2$	$\geqslant10$
C	高危,症状少	GOLD 3~4	$\geqslant2$	0~1	<10
D	高危,症状多	GOLD 3~4	$\geqslant2$	$\geqslant2$	$\geqslant10$

六、鉴别诊断

(一)支气管哮喘

多在早年发病(通常在儿童期);接触触发因素(过敏原、烟雾等)易诱发症状;易在夜间和清晨发作;多数人合并过敏性鼻炎和(或)特应性皮炎,有特应性疾病家族史;气流受限大多可逆。

(二)充血性心力衰竭

有器质性心脏病基础;听诊肺基底部可闻细湿啰音;胸部 X 线片示心脏扩大、肺水肿;肺功能测定示限制性通气功能障碍(而非阻塞性气流受限)。

(三)支气管扩张症

大量脓痰;常伴有细菌感染;粗湿啰音、杵状指;X 线胸片或 CT 示支气管管腔扭曲、扩张,管壁增厚。

(四)结核病

可有咳嗽、咳血、盗汗、体重下降、低热等症状,X 线胸片示肺浸润性病灶或结节状空洞样改变或多种形态病灶共存;细菌学检查可确诊。

（五）闭塞性细支气管炎

发病年龄较轻，无吸烟史；可能有类风湿关节炎病史或烟雾接触史，CT片示在呼气相显示低密度影。

（六）弥漫性泛细支气管炎

大多数为男性非吸烟者；几乎所有患者均有慢性鼻窦炎；X线胸片和高分辨率CT显示弥漫性小叶中央结节影和过度充气征。

七、主要并发症

1. 慢性呼吸衰竭。
2. 自发性气胸。
3. 慢性肺源性心脏病。

八、治疗

（一）稳定期治疗

联合评估COPD患者症状和加重风险是COPD药物和非药物治疗的基础。在非药物治疗方面，所有患者均须戒烟，并推荐进行锻炼，以及根据当地情况选择流感疫苗和肺炎球菌疫苗接种。建议B~D类患者接受肺康复训练。

1. 药物治疗

（1）支气管扩张剂：①短效支气管扩张剂包括短效 β_2 受体激动剂、短效抗胆碱能药、氨茶碱等，可单用或两种或多种药物联合使用。首选吸入装置给药。短效 β_2 受体激动剂主要为沙丁胺醇，定量气雾剂或干粉制剂，每次 $100\sim200\mu g$，24h内不超过 $8\sim12$ 喷。短效抗胆碱能药：异丙托溴铵气雾剂，每次 $40\sim80\mu g$，每天 $3\sim4$ 次。②长效支气管扩张剂包括长效 β_2 受体激动剂沙美特罗、福莫特罗，长效抗胆碱能药物噻托溴铵以及茶碱缓释片。沙美特罗：作用持续12h以上，每次 $50\mu g$ Q12h。福莫特罗兼具长效及速效特性，吸入后 $1\sim3min$ 起效，作用持续12h以上，常用剂量为 $4.5\sim9\mu g$ Q12h。噻托溴铵：每次剂量 $18\mu g$ Qd。茶碱缓释片：每次 $0.1\sim0.2g$ Bid。

（2）糖皮质激素：长期规律的使用吸入型糖皮质激素（ICS）

适用于 FEV_1＜50％预计值（Gold 分级 Ⅲ 级和 Ⅳ 级）并且有临床症状以及反复加重的 COPD 患者。ICS 与 LABA 联合使用，比各自单用效果好，目前已有布地奈德/福莫特罗、氟替卡松/沙美特罗两种联合制剂。对 COPD 患者不推荐长期口服激素治疗。

（3）罗氟司特：磷酸二酯酶 4 抑制剂，适用于伴咳嗽、咳痰的重度 COPD 患者。用法：500μg Qd，口服。

（4）其他药物：①祛痰药（黏液溶解剂）：常用药物有盐酸氨溴索 30mg Tid，乙酰半胱氨酸 0.2 Tid；②抗氧化剂：N-乙酰半胱氨酸可降低疾病反复加重的频率，但目前尚缺乏长期、多中心临床研究结果；③免疫调节剂：对降低 COPD 急性加重严重程度可能具有一定的作用，但尚未得到确证，不推荐作常规使用；④疫苗：流感疫苗可每年给予 1 次（秋季）或 2 次（秋、冬），肺炎球菌疫苗已在 COPD 患者中应用，但尚缺乏有力的临床观察资料；⑤中医治疗。

2. 氧疗　长期家庭氧疗应在 4 级即极重度 COPD 患者应用，具体指征是：①PaO_2≤55mmHg 或动脉血氧饱和度（SaO_2）≤88％，有或没有高碳酸血症。②PaO_2 55～60mmHg，或 SaO_2＜89％，并有肺动脉高压、心力衰竭水肿或红细胞增多症。长期家庭氧疗一般是经鼻导管吸入氧气，流量 1.0～2.0L/min，吸氧持续时间＞15h/d。长期氧疗的目的是使患者达到 PaO_2≥60mmHg 和（或）使 SaO_2 升至 90％。

稳定期治疗原则见表 2-24-3。

表 2-24-3　COPD 药物治疗

患者	首选药物	首选替代药物	其他治疗药物
A	SABA 或 SAMA （必要时应用）	SABA 和 SAMA LABA 或 LAMA	茶碱
B	LABA 或 LAMA	LABA 和 LAMA	茶碱 SABA 或 SAMA SABA 和 SAMA

续表

患者	首选药物	首选替代药物	其他治疗药物
C	ICS/LABA 或 LAMA	LABA 和 LAMA	茶碱 SABA 和/或 SAMA 考虑 PDE4 抑制剂 LAMA 和 ICS
D	ICS/LABA 和 LAMA	ICS/LABA 和 LAMA ICS/LABA 和 PDE4 抑制剂 LAMA 和 PDE4 抑制剂	茶碱 SABA 和/或 SAMA LAMA 和 ICS 羧甲司坦

注:短效 β_2 受体激动剂(SABA);短效抗胆碱能药物(SAMA);长效 β_2 受体激动剂(LABA);吸入型糖皮质激素(ICS);长效抗胆碱能药物(LAMA);磷酸二酯酶 4(PDE4)

(二)急性加重期治疗

1. 支气管扩张剂　β_2 受体拮抗剂加(或不加)抗胆碱能药物为一线用药,适当增加以往所用支气管舒张剂的剂量、频度及种类。对严重加重的病例,可给予数天较大剂量的雾化治疗。如沙丁胺醇 2500μg,异丙托溴铵 500μg,或沙丁胺醇 1000μg 加异丙托溴铵 250~500μg 雾化吸入,每日 2~4 次。茶碱类药物仅在患者对短效支气管扩张剂反应不足时使用。

2. 全身糖皮质激素　可降低早期复发风险,改善肺功能并缩短住院时间,建议选择口服泼尼松(龙)(30~40mg Qd,连用7~10 天)。治疗;布地奈德雾化液(4~8mg/d)可作为替代治疗药物。

3. 抗生素　患者同时存在呼吸困难加重和脓痰,或有两种主要症状但脓痰为其中之一时,建议参照当地细菌耐药情况选择合适抗生素治疗 5~10 天。

4. 控制性氧疗　以动脉氧饱和度达到 88%~92% 为宜。

5. 机械通气治疗　可根据病情需要,给予无创或有创方式机械通气治疗。无创性正压通气在 COPD 加重期的应用指征见

表 2-24-4。有创性机械通气在 COPD 加重期的应用指征见表 2-24-5。

表 2-24-4　无创性正压通气在 COPD 加重期的应用指征

适应证(至少符合其中 2 项)

　中至重度呼吸困难,伴辅助呼吸肌参与呼吸并出现胸腹矛盾运动,

　中至重度酸中毒(pH 7.30～7.35)和高碳酸血症(PaCO$_2$ 45～60mmHg),

　呼吸频率＞25 次/min。

禁忌证(符合下列条件之一)

　呼吸抑制或停止

　心血管系统功能不稳定(低血压、心律失常、心肌梗死)

　嗜睡、意识障碍或不合作者

　易误吸者(吞咽反射异常,严重上消化道出血)

　痰液黏稠或有大量气道分泌物

　近期曾行面部或胃食管手术

　头面部外伤,固有的鼻咽部异常

　极度肥胖

　严重的胃肠胀气

表 2-24-5　有创性机械通气在 COPD 加重期的应用指征

严重呼吸困难,辅助呼吸肌参与呼吸,并出现胸腹矛盾呼吸

呼吸频率＞35 次/min

危及生命的低氧血症(PaO$_2$＜40mmHg 或 PaO$_2$/FiO$_2$＜200mmHg)

严重的呼吸性酸中毒(pH7.25)及高碳酸血症

呼吸抑制或停止

嗜睡,意识障碍

严重心血管系统并发症(低血压、休克、心力衰竭)

其他并发症(代谢紊乱、脓毒血症、肺炎、肺栓塞、气压伤、大量胸腔积液)

无创性正压通气治疗失败或存在无创性正压通气的使用禁忌证

6. 其他治疗　依病情维持液体和电解质平衡、营养支持、使用肝素或低分子肝素、痰液引流以及治疗伴随疾病和并发症等。

（迟春花）

第二十五章　支气管哮喘

一、定义

支气管哮喘是由多种细胞包括气道的炎症细胞和结构细胞（如嗜酸性粒细胞、肥大细胞、T 淋巴细胞、嗜中性粒细胞、平滑肌细胞、气道上皮细胞等）和细胞产物参与的气道慢性炎症性疾患。这种慢性炎症导致气道高反应性，通常出现广泛多变的可逆性气流受限，并引起反复发作性的喘息、气急、胸闷或咳嗽等症状，常在夜间和（或）清晨发作、加剧，多数患者可自行缓解或经治疗后缓解。

二、发病机制

发病机制目前尚不完全清楚。可能与以下因素有关：

（一）气道炎症机制

哮喘的本质及病理特征是慢性气道炎症，是各种炎症细胞和结构细胞、炎症因子及介质相互作用的结果。

（二）免疫与变态反应机制

主要由过敏原、抗体、细胞、受体和介质 5 个环节构成。由于哮喘患者的特应性（Atopy）体质，在接触过敏原后可产生速发变态反应和迟发变态反应。

（三）气道神经调控异常

胆碱能神经亢进、β 受体缺陷、非肾上腺素能非胆碱能神经（NANC）障碍及神经肽类物质参与等。

（四）遗传机制

哮喘是一种多基因遗传疾病。导致哮喘发病以及加重的危险因素多种多样，它们之间存在基因与基因、基因与环境以及环境与环境等多种因素的相互作用影响。目前已明确以下基因可能为与哮喘发病有关:①第5号染色体长臂3区1带至3区3带(5q31.1-33)的 IL-3、IL-4、IL-9、IL-13、GM-CSF 基因与 IgE 调节和气道炎症发生有关;②第6号染色体(6p21.3)的 HLAD 和 TNF-α 基因与抗原递呈和介导炎症反应有关;③第11号染色体长臂1区3带(11q13)上的 FcεRⅠ-β 基因与特应性有关;④第12号染色体长臂上(12q14.3,12q24.2)的 IFN-γ 基因及一氧化氮合成酶结构式基因(NOS1)基因等与哮喘特应性和 IgE 调节有关;⑤第13号染色体长臂1区4带(13q14)的基因编码产物与特应性疾病有关;⑥第14号染色体(14q11.2-13)的 TCR 基因可能影响特应性 IgE 反应;⑦第17号染色体(17q21)上的 Aiolos 基因与与血清 IgE 呈负相关。

三、危险因素

哮喘的相关危险因素分为宿主因素和环境因素。

（一）宿主因素

包括遗传因素、特应性体质、气道高反应性、性别及肥胖等。

（二）环境因素

是指影响易感个体,加速哮喘恶化和/或导致持续出现哮喘症状的因素。诱发因素主要包括:

1. 过敏原　如屋尘螨、蟑螂、真菌、动物毛发（狗、猫及老鼠）、花粉、霉菌等。

2. 呼吸道病毒感染。

3. 空气污染及刺激性有害气体　二氧化硫、一氧化碳、吸烟、室内装修材料、杀虫剂、蚊香等。

4. 食物（鱼、虾、蟹、鸡蛋、牛奶及坚果等）和药物（如阿司匹林、β受体阻断剂等）。

5. 运动和剧烈情绪波动　短跑、长跑和登山等以及紧张、兴奋或强烈情绪。

6. 气候和气温的变化　冷空气、气压低等。

7. 职业性致敏物质　指各种有机物及无机物,以尘埃、蒸汽或烟雾形式进入工作环境。如异氰酸酯类（塑料、油漆、橡胶等）、实验动物蛋白及化学制药等。

四、病理生理

哮喘的病理生理基础主要由气道炎症及气道高反应性、气道平滑肌功能异常、气道阻塞和气道重塑等综合构成。

（一）气道炎症及气道高反应性

1. 气道炎症引起黏液过度增多及末梢神经裸露，导致气道高反应性；

2. 气道平滑肌功能异常引起气道阻力增加及气道壁增厚；

3. 气道上皮损伤，纤毛柱状上皮的脱落；

4. 气道上皮下神经末梢裸露，使感觉神经致敏，导致气道高反应性。

（二）气道平滑肌功能异常

1. 支气管平滑肌收缩。

2. 气道黏膜水肿。

3. 气道壁增厚。

4. 黏液过度分泌及黏液栓形成。

（三）气道重塑

1. 气道炎症及其介质。

2. 气道壁平滑肌增生肥厚。

3. 基底膜增厚及纤维组织增生。

4. 假复层柱状上皮化生。

5. 气道高反应性。

五、临床表现

（一）病史采集

1. 询问有无反复发作性喘息、气短、胸闷或咳嗽症状。

2. 上述症状是否在夜间或清晨发作或加重，是否有季节性发作或加重。

3. 上述症状是否与接触变应原、剧烈运动、冷空气以及上呼吸道感染等有关。

4. 上述症状可否自行缓解或治疗后缓解。

5. 询问有无过敏性鼻炎或湿疹病史、食物或药物过敏史。

6. 询问有无哮喘家族史。

7. 如确诊为哮喘,应了解其既往诊治情况。

8. 应询问鼻部和胃肠道症状,如鼻塞、流涕和烧灼感、腹胀及反酸等有助于除外胃食管反流疾病和后鼻滴漏综合征。

（二）症状

1. 典型症状为反复发作性喘息、气短、胸闷或咳嗽,尤其在夜间和清晨症状加重。典型哮喘发作为呼气性呼吸困难。部分患者可有先兆症状:如鼻痒、打喷嚏、眼痒、干咳等。

2. 症状多与接触变应原、冷空气、物理化学性刺激,病毒性上呼吸道感染、运动等有关。症状常在夜间和（或）清晨发作。某些哮喘患者哮喘发作具有季节规律,如变应性哮喘常在夏秋季发作。对花粉过敏者易在春夏季节频繁发作,花粉季节过后病情趋于好转或稳定。

3. 上述症状可自行缓解或经用抗感染和（或）平喘药物治疗后缓解。

（三）体征

1. 典型体征为发作时在双肺可闻及散在或弥漫性、以呼气相为主的哮鸣音,呼气相延长。然而,在缓解期两肺呼吸音可正常。

2. 发作时胸廓过度充气,严重者可有说话困难、端坐呼吸及明显的三凹征。

3. 危重哮喘患者哮鸣音会减弱或消失,称"寂静肺"（Silent Chest）。可有呼吸频率增快、心率增快、紫绀或意识障碍。

六、辅助检查

（一）肺功能检查

1. 气道功能检测

（1）哮喘主要特征是阻塞性通气功能障碍,气道阻力增高。

①第一秒用力呼气容积及最大呼气流速:在哮喘发作期或部分慢性持续性哮喘及哮喘未控制的患者第一秒用力呼气容积（FEV_1）、FEV_1 占预计值的百分率（$FEV_1\%$）、最大呼气流速（PEF）以及 FEV_1/FVC 常有降低,表明有不同程度的气道阻塞,

而在缓解期或轻度哮喘患者 $FEV_1\%$ 和 FEV_1/FVC 可在正常范围。

②肺活量:哮喘患者肺活量(VC)可正常,但用力肺活量(FVC)降低,FVC<VC 降低。

③最大呼气中期流量及用力呼气中、末段流量:最大呼气中期流量(MMFR、$FEF_{25\%\sim75\%}$),用力呼气中、末段流量($FEF_{50\%}$、$FEF_{75\%}$)常显著减低。上述指标均反映小气道功能。在哮喘发作期 $FEF_{25\%\sim75\%}$、$FEF_{50\%}$、$FEF_{75\%}$ 均可减低,即使在缓解期上述指标异常依然存在。

④功能残气量、肺总量:在哮喘发作期或合并阻塞性肺气肿患者功能残气量(FRC)、肺总量(TCL)及残气量/肺总量(RC/TCL)可增高。

以上肺功能指标在哮喘缓解后可逐渐恢复正常或改善。

(2)支气管舒张试验:也称气道可逆性检查。协助哮喘的诊断和评估哮喘的控制程度。

①适应证:临床表现不典型、疑诊为哮喘的患者,其 FEV_1<70%预计值,且无吸入 β_2 受体激动剂的禁忌证。

②注意事项:检查前应停用以下药物:吸入型短效 β_2 受体激动剂或抗胆碱能药停用≥6h,口服短效 β_2 受体激动剂或茶碱停用≥12h,长效 β_2 受体激动剂停用≥48h,吸入型糖皮质激素停用≥12h,口服糖皮质激素停用≥24h,抗组胺药物停用≥48h。

③判断指标:FEV_1 在给予 β_2 受体激动剂后增加≥12%,且 FEV_1 增加绝对值≥200ml 为阳性或使用 β_2 受体激动剂后 PEF增加≥20%为阳性,提示存在可逆性气流受限,有助于哮喘的诊断。但阴性结果不能作为否认哮喘诊断的依据。

(3)支气管激发试验:也称气道反应性测定,用以协助哮喘的诊断。

①适应证:临床疑诊为哮喘的患者,包括咳嗽变异型哮喘、职业性哮喘或其他伴有气道高反应性增高的疾病等。FEV_1>70%预计值,且无吸入诱发剂过敏者。也可用于判断治疗前后气道反应性是否改变及临床疗效评估。

②禁忌证:对吸入诱发剂过敏者。肺功能较差,当 FEV_1<

60%预计值者、哮喘发作加重期、近 4 周内呼吸道感染、严重高血压、心功能不稳定、肺大泡及气胸、妊娠及哺乳期妇女等均不宜做支气管激发试验。

③注意事项:检查前应停用以下药物:吸入型短效 β_2 受体激动剂或抗胆碱能药停用≥6h,口服短效 β_2 受体激动剂或茶碱停用≥12h,长效 β_2 受体激动剂或缓释型停用≥48h,吸入型糖皮质激素停用≥12h,口服糖皮质激素停用≥24h,抗组胺药物停用≥48h。应避免剧烈运动、吸冷空气≥2h,避免吸烟、饮咖啡及可口可乐≥6h。

④判断指标:FEV_1 或 PEF 较基础值下降≥20%,或比气道传导率(sGaw)下降≥35%为阳性。

(4)最大呼气流速(PEF)的日内变异率或昼夜波动率>20%提示存在可逆性气流受限,有助于哮喘的诊断。

2. 血气分析 轻度或中度哮喘急性发作,可有血氧分压降低,血二氧化碳正常或降低,甚至伴有呼吸性碱中毒。而重度哮喘病人可伴有低氧血症或呼吸衰竭,当病情继续加重,可出现高碳酸血症。

(二)胸部 X 线检查

无特异性。常见为肺纹理增多、紊乱,亦可表现正常。急性发作或慢性哮喘患者可有肺通气过度,部分病人可有肺大泡、气胸、纵隔气肿或肺动脉高压等合并症。此外胸部 X 线检查可有助于除外因气道异物、肺癌及甲状腺肿等气道阻塞或充血性心衰所致等非哮喘性疾病。

(三)特异性变应原检查

可分为体内和体外诊断。体外特异性变应原其是通过一次采血即可完成多种微量的特异性抗体试验。体内变应原检查通常采用变应原皮肤点刺试验。体内外特异性变应原测定证实哮喘患者的变态反应状态,有助于了解导致哮喘发生和加重的危险因素,也可帮助确定特异性免疫治疗方案。

(四)实验室检查

哮喘可有血嗜酸细胞粒细胞增高,痰液嗜酸细胞粒细胞或中性粒细胞增高可评估与哮喘相关的气道炎症。呼出气成分如

NO分压(FeNO)也可作为哮喘时气道炎症的无创性标志物。

七、诊断

(一)诊断标准

1. 反复发作喘息、气急、胸闷或咳嗽,多与接触变应原、冷空气、物理化学性刺激,病毒性上呼吸道感染、运动等有关。

2. 发作时在双肺可闻及散在或弥漫性、以呼气相为主的哮鸣音,呼气相延长。

3. 上述症状可经治疗缓解或自行缓解。

4. 除外其他疾病所引起的喘息、气急、胸闷和咳嗽。

5. 临床表现不典型者(如无明显喘息或体征),应至少具备以下一项试验阳性:①支气管激发试验或运动试验阳性;②支气管舒张试验阳性(FEV_1 增加≥12%,在成人且 FEV_1 增加绝对值≥200ml;或 PEF 增加≥20%或 PEF 增加≥60L/min);③PEF日内变异率或昼夜波动率≥20%。

符合1~4条或4、5条者,可以诊断为支气管哮喘。

(二)哮喘诊断流程图请见图 2-25-1。

(三)哮喘分期

根据临床表现支气管哮喘可分为急性发作期、慢性持续期和临床缓解期。

1. **急性发作期** 指喘息、气急、咳嗽、胸闷等症状突然发生,或原有症状急剧加重,常有呼吸困难,以呼气流量降低为特征,常因接触变应原等刺激物或呼吸道感染等所致。可在数小时或数天内出现,偶尔可在数分钟内危及生命。

2. **慢性持续期** 是指每周均不同频度和(或)不同程度地出现喘息、气急、胸闷、咳嗽等症状。

3. **临床缓解期** 系指经过治疗或未经治疗症状、体征消失,肺功能恢复到急性发作前水平,并维持 3 个月以上。

(四)哮喘分级

1. **病情严重程度的分级** 主要用于治疗前或初始治疗时严重程度的判断,见表 2-25-1。

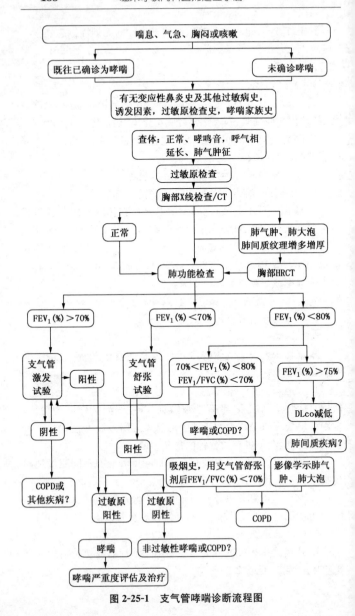

图 2-25-1 支气管哮喘诊断流程图

表 2-25-1　治疗前或初始治疗时哮喘病情严重程度的分级

分级	临床特点
间歇状态 （第 1 级）	症状<每周 1 次 短暂出现 夜间哮喘症状≤每月 2 次 FEV_1≥80%预计值或 PEF≥80%个人最佳值，PEF 或 FEV_1 变异率<20%
轻度持续 （第 2 级）	症状≥每周 1 次，但<每日 1 次 可能影响活动和睡眠 夜间哮喘症状>每月 2 次，但<每周 1 次 FEV_1≥80%预计值或 PEF≥80%个人最佳值，PEF 或 FEV_1 变异率 20%～30%
中度持续 （第 3 级）	每日有症状 影响活动和睡眠 夜间哮喘症状≥每周 1 次 $FEV_1$60%～79%预计值或 PEF60%～79%个人最佳值，PEF 或 FEV_1 变异率>30%
重度持续 （第 4 级）	每日有症状 频繁出现 经常出现夜间哮喘症状 体力活动受限 FEV_1<60%预计值或 PEF<60%个人最佳值，PEF 或 FEV_1 变异率>30%

2. 控制水平的分级　当患者已经处于规范化分级治疗期间，分级则应根据哮喘的控制水平来判断。这种分级方法更容易被临床医师掌握，有利于指导临床治疗，以取得更好的哮喘控制。控制水平分级见表 2-25-2。

表 2-25-2　治疗期间控制水平分级

	完全控制(满足以下所有条件)	部分控制(在任何一周内出现以下任何一项特征)	未控制(在如何一周内)
白天症状	无(或≤2 次/周)	>2 次/周	出现≥3 项部分控制特征
活动受限	无	有	
夜间症状/憋醒	无	有	
需要使用缓解药的次数	无(或≤2 次/周)	>2 次/周	
肺功能（PEF或 FEV1)	正常或≥正常预计值/本人最佳值的 80%	<正常预计值(或本人最佳值)的 80%	
急性发作	无	≥每年 1 次	在任何一周内出现 1 次

　　3. 哮喘急性发作时的分级　见表 2-25-3。只要符合某一严重程度的某些指标，而不需满足全部指标，即可提示为该级别的急性发作。

表 2-25-3　哮喘急性发作时病情严重程度的分级

临床特点	轻度	中度	重度	危重
气短	步 行、上楼时	稍事活动	休息时	
体位	可平卧	喜坐位	端坐呼吸	
讲话方式	连续成句	单词	单字	不能讲话
精神状态	可 有 焦虑,尚安静	时有焦虑或烦燥	常有焦虑、烦躁	嗜睡或意识模糊

续表

临床特点	轻度	中度	重度	危重
出汗	无	有	大汗淋漓	
呼吸频率	轻度增加	增加	常>30 次/min	
辅助呼吸肌活动及三凹征	常无	可有	常有	胸腹矛盾运动
哮鸣音	散在,呼吸末期	响亮、弥漫	响亮、弥漫	减弱、乃至无
脉率（次/min)	<100	100~120	>120	脉率变慢或不规则
奇脉	无，<10mmHg	可有,10~25mmHg	常有，>25mmHg(成人)20～40mmHg(儿童)	无,提示呼吸肌疲劳
最初支气管扩张剂治疗后 PE 占预计值或个人最佳值%	>80%	60%～80%	<60% 或 <100L/min 或作用持续时间<2h	
PaO_2（吸空气,mmHg)	正常	≥60	<60	<60
$PaCO_2$（mmHg)	<45	≤45	>45	>45
SaO_2（吸空气,%)	>95	91~95	≤90	≤90
pH 值				降低

八、鉴别诊断

支气管哮喘应与慢性喘息性支气管炎或慢性阻塞性肺疾病（COPD）、充血性心衰、肺嗜酸性粒细胞浸润、上气道阻塞、变应性支气管肺曲菌病（ABPA）、肺间质性疾病等相鉴别（表 2-25-4）。

表 2-25-4　哮喘的鉴别诊断

疾病鉴别	诊断要点
慢性喘息性支气管炎/COPD	1. 多为中老年人，常有吸烟史； 2. 好发于秋冬寒冷季节，常有反复呼吸道感染史，多无过敏史； 3. 主要症状为慢性咳嗽、咯痰，部分伴有喘息、气短或呼吸困难、可能会发生全身性症状，如体重下降、食欲减退、外周肌肉萎缩和功能障碍等； 4. 可有桶状胸体征，两肺常可有水泡音； 5. 肺功能检查为不能完全可逆的气流受限、支气管舒张试验常阴性； 6. 胸部 CT 可发现肺气肿征或肺大疱形成。
心源性哮喘（左心衰竭引起的喘息样呼吸困难）	1. 常见急性左心功能不全，多有高血压、冠心病、风心病、二尖瓣狭窄等心脏病史； 2. 中老年患者多见； 3. 临床症状常见突发气急，呼吸困难，端坐呼吸，烦躁，阵发性咳嗽，常咳出粉红色泡沫痰等； 4. 两肺可闻及广泛的湿啰音和哮鸣音，心率增快，心尖部可闻及奔马律； 5. 胸片上可见心脏增大和肺淤血征象等； 6. 予以强心、利尿、扩血管药治疗有效。
肺嗜酸性粒细胞浸润	1. 病程短、常伴发热、乏力等症状； 2. 有变应原接触史； 3. 胸部可闻及细湿啰音或捻发音； 4. 胸 X 线片状、云雾状阴影，呈游走性； 5. 血中嗜酸细胞升高常>20%； 6. 肺功能多呈限制性通气障碍，弥散功能减低。

续表

疾病鉴别	诊断要点
上气道阻塞	1. 吸气性呼吸困难、症状持续存在或进行性加重,常伴有剧烈咳嗽;
	2. 局部可闻及吸气性干鸣音;查体可见"三凹征";
	3. 由于气道肿瘤、异物或水肿所致或气道外源性压迫(甲状腺);
	4. 喉镜、支气管镜及 CT 检查可确定病变的部位、性质和程度,有助于确诊;
	5. 肺功能检查其流量-容积曲线表现为吸气和呼气流速均明显下降,且程度呈矩形;
	6. 支气管扩张剂治疗无效。
变应性支气管肺曲菌病(ABPA)	1. 常咳棕褐色黏稠或咯血、或咳出支气管树状痰栓;
	2. 痰培养可有曲霉菌生长;
	3. 血清总 IgE 浓度($>$1000ng/ml)升高;
	4. 霉菌变应原特异性 IgE/IgG 抗体效价升高;
	5. 霉菌变应原速发性皮肤试验阳性;
	6. 外周血嗜酸粒细胞增多;
	7. 肺部游走性或固定性浸润病灶及中心性支气管扩张症。
肺间质性疾病	1. 发病年龄多在中年以上;
	2. 起病隐袭,主要表现为干咳、进行性活动后呼吸困难;
	3. 可出现全身症状,如疲倦、关节痛及体重下降等;
	4. 半数病人双肺下部可闻及 Velcro 音及杵状指(趾);
	5. X 线胸片或 CT 示磨玻璃样影、线状或网格状影及蜂窝样影等;
	6. 肺功能改变为限制性通气功能障碍、弥散功能下降 $FEV_{1.0}/FVC$ 正常或增加。

九、主要并发症

(一)肺气肿

若哮喘反复发作,肺充气过度,肺残气量逐渐增多,肺组织破坏,可形成肺气肿。

(二)慢性呼吸衰竭

长期反复哮喘发作导致气道阻塞可引起肺泡通气过低,肺通气与血流比例失调、肺内静脉血分流增加,发生低氧血症或Ⅰ型呼吸衰竭,此外气道阻力增大,呼吸功增加使呼吸肌负荷加重,缺氧导致呼吸肌疲劳伴二氧化碳潴留,发展为Ⅱ型呼吸衰竭。

(三)慢性肺源性心脏病

哮喘患者在合并肺气肿及呼吸衰竭基础上,肺功能进一步损伤,可发展为肺动脉高压和肺心病。

(四)自发性气胸和纵膈气肿

因气道阻塞及肺泡过度膨胀导致肺泡内压增高,喘息加重或剧烈咳嗽易使胸膜下肺泡破裂,气体进入胸膜腔,从而发生气胸,如果肺泡破裂空气沿肺血管周围鞘膜进入纵隔则产生纵膈气肿。

(五)肺不张

哮喘患者气道阻塞或痉挛致使支气管狭窄,而气道上皮损伤和气道内黏稠分泌液潴留可形成黏液栓均可诱发肺不张。

十、治疗

(一)哮喘急性发作时的治疗

哮喘急性发作时应根据病情严重程度及治疗反应决定治疗方案,目的在于尽快缓解症状,解除气流受限和低氧血症。哮喘急性发作医院内处理流程见图 2-25-2。

重度哮喘急性发作治疗:

1. **雾化吸入短效 β_2 受体激动剂和抗胆碱能药物:**

(1)雾化吸入沙丁胺醇:沙丁胺醇溶液 2.5～5.0mg(0.5%沙丁胺醇溶液 0.25～0.5ml 加入 2.5ml 的生理盐水中),如仍症状无改善可每 20min1 次,共用 3 次,然后再每 4h 雾化吸入 0.25～5mg。

(2)联合雾化吸入沙丁胺醇及异丙托溴铵:吸入沙丁胺醇溶液 2.5～5.0mg(0.5%沙丁胺醇溶液 0.25～0.5ml)和吸入异丙

托溴铵溶液 0.5mg(2ml)加入生理盐水 2.5ml 中稀释后雾化吸入,根据需要每 4h 雾化吸入 1 次。但应注意上述药物导致的心动过速及心律不齐等不良反应。

2. 肾上腺糖皮质激素　甲泼尼龙 80～160mg/d,分 2～3 次静脉注射,应用 48h 后,随症状的改善,逐渐减量。琥珀酸氢化考的松 400～1000mg/日,临床缓解后改口服泼的松 30～60mg/d 维持治疗,病情稳定后逐渐减量。也可雾化吸入布地奈德雾化混悬液 1～2mg,每日 2 次,可作为全身激素剂量减少的辅助和补充。

3. 氨茶碱　首次负荷剂量 5mg/kg 加 50% 葡萄糖液稀释至 40ml 缓慢静脉注射(20～30 分钟),或每次 0.25～0.5g,用 5% 葡萄糖液稀释后缓慢静脉,继之以 0.5～0.8mg/(kg·h)速度维持静脉滴注,连续 2～3 天。老年人、充血性心力衰竭或肝功能损害者应用 1/2～1/3 剂量,如有条件单位可以进行茶碱浓度监测,如同时应用大环内酯类、H_2 受体拮抗剂、喹诺酮类药物时,茶碱剂量应酌减,有条件单位应监测其血药浓度。

4. 口服抗白三烯药物　孟鲁司特钠 10mg 1 次/日。

5. 氧疗　及早吸入较高浓度氧气(2～4L/min、FiO_2 > 0.5),并随时根据动脉血气分析结果及病情调节吸氧浓度,使 PaO_2 达 60mmHg 以上或经皮血氧饱和度(SaO_2)达 90% 以上。

6. 补液、纠正酸中毒　如果临床有脱水症状时,应予以补液,除鼓励口服摄入以外,不足的摄入量可静脉输注,每天摄液量应达 2500ml 左右。若呼吸性酸中毒时 pH < 7.20,或出现代谢性酸中毒(BE < −3mmol/L,HCO_3^- < 21mmol/L),即为补碱指征,可用 4%～5% 碳酸氢钠 1～2mg/kg 静脉滴注,以后复查血气再酌情给予。

7. 维持水电解质平衡　由于大量应用激素和抗利尿激素分泌增加,危重哮喘患者可出现低钾及低钠,应及时纠正。根据患者进食量、尿量、皮肤及呼吸道失水情况、心肾功能决定每日入量。

8. 抗生素　当如患者有肺炎或发热,脓痰,提示有呼吸道细菌感染时需应用抗生素,可根据痰涂片和痰细菌培养药敏试验结果选用。

9. 机械通气治疗 机械通气治疗是抢救危重度哮喘急性发作和哮喘猝死的重要措施。针对危重哮喘患者常规药物治疗无效或病情迅速恶化危及生命者可使用机械通气治疗。机械通气治疗适应症：①突发性呼吸停止、心脏骤停或即将发生呼吸心跳停止；②出现自主呼吸微弱（<10 次/min），意识障碍、嗜睡、甚至昏迷者；③呼吸窘迫，呼吸肌疲劳征象，如辅助呼吸肌参加呼吸运动，出现胸腹部呼吸运动矛盾现象；④伴有进行性呼吸衰竭，经充分药物治疗后，紫绀明显，仍有难以纠正的低氧血症，PaO_2 $\leq$60mmHg，SaO_2<90% 和或 $PaCO_2$$\geq$50mmHg，并有 CO_2 动态升高趋势，pH<7.25；⑤伴发心功能受损，心率>140 次/分，出现严重心律失常和代谢性酸中毒。

初始病情评估
病史、体检、检查结果（听诊、辅助呼吸肌的活动、心律、呼吸频率、PEF或FEV_1）、氧饱和度、动脉血气分析和其他检查

初始治疗
- 吸入短效 β_2 受体激动剂，通常采用雾化途径，每20min吸入一个剂量，共1h
- 吸氧，使氧饱和度≥90%（儿童≥95%）
- 若症状不能迅速缓解，或患者最近已口服糖皮质激素，或急性发作较重，使用全身性糖皮质激素
- 禁用镇静剂

再次病情评估
必要时再次体检并检测PEF、氧饱和度等

中度发作标准	严重发作标准
• PEF为预计值或个人最佳值的60%～80%	• 具有濒于致死性哮喘的高危因素
• 体检：中等度症状、辅助呼吸肌活动治疗	• PEF<预计值或个人最佳值的60%。
• 氧疗	• 体检：静息时症状严重，"三凹征"
• 每60min吸入 β_2 受体激动剂和抗胆碱能药物	• 病史：高危患者
• 考虑使用糖皮质激素	• 初始治疗无改善
• 若病情有改善，持续治疗1～3h	治疗：
	• 联合雾化吸入 β_2 受体激动剂和抗胆碱能药物
	• 氧疗
	• 全身使用糖皮质激素
	• 考虑静脉使用茶碱类药物
	• 考虑静脉使用 β_2 受体激动剂
	• 考虑静脉使用镁剂

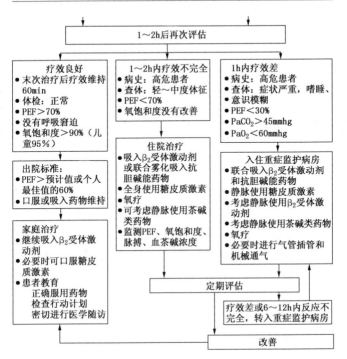

图 2-25-2 哮喘急性发作医院内处理流程图

（二）慢性哮喘的治疗

根据哮喘控制水平类别（完全控制、部分控制、未控制）分别选择适当的治疗方案。哮喘治疗的目标是达到并维持哮喘控制。定期随访，评估及监测患者哮喘控制程度，并根据病情变化及时修订治疗方案，给予升级或降级治疗。慢性哮喘患者长期治疗分为 5 级阶梯式治疗方案（见表 2-25-5）。对以往未经规范治疗的初诊哮喘患者可选择第 2 级治疗方案，症状明显的哮喘患者，应直接选择第 3 级治疗方案。

当哮喘控制并维持至少 3 个月后，治疗方案可以降级。推荐的减量方案：①单独吸入中-高剂量吸入糖皮质激素的患者，将吸入糖皮质激素剂量减少 50%；②吸入糖皮质激素和长效 β_2 受体激动剂联合用药的患者，先将吸入激素剂量减少 50%，长效 β_2

受体激动剂剂量不变,当达到最低剂量联合治疗水平时,可选择改为每日 1 次联合用药或停用长效 β₂ 受体激动剂,单用吸入激素治疗。通常情况下,患者在初诊后 1~3 个月随访,以后每 3 个月随访一次。如出现哮喘发作时,应在 2 周至 1 个月内进行随访。

表 2-25-5　根据哮喘病情控制分级制定治疗方案(适用于 5 岁以上患者)

病情控制分级	降级	使用最少的药物维持控制
完全控制		
部分控制		升级治疗达到控制
未控制	升级	
急性发作		

← 降级		治疗步骤	升级 →	
1 级	2 级	3 级	4 级	5 级
哮喘教育、环境控制				
按需使用短效 β₂ 受体激动剂	按需使用短效 β₂ 受体激动剂			
控制性药物	选用一种	选用一种	加用一种或以上	加用一种或两种
	低剂量 ICS	低剂量 ICS 加 LABA	中、高剂量 ICS 加 LABA	口服最小剂量糖皮质激素
	白三烯调节剂	中高剂量 ICS	或白三烯调节剂	抗 IgE 治疗
		低剂量的 ICS 加白三烯调节剂	或缓释茶碱	
		低剂量 ICS 加缓释茶碱		

注:ICS:吸入型糖皮质激素　　LABA:长效 β₂ 受体激动剂

表 2-25-6 常用吸入型糖皮质激素的每天剂量与互换关系

药物	低剂量(μg)	中剂量(μg)	高剂量(μg)
二丙酸倍氯米松	200～500	500～1000	＞1000～2000
布地奈德	200～400	400～800	＞800～1600
丙酸氟替卡松	100～250	250～500	＞500～1000
环索奈德	80～160	160～320	＞320～1280

十一、预防

1. 一级预防 从胎儿、婴幼儿开始,预防其发展为变应性体质。包括:①避免孕期和幼儿期吸烟和被动吸烟,同时应禁止在工作场所吸烟;②避免妊娠母亲及婴幼儿与变应原(住房潮湿、室内空气污染、尘、螨、蟑螂、动物皮毛及工作环境中致敏原)接触。

2. 二级预防 以婴幼儿为重点,防治病毒感染、变应性鼻炎及特应性皮炎,以防止哮喘发生。对尘、螨、宠物或蟑螂敏感的幼儿,应减少接触这些变应原,防止发病。对职业性变应原敏感并产生症状的人员,应避免接触。

3. 三级预防(早期干预) 早期诊断、早期治疗。在哮喘发病早期立即开始干预,防止发展为长期慢性持续性哮喘。有指证者可考虑免疫治疗。

(胡 红)

第二十六章　支气管扩张

一、定义

支气管扩张(Bronchiectasis)是指近端中等大小的支气管由于管壁的肌肉和弹性成分的破坏导致其异常扩张,这种扩张通常伴有慢性细菌感染。本病多见于儿童和青年,主要临床表现为慢性咳嗽,伴大量恶臭痰和反复咯血。

二、病因和发病机制

支气管扩张并非一种独立的疾病,多种直接或间接影响支气管壁防御功能的疾病均可导致支气管扩张。根据其作用机制的不同,可将支气管扩张的病因分为支气管肺脏感染和支气管阻塞两大类,且二者之间相互影响,最终导致支气管管壁结构破坏而发生支气管扩张。

(一)支气管肺脏感染因素

1. 病毒感染　以往麻疹病毒是引起支气管扩张的常见病因,目前腺病毒、流感病毒、单纯疱疹病毒等常可导致病毒性支气管炎,尤其在儿童更为常见,病毒感染尚可诱发支气管肺脏的细菌感染,损害支气管壁各层组织,使支气管弹性减弱,从而导致支气管扩张。

2. 细菌感染　结核杆菌、金黄色葡萄球菌、克雷伯杆菌、流感杆菌是支气管肺脏感染的常见病因,近年来绿脓杆菌等革兰氏阴性杆菌感染所致支气管扩张亦有增加的趋势。结核杆菌或金黄色葡萄球菌等致病菌可导致坏死性支气管肺炎,从而造成支气管壁破坏,且结核病灶愈合后的纤维组织牵张亦可引起支气管扩张。

3. 真菌和支原体感染　真菌感染如组织胞浆菌病或支原体

感染也是支气管扩张的常见病因,变态反应性肺曲菌病亦可损害支气管壁组织,导致段支气管近端的扩张。

（二）支气管阻塞因素

1. **肺脏疾病**　吸入异物,肺脏肿瘤,肺门淋巴结肿大,慢性阻塞性肺疾病以及支气管淀粉样变等疾病也常可导致支气管阻塞。支气管阻塞可引起支气管廓清功能减弱,促进细菌感染,同时可增加受累气道周围的肺泡内压力,促进支气管扩张的发生。

2. **遗传性缺陷**　黏液-纤毛功能障碍,α_1-抗胰蛋白酶缺乏,囊性纤维化(CF)等均可导致支气管腔阻塞。

3. **先天性解剖学缺陷**　肺隔离症为先天性发育异常,其隔离肺组织与正常肺组织相连,隔离肺一般没有支气管与正常肺组织相通,出现感染时则可与之相通而发生支气管扩张。此外,支气管软化、支气管囊肿、软骨缺陷、支气管内畸胎瘤、巨大气管-支气管、异位支气管、气管-食管瘘等疾病,由于先天性支气管壁组织发育异常,常可导致支气管扩张。

4. **免疫缺陷**　支气管扩张亦与免疫系统缺陷有关,且体液免疫缺陷比细胞免疫缺陷更易发生支气管扩张。低丙种球蛋白血症患者因缺乏免疫球蛋白易导致复发性细菌感染,常见反复的支气管肺脏感染,其患支气管扩张的危险亦明显增加。

支气管扩张存在着几个分类系统,大多数都是以支气管镜和尸检所见到的支气管的解剖异常为基础。目前常用的是 Reid 在 1950 年提出的分类系统,包括:①柱状支气管扩张,这种支气管的横截面是等大的;②囊柱状支气管扩张,在柱状支气管扩张上存在局限的缩窄,使支气管外观不规则,类似于曲张静脉;③囊状支气管扩张,越靠近肺的外周,扩张越明显,支气管最终形成气球样结构。

三、临床表现

支气管扩张可发生于任何年龄,但以青少年为多见。大多数支气管扩张患者在幼年曾有麻疹、百日咳或支气管肺炎的病史,一些支气管扩张患者可能伴有慢性鼻窦炎或家族性免疫缺陷病史。

（一）症状

1. **慢性咳嗽,咳大量脓痰** 支气管扩张患者的症状可以分为 2 个部分;支气管扩张本身引起的和原发病变引起的。支气管扩张本身可以引起的症状有:慢性咳嗽、脓痰、发热、乏力和体重下降。咳痰的量和性状取决于病情轻重及是否合并感染。咳嗽通常发生于早晨和晚上。如果以 24 小时的痰量作为评价疾病严重性的指标,可以将其分为轻、中和重度支气管扩张,其 24 小时痰量分别为小于 10ml、10～150ml 和 150ml 以上。当合并急性感染时,咳嗽和咳痰量明显增加,每天痰量可达 150～600ml,痰液常呈黄绿色脓痰,有厌氧菌感染者,常有臭味和呼出气恶臭。

2. **咯血** 咯血可反复发生,程度不等,从脓痰中带血丝至大量咯血,咯血量与病情严重程度有时不一致。一些患者可以咯血为首发症状;另一些患者无咳嗽、咳痰,而以咯血为唯一表现,临床上称为"干性支气管扩张",可出现反复大量咯血。由于出血通常是来自支气管动脉或体循环压力下的支气管-肺吻合支,咯血也可发展为每天大于 250ml 的大咯血。

3. **其他** 部分支气管扩张患者会出现呼吸困难。严重呼吸困难可能与合并的疾病如慢性支气管炎和肺气肿有关。支气管扩张若反复继发感染,患者可有发热、咳嗽、咳痰、气急和咯血等症状。支气管扩张迁延不愈而反复发作者,可有食欲减退、消瘦和贫血。研究证实,由于支气管的持续炎症反应,部分患者可出现可逆性的气流阻塞和气道高反应性,表现为喘息、呼吸困难。重症支气管扩张患者由于支气管肺组织化脓性炎症和广泛的肺组织纤维化,可并发阻塞性肺气肿,亦可产生上述症状。极其严重者,可导致心脏负担加重,甚或右心功能衰竭而发生下肢水肿、腹腔积液和呼吸困难加重等。

（二）体征

部分患者中呼出气有恶臭,有的患者有杵状指、发绀。可能会有鼻息肉或慢性鼻窦炎。肺基底部可以听到啰音,哮鸣音也可以听到,尤其是有活动性感染时。

（三）并发症

支气管扩张常见的并发症有反复的肺部感染、脓胸、气胸和肺脓肿，也有并发脑脓肿、淀粉样变的报道，一小部分患者可并发肺心病。

四、实验室和辅助检查

（一）胸部 X 线检查

胸部 X 线片在支气管扩张早期常无特殊发现。以后胸片可显示一侧或双侧下肺纹理明显粗乱增多，边缘模糊，在增多的纹理中可有管状透亮区，为管壁明显增厚的支气管影，称为"轨道"征。严重病例肺纹理可呈网状，表现为多个圆形薄壁透亮区，直径 $0.5\sim3cm$，囊内可有小液平面。继发感染时可引起肺实质炎症，胸片显示多数小片或斑片状模糊影，或呈大片非均匀性密度增高影。

（二）CT 扫描

HRCT 是诊断支扩最好的方法，比胸部 X 线更清晰，更能定位。HRCT 的特异性异常为：气道扩张、增粗＞1.5 倍，大小接近相邻血管，气道向外周走行的正常逐渐变细的规律消失，沿气道有曲张样的狭窄及支气管末端见到气囊。肺气肿患者可见起源于一个气道的薄壁肺大泡。囊性纤维化及过敏性支气管肺曲菌病分布于上叶，而分支杆菌合并感染常累及中叶或舌叶，支扩最常累及下叶。在 HRCT 上，扩张的气道可见于其他疾病，如哮喘、慢支、肺纤维化（牵拉性支扩），易于与支扩混淆。

（三）支气管碘油造影术

支气管碘油造影可明确支气管扩张的部位、性质和范围，为外科手术提供重要的资料。造影术前必须在肺部炎症控制 2～3 周后进行。有大咯血者应停止咯血 2 周以上，才可考虑支气管造影术。有病变的支气管呈现柱状、囊状或囊柱状扩张，支气管聚拢。目前，随着 CT 尤其是 HRCT 的应用和普及，支气管碘油造影的应用已逐渐被 HRCT 取代，已很少应用。

（四）肺功能检查

病变比较局限的支气管扩张，患者的肺功能无明显改变。

支气管扩张的肺功能损害主要变现为阻塞性通气功能障碍，FEV_1、最大通气量、FEV_1/FVC 及小气道用力呼气流速（$FEF_{25\%\sim75\%}$）均降低，而残气量/肺总量比增高。当发展至广泛性肺组织纤维化时，肺功能可出现弥散功能障碍。

（五）支气管镜检查

对支气管扩张的诊断价值不大，但可明确支气管扩张患者的支气管阻塞或出血部位。保护性刷检和冲洗检查对确定支气管扩张感染的病原学有重要价值，且经支气管冲洗可清除气道内分泌物，对病情控制有一定帮助。

（六）其他检查

血常规检查：白细胞计数和分类升高提示支气管扩张患者存在急性细菌感染。痰培养及药敏试验可判断致病微生物，并对抗生素的选择具有重要的指导意义。血气分析有助于评价支气管扩张患者肺功能的受损程度。

五、诊断

当患者具有上述症状，尤其是咳脓痰而又除外了肺炎、肺气肿和肺脓肿等疾病后，应考虑到支气管扩张的可能性。临床上根据患者症状、体征和相关疾病的表现，可以初步做出支气管扩张的诊断。然而，尚需进行 X 线检查以明确诊断和判断病变的部位和程度。肺部 CT 或 HRCT 通常可确诊诊断，对确定需手术治疗者的病变范围具有重要的价值。

六、鉴别诊断

（一）慢性阻塞性肺疾病

慢性阻塞性肺疾病常有吸烟史或接触有害粉尘或物质职业史，多发生在中年以上的患者，在气候多变的冬春季节咳嗽、咳痰明显，多为白色黏液痰。肺功能呈阻塞性通气功能障碍，HRCT 常发现小叶中央型肺气肿征象。

（二）肺脓肿

往往有急性起病的病史，病初表现为高热、咳嗽、咳大量脓臭痰。X 线检查可见局部浓密炎症阴影，其中有空洞及液平，病灶往往单发,多位于右上叶后段、下叶背段或下叶后基底段。急性肺脓肿经有效抗生素治疗后,炎症可完全消退吸收。未及时抗感染治疗或疗效欠佳,空洞呈厚壁的慢性纤维组织增生,病程超过 3 个月,则形成慢性肺脓肿。

（三）肺结核

常有午后低热、夜间盗汗、消瘦、乏力等结核中毒症状。肺部病变多位于上肺或下叶背段,胸部影像学检查可见增殖、浸润和空洞等多种表现形式,痰结核杆菌检查阳性可确诊。

（四）先天性肺囊肿

X 线检查可见多个边界纤细的圆形或椭圆阴影,壁较薄,周围组织无浸润。支气管造影可助诊断。

七、治疗

（一）内科治疗

药物治疗的目标是控制症状以及延缓疾病的进展。支气管扩张通常继发于其他疾病,所以应该及时治疗原发病,对合并的鼻窦炎等应进行根治。

1. 抗生素治疗 急性感染发作者,应尽可能根据痰培养及药敏试验结果选择抗生素。抗生素治疗应持续 1～3 周,以达理想效果。慢性支气管扩张患者主要应加强引流痰液、预防感冒,必要时辅以适当抗菌药物。

2. 排痰治疗 痰液顺利排出可有效控制感染。有效的排痰方法有:物理治疗、药物祛痰以及经支气管镜吸引等。

3. 加强支气管引流 良好的体位引流也很重要,应用原则为使患肺位置抬高,引流支气管开口向下,以利于淤积于支气管内的脓痰流入大支气管和气管而被排出。

4. 支气管扩张剂 研究发现支气管扩张患者亦存在可逆性气流阻塞和气道高反应性,因此,可考虑使用支气管扩张剂进行治疗。研究证实雾化吸入非诺特罗和异丙托品可使支气管扩张患者肺功能明显改善。

5. 治疗咯血 少量咯血,可给予卡巴克络口服每次 10mg,每日 3 次;维生素 K_4 每次 4mg,每日 3 次。若出现大咯血,应紧急入院救治,必要时行支气管动脉栓塞术。

6. 预防支气管扩张急性发作　支气管扩张患者应戒烟,每年应定期接种流感疫苗和(或)肺炎球菌疫苗,或使用一些免疫调节剂,如卡介苗多糖核酸等,以增强抵抗力,有助于减少呼吸道感染和预防支气管扩张急性发作。

（二）外科手术

经治疗而反复感染或大咯血的患者,可考虑手术切除以求治愈。该法仅适用于病灶局限于一侧肺脏,最好是局限于一个肺叶或肺段的患者。研究证实对局限性支气管扩张实施外科手术治疗,可改善症状,提高生活质量并降低其病死率。手术适应证包括:①症状明显,病变局限于一叶或一侧肺组织,而无手术禁忌证者;②虽为双侧病变,但主要病变集中在一个肺叶,全身情况和心肺功能良好者;③反复大咯血患者,应在咯血稳定后明确诊断并确定病变部位,以及时进行手术治疗,大咯血进行保守治疗无效者,也可急诊手术治疗。但双侧弥散性、进展性支气管扩张患者不适宜外科手术治疗,单独内科保守治疗可获得比较满意的效果。

八、预防

针对麻疹和百日咳的儿童免疫有助于减少支气管扩张的发生。每年接种流感疫苗可预防流感所致的继发性肺部感染。肺炎疫苗可预防特定类型的肺炎及其严重并发症。对支气管-肺感染患者,早期应用抗生素治疗可预防支气管扩张或减低其严重程度。避免吸入有毒浓烟、气体、烟雾及有害粉尘,具有预防支气管扩张或降低其严重程度的作用。

（朱　红）

第二十七章 社区获得性肺炎

一、定义

社区获得性肺炎(Community-acquired Pneumonia,CAP)是指在医院外罹患的感染性肺实质(含肺泡壁,即广义上的肺间质)炎症,包括具有明确潜伏期的病原体感染而在入院后潜伏期内发病的肺炎。

二、流行病学及病原学

(一)流行病学

社区获得性肺炎是临床常见病。根据国外的统计,其发病率约为5%~11例次/(1000人·年),约20%的患者需要住院治疗,约10%的患者因病情严重需要入住重症监护病房(ICU),其总体病死率约1%~5%,其中,需要住院治疗的CAP患者的病死率约为12%,而需要入住ICU的重症患者CAP的病死率更高达40%。仅以美国为例,每年就有大约400万~560万人罹患CAP,其中60万~140万人需要住院治疗,死亡人数超过6万人,年病死人数高居各类感染性疾病之首,在所有死亡原因中高居第7位,用于CAP的直接医疗费用高达84亿~100亿美元/年。

(二)病原学

CAP的致病原包括细菌、病毒以及多种非典型致病原,构成情况比较复杂,常因地区、人群、季节的不同而变化。国外的流行病学调查结果显示,肺炎链球菌仍然是CAP最常见的致病原,流感嗜血杆菌也较为常见,而肺炎支原体、肺炎衣原体、军团菌等非典型致病原在CAP中的重要性正在逐渐增加。根据最近完成的两项全国性CAP致病原流行病学调查的结果,我国成人 CAP 的致病原构成具有两个重要特点：①肺炎支原体的感染率已经超过肺炎链球菌，成为我国成人 CAP 的首要致病原，而肺炎链球菌和流感嗜血杆菌仍是最为常见的 CAP 致病菌；②细菌与非典型致病原的混合感染在成人 CAP 中占有相当高的比例，在两项调查中均超过了 10%，与单纯细菌感染和单纯非典型致病原感染相比，此类感染的治疗难度更大，应引起足够的重视。在不同人群的致病原构成情况方面，年龄、基础疾病、PORT 评分是重要的影响因素，在年龄较小、无基础疾病、PORT 评分较低的 CAP 患者中，肺炎支原体感染更为常见，而在老年、有基础疾病、PORT 评分较高的 CAP 患者中，细菌尤其是革兰氏阴性肠道杆菌的感染比例明显升高。

表 2-27-1 为 CAP 不同患病人群的常见病原体构成情况，表 2-27-2、表 2-27-3 则分别列出了某些特定状态下 CAP 患者易感染的病原体以及增加某些特殊病原体感染风险的危险因素，可供临床选择经验性抗感染治疗方案时参考。

表 2-27-1 CAP 不同患病人群的常见病原体构成情况

CAP 患者	常见病原体
青壮年、无基础疾病患者	肺炎链球菌、肺炎支原体、流感嗜血杆菌、肺炎衣原体等
老年人或有基础疾病患者	肺炎链球菌、流感嗜血杆菌、需氧革兰氏阴性杆菌、金黄色葡萄球菌、卡他莫拉菌等
需入院治疗，但不必收住 ICU 的患者	肺炎链球菌、流感嗜血杆菌、混合感染（包括厌氧菌）、需氧革兰氏阴性杆菌、金黄色葡萄球菌、肺炎支原体、肺炎衣原体、呼吸道病毒等
需入住 ICU 的重症患者	
A 组：无铜绿假单胞菌感染危险因素	肺炎链球菌、需氧革兰氏阴性杆菌、嗜肺军团菌、肺炎支原体、流感嗜血杆菌、金黄色葡萄球菌等
B 组：有铜绿假单胞菌感染危险因素	A 组常见病原体＋铜绿假单胞菌

表 2-27-2 特定状态下 CAP 患者易感染的病原体

状态或合并症	易感染的特定病原体
酗酒的 CAP 患者	肺炎链球菌(包括耐药的肺炎链球菌)、厌氧菌、肠道革兰氏阴性杆菌、军团菌属
合并 COPD 或有长期吸烟史的 CAP 患者	肺炎链球菌、流感嗜血杆菌、卡他莫拉菌
居住在养老院的 CAP 患者	肺炎链球菌、肠道革兰氏阴性杆菌、流感嗜血杆菌、金黄色葡萄球菌、厌氧菌、肺炎衣原体、结核杆菌
继发于流感的 CAP 患者	金黄色葡萄球菌、肺炎链球菌、流感嗜血杆菌
接触鸟类的 CAP 患者	鹦鹉热衣原体、新型隐球菌
疑有吸入因素的 CAP 患者	厌氧菌
合并结构性肺病(支气管扩张、肺囊肿、弥漫性泛细支气管炎等)的 CAP 患者	铜绿假单胞菌、洋葱伯克霍尔德菌、金黄色葡萄球菌
近期应用过抗生素的 CAP 患者	耐药的肺炎链球菌、肠道革兰氏阴性杆菌、铜绿假单胞菌

表 2-27-3 增加 CAP 患者感染某些特殊病原体风险的危险因素

特定病原体	危险因素
耐药的肺炎链球菌	年龄大于 65 岁
	近 3 个月内应用过 β-内酰胺类抗生素治疗
	酗酒
	多种临床合并症
	免疫抑制性疾病(包括应用糖皮质激素治疗)
	接触日托中心的儿童

续表

特定病原体	危险因素
军团菌属	吸烟
	细胞免疫缺陷:如移植患者
	肾功能衰竭或肝功能衰竭
	糖尿病
	恶性肿瘤
肠道革兰氏阴性杆菌	居住在养老院
	心、肺基础病
	多种临床合并症
	近期应用过抗生素治疗
铜绿假单胞菌	结构性肺疾病(如支气管扩张、肺囊肿、弥漫性泛细支气管炎等)
	糖皮质激素应用(泼尼松$>10mg/d$)
	过去1月中广谱抗生素应用>7天
	营养不良
	外周血中性粒细胞计数$<1\times10^9/L$

三、临床表现

(一)症状

1. **呼吸道症状** 咳嗽为最常见的呼吸道症状,细菌感染者常伴有咳痰,铁锈色痰常提示肺炎链球菌感染,砖红色痰常提示肺炎克雷伯杆菌感染,金黄色脓性痰常提示金黄色葡萄球菌感染,黄绿色脓痰常提示铜绿假单胞菌感染。肺炎支原体、肺炎衣原体、嗜肺军团菌等非典型致病原感染常表现为干咳少痰。炎症累及胸膜可出现胸痛。病变范围较广或合并大量胸腔积液时可出现喘息和呼吸困难。

2. **全身症状** 发热是最常见的全身症状,可伴或不伴寒战、畏寒、全身不适、肌肉酸痛等,但老年患者或部分危重患者可以没有发热,甚至表现为体温不升。合并脓毒血症时可出现感染性休克的表现及相应肺外脏器受累的表现。

（二）体征

1. 肺部啰音　病变部位附近可闻及干、湿啰音,但部分患者可无肺部啰音。

2. 肺实变体征　出现实变时可出现叩诊实音、语颤增强、支气管呼吸音等肺实变体征。

3. 呼吸窘迫　重症患者可出现端坐呼吸、呼吸急促、辅助呼吸肌参加呼吸运动等呼吸窘迫体征。

4. 紫绀　合并呼吸衰竭或休克时可出现皮肤黏膜及四肢末梢紫绀。

5. 胸腔积液体征　合并胸腔积液时可出现叩诊浊音或实音、语颤减弱、呼吸音减弱或消失等胸腔积液体征。

四、实验室和辅助检查

（一）血常规

WBC$>10.0\times10^9$/L 或$<4.0\times10^9$/L,伴或不伴核左移。

（二）血浆感染标志物

常有 C-反应蛋白等炎症反应标志物的升高,重症患者合并脓毒血症时可有降钙素原的升高。

（三）胸部影像学检查

胸部 X 线检查或 CT 检查可见片状或斑片状浸润影、实变影,也可呈间质改变,伴或不伴胸腔积液。

（四）病原学检查

1. 病原学检查的实施原则　青壮年、无基础疾病、无耐药菌感染危险因素的轻症 CAP 患者,一般可在门诊治疗,不需要常规进行病原学检查。符合以下任意一项的 CAP 患者,建议进行系统的病原学检查:①年龄>65 岁;②有免疫缺陷(包括使用糖皮质激素治疗)或严重基础疾病;③有耐药菌感染的危险因素;④需要住院治疗的 CAP 患者。

2. 病原学检查项目

(1)痰涂片:合格痰标本(涂片鳞状上皮细胞<10 个/低倍视

野,多核白细胞>25个/低倍视野,或二者比例<1:2.5)经革兰氏染色后油镜检查见到典型形态的肺炎链球菌或流感嗜血杆菌有诊断价值。

(2)呼吸道标本培养:痰是最常用、最方便且无创伤性的呼吸道病原学诊断标本,但易被口咽部细菌污染。采用合格的痰标本(涂片鳞状上皮细胞<10个/低倍视野,多核白细胞>25个/低倍视野,或二者比例<1:2.5)进行培养可以提高其参考价值。经气管镜引导获得的下呼吸道分泌物标本进行定量或半定量培养,可以获得有诊断价值的结果。一般认为,经纤维支气管镜或人工气道吸引获得的下呼吸道标本培养得到的病原菌浓度$\geqslant 10^5$ cfu/ml(半定量培养++)、BALF标本培养得到的病原菌浓度$\geqslant 10^4$ cfu/ml(半定量培养+~++)、PSB或防污染BALF标本培养得到的病原菌浓度$\geqslant 10^3$ cfu/ml(半定量培养+),可以认定为致病菌。此外,呼吸道标本培养出肺炎支原体、肺炎衣原体或嗜肺军团菌具有诊断价值,但培养周期长,阳性率低。

(3)血培养和胸腔积液培养:高热或怀疑合并菌血症者应进行血培养,合并胸腔积液者可进行胸腔积液培养。

(4)特异性血清抗体检测:采集间隔2~4周急性期及恢复期的双份血清标本,进行非典型病原体或呼吸道病毒特异性抗体滴度的测定。

(5)致病原尿抗原检测:如尿肺炎链球菌抗原及军团菌抗原阳性对社区获得性肺炎诊断具有一定意义。

五、诊断

(一)临床诊断

符合以下1~4项中任何一项加上第5项,并除外肺结核、肺部肿瘤、非感染性肺间质性疾病、肺水肿、肺不张、肺栓塞、肺嗜酸性粒细胞浸润症、肺血管炎等,可建立临床诊断。

1. 新近出现的咳嗽、咳痰,或原有呼吸道疾病症状加重,并出现脓性痰;伴或不伴胸痛。

2. 发热。

3. 肺实变体征和/或湿性啰音。

4. WBC>$10×10^9$/L 或<$4×10^9$/L,伴或不伴核左移。

5. 胸部 X 线检查显示片状、斑片状浸润性阴影或间质性改变,伴或不伴胸腔积液。

(二)病原学诊断

1. 确定的致病原　①血或胸液培养到病原菌;②经纤维支气管镜或人工气道吸引的标本培养得到的病原菌浓度≥10^5 cfu/ml(半定量培养＋＋)、BALF 标本培养得到的病原菌浓度≥10^4 cfu/ml(半定量＋～＋＋)、PSB 或防污染 BALF 标本培养得到的病原菌浓度≥10^3 cfu/ml(半定量＋);③呼吸道标本培养到肺炎支原体、肺炎衣原体、嗜肺军团菌;④急性期及恢复期的双份血清标本中,肺炎支原体、肺炎衣原体、嗜肺军团菌抗体滴度呈 4 倍或 4 倍以上增高或降低;⑤嗜肺军团菌 1 型尿抗原检测阳性;⑥血清流感病毒、呼吸道合胞病毒抗体滴度呈 4 倍或 4 倍以上增高或降低;⑦肺炎链球菌尿抗原检测阳性(儿童患者除外)。

2. 可能的致病原　①合格痰标本培养优势菌中度以上生长(≥＋＋＋);②合格痰标本细菌少量生长,但与涂片镜检结果一致(肺炎链球菌、流感嗜血杆菌、卡他莫拉菌);③3 天内多次培养到相同细菌;④血清肺炎衣原体 IgG 抗体滴度≥1：512 或 IgM 抗体滴度≥1：16(微量免疫荧光法);⑤血清嗜肺军团菌试管凝集试验抗体滴度一次升高达 1：320 或间接荧光试验 IgG 抗体≥1：1024。

3. 非致病原:①痰培养有上呼吸道正常菌群的细菌(如草绿色链球菌、表皮葡萄球菌、非致病奈瑟菌、类白喉杆菌等);②痰培养为多种病原菌少量(<＋＋＋)生长;③不符合(1)、(2)中的任何一项。

(三)病情评估

准确判断 CAP 患者病情的严重程度是合理制订进一步诊疗措施的依据。初始治疗地点的确定、实验室检查的强度、抗菌药物的选择以及患者的预后和医疗费用均与病情的严重程度密切相关。国外的研究结果显示,大约 80% 的 CAP 患者属于轻症患者,可以在门诊得到有效治疗,只有大约 20% 的患者需要住院治疗,而门诊治疗和住院治疗的医疗费用可以相差 20 倍以上。临床医生过高估计患者的病情严重程度会造成医疗资源的浪费,而低估患者的病情严重程度和潜在风险又会导致治疗的延误。

1. PORT(Pneumonia Patient Outcomes Research Team, PORT)评分系统

该评分系统是由 Fine 领导的肺炎预后研究小组研发的一种 CAP 病情评估体系,主要根据 CAP 患者的年龄、性别、基础疾病、体格检查及实验室检查结果来预测其临床结局,并决定治疗地点,目前已被各国广为接受(表 2-27-4、表 2-27-5)。多项前瞻性的研究结果表明,该评估体系确实可以在不增加重危患者病死率的前提下降低 CAP 低危患者的住院率、减少治疗费用。其存在的问题主要有以下几个方面:①评分标准和分数计算过于复杂、机械,不利于临床操作;②一些公认的预后不良因素(如神经肌肉疾病、脾切除、白细胞减少症、酗酒或多肺叶病变等)未包括在评分标准内;③没有考虑社会问题对治疗决定的影响。因此,各国的 CAP 诊治指南均没有简单套用 PORT 评分系统。ATS 和 IDSA 明确指出,PORT 评分可以用于支持医生的临床判断,但绝不能代替临床判断。

表 2-27-4 PORT 评分系统的危险因素及相应评分

患者特征	评分
人口学特征	
年龄:男性(岁)	年龄
女性(岁)	年龄－10
住养老院	＋10
基础疾病	
肿瘤	＋30
肝脏疾病	＋20
充血性心衰	＋10
脑血管疾病	＋10
肾脏疾病	＋10

续表

患者特征	评分
体征	
意识状态改变	＋20
呼吸频率＞30/min	＋20
收缩压＜90mmHg	＋20
体温＜35℃或＞40℃	＋15
脉搏＞125/min	＋10
实验室检查	
pH＜7.35	＋30
血尿素氮＞10.7mmol/L	＋20
钠＜130mmol/L	＋20
葡萄糖＞13.9mmol/L	＋10
红细胞压积＜30％	＋10
PO_2＜60mmHg	＋10
胸腔积液	＋10

表 2-27-5　PORT 评分系统的危险分级及相应治疗地点

危险程度	危险分级	危险因素总评分	治疗地点
	Ⅰ	无危险因素	门诊
低	Ⅱ	≤70 分	门诊
	Ⅲ	71～90 分	留观
中	Ⅳ	91～130 分	住院
高	Ⅴ	＞130 分	ICU

2. CURB-65 评分系统　CURB-65 评分系统（表 2-27-6）从 CAP 的众多预后危险因素中筛选出了 5 个核心的预后不良因素，即意识障碍（Confusion）、肾功能减退（Urea＞7mmol/L）、呼吸频率加快（Respiratory rate≥30/min）、血压下降（Blood pressure，SBP＜90mmHg 或 DPB≤60mmHg）和年龄超过 65 岁，据此对 CAP 患者的病情严重程度进行评估，并决定患者的初始治

疗地点(表 2-27-7)。

表 2-27-6　CURB-65 评分系统的危险因素及相应评分

危险因素	评分
意识障碍(Confusion)	+1
肾功能减退(Urea>7mmol/L)	+1
呼吸频率加快(Respiratory rate≥30/min)	+1
血压下降(SBP<90mmHg 或 DPB≤60mmHg)	+1
年龄超过 65 岁	+1

表 2-27-7　根据 CURB-65 评分确定治疗地点

CURB-65 总分	治疗地点
0~1 分	倾向于适合居家治疗
2 分	短期住院治疗或家庭病房治疗
≥3 分	住院治疗,总分达到 4~5 分应考虑入 ICU 治疗

3. 重症 CAP 的临床标准　出现下列征象中一项或以上者可诊断为重症肺炎,需密切观察,积极救治,有条件时,建议收住 ICU 治疗。

(1)意识障碍。

(2)呼吸频率≥30 次/min。

(3)PaO_2<60mmHg、PaO_2/FiO_2<300,需行机械通气治疗。

(4)动脉收缩压<90mmHg。

(5)并发脓毒性休克。

(6)X 线胸片显示双侧或多肺叶受累,或入院 48h 内病变扩大≥50%。

(7)少尿:尿量<20ml/h,或<80ml/4h,或并发急性肾功能衰竭需要透析治疗。

六、鉴别诊断

(一)肺结核

病程大多较为迁延,有低热、盗汗、消瘦等结核中毒症状,X

线检查显示病变多在肺尖或锁骨上下,密度不均,历久不消散,且可形成空洞和肺内播散,痰中可找到结核菌,常规抗感染治疗无效,抗结核治疗有效,据此可与 CAP 相鉴别。

（二）肺部肿瘤

多无急性感染中毒症状,有时痰中带血丝。血白细胞计数不高,经病理活检可以确诊。肺癌可伴发阻塞性肺炎,经抗生素治疗后炎症不易消散,或可见肺门淋巴结肿大,有时出现肺不张。若经过抗生素治疗后肺部炎症不易消散,或暂时消散后于同一部位再出现肺炎,应密切随访,对有吸烟史及年龄较大的患者,更需加以注意,必要时进一步做 CT、MRI、纤维支气管镜和经皮穿刺肺活检等检查,以免贻误诊断。

（三）肺脓肿

早期临床表现和 X 线影像与肺炎相似。但随着病程进展,常咳出大量脓臭痰,X 线片显示脓腔及气液平,具有一定特征性,易与肺炎相鉴别。

（四）肺血栓栓塞

肺血栓栓塞症急性期可有低热、肺部阴影,需与肺炎鉴别。患者多有静脉血栓的危险因素,如深静脉血栓形成、心肺疾病、创伤、外科手术、肿瘤或长期卧床等病史,临床上发生**咯血、胸痛**较肺炎更常见,大块肺栓塞者可出现明显呼吸困难、颈静脉充盈,出现肺梗死时肺部可出现尖端指向肺门的楔形阴影,动脉血气分析常见低氧血症及低碳酸血症。D-二聚体、心电图、CT 肺动脉造影、放射性核素肺通气/灌注扫描、MRI、超声心动图等检查可帮助进行鉴别。

（五）其他肺部疾病

肺间质纤维化、肺水肿、肺不张、肺嗜酸性粒细胞浸润症和肺血管炎等疾病均可出现肺部阴影,临床上也需进行相应检查与肺炎鉴别。

七、CAP 的治疗

（一）CAP 的抗生素治疗

CAP 的初始抗菌药物治疗均为经验性治疗,最初选择的抗菌药物恰当与否对患者(尤其是重症患者)的预后和总体诊疗费用均会产生很大影响,如何在保证疗效的同时避免广谱抗生素的滥用一直是备受关注的问题。国外已有大量的流行病学研究结果证实,CAP的致病病原构成和细菌耐药情况在不同人群中是存在明显差异的,因此,国外的CAP诊治指南大多倾向于针对不同患者人群推荐不同的初始抗菌药物治疗方案。表2-27-8是中华医学会呼吸病分会2006年修订的《社区获得性肺炎诊断和治疗指南》推荐的治疗方案。

表 2-27-8　成人 CAP 初始抗感染治疗的推荐方案
(中华医学会呼吸病分会 2006 年)

	常见病原体	初始经验性治疗的抗菌药物选择
青壮年、无基础疾病患者	肺炎链球菌、肺炎支原体、流感嗜血杆菌、肺炎衣原体等	①青霉素类(青霉素、阿莫西林等);②多西环素(强力霉素);③大环内酯类;④第一代或第二代头孢菌素;⑤呼吸喹诺酮类(如左氧氟沙星、莫西沙星等)
老年人或有基础疾病患者	肺炎链球菌、流感嗜血杆菌、需氧革兰氏阴性杆菌、金黄色葡萄球菌、卡他莫拉菌等	①第二代头孢菌素(头孢呋辛、头孢丙烯、头孢克罗等)单用或联合大环内酯类;②β-内酰胺类/β-内酰胺酶抑制剂(如阿莫西林/克拉维酸、氨苄西林/舒巴坦)单用或联合大环内酯类;③呼吸喹诺酮类
需入院治疗,但不必收住ICU的患者	肺炎链球菌、流感嗜血杆菌、混合感染(包括厌氧菌)、需氧革兰氏阴性杆菌、金黄色葡萄球菌、肺炎支原体、肺炎衣原体、呼吸道病毒等	①静脉注射第二代头孢菌素单用或联合静脉注射大环内酯类;②静脉注射呼吸喹诺酮类;③静脉注射β-内酰胺类/β-内酰胺酶抑制剂(如阿莫西林/克拉维酸、氨苄西林/舒巴坦)单用或联合静脉注射大环内酯类;④头孢噻肟、头孢曲松单用或联合静脉注射大环内酯类。

续表

	常见病原体	初始经验性治疗的抗菌药物选择
需入住 ICU 的重症患者		
A组:无铜绿假单胞菌感染危险因素	肺炎链球菌、需氧革兰氏阴性杆菌、嗜肺军团菌、肺炎支原体、流感嗜血杆菌、金黄色葡萄球菌等	①头孢曲松或头孢噻肟联合静脉注射大环内酯类;②静脉注射呼吸喹诺酮类联合氨基糖苷类;③静脉注射 β-内酰胺类/β-内酰胺酶抑制剂(如阿莫西林/克拉维酸、氨苄西林/舒巴坦)联合静脉注射大环内酯类;④厄他培南联合静脉注射大环内酯类。
B组:有铜绿假单胞菌感染危险因素	A组常见病原体＋铜绿假单胞菌	①具有抗假单胞菌活性的 β-内酰胺类抗生素(如头孢他啶、头孢吡肟、哌拉西林/他唑巴坦、头孢哌酮/舒巴坦、亚胺培南、美罗培南等)联合静脉注射大环内酯类,必要时还可同时联用氨基糖苷类;②具有抗假单胞菌活性的 β-内酰胺类抗生素联合静脉注射喹诺酮类;③静脉注射环丙沙星或左氧氟沙星联合氨基糖苷类。

进行初始治疗 48～72 小时后应及时进行疗效评价,目的是确定下一步的诊疗方案。疗效评价最重要的标准是临床表现,这是国内外各种 CAP 诊治指南的共识。临床医生应特别注意,血常规或胸部影像的变化往往滞后于症状的改变,因此,应避免单纯根据实验室化验结果或胸部影像学检查结果来判定疗效。初始治疗 72 小时后症状无改善或一度改善又恶化的病例,均应视为治疗无效,必须从诊断、病原学、并发症以及基础疾病等方

面进行全面分析,以明确治疗失败的原因。

抗菌药物治疗的疗程视不同病原体、病情严重程度而异。对于普通细菌性感染,如肺炎链球菌,用药至患者热退后72小时即可,对于金黄色葡萄球菌、铜绿假单胞菌、克雷伯菌属或厌氧菌等容易导致肺组织坏死的致病菌所致的感染,建议抗菌药物疗程≥2周。对于非典型病原体,疗程应略长,如肺炎支原体、肺炎衣原体感染的建议疗程为10~14天,军团菌属感染的建议疗程为10~21天。需要特别强调的是,不宜将肺部阴影完全吸收作为停用抗菌药物的指征。

(二)对症支持疗法

高热患者应予物理降温,适当补液防止脱水,并保证足够热量供给,必要时可予退热药。合并感染性休克患者应予快速扩容,条件允许时应密切监测中心静脉压的变化,并据此调整补液量和补液速度,对于充分补液后休克仍不能纠正者可使用血管活性药物维持血压。重症肺炎出现低氧时应予吸氧,出现急性呼吸窘迫综合征时应进行机械通气治疗。心、肾、肝及脑等重要脏器出现并发症时,应尽快给予相应处理。

八、预防

戒烟、避免酗酒有助于预防肺炎的发生。

预防接种肺炎链球菌疫苗和/或流感疫苗可减少某些特定人群罹患肺炎的机会。多价肺炎链球菌疫苗可以使侵袭性肺炎链球菌感染减少85%~90%。建议接种肺炎链球菌疫苗的人员包括:体弱的儿童和成年人;60岁以上老年人;反复发生上呼吸道感染(包括鼻窦炎、中耳炎)的儿童和成年人;具有肺、心、肝或肾脏慢性基础疾病者、糖尿病、癌症、镰状细胞性贫血、霍奇金病患者;免疫系统功能失常者;脾切除者;需要接受免疫抑制治疗者;长期居住在养老院或其他长期护理机构者。灭活流感疫苗的接种范围较肺炎链球菌疫苗广泛一些,建议接种的人员包括:60岁以上老年人;慢性病患者及体弱多病者;医疗卫生机构工作人员,特别是临床一线工作人员;小学生和幼儿园儿童;养老院、老年人护理中心、托幼机构的工作人员;服务行业从业人员,特别是出租车司机,民航、铁路、公路交通的司乘人员,商业及旅游服务的从业人员等;经常出差或到国内外旅行的人员。

（佘丹阳）

第二十八章　医院获得性肺炎

一、定义

医院获得性肺炎（Hospital Acquired Pneumonia，HAP）是指在入院≥48小时后在医院内发生的肺炎，包括在医院内获得感染而于出院后48小时内发病的肺炎。HAP最常见和最严重的类型是呼吸机相关肺炎（Ventilator-associated pneumonia，VAP），它是指气管插管/切开（人工气道）和机械通气（mechanical ventilation，MV）后48～72小时发生肺炎。发病时间<5天者为早发性HAP或VAP，≥5天者为晚发性HAP或VAP，二者在病原体分布和治疗上有明显区别。医疗机构相关性肺炎（Healthcare-associated Pneumonia，HCAP）是HAP特殊类型，是指发生感染前90天内在医院住院2天以上者，或居住在护理院内，或本次感染前30天内静脉应用过抗生素、化疗或接受过外伤治疗或到医院血液透析治疗者。HAP是医院感染的重点，国外报道住院期间有0.5%～2.0%的患者合并肺炎，占医院感染总数的15%，病死率>30%。我国院内肺部感染的发病率为1.3%～3.5%，占医院感染第1位。

二、危险因素

1. 与宿主相关的危险因素　①高龄。②患有中、重度基础疾病，如慢性阻塞性肺疾病、恶性肿瘤、糖尿病、昏迷或其他免疫功能受损等。③近期有多器官功能障碍。④胃内容物误吸、严重创伤或头部损伤、精神状态失常、营养不良或低蛋白血症。⑤长期卧床。⑥肥胖（体重指数>25）以及吸烟（>400年支）。

2. 医源性危险因素　①长期住院特别是入住ICU，呼吸道有创性操作如气管插管、气管切开、机械通气、支气管镜检等，留置鼻胃管,胸部及上腹部手术。②近期应用广谱抗生素、制酸剂和(或)免疫抑制剂。③院内交叉感染控制不力,如医护人员操作后不洗手或不带防护手套,呼吸治疗设备消毒不严,吸痰的无菌操作不规范,空调或供水系统污染等。

三、病原学

HAP 的病原菌多为内源性菌、院内耐药菌或混合菌珠,有时为少见的机会菌。需氧革兰氏阴性杆菌占 52%～63%,最常见的是铜绿假单胞菌、肺炎克雷伯杆菌、肠杆菌属细菌(阴沟肠杆菌、产气杆菌)、大肠杆菌及其他肠杆菌科细菌、鲍曼不动杆菌等;其次为流感嗜血杆菌、变形杆菌、沙雷杆菌、嗜麦芽窄食单胞菌等。革兰氏阳性球菌中主要为金黄色葡萄球菌(8%～37%),其次为表皮葡萄球菌、肠球菌等。气管吸出物中厌氧菌检出率较高,国外报道达 23%～35%,血培养厌氧菌阳性率为 0～2%,表明口咽部厌氧菌的误吸可能是院内混合感染的原因之一。真菌感染占 HAP 的 5%～7%,主要见于免疫功能受损及长期应用广谱抗生素的宿主。曲霉菌、念珠菌属(白色念珠菌、热带念珠菌、光滑念珠菌等)、新型隐球菌、毛霉菌等是常见病原菌。此外,约 20%～50%的患者检出≥2 种病原菌。

四、临床表现

1. 急性起病为主,但因应用糖皮质激素/免疫抑制剂或因基础疾病导致机体反应性减弱者,起病可以比较隐匿。

2. 呼吸道症状 咳嗽、脓痰为基本症状,但也常因咳嗽反射受抑制而很少表现咳嗽和咳脓痰。在接受机械通气(MV)患者可以仅表现为紫绀加重、人机不协调等。

3. 全身症状和肺外症状 发热最常见,亦因人而异。重症HAP 患者可并发急性肺损伤和急性呼吸窘迫综合征,以及合并左心衰竭、肺栓塞等。在接受 MV 的患者一旦发生肺炎容易并发间质性气肿、气胸。

4. 体征 HAP 患者可有肺实变体征和湿啰音,但视病变范围和类型而定。VAP 患者则因人工通气的干扰致体征不明显或不典型。

5. 影像学表现 显示肺泡浸润和实变,范围或大或小,有的仅表现为支气管肺炎。VAP 患者可以因为 MV 肺泡过度充气使浸润和实变阴影变得对比不强,也可以因为合并肺损伤、肺水肿和肺不张等而变得难以辨认。

五、诊断

1. HAP 诊断标准

(1)新出现的咳嗽、咳痰,或原有呼吸疾病症状加重,并出现咳脓性痰,伴或不伴有胸痛。

(2)发热。

(3)肺实变体征和(或)听诊闻及湿啰音。

(4)白细胞$>10\times10^9/L$,或$<4\times10^9/L$,伴或不伴核左移。

(5)胸部 X 线片示肺部浸润影或间质性改变,伴或不伴胸腔积液。

(6)起病时间、地点符合肺部感染。

以上(1)～(4)项任意一项加上(5)、(6)项,并除外肺不张、心力衰竭和肺水肿,肺血栓栓塞症、呼吸窘迫综合征等疾病者,可建立 HAP 的诊断。

美国胸科协会(ATS)和美国感染病协会(IDSA)共同颁布 HAP 的指南认为肺部浸润影加两项临床表现(发热、白细胞增高、脓性痰),诊断 HAP 的敏感性达 69%,特异性达 75%;如果需要所有临床表现均满足,会使敏感度下降造成漏诊,因此,影像学加两项临床表现是目前最准确的临床标准。

2. 严重程度评价 依病情严重程度可分为轻中度、重度。轻、中度患者一般状态较好,多为早发性发病(入院≤5d,机械通气≤4d),无高危因素,生命体征稳定,无明显器官功能障碍。重度患者一般:①晚发性发病;②呼吸衰竭需机械通气治疗或 FIO_2 $>35\%$以维持 $SaO_2>90\%$;③影像学进展迅速,多叶肺炎或肺浸润性空洞;④严重低血压、休克;⑤尿量$<20ml/h$ 或 4h 内尿量$<80ml$。

3. 病原学诊断 HAP 的病原学诊断应基于肺活检组织标

本细菌培养及革兰染色检出一致的病原菌,或血培养及呼吸道分泌物检出一致的病原菌。为提高诊断的准确性及阳性率,留取标本时应注意以下几点:①应在抗生素治疗前采集痰标本。留前嘱患者先清水漱口,做深咳嗽后留脓性痰送检。连续送检2~3次,以后每周送检标本追踪菌群变化。②痰标本应在半小时内送检,不得超过2h。③实验室首先应挑取脓性部分做革兰染色,镜检筛选合格标本(鳞状上皮细胞<10个/低倍视野、多核白细胞>25个/低倍视野,或两者比例<1∶2.5)。将合格标本接种于血琼脂平板及巧克力平板培养,必要时加用选择性培养基。④对 HAP 尤须重视半定量培养,采用标准4区划线法。⑤有条件时送检经支气管镜或人工气道吸引的标本,或用防污染毛刷采集的标本,并发脓胸时应送胸液培养。⑥除呼吸道标本外,常规做血培养2次。有确诊意义的是:①血或胸液培养出病原菌;②经支气管镜或人工气道吸引的标本半定量培养,病原菌浓度≥(++)或≥10cfu/ml;③防污染毛刷标本培养细菌浓度≥(+)或≥10cfu/ml。有参考意义的是:①合格痰标本培养,优势菌生长≥(+++);②合格痰标本生长菌与涂片镜检结果一致;③多次培养到同种菌。

六、治疗

(一)初始经验性治疗

最初的经验性抗菌治疗是影响 HAP(VAP)预后最重要的因素。各医院都应有临床科室的细菌学调查报告、流行趋势、耐药菌谱等,为临床经验性选药提供依据。早期开始用药也十分关键,在起病24h内用药可明显提高治愈率。

1. 轻、中度 HAP 常见病原菌为肠杆菌科细菌、流感嗜血杆菌、肺炎链球菌等,抗菌药可选用第2、3代头孢菌素,β内酰胺类/内酰胺酶抑制剂,克林霉素联合氨曲南等。对青霉素过敏者可选用新氟喹诺酮类联合大环内酯类药物。

2. 重度 HAP 常见病原菌为铜绿假单胞菌、MRSA、不动杆菌、肠杆菌属细菌、厌氧菌等,应选择能覆盖 G$^-$ 杆菌(包括铜绿假单胞菌)、G$^+$ 球菌和厌氧菌的抗菌药联合应用,如新喹诺酮类或氨基糖苷类联合下列药物之一：①抗假单胞菌 β-内酰胺类如头孢他啶、头孢哌酮、哌拉西林、替卡西林等；②广谱 β-内酰胺类/β 内酰胺酶抑制剂（替卡西林-克拉维酸、头孢哌酮-舒巴坦、哌拉西林-他唑巴坦）；③碳青酶烯类（亚胺培南或美罗培南）；④必要时联合万古霉素（针对耐甲氧西林金黄色葡萄球菌（MR-SA）耐药肠球菌）。

3. 已用抗菌药物患者的更换或调整抗菌治疗的选择 对新入院或新转入 ICU，已应用抗菌治疗＞3 天无效的患者，均应更换不同类型的抗菌药物，可参考表 2-28-1。

表 2-28-1 已用抗菌药物患者的经验性调整治疗

已用药物	首选	可选
青霉素类	碳青霉烯类	头孢吡肟
头孢菌素类	碳青霉烯类	哌拉西林/三唑巴坦、头孢吡肟、头孢哌酮/舒巴坦
庆大霉素/妥布霉素	环丙沙星	阿米卡星
亚胺培南	环丙沙星/氨基糖苷类*	美罗培南，头孢吡肟
喹诺酮类	氨基糖苷类*	

（二）针对性治疗

最初的超广谱经验治疗应用 48～72 小时后，即可根据培养的病原菌及药敏试验改用窄谱抗菌治疗。

1. 铜绿假单胞菌 主张联合用药。传统的联合抗菌方案是抗假单胞菌 β-内酰胺类（包括不典型 β-内酰胺类）联合氨基糖苷类。如果有效，5～7 天即可停用氨基糖苷类。另一种联合用案是抗假单胞菌 β-内酰胺类联合抗假单胞菌的喹诺酮类。喹诺酮类药物在安全范围内可适当提高剂量。由于容易产生耐药，喹诺铜类在医院感染治疗中不宜作为一线用药，也不应单一使用。泛耐药菌株可选择黏菌素或多黏菌素。

2. 不动杆菌 比较有效的抗菌药物是亚胺培南、美罗培南、含舒巴坦的氨苄西林/舒巴坦、头孢哌酮/舒巴坦复方制剂、多黏菌素或黏菌素。对于亚胺培南耐药或泛耐药不动杆菌所致 VAP 可选择含舒巴坦制剂联合氨基糖苷类，亦推荐黏菌素或多黏菌素，后者需要警惕其肾毒性，在全身应用受限时亦可经呼吸道雾化吸入。

3. 产超广谱 β-内酰胺酶肠杆菌科细菌　最有效的治疗药物是碳青霉烯类（包括无抗假单胞菌的帕尼培南和厄他培南），头霉素类亦有一定作用。

4. 耐甲氧西林金黄色葡萄球菌　首选万古霉素或替卡拉宁，可根据药敏联用阿米卡星或奈替米星、氟喹诺酮类。

5. 厌氧菌　首选青霉素联合甲硝唑，或克林霉素、β-内酰胺类/β-内酰胺酶抑制剂，备选药物有替硝唑、头孢西丁、头孢美唑、拉氧头孢等。

（三）对症处理

纠正酸碱及水电解质失衡，足够的营养、祛痰及平喘治疗。

（四）呼吸支持

$PaO_2 < 60mmHg$，应给予氧疗，严重缺氧或伴 CO_2 潴留者应予气管插管和机械通气治疗。

七、HAP 的预防

HAP 的预防比治疗更重要。预防措施有：①加强对医护人员进行有关院内感染预防措施的教育，制定医护人员洗手、无菌操作制度并严格执行，这是防止交叉感染最简便有效的措施；②监测具有高危因素的患者 HAP 的发生率、院内耐药菌情况；③对机械通气患者，取半坐卧位，床头抬高 30°左右，以减少误吸的危险性；呼吸机管道每 2～7 天更换 1 次，管道中的冷凝水要弃置于远离患者之处；尽量吸尽声门下方、气管导管气囊上方的分泌物，防止流入下呼吸道；④手术患者术前应戒烟至少 1 周，COPD 患者术前口服祛痰剂、吸入支气管扩张剂以净化呼吸道；指导患者做深吸气及有效咳嗽练习，增强膈肌运动，术后有意识地做深吸气及咳嗽，对预防 HAP 及肺不张十分重要。

（张伟华）

第二十九章　细菌性肺炎

一、定义

细菌性肺炎是指由细菌引起的肺终末气道、肺泡和肺间质的炎症。由于抗生素的广泛应用，目前细菌性肺炎出现了一些新特点，包括病原谱变迁和细菌耐药性的变化，特别是院内获得性肺炎革兰氏阴性杆菌比率显著上升，并且多重耐药病原菌的比例增加。虽然肺炎链球菌在社区获得性肺炎病原体中仍占主导地位，但临床表现多趋于不典型。

二、病因和发病机制

正常的呼吸道的防御机制使气管、支气管及以下的呼吸道保持无菌。当机体呼吸道的防御机制受损，如受寒、饥饿、疲劳、醉酒、昏迷、毒气吸入、低氧血症、肺水肿、尿毒症、营养不良、病毒感染以及应用糖皮质激素、人工气道、鼻胃管时，则易发生肺炎。细菌入侵方式主要为口咽部定植菌吸入(Aspiration)和带菌气溶胶吸入(Inhalation)，前者是肺炎最重要的发病机制，特别在医院获得性肺炎。细菌直接种植、邻近部位感染扩散或其他部位经血行播散者少见。

三、临床表现

1. 症状　常有受凉、劳累等诱因，多数起病较急。部分革兰氏阴性杆菌肺炎、老年人肺炎、医院内肺炎起病隐匿。发热常见，多为持续高热，抗生素治疗后热型可不典型。咳嗽、咳痰，早期为干咳，渐有咳痰，痰量多少不一。咯血少见。部分有胸痛，累及胸膜时则呈针刺样痛。下叶肺炎刺激膈胸膜，疼痛可放射至肩部或腹部。全身症状有头痛、肌肉酸痛、乏力，少数出现恶心、呕吐、腹胀、腹泻等胃肠道症状。重症患者可有嗜睡、意识障碍、惊厥等神经系统症状。

2. 体征　患者呈急性病容,呼吸浅速。常有不同程度的紫绀和心动过速。早期胸部体征可无异常发现或仅有少量湿啰音。随疾病发展,渐出现典型体征。单侧肺炎可有患侧呼吸运动减弱、叩诊音浊、呼吸音降低和湿性啰音。实变体征常提示为细菌性感染。并发胸腔积液者,患侧胸部叩诊浊音,呼吸音减弱或消失。

四、实验室和辅助检查

1. 血常规　白细胞计数及中性粒细胞一般均增高,可有核左移,老年患者或严重病例,白细胞计数可不增高。肺部炎症显著但白细胞计数不增高常提示病情严重。

2. 血气分析　动脉血氧分压可有下降。

3. 胸片或胸部 CT　可表现为片状、斑片状浸润性阴影或间质性改变,伴或不伴胸腔积液。

五、诊断

根据患者的咳嗽、咳痰,发热、肺实变体征和(或)湿性啰音,以及血常规和胸部 X 线或胸部 CT 检查可以做出临床诊断。

六、鉴别诊断

需进一步和以下疾病相鉴别:肺结核、肺部肿瘤、非感染性肺间质性疾病、肺水肿、肺不张、肺栓塞、肺嗜酸性粒细胞浸润症、肺血管炎等。

七、治疗

1. 一般性治疗　卧床休息,进食易消化食物,注意水分的补充。高热者给予物理降温,必要时给解热药物。

2. 止咳祛痰　咳嗽剧烈者,给予止咳药物缓解症状。鼓励患者咳嗽、翻身,或拍背促进排痰。应用祛痰药物,如盐酸氨溴索等。

3. 抗生素应用　参见社区获得性肺炎和院内获得性肺炎。

4. 并发症治疗　合并呼吸衰竭者给予氧疗及呼吸支持治疗；有电解质紊乱、肝肾功能损害者行相应治疗；伴脓胸者应穿刺引流。

八、预防和预后

老年、伴严重基础疾病、免疫功能抑制患者的细菌性肺炎预后较差。在抗菌药物广泛应用后，细菌性肺炎的病死率已明显下降，但多重耐药的革兰氏阴性杆菌肺炎、金葡菌特别是 MRSA 引起的肺炎，病死率仍较高。增强体质、避免上呼吸道感染、在高危患者选择性应用疫苗对预防肺炎有一定意义。

（崔俊昌）

第三十章　肺炎支原体肺炎

一、定义

支原体肺炎（Mycoplasmal Pneumonia）是由肺炎支原体（Mycoplasma Pneumoniae）引起的肺部急性炎症改变。常同时伴有咽炎和支气管炎。支原体肺炎约占非细菌性肺炎的三分之一以上，占各种原因引起的肺炎的 10%。秋冬季节发病较多，但季节性差异并不显著。

二、病因和发病机制

肺炎支原体是介于细菌和病毒之间，兼性厌氧、能独立生活的最小微生物，主要通过呼吸道传播，健康人吸入患者咳嗽、打喷嚏时喷出的口、鼻分泌物而感染，引起散发呼吸道感染或小流行。支原体肺炎以儿童及青年人居多。病原体通常存在于纤毛上皮之间，不侵入肺实质，通过细胞膜上神经氨酸受体位点，吸附于宿主呼吸道上皮细胞表面，抑制纤毛活动与破坏上皮细胞。肺炎支原体的致病性可能与患者对病原体或其代谢产物的过敏反应有关。

三、临床表现

（一）症状

潜伏期约 2~3 周，通常起病较缓慢。症状主要为乏力、咽痛、头痛、咳嗽、发热、食欲不振、腹泻、肌痛、耳痛等。咳嗽多为阵发刺激性呛咳，咳少量黏液。发热可持续 2~3 周，体温恢复正常后可能仍有咳嗽。少数病人表现为重症肺炎。肺外表现较为常见，可有恶心、食欲不振、呕吐、腹泻及关节痛、心肌炎、心包炎、肝炎、周围神经炎、脑膜炎、皮肤斑丘疹等肺外表现。

（二）体征

体格检查可有咽部充血。胸部体格检查与肺部病变程度常不相称,可无明显体征。听诊可有细湿啰音,偶有胸膜摩擦音及胸水征。

四、实验室和辅助检查

（一）血常规

血白细胞总数正常或略增高,以中性粒细胞为主。

（二）冷凝集试验

起病 2 周后,约 1/3～2/3 的患者冷凝集试验阳性,滴度大于 1∶32,如果滴度逐步升高时,更有诊断价值。滴度越高该病的可能性越大,常在发病的第 1 周末或第 2 周初出现阳性反应,持续约 2～4 个月。此试验在婴幼儿腺病毒、副流感病毒等引起的肺炎和呼吸道感染也可出现假阳性反应。冷凝集试验为诊断肺炎支原体感染的传统实验方法,但其敏感性与特异性均不理想。

（三）血清支原体抗体

血清支原体 IgM 抗体的测定(酶联免疫吸附试验最敏感,免疫荧光法特异性强,间接血凝法较实用)可进一步确诊。取急性期和恢复期双份血清效价呈 4 倍增高者,为阳性。对于单份血清,不同的方法其结果判断标准不同。

（四）肺炎支原体抗原检测

直接检测标本中肺炎支原体抗原,可用于临床早期快速诊断。单克隆抗体免疫印迹法、核酸杂交技术及 PCR 技术等具有高效、特异而敏感等优点,易于推广,对诊断肺炎支原体感染有重要价值。

（五）X 线检查或胸部 CT

显示肺部多种形态的浸润影,呈节段性分布,以肺下野为多见,有的从肺门附近向外伸展。病变常经 3～4 周后自行消散。部分患者出现少量胸腔积液。胸部 CT 显示部分患者有间质性改变。

五、诊断

需综合临床表现、胸部 X 线表现及血清学检查结果做出诊断。培养分离出肺炎支原体虽对诊断有决定性意义,但其检出率较低,技术条件要求高,所需时间长。血清学试验尤其是肺炎支原体抗原检测具有重要参考价值。

六、鉴别诊断

本病应与病毒性肺炎、军团菌肺炎等鉴别。外周血嗜酸性粒细胞正常,可与肺嗜酸性粒细胞浸润相鉴别。

七、治疗

早期应用适当抗生素可减轻症状,缩短病程。本病有自限性,多数病例不经治疗也可自愈。大环内酯类抗生素,如红霉素,仍是肺炎支原体感染的首选药物,成人每日剂量 2g,分次服用。罗红霉素(0.15,2 次/d)、克拉霉素(0.25~0.5,2 次/d)、阿奇霉素(0.5,1 次/d)的效果亦佳,且不良反应少。氟喹诺酮类如左氧氟沙星(0.5,1 次/d)和莫西沙星(0.4,1 次/d)等对支原体肺炎也具有很好的疗效。四环素类药物也可用于支原体肺炎的治疗。疗程一般 2~3 周。因肺炎支原体无细胞壁,青霉素或头孢菌素类等抗生素无效。对剧烈呛咳者,应适当给予镇咳药。若继发细菌感染,可根据痰病原学检查结果,选用针对性抗生素治疗。

(崔俊昌)

第三十一章　巨细胞病毒性肺炎

一、定义

巨细胞病毒性肺炎（Cytomegaloviral Pneumonia，CMP）是免疫功能受损或低下的患者常见的肺部感染，其病原体为巨细胞病毒（Cytomegalovirus，CMV）。人群对 CMV 普遍易感，但大多呈无症状的隐性感染，初次感染后将长期或终生存在于体内，当人的免疫功能低下时，CMV 将被激活后大量复制，导致严重疾患。尤其在器官移植后、肿瘤或 AIDS 等免疫缺陷患者，CMP 是最常见的严重感染。CMP 的主要病变为弥漫性肺泡损伤及局灶性间质性肺病。该病病死率高达 50%。

二、临床表现

移植后 CMP 临床表现分急进型和缓进型。

1. 急进型　在移植后 1～2 个月即出现发热、肌痛、咳嗽、气促、进行性呼吸困难、活动力下降、低氧血症和呼吸衰竭。肺部听诊多无体征。病情进展快，可迅速恶化和死亡。胸部 X 线及 CT 主要表现为两肺多发性粟粒样结节，直径为 2～3mm，可在数小时或数日内发展为"白肺"，出现呼吸衰竭。病理表现为弥漫性肺泡出血。常见于原发 CMV 感染。

2. 缓进型　发生在移植后 3～4 个月，症状与急进型相似，但程度较轻，而且进展缓慢，死亡率较低。少数患者双肺部听诊可闻及干湿性啰音。胸部 X 线/CT 检查主要表现为弥漫性间质性肺炎及纤维化。病理表现为肺泡间质水肿及纤维化。常见于 CMV 再感染或潜伏的病毒被激活。

三、实验室和辅助检查

(一)影像学检查

胸部 X 线检查在发病初期可表现正常,随病情进展,后期可见双肺中下肺野沿肺纹理分布的散在、多发、弥漫性点片状阴影逐渐扩展全肺,病灶边缘模糊,呈磨玻璃样改变。胸部 CT 多表现为网格状,也可出现磨玻璃样或实变影,以两肺下叶多见。

(二)实验室检查

1. 血常规　白细胞下降,中性粒细胞减少,血小板减少,肝酶升高是 CMV 感染的重要线索。

2. 血清学检查　血清 CMV 抗体阳性表明已发生了感染。IgG-CMV 升高表明机体携带 CMV,而 IgM-CMV 升高则标志着近期发生 CMV 感染或病毒复活。外周血 pp65 抗原阳性,或 PCR 检测外周血中的病毒可确定 CMV 感染。

3. 病原性检查　CMV 肺炎诊断依赖于在肺活检标本或支气管肺泡灌洗液(BALF)中检测到 CMV 包涵体。CMV 肺炎公认的确诊手段为支气管肺泡灌洗液检测、经支气管镜肺活检或开胸肺活检。支气管肺泡灌洗液的定量培养和定量 PCR 监测,对 CMV 肺炎的发展具有预测作用,阴性的灌洗液基本可以排除 CMV 肺炎。

四、诊断要点

1. 有实体器官移植史,肿瘤病史,免疫缺陷病或其他免疫功能低下病史。

2. 有发热、咳嗽、气促及进行性呼吸困难等症状。

3. 胸部影像学表现为间质性肺炎。

4. 组织或 BALF 中检测到 CMV 包涵体或 CMV 成分是诊断 CMV 肺炎的重要依据。

五、鉴别诊断

1. 真菌性肺炎　念珠菌、曲霉菌、肺孢子菌等真菌感染也是免疫功能低下病人常见的机会性感染病原体。但各种病原体影像学改变有所不同,另外,病原性的检测有助于鉴别诊断。

2. 结核病　活动性肺结核也多见于免疫功能低下人群,其临床表现有结核中毒症状。由于机体免疫防御机制受损,结核病可呈暴发性过程,特别是血行播散性肺结核,其影像学表现可与 CMV 肺炎酷似,应检测病原体加以鉴别。

3. 非感染性原因导致的肺部浸润　在免疫功能低下病人中并发肺水肿、肺泡内出血、宿主抗排异物反应等均可出现呼吸困难临床症状,肺部影像学呈现间质性改变,与 CMV 肺炎表现相似,应注意加以鉴别。

六、治疗

1. 药物治疗

(1)更昔洛韦(Ganciclovir,DHPG)通过抑制 CMV DNA 的聚合酶而抑制病毒的复制。方法:5mg/kg,静脉滴注,每天 2 次,连续 2~3 周,以后改为维持治疗或口服更昔洛韦治疗,用药至病毒颗粒检测阴性和临床症状消退后至少 1 周。静脉后口服 3 个月更昔洛韦能降低复发率。

(2)其他药物:膦甲酸、西多福韦等。

(3)人免疫球蛋白:严重患者加用静脉人免疫球蛋白。

2. 治疗原发病及并发症　对于合并其他病原体感染者合理应用抗生素。器官移植患者一旦出现 CMV 肺炎应立即调整免疫抑制剂的用量。治疗原发病和并发症。必要时行机械通气支持治疗。

3. 对症治疗　一般可吸氧、止咳、祛痰、降温及营养支持疗法。

七、预防及预后

对于需行器官移植患者,应选择巨细胞病毒血清学检测阴性供体的器官移植。大量研究证实更昔洛韦预防治疗能有效降低 CMV 感染的危险及相关死亡率。

(刘巧维　胡　红)

第三十二章　吸入性肺炎

一、定义

吸入性肺炎(aspiration pneumonia)是指吸入口咽分泌物、食物或胃内容物、其他刺激性物质所致肺实质的炎症。通常将其分为3类，第一类为吸入物直接损伤肺组织引起肺的化学性炎症，如吸入胃酸之后出现的肺炎(又称之 Mendelson 综合征)；第二类为吸入固体物质引起阻塞性不张和炎症；第三类为误吸(Aspiration)含有定植细菌的口咽分泌物引起的细菌性肺炎，此类临床最为常见。吸入性肺炎常见于老年人、神经系统疾病或脑血管病患者，是导致老年人死亡的重要危险因素。文献报道吸入性肺炎占老年肺炎患者的 15%～23%，其病死率可高达40%～60%。本文主要介绍细菌性吸入性肺炎。

二、病因和发病机制

误吸口咽部及食道反流物中细菌是吸入性肺炎的主要发病机制。误吸常见于意识障碍、吞咽困难、机械性干预(如气管插管、鼻饲)、牙周疾病等。有研究发现，70%的意识障碍患者在睡眠时发生误吸，因脑血管意外、醉酒、全身麻醉而出现意识障碍者特别容易发生吸入性肺炎。

正常人因咽喉保护性反射和吞咽的协同作用，食物和异物不易进入下呼吸道。一些神经肌肉疾病如帕金森病、皮肌炎、重症肌无力、食管-贲门失弛缓症等因咽喉部和食管肌肉运动障碍而出现吞咽困难，容易发生误吸。气管插管可影响咽喉部肌群的协调运动，出现咳嗽反射下降和吞咽功能障碍，引起误吸。此外，机械通气时可增加腹压，易导致胃食管反流而增加误吸的风险。肠内营养的鼻饲管可刺激胃食管反流，诱发误吸。口腔卫生差或有牙周疾病者口咽定植菌的负荷量大,增加了发生吸入性肺炎的危险性。老年人因吞咽功能和咳嗽反射能力下降,加之容易合并神经系统疾病如脑血管意外等,吸入性肺炎的发生率则明显高于普通人群。

三、病原学

长期住院患者,口咽部革兰氏阴性杆菌和金黄色葡萄球菌的定植增加,常见的致病革兰氏阴性杆菌包括流感嗜血杆菌、铜绿假单胞菌、肺炎克雷伯菌、嗜麦芽窄食单胞菌和大肠埃希菌等。住院患者经常使用制酸剂和接受胃肠道营养者,更容易出现胃肠道革兰氏阴性杆菌和金黄色葡萄球菌的定植。厌氧菌也是吸入性肺炎重要的致病菌,研究发现,吸入性肺炎患者最常分离到的厌氧菌为拟杆菌属、消化链球菌属和梭形杆菌属细菌。因此对老年吸入性肺炎患者应考虑使用覆盖厌氧菌的药物。

四、诊断

有误吸病史,结合临床表现及胸部影像学改变,诊断吸入性肺炎并不困难。但在临床上,误吸不一定要有明确的临床症状,实际上多数患者因误吸量少而没有明显的症状。因此,对于吸入性肺炎的诊断,临床应注意以下两点:①有无吸入的危险因素;②肺部病变的部位;尤其是病变位于上叶后段、下叶背段和后段。

五、治疗

对于因误吸口咽部及食道反流物中细菌所致的吸入性肺炎,初始抗菌药物的选择应覆盖厌氧菌。青霉素可用于厌氧菌感染治疗,但对脆弱类杆菌不敏感,青霉素过敏者可选用大环内酯类、林可霉素和克林霉素。克林霉素对厌氧菌感染的疗效优于林可霉素,克林霉素的常用剂量为600mg,2~3次/d。甲硝唑和替硝唑对包括脆弱类杆菌在内的大多数厌氧菌有杀菌作用,但对需氧菌和兼性厌氧菌则无作用,需要联合用药。上述抗菌药物适用于社区获得性感染或轻症吸入性肺炎的治疗。对于医院获得性感染或重症吸入性肺炎的治疗应选择 β-内酰胺类/β-内酰胺酶抑制剂,如氨苄西林/舒巴坦、阿莫西林/克拉维酸、替卡西林/克拉维酸、头孢哌酮/舒巴坦;碳青霉烯类如亚胺培南和美罗培南;头霉素类抗生素,如头孢美唑、头孢西丁等药物治疗。必要时可联合氨基糖苷类如阿米卡星等,或氟喹诺酮类药物左氧氟沙星、莫西沙星等。

六、预防

1. **饮食与口腔卫生**　预防进食时食物呛入气管对预防吸入性肺炎较为重要。一般认为脑血管意外的患者最适合进食泥状食物。加强口腔护理,及时清除口腔内食物残渣和口腔内分泌物,可降低口咽部潜在致病菌定植,减少吸入性肺炎的发生。

2. **体位**　研究表明采取半卧位可明确减少吸入性肺炎的发生率。仰卧位明显增加机械通气患者吸入性肺炎的发生率,采取半卧位不仅可预防鼻饲喂养的并发症,而且显著降低机械通气患者吸入性肺炎的发生。

3. **留置胃管**　对于重度吞咽障碍的患者留置胃管可以保证营养供给,防止自主进食时食物呛入气管。但留置胃管本身也是吸入的危险因素,因此在临床上,应该权衡利弊决定是否给予胃管鼻饲饮食,对严重吞咽困难和有误吸的老年患者建议短期留置胃管。在鼻饲前应检查胃内残余物,在鼻饲时和鼻饲后 30分钟嘱患者保持坐位,每次鼻饲量应小于 300ml,30 分钟内灌入量不超过 250ml。对于重症患者,可采用鼻饲泵缓慢匀速地泵入营养液。

4. **药物预防**　血管紧张素转换酶抑制剂(ACEI)类药物可增加血清和气道内 P 物质浓度,降低咳嗽阈值,减少吸入性肺炎的发生。对严重吞咽困难和误吸者可考虑应用 ACEI 类药物。促胃动力药物可加速胃排空,减少空腹胃容积,降低吸入危险。

（崔俊昌）

第三十三章　肺脓肿

一、定义

肺脓肿(Lung Abscess)是由于多种病因所引起的肺组织化脓性病变,形成包含坏死物或液化坏死物的脓腔。早期为化脓性炎症,继而液化、坏死形成脓肿。典型的临床特征为高热、咳嗽和咳大量脓臭痰。由于抗生素的广泛应用,目前肺脓肿的发生率已明显降低。

二、病因和发病机制

急性肺脓肿的感染细菌,多为上呼吸道和口腔的常植菌。肺脓肿常由厌氧菌引起,部分为需氧菌和厌氧菌的混合性感染。较常见的厌氧菌有消化链球菌、类杆菌属、微需氧链球菌等,其他细菌包括肺炎链球菌、金葡菌、肠杆菌科细菌。

肺脓肿的发病机理与病因有密切关系,可分以下几种。

1. **吸入性肺脓肿**　病原体经口、鼻咽腔吸入,为肺脓肿发病的最主要原因。扁桃体炎、鼻窦炎、齿槽脓溢等脓性分泌物,口腔、鼻、咽部手术后的血块,齿垢或呕吐物等,在神志昏迷、全身麻醉等情况下,经气管被吸入肺内,造成细支气管阻塞,病原菌即可繁殖致病。吸入性肺脓肿的发生部位与解剖结构及体位有关。由于右主支气管较陡直,且管径较粗,吸入性分泌物易进入右肺,故右肺发病多于左肺。在仰卧时,好发于上叶后段或下叶背段;在坐位时,好发于下叶后基底段。

2. **血源性肺脓肿**　皮肤创伤、感染、疖痈、骨髓炎、产后盆腔感染、亚急性细菌性心内膜炎等所致的败血症和脓毒血症,病原菌(多数为金葡菌)、脓毒菌栓经肺循环至肺,引起小血管栓塞、肺组织发炎和坏死,形成脓肿。病变常为多发性,无一定分布,常发生于两肺的边缘部。

3. **继发性肺脓肿** 多继发于其他疾病,如空洞性肺结核、支气管扩张、支气管囊肿等继发感染。肺部邻近器官化脓性病变或外伤感染、膈下脓肿、肾周围脓肿、脊柱旁脓肿、食管穿孔等,穿破至肺亦可形成脓肿。

三、临床表现

1. **症状** 症状与引起肺脓肿的原因有关。急性吸入性肺脓肿多起病急骤,患者畏寒、高热,体温可高达 39～40℃。伴咳嗽、咳黏液痰或黏液脓痰。炎症波及胸膜可引起胸痛。病变范围较大,可出现气急。此外,还有精神不振、乏力、纳差。约 7～10 天后,咳嗽加剧,脓肿破溃于支气管,咳出大量脓臭痰,每日可达 300～500ml,体温旋即下降。由于病原菌多为或伴有厌氧菌,故痰带腥臭味。有时痰中带血或中等量咯血。

慢性肺脓肿患者有慢性咳嗽、咳脓痰、反复咯血和不规则发热等,常呈贫血、消瘦、慢性消耗病容。

血源性肺脓肿多先有原发病灶引起的畏寒、高热等全身脓毒血症的症状。经数日才出现肺部症状,如咳嗽、咳痰等。通常痰量不多,极少咯血。

2. **体征** 病变较小者,可无异常体征。病变较大,脓肿周围有大量炎性渗出时,叩诊呈浊音或实音,听诊呼吸音减低,有时可闻湿啰音。慢性肺脓肿患者患侧胸廓略塌陷,叩诊浊音,呼吸音减低,可有杵状指(趾)。

四、实验室和辅助检查

1. **血液检查** 可有白细胞总数及中性细胞增高。病程长或咯血严重者可有贫血、血沉增快等。

2. **痰液检查** 痰液涂片可发现革兰氏阳性及阴性细菌,痰培养可检出致病菌,有助于敏感抗生素的选择。

3. **X 线检查** 吸入性肺脓肿在早期化脓性炎症阶段,其典型的 X 线表现为大片炎性浸润阴影,边缘不清,分布在一个或数个肺段,与细菌性肺炎相似。脓肿形成后,大片炎性阴影中出现圆形透亮区及液平面。在消散期,脓腔周围炎症逐渐吸收,脓腔缩小或消失,最后残留少许纤维条索阴影。慢性肺脓肿脓腔壁增厚,内壁不规则,周围炎症略消散,但不完全,伴纤维组织显著增生,并有程度不等的肺叶收缩,胸膜增厚。

4. 纤维支气管镜检查 有助发现病因,若为支气管肿瘤,可取活检。如见到异物可取出,使引流恢复通畅。亦可借助纤维支气管镜防污染毛刷采样细菌培养以及吸引脓液和病变部注入抗生素,促进支气管引流和脓腔的愈合。

5. 胸部CT 多呈类圆形的厚壁脓腔,脓腔内可有液平面出现,脓腔内壁常表现为不规则状,周围有模糊炎性改变。

五、诊断

依据口腔手术、昏迷呕吐、异物吸入,急性发作的畏寒、高热、咳嗽和咳大量脓臭痰等病史,结合白细胞总数和中性粒细胞显著增高,肺野大片炎性阴影中有脓腔及液平面的X线征象,可做出诊断。血和痰的细菌培养,有助于做出病原学诊断。有皮肤创伤感染、疖、痈等化脓性病灶,发热不退并有咳嗽、咳痰等症状,胸部X线检查示有两肺多发性小脓肿,可诊断为血源性肺脓肿。

六、鉴别诊断

1. 细菌性肺炎 早期肺脓肿与细菌性肺炎在症状及X线表现上很相似。胸部X线片示肺叶或段实变或呈片状淡薄炎性病变,边缘模糊不清,但无脓腔形成。这时与细菌性肺炎难以区别。如果经充分的抗感染治疗后,仍有高热、咳嗽,并咯出大量脓臭痰时,应考虑肺脓肿可能。

2. 空洞性肺结核 起病缓慢,病程长,常伴有结核中毒症状,如午后低热、乏力、盗汗等。胸部X线片示空洞壁较厚,空洞周围可见结核浸润病灶,或伴有斑点、结节状病变,空洞内一般无液平面,有时伴有同侧或对侧的结核播散病灶。痰中找到抗酸杆菌可以鉴别。

3. 支气管肺癌 肿瘤阻塞支气管引起远端肺部阻塞性炎

症,呈肺叶、段分布。癌灶坏死液化形成癌性空洞。胸部 X 线片示空洞常呈偏心,壁较厚、内壁凹凸不平,一般无液平面,空洞周围无炎症反应。由于癌肿经常发生转移,故常见到肺门、纵隔淋巴结肿大。通过胸部 CT、痰脱落细胞和纤维支气管镜检查可确诊。

4. 肺囊肿继发感染　　肺囊肿呈圆形,腔壁薄而光滑,常伴有液平面,周围无炎性反应。患者常无明显的中毒症状或咳嗽。若有感染前的 X 线片相比较,则更易鉴别。

七、治疗

治疗原则为抗感染和引流。

1. 抗生素治疗　　对于吸入性肺脓肿,由于其最常见的病原菌为厌氧菌,因此所选抗菌药物一定要能覆盖厌氧菌。急性吸入性肺脓肿的感染细菌包括厌氧菌,绝大多数对青霉素敏感,因此临床较常用。在有效抗生素治疗下,体温约 3~10 天可下降至正常。脆性拟杆菌对青霉素不敏感,可选用克林霉素。有研究表明克林霉素治疗吸入性肺脓肿的疗效优于青霉素,因此克林霉素也是吸入性肺脓肿治疗的一个首选药物。考虑厌氧菌感染时,也可选用 β-内酰胺类/β-内酰胺酶抑制剂。考虑有甲氧西林耐药金葡菌感染时,选用万古霉素、利耐唑胺。肠杆菌科细菌感染时,选用第二或第三代头孢菌素±氨基糖甙类或选用氟喹诺酮类、β-内酰胺类/β-内酰胺酶抑制剂。抗生素疗程一般为 8~12 周左右,或直至临床症状完全消失,X 线片显示脓腔及炎性病变完全消散,仅残留条索状纤维阴影为止。血源性肺脓肿为脓毒血症的并发症,应按脓毒血症治疗。

2. 痰液引流　　祛痰药如盐酸氨溴索、标准桃金娘油等可使痰液易咳出。患者一般情况较好,发热不高者,体位引流可助脓液的排出。有明显痰液阻塞征象者,可行纤维支气管镜冲洗并吸引。

3. 外科治疗　　支气管阻塞疑为支气管癌;慢性肺脓肿经内科治疗 3 个月,脓腔仍不缩小,感染不能控制;或并发支气管扩张、脓胸、支气管胸膜瘘;大咯血危及生命时,需行外科治疗。

八、预防

预防本病的关键在于积极去除和治疗口腔、鼻、咽腔的慢性感染源,如龋齿,扁桃体炎,鼻旁窦炎,齿槽溢脓等。避免过量使用镇静、催眠及麻醉药。对上呼吸道手术、昏迷及全身麻醉者应加强护理,预防肺部感染。

(崔俊昌)

第三十四章 肺结核及非结核分枝杆菌肺病

一、定义

肺结核(Pulmonary Tuberculosis)是当今世界最重要的慢性传染病之一,是由结核分枝杆菌引起的慢性肺部感染性疾病,占各器官结核病总数的 80%～90%,主要包括原发性肺结核、血行播散性肺结核、继发性肺结核和结核性胸膜炎,其基本病理特征为渗出、干酪样变、结核结节及其他增殖性组织反应,可伴空洞形成,其中痰中排菌者称为传染性肺结核病,若患者能够被及时发现,并给予正确合理治疗,绝大多数可获临床治愈。

非结核分枝杆菌肺病则指患者肺部组织病变的病原菌为非结核分枝杆菌(Non-tuberculous Mycobacteria,NTM),多继发于慢性肺病,如支气管扩张、矽肺和肺结核,也是人类免疫缺陷病毒(Human Immunodeficiency Virus,HIV)感染或获得性免疫缺陷综合征(Acquired Immuno Deficiency Syndromn,AIDS)的常见并发症,也常见于因消毒不严而引发的院内感染,其临床表现、X线影像学检查及痰抗酸染色均酷似肺结核,极易误诊、漏诊,其对传统的抗结核药物呈高度耐药性,目前尚无特效、高效的治疗药物,临床多主张抗结核药物与其他抗生素联合使用。一般情况下,NTM 肺病在抗酸杆菌阴转后仍需继续治疗 18～24 月,至少 12 个月。

二、病因和发病机制

(一)病因

肺结核的病因为结核分枝杆菌,包括人型、牛型、非洲型和田鼠型四类。对人类致病的主要为人型结核菌,牛型结核菌很少。

非结核分枝杆菌肺病(NTM 肺病)的病因则为非结核分枝杆菌,它指的是除结核分枝杆菌复合群(包括结核分枝杆菌、牛分枝杆菌、非洲分枝杆菌、田鼠分枝杆菌)和麻风分枝杆菌以外的所有抗酸杆菌,对人类而言非结核分枝杆菌可为致病菌或条件致病菌。根据 NTM 的生长速度,伯杰系统细菌学手册(Bergy's Manual of Systematic Bacterio-logy)将其分为快速生长型和慢速生长型。Runyon 分类灶则将 NTM 分为四群,即 Ⅰ 群:光产色菌,如堪萨斯分枝杆菌;Ⅱ 群:暗产色菌,如瘰疬分枝杆菌;Ⅲ群:不产色菌,如鸟分枝杆菌复合群(M. avium complex, MAC);Ⅳ群:快生长菌,如偶然分枝杆菌。

(二)发病机制

1. 感染途径　结核分枝杆菌主要有呼吸道感染,可有两种方式,即飞沫感染和尘埃感染,以飞沫感染最为常见。

人体感染有致病力的非结核分枝杆菌主要有两种方式:①直接感染广泛存在于外界环境中的非结核分枝杆菌,如水池、海洋、自来水、土壤等,其中 NTM 引起的医院感染则是一个令人值得关注的重要问题;②通过感染了非结核分枝杆菌的动物或其产品,如鸡蛋或污染的奶制品、鱼、肉制品等而感染。

2. 免疫与变态反应　结核免疫是一种抗感染免疫,包括非特异性先天性免疫和特异性获得性免疫。先天性免疫是抗结核菌的天然抵抗力,由机体正常的组织细胞和体液成分起作用。只有当结核菌越过机体屏障侵入组织(大多数情况下侵入肺泡),血液中多形核细胞、巨噬细胞集中于结核菌入侵部位,会同局部已有的抵抗力如肺经常存在的肺泡巨噬细胞,共同抗御结核菌。但是这种自然杀伤很弱,被吞噬的结核菌可在巨噬细胞内生存和繁殖,特别是数量较多或毒力强的结核菌,菌体表层的硫脂阻抑吞入了结核菌的吞噬小体与溶酶体的融合,巨噬细胞无法杀菌,不断繁殖的结核菌反而可破坏巨噬细胞,便扩散至邻近非活化的肺泡巨噬细胞和形成早期感染灶。

非结核分枝杆菌感染的免疫机制目前尚不清楚,推测可能与结核分枝杆菌感染类似,只是目前一般认为非结核分枝杆菌毒力不强,只有当机体抵抗力处于低下的状态时才开始发病,它既可以作为一种单独发生的疾病,也常作为一种条件致病菌而并发于其他基础疾病的患者。

3.最终结局　结核分枝杆菌感染后,大多数正常宿主会在3～8周内产生有效的免疫反应,以局限肺内和全身的病变。然而这种免疫反应常不能有效杀灭细菌,肺内或其他器官潜在的病灶在数月、数年或数十年后可能"复燃"引起肺内或肺外的继发性疾病。在一些病例中,宿主的初始反应不能使感染局限,就会产生所谓的"原发性结核"。这种情况较易发生在婴幼儿期或免疫功能受到抑制的状态如获得性免疫缺陷综合征(AIDS)等。

三、临床表现

(一)症状

肺结核临床可分为原发性肺结核、血行播散性肺结核、继发性肺结核和结核性胸膜炎四大类,因病种、病变程度及范围等不同,其临床症状不一,但最主要的还是可以分为呼吸道症状及全身症状两大类。呼吸道症状主要有:

1.咳嗽、咯痰　咳嗽是肺结核病最常见的临床症状之一,特别是超过三周以上者。

2.咯血或痰中带血　约1/3～1/2的病人有不同程度的咯血,咯血易引进结核病变播散,特别是中到大量咯血时。

3.胸痛　胸痛不是肺结核病的特异性表现,也不代表结核病进展恶化。可表现为钝痛、隐痛,少数可有刀割样、针刺样或烧灼样疼痛。

4.气急或呼吸困难　初发的肺结核患者多无呼吸困难,只有肺部病变严重时、纵隔及支气管旁淋巴结肿大压迫支气管时或并发气胸等情况才有可能出现呼吸困难。

肺结核病的全身症状较多,主要有:

1.发热　发热是结核病最常见的全身中毒症状,通常有低热、中等度热及高热。多数为长期低热,每于午后或傍晚开始,次晨降至正常。

2.盗汗　夜间盗汗也是结核病患者有特征性的中毒症状

之一。

3. **疲乏无力**　大约有50％的结核病患者感到疲乏无力。

4. **体重减轻**　轻型结核病患者由于食欲不振,加之发热消耗等致体重下降,重症者由于长期厌食、发热等慢性消耗,以致极度消瘦,呈一种"干瘦型"结核病体质。

5. **血液系统异常**　血液系统可发生继发性贫血,白细胞减少或增多,血小板减少,有的可出现类白血病样反应、弥漫性血管内凝血、紫癜及罕见的骨髓纤维化。

6. **内分泌功能紊乱**　由于结核菌代谢产物的作用,可致内分泌功能紊乱,表现最为突出的是月经失调和闭经。

7. **结核超敏感症候群**　包括结核风湿性关节炎、结节性红斑及疱疹性结膜角膜炎。多见于青年女性,患者可有四肢关节痛、低热、血沉增快,但抗链"O"滴定度不高,类风湿因子阴性,关节无明显肿胀、畸形,抗风湿治疗无效而PPD皮肤试验呈强阳性或阳性,抗结核治疗可奏效。有些患者还可反复出现结节性红斑或环形红斑,多见于下肢胫前伸侧或踝关节附近,常有多发、反复、易于融合、周围有组织水肿等特点。有时患者则表现为疱疹性结膜角膜炎,排除寄生虫、病毒及其他细菌感染所致的变态反应后,应考虑可能为结核超敏感反应的表现。

NTM肺病除少数急骤起病外,一般为隐袭发病,缓慢进展,主要的胸部症状有咳嗽、咯痰、咯血、胸痛、气短等,全身症状主要有发热、乏力、消瘦等。NTM肺病多发生于原有慢性肺部疾病(如支气管扩张症、肺尘埃沉着病、肺结核)愈后的患者等,可为原有的肺部疾病的类似症状所掩盖,故单凭临床症状很难与上述疾病相鉴别。

（二）体征

肺结核及NTM肺病的病人体征因肺部病变的范围、程度不同、有无并发症和伴发病,体征差异很大。如果肺部病变轻而局限,物理检查则无明显阳性体征,一般肺结核的局部体征较少,但在病变范围较广泛且有合并症时可有下列体征。

1. **视诊**　常见的有胸廓异常,如扁平胸、桶状胸等。胸腔积液或积气时则可见患侧胸廓饱满,肋间隙变宽,呼吸运动减弱,心尖搏动向健侧移动。如纵隔胸膜粘连，心脏可不发生移位。

2. 触诊　语颤增强常见于肺实变，因其病变与支气管相通，如干酪型肺炎；语颤减弱或消失见于胸膜肥厚、胸腔积液或积气、肺气肿、肺大泡以及支气管完全阻塞引起的肺不张等。干性胸膜炎或在渗出性胸膜炎积液的上缘有时可触到摩擦感。

3. 叩诊　在病人胸部是否发现叩诊异常视肺内病变面积及部位深浅而定。肺尖清音峡（Kroing）为肺在锁骨上方的清音带，约 4～6cm 宽，此峡变窄或消失对早期肺结核诊断有一定的参考意义。当大面积肺实变时，胸膜肥厚，胸腔积液时叩诊呈浊音，胸腔积气或巨大肺大泡叩诊可呈鼓音。肺气肿叩诊呈过清音。

4. 听诊　胸部查体时，听诊占有重要地位。主要有呼吸音增强及减弱、病理性支气管呼吸音等，另外肺部听诊附加音还有干啰音、湿啰音、振水音及胸膜摩擦音等。

在肺部病变较广泛、纤维化、肺气肿导致肺循环阻力增加，肺动脉高压可听到肺动脉瓣第二音亢进，当合并肺心病时可出现肺心病体征。合并浅表淋巴结结核时可触及体表淋巴结肿大，血行播散型肺结核的病人可合并肝脾肿大。合并**腹膜炎**时可有结核性腹膜炎的体征。

四、实验室和辅助检查

肺结核及 NTM 肺病主要的实验室及辅助检查有：X 线检查、痰的检查、结核菌素试验及其他实验室检查。

（一）X 线检查

1. 肺结核　X 线检查包括胸部 X 线正侧位或 CT 检查等，可以发现肺内病变的部位、范围、有无空洞或空洞大小、洞壁厚度等，X 线对结核病的各类性质不同病变的透过度不同，故从 X 线检查亦能大致估量结核病灶的病理性质。由于不同病因引起的肺内病变可以呈现相似的 X 线影像，因此不能单凭这项检查轻易确定肺结核的诊断。

2. NTM 肺病　缺乏特征性影像，与肺结核有很多相似之处。多数病变位于上叶尖段及（或）后段，可有浸润、增殖、纤维化等构成浓淡不一的阴影。堪萨斯菌分枝杆菌肺病和鸟分枝杆菌肺病绝大多数有空洞形成,且可多发,其中鸟分枝杆菌肺病常有直径>4cm巨大空洞,内壁可以凹凸不平,此两种肺病往往有中下肺野的支气管播散性病灶。由 Runyon Ⅱ型及Ⅳ型非结核分枝杆菌所致的肺病其空洞往往较小,其壁较薄。NTM 肺病伴发胸腔积液及肺门淋巴结肿大者均属少见。

(二)痰的细菌学检查

病原菌检查既是确定肺结核和 NTM 肺病诊断的重要依据,亦可指导治疗,通常痰液量需 3ml 以上,无痰者可用 10%~15% 高渗盐水雾化吸入以刺激呼吸道分泌后,留取痰液,或禁食 8~10h 后清晨空腹抽取胃内容物 50ml,必要时亦可在纤维支气管镜检查时吸取痰液,当鉴别诊断上非常必要时亦可采集支气管灌洗液或支气管肺泡灌洗液。

1. 涂片镜检法 有涂片法及集菌后涂片检查法。姜-尼(Ziedl-Neelsen)法是常用的抗酸菌染色法。荧光显微镜检查法的染色时间短,阳性率高于姜-尼法。

2. 结核菌培养 培养法的敏感性高于镜检法,最常用的是 Lowenstein-Jensen(L-J)培养基,阳性率在 12.86%~36.0% 之间,但耗时较长,通常为 4~8 周。

3. 快速培养技术 目前有 BACTEC460 和 BACTEC960 两种快速培养技术,前者因有放射性污染现临床应用受限,现在临床最常用是 BACTEC960 快速培养系统,比普通 L-J 培养法时间明显缩短,通常阳性培养报告时间为 10 天左右,且培养阳性率较 L-J 培养法提高约 10% 左右。

4. 菌型鉴定 鉴别结核菌群中的人型、牛型、鼠型和非洲型分枝杆菌,并可鉴定对人有致病性的各种非结核分枝杆菌,除观察分枝杆菌在不同培养基上生长情况外,须做耐热触酶试验、硝酸还原试验、烟酸试验等生化试验以确定菌型。

5. 药物敏感试验 不论是肺结核还是 NTM 肺病,药物敏感试验应在强效抗结核治疗前进行,复发或恶化的复治病人均应进行药敏试验,对选用高效的复治化疗方案有重要参考价值。目前国内采用绝对浓度间接法,也可采用比例法。

6.PCR 加探针检查 可提高了检出的灵敏度和特异性。研究结果显示痰液 PCR 加探针检测可获得比涂片镜检明显高的阳性率和略高于培养的阳性率,且省时快速,成为结核病病原学诊断重要参考,但尚有一些技术问题需进一步解决。

（三）结核菌素试验

参见第九章。

（四）血清学检查

血清学诊断可成为结核病快速辅助诊断手段,但由于其特异性欠佳,敏感性较低,尚需进一步研究。目前临床广泛应用的结核抗原主要有脂阿拉伯甘露聚糖（LAM）、38KD、16KD 等,但它们亦非单一特异性抗原决定簇,临床推广应用价值尚待进一步评价。近来血淋巴细胞 γ 干扰素释放试验临床上用于结核病的诊断,具有一定的参考价值。

（五）纤维支气管镜检查技术

对于临床怀疑为肺结核或支气管结核的患者,特别是在多次痰菌涂片和培养均为阴性的前提下,应行纤维支气管镜检查,通过纤维支气管镜可行支气管管内分泌物、冲洗灌洗物、拭子、活检、刷检、盲检等,以进行细菌学、组织病理学等项检查,并可行局限性选择性支气管造影等。

（六）胸部超声检查

超声检查对胸部疾病特别是胸膜腔疾病有较高诊断及鉴别诊断价值,通过检查可以明确胸腔内是否有积液、量的多少、有无包裹及胸膜肥厚等,并可通过超声实时引导行胸腔穿刺术及胸膜活检术,既提高了手术的准确性,也提高了手术安全性,同时较好地降低了医疗风险。

五、诊断

（一）肺结核诊断

细菌学及病理学检查仍为肺结核诊断的金标准。肺结核临床上通常分为原发性、血行播散性、继发性及结核性胸膜炎等四种。根据其既往是否正规治疗分为初治及复治。初治:凡既往未用过抗结核药物治疗或用药时间少于 1 个月的新发病例。复治:凡既往应用抗结核药物 1 个月以上的新发病例、复发病例、初治治疗失败病例等。

菌阴肺结核为 3 次痰涂片及 1 次培养阴性的肺结核,其诊断标准为:

1. 典型肺结核临床症状和胸部 X 线表现。

2. 抗结核治疗有效。

3. 临床可排除其他非结核性肺部疾病。

4. 结核菌素(PPD)试验(5TU)强阳性;血清抗结核抗体阳性。

5. 痰结核菌 PCR 加探针检测呈阳性。

6. 肺外组织病理证实为结核病变。

7. BALF 检出抗酸分枝杆菌。

8. 支气管或肺部组织病理证实结核病变。

具备 1～6 中 3 项或 7～8 中任何 1 项可确诊。

(二)NTM 肺病诊断标准

有相似于肺结核的呼吸系统和(或)全身性症状,NTM 皮肤试验阳性,放射影像学检查发现有肺内病变,并且排除其他疾病,在确保标本无外源性污染的前提下,符合以下条件之一者结合临床表现、放射影像学和其他辅助检查结果可做出 NTM 肺病的诊断,所有 NTM 肺病均需进行 NTM 菌种鉴定。

1. 痰 NTM 培养 3 次均为同一致病菌。

2. 痰 NTM 培养 2 次均为同一致病菌,1 次涂片抗酸杆菌(AFB)阳性。

3. 支气管灌洗液 NTM 培养 1 次阳性,阳性度 2＋以上。

4. 支气管灌洗液 NTM 培养 1 次阳性,涂片抗酸杆菌(AFB)阳性度 2＋以上。

5. 支气管肺组织活检物 NTM 培养阳性。

6. 肺活检呈 NTM 改变相似的肉芽肿,痰或支气管灌洗液 NTM 培养阳性。

7. NTM 病与肺结核的鉴别诊断主要依赖于菌种鉴定。当肺部病灶在放射影像学上表现为结节状或圆形阴影而细菌学检查阴性时,还需与结节病、肿瘤等其他肺部疾病进行鉴别。

六、并发症

肺结核常见的并发症有自发性气胸、咯血、呼吸衰竭等。

七、治疗

(一)肺结核

所有患者的治疗都必须遵循"早期、规律、全程、联合、适量"的治疗原则,以期达到杀灭结核分枝杆菌和病灶治愈的目的。

用药方式有三种类型:①全程每日用药;②强化期每日用药,巩固期间歇用药;③全程间歇用药。各类型结核病化疗方案与选择如下述(在以下方案中,药物名称前数字表示服药月数,右下方数字表示每周用药次数)。

1. 初治菌阳肺结核　指从未接受过抗结核药物治疗或接受过抗结核药物治疗但不超过 1 个月的痰菌阳性(涂片及/或培养)的患者,还包括伴有空洞或血行播散性肺结核初治菌阴患者,可根据病情选用下列方案:①2HRZE(S)/4HR;②2HRZE(S)/4HRE;③2HRZE(S)/4H$_3$R$_3$;④2H$_3$R$_3$Z$_3$E$_3$(S$_3$)/4H$_3$R$_3$;⑤2HRZ/4HR。

注 1:痰菌持续阳性时可适当延长疗程。血行播散性肺结核、原发性肺结核疗程宜为 12 个月,合并结核性脑膜炎或重要器官的肺外结核、糖尿病、尘肺、免疫功能低下(包括 HIV 感染和 AIDS 者),总疗程不少于 1 年。

注 2:如因各种原因强化期不含 PZA 者,则可采用 9HRE。

2. 初治菌阴肺结核　可根据病情选用下列方案:①2HRZ/4HR;②2HRZ/4H$_3$R$_3$;③2H$_3$R$_3$Z$_3$/4H$_3$R$_3$。

3. 复治菌阳肺结核　可根据病情选用下列方案:①2HRZES/6HRE;②2HRZES/6H$_3$R$_3$E$_3$;③3H$_3$R$_3$Z$_3$E$_3$S$_3$/5H$_3$R$_3$E$_3$;④3HRZEO(V)/5H$_3$L$_1$O$_3$(V$_3$)。

注:如属耐药肺结核,宜酌加敏感药物。

4. 耐多药肺结核乃是指药物敏感试验结果证明至少耐 HR 或 HR 及其他药物者。应根据药物敏感试验结果及既往用药史,可选择由 3 种新药或敏感药物在内的 4～5 种抗结核药物组成的化疗方案,强化期至少 3 个月,总疗程为 21 个月或以上。

(二)NTM 肺病

目前尚无特效治疗 NTM 病的化学药物和标准的化疗方案,多数 NTM 对抗结核药物耐药,故主张抗结核药物与其他抗生素联合使用。方案中药物以 3～5 种为宜。一般情况下,NTM 肺病在抗酸杆菌阴转后仍需继续治疗 18～24 月,至少 12 个月。常用的抗生素有阿奇霉素、克拉霉素、环丙沙星、多西环素、阿米卡星等,治疗中采用联合用药,应注意各种药物的不良反应,必要时考虑手术治疗。

(林明贵)

第三十五章　肺念珠菌病

一、定义

念珠菌病(Candidiasis)是一种由念珠菌属引起的感染性疾病,按照发病部位不同可分为浅部和深部感染两种。浅部念珠菌病包括皮肤、外生殖器和口腔(鹅口疮、念珠菌性白斑、念珠菌性口角唇舌炎)等念珠菌感染;深部念珠菌病包括念珠菌性肺炎、胃肠炎、心内膜炎、脑膜炎、纵隔炎及念珠菌性败血症等,其中肺部念珠菌病(Pulmonary Candidiasis)最为常见。

二、病原学

念珠菌(Candida)属于真菌界芽生菌纲隐球酵母科中的念珠菌属,为酵母样真菌,共有300多种,仅有少数对人类有致病性,如白念珠菌(C. albicans)、热带念珠菌(C. tropicalis)、近平滑念珠菌(C. parapsilosis)、克柔念珠菌(C. krusei)等。念珠菌在人体处于定植状态时,为孢子形态,呈球形、卵圆形,有时为异常尖顶形或长颈瓶形,以芽生的方式裂殖;处于致病状态时则形成假菌丝,一定的状态下转换为真菌丝(正如种子在土壤中"生根发芽"),成为侵袭性感染。其菌丝细长,直径 $1\sim2\mu m$,分支少而不规则。

念珠菌为条件致病菌,广泛存在于自然界以及正常人的口腔、鼻咽、上呼吸道、消化道、阴道及皮肤上,与人体处于共生状态。当人体的抵抗力下降,可引起肺部侵袭性感染。常见的危险因素包括粒细胞减少、营养不良、低蛋白血症、长期应用广谱抗生素、糖皮质激素和免疫抑制剂等。

三、发病机制

与其他真菌不同,肺念珠菌病主要由内源性感染引起,一般不通过周围环境获得。常见的感染途径包括吸入和血源性感染两种,前者称为原发性念珠菌性肺炎,后者称为继发性念珠菌性肺炎。在念珠菌病中,白念珠菌感染占第一位,随着经验性使用抗白念珠菌的药物,白念珠菌感染明显下降(仍占第一位),非白念珠菌(如热带念珠菌)感染明显增加;一些少见的念珠菌如近平滑、克柔等念珠菌也明显增加多。

四、临床表现

肺念珠菌病的症状、体征和影像学表现缺乏特异性。根据不同的临床表现可分为以下 3 种类型:

1. 支气管炎型　为口咽黏膜念珠菌感染向下呼吸道蔓延所致,病变主要累及支气管,未侵犯肺实质。临床症状较轻,表现为发热、咳嗽、咳痰,白色黏痰或脓性痰,双肺听诊可及干啰音。支气管镜检查可发现支气管黏膜覆盖散在性点状白膜。胸片表现为双肺纹理增多、增粗和模糊。

2. 肺炎型　大多见于免疫抑制或全身情况极度衰弱的病人。呈急性肺炎或败血症表现,出现畏寒、发热、咳嗽、咳白色黏液胶冻样痰或脓痰,常带有血丝或坏死组织,甚至有咯血、呼吸困难等。肺部可闻及干、湿啰音。影像学表现为肺内局灶性斑片状阴影,或肺段实变,密度不均,以双下肺野多见,可能与吸入感染有关。

3. 过敏型　可有呼吸困难、鼻痒、流涕、喷嚏等症状,查体听诊两肺可闻及哮鸣音。

五、病理学

肺念珠菌病的大体标本常表现为双肺对称性分布的出血性结节样改变。光镜下表现为肺实质的化脓性炎症,炎症初期表现为中性粒细胞浸润,中性粒细胞之间散在念珠菌酵母样菌体和细长的菌丝。念珠菌菌丝渗入血管及其周围的肺组织和气道,孢子和菌丝完全阻塞血管可出现肺梗死(远比毛霉菌病少见),还可见到胸膜下结节和坏死性血管炎。慢性感染则出现纤维组织增生和肉芽肿改变。

六、诊断

最新的诊断标准为:肺组织标本检出念珠菌孢子和/或菌丝,或者是肺标本、胸液或血液培养阳性。另外,血清 1,3-β-D 葡聚糖(G 试验)检测 2 次大于 20ng/L,结合念珠菌培养阳性和临床表现,也可临床诊断为念珠菌侵袭性感染。

七、治疗

治疗深部念珠菌肺炎的药物主要为三唑类、棘白菌素类及多烯类等三种。由于真菌的细胞和人类的细胞类似,因此抗真菌药物的不良反应较多。

(一)三唑类

1. 氟康唑　对大多数念珠菌(如白念珠菌、热带念珠菌、葡萄牙念珠菌及近平滑念珠菌等)有较强的疗效,是治疗肺念珠菌感染的首选药物。用法:400mg/d 负荷剂量,静脉滴注,以后 200mg/d 口服或静脉滴注。但克柔念珠菌对氟康唑耐药,15% 的光滑念珠菌对氟康唑不敏感。

2. 伊曲康唑　对念珠菌治疗的体外敏感性较氟康唑差,新上市的剂型有注射液和口服液,均以羟丙basic环糊精为助溶剂,口服液的生物利用度较胶囊剂明显提高。用法:400mg/d 负荷剂量,静脉滴注,以后 200mg/d 口服液或静脉滴注。胶囊剂适用于浅部真菌感染,对肺真菌感染效果不佳。

3. 伏立康唑　对氟康唑敏感性不佳的克柔念珠菌和光滑念珠菌对伏立康唑有较好的敏感性,适用于耐氟康唑的念珠菌感染。用法:6mg/kg ivgtt,Q12h(第一个 24h),继以 4mg/kg ivgtt,Q12h。静脉滴注和口服给药尚可以进行序贯治疗,此时口服给药无需给予负荷剂量,200mg Bid(体重≥40kg 者)。

(二)棘白菌素类

1. 卡泊芬净　具有广谱的杀真菌作用,对耐氟康唑的念珠菌感染有效。成人推荐剂量为首日 70mg,继以每日 50mg 静脉滴注,每次静脉滴注时间大于 1h。轻度肝、肾功能损害患者毋需调整剂量。中度肝功能损害患者首日剂量为 70mg 继以每日 35mg。对于重度肝功能减退时的应用尚缺乏资料。

2. 米卡芬净　成人 50mg ivgtt,Qd。对于严重或者难治性念珠菌病患者,根据病人情况剂量可增加至 300mg/d。

棘白菌素类药物阻止真菌细胞壁的主要成分葡聚糖的合成,人类细胞没有细胞壁,故此类药物的毒性较低;缺点是没有口服制剂。

(三)多烯类

1. 两性霉素 B　开始静脉滴注时先试以 1~5mg 给药,以后根据患者耐受情况每日或隔日增加 5mg,当增至一次 0.6~0.7mg/kg 时即可暂停增加剂量,此为一般治疗量。成人最高一日剂量不超过 1mg/kg,每日或隔 1~2 日给药 1 次,累积总量 1.5~3.0g,疗程 1~3 个月,也可长至 6 个月。

该药不良反应较多,请仔细阅读药物说明书,不能耐受的患者可考虑应用脂质体两性霉素 B,可按 3.0~4.0mg/(kg·d) 的剂量使用;若无改善或真菌感染恶化,剂量可增至 mg/(kg·d)。

2. 脂质体制霉菌素　将制霉菌素和脂质体结合,其不良反应明显减低,提高了抗真菌活性。对氟康唑治疗失败的念珠菌感染有效率可达 60%。口服,成人 200 万~400 万 U/日,分 4 次;儿童 5 万~10 万 U/次,3~4 次/日。

(牟向东)

第三十六章　肺曲霉菌病

一、定义

肺曲霉菌病(Pulmonary Aspergillosis)是由曲霉菌(Aspergillus)感染或者是吸入曲霉菌抗原所引起的一组急、慢性肺部疾病,包括过敏型、寄生型和侵袭性肺曲霉菌病(Invasive Pulmonary Aspergillosis,IPA)三种,反映了不同的宿主免疫状态。IPA是其中最严重的类型,诊断和治疗均极为困难。

二、病原学

曲霉菌属于真菌界半知菌亚门的丛梗孢科,有 18 个群 132 个种,至少有 20 个种可以引起人类感染,如烟曲霉、黄曲霉、黑曲霉和土曲霉等。其中烟曲霉最常见,可引起 90% 的感染。肺是最常见的原发感染灶,中枢神经系统其次。其他感染部位还有:皮肤、鼻窦、咽、消化道、肝脾等。曲霉菌仅以菌丝形式生长,其菌丝有分隔,直径 $2\sim5\mu m$,呈 $45°$ 分叉,具有组织侵袭能力。

三、流行病学和危险因素

曲霉菌在自然界广泛分布于有机质坏死物,发霉的谷物、饲料,水、土壤和空气中。其感染缺乏区域性,但呈一定的季节性。一般秋冬、阴雨季节多发,但骨髓移植患者在夏季常见。肺曲霉菌主要是外源性感染,绝大多数是经呼吸道吸入了大量的曲霉菌孢子所致,极少数为外伤性接种引起。医院感染是一个重要的因素,特别是医院邻近建筑工地或使用曲霉污染的空调系统,可造成医院内小范围的暴发流行。

曲霉菌为条件致病菌,当免疫功能受到抑制或损伤时易于受到感染。1996 年欧洲一项大样本的尸检显示,IPA 的发生率在过去的 12 年中增加了近 14 倍。常见的易患因素包括：骨髓移植、恶性血液病、实体器官移植、AIDS 等。中性粒细胞减少是最重要的危险因素。COPD 作为 IPA 的一个易患因素受到越来越多的关注，主要见于使用大量激素及多种广谱抗生素治疗的患者。

四、临床表现

肺曲霉菌病临床可分为：①非致病性腐生菌寄殖（Non-pathogenic Saprophytic Colonisation）；②肺曲霉菌球（Aspergilloma）；③变态反应介导的肺曲菌病，包括曲菌性哮喘、变应性支气管肺曲霉病（Allergic Bronchopulmonary Aspergillosis，ABPA）、外源性过敏性肺泡炎；④侵袭性肺霉菌病（Invasive Pulmonary Aspergillosis，IPA）。

ABPA 表现为喘息、血嗜酸细胞和曲霉菌特异性 IgE 升高，是机体对曲霉抗原发生的超敏反应；曲霉球是寄生曲霉菌病的典型表现，通常出现在免疫功能正常的个体；IPA 的临床症状主要表现为持续性发热、咳嗽、胸痛等，严重时出现呼吸困难。发热很常见，并且常常发生在广谱抗生素治疗的同时，此外，发热也常常被激素的应用所掩盖。曲菌菌丝容易侵犯血管，形成局部的栓塞和出血，引起咯血。IPA 是中性粒细胞缺乏者常见的咯血原因。胸腔积液不常见。

五、影像学特征

IPA 的胸片表现包括：单发或多发结节、段或亚段实变、弥漫毛玻璃影（经常进展为实变）以及空洞。但 25% IPA 患者的胸片可正常。HRCT 对 IPA 的诊断有较大帮助。结节是 IPA 最常见的 CT 表现。菌丝浸润血管可形成栓塞和出血带，表现为结节周围的毛玻璃影，称为"晕"征（Halo sign），是 IPA 的早期表现。肺组织坏死、收缩，可在一个肺部结节周围形成半月形气影，称为"空气半月"征（Crescent Air Sign），较"晕"征出现得晚。"晕"征联合"空气半月"征对诊断 IPA 的敏感性＞80%。但这些征象并非 IPA 特有，也可见于毛霉菌、假丝酵母菌感染及

BOOP、Kaposi肉瘤等。对怀疑IPA的患者应常规进行HRCT检查。

六、诊断

IPA采用分级诊断，共3个层次：①确诊（Proven）：组织病理发现特征性菌丝伴/不伴来自相同部位的组织培养阳性；②临床诊断（Probable）：指临床表现符合，并且有2次痰培养或1次BAL培养或1次刷片培养阳性，或者1次BAL中找到特征性菌丝，或者血清或BAL中曲霉菌抗原检测阳性；③拟诊（Possible）：临床表现符合，但没有任何真菌学证据。2002年对侵袭性真菌感染诊断的国际共识再次强调：曲霉菌培养的敏感性差，因此确诊的"金标准"为组织病理阳性发现，不一定需要培养来证实。专家组推荐使用曲霉菌抗原半乳甘露聚糖（Galactomannan，GM）检测作为一个临床诊断依据，由于存在一定假阳性，故需要>1次检测结果为阳性。

七、治疗

对于免疫缺陷的患者，IPA往往是致命的。治疗效果取决于能否早期诊断、播散程度、抗真菌治疗力度和宿主免疫状态，因此当临床怀疑IPA时应及时开始经验性抗真菌治疗。多烯类、三唑类、棘球白素类为公认的抗曲霉菌药物。传统的治疗为两性霉素B（或脂质体），但目前通常选用伊曲康唑，危重患者亦可选用伏立康唑和卡泊芬净，必要时联合2种抗真菌药物。药物使用方法详见"肺念珠菌病"一章。在患者中性粒细胞恢复的过程中肺内病变暂时性增多时，不应该被误认为抗真菌治疗的失败。抗真菌疗程应到临床和影像学改变消失，培养转阴，潜在的疾病得到控制。

（牟向东）

第三十七章　肺隐球菌病

一、定义

肺隐球菌病（Pulmonary Cryptococcosis, PC）是由新生隐球菌感染引起的急性、亚急性或慢性肺真菌病。肺隐球菌病发病率不高，免疫功能正常或免疫功能受损的患者均可感染，临床表现和影像学很难与肺炎、肺肿瘤和肺结核鉴别，国内误诊率几乎为 100%。

二、病原学和流行病学

新生隐球菌（Cryptococcus Neoformans）广泛存在于世界各地的土壤、禽粪和腐败植物中。自然界中的隐球菌没有荚膜，易形成气溶胶，经呼吸道吸入引起 PC。有机体内的隐球菌形成一层厚而黏着的荚膜，不易气溶胶化，因此本病从未发现人和人之间的传播。PC 属于散发病，世界各地均有报道：国外主要见于 AIDS/HIV 患者，其发病率约为 6%～10%；而国内报道的 PC 主要发生在免疫功能正常者，其发病率约为 0.4～0.9/10 万。

三、临床表现

PC 临床表现可分为以下 3 种类型：其一为无症状型，慢性隐匿起病，绝大多数是在体检时偶然发现，见于免疫功能健全者。其二为轻微症状型，常为亚急性起病，表现为发热、咳嗽、咳痰、胸痛、乏力、盗汗等症状，偶有咯血。查体一般无阳性发现，也见于免疫功能健全者。其三为急性重症型，临床表现为严重急性下呼吸道感染，有高热、呼吸困难等症状，伴有明显的低氧血症，可发展为 I 型呼吸衰竭和急性呼吸窘迫综合征（ARDS），如不及时诊断和治疗，死亡率较高。这种情况尤其多见于 AIDS

或免疫抑制患者。

四、影像学表现

PC的影像学特点：无症状患者多表现为孤立性或多发性结节状阴影，边界清晰，可伴有"晕"征，病灶相对稳定。有症状患者表现为多发斑片状浸润影或实变影，边缘模糊，伴有明显的"晕"征，病灶往往融合变大。急性重症患者表现为双肺大面积毛玻璃影或浸润影，很快进展为大叶性实变。所有患者的肺部病灶多位于肺野外带。胸痛者病灶往往累及胸膜，注意和肺梗死相鉴别。实变病灶可见支气管气相和"空泡"征，极少有坏死空洞形成，这和曲霉菌明显不同，既往许多文献将支气管气相和"空泡"征误认为坏死性空洞。

五、组织病理学

PC组织病理学表现为非坏死性肉芽肿炎，伴有淋巴细胞和多核巨细胞浸润，在多核巨细胞和肺间质内可见多个空泡样改变，这些空泡是没有被HE染色的隐球菌病原体。PC组织病理学诊断必须结合特殊染色：PAS染色将其胞体染为红色，阿申蓝染色将其荚膜染成蓝色，六胺银染色将其胞壁染为黑色。PC病变很少侵及血管，也没有出血和坏死性改变，这可以解释影像学很少出现坏死性空洞。病灶周围的"晕"征也不是出血所致，而是病原体和炎症向周围正常肺组织侵袭的结果。

六、诊断

新生隐球菌不是人气道的定植菌，一旦真菌镜检和培养阳性可确立感染的存在。痰涂片和培养阳性率一般很低，对于疑似病例，应尽可能多次、多途径采集标本进行涂片和培养。PC的最终确诊还要依靠组织病理学。PC病灶一般位于肺野外带，支气管镜肺活检阳性率不到10%，行CT或B超引导下经皮肺穿刺活检安全可行，阳性率在90%以上。

乳胶凝集试验（Latex Agglutination Test, LA）检测血清隐球菌荚膜抗原，是一种早期、快速、无创而准确的诊断方法，消除类风湿因子等因素的影响后,它的敏感性和特异性可达99%。新型隐球菌荚膜抗原和曲霉菌半乳糖甘露聚糖抗原具有交叉抗原性,当二者均为阳性时往往提示为新型隐球菌感染而非二者的混合感染。

七、治疗

一旦确诊为肺隐球菌病,必须就机体的免疫状态和有无播散进行评估。免疫机制健全宿主和无症状患者有自发消退倾向,不必立即治疗;如在随访中病情进展,首选氟康唑400mg/d,疗程6～12个月。对于免疫功能不全、临床表现危重、中枢神经系统受累和播散性感染患者必须治疗,首选两性霉素B 0.7～1mg/(kg·d)和5-氟胞嘧啶(5-FC)100mg/(kg·d),强化治疗2周(不耐受者可选用两性霉素B脂质体),之后应用氟康唑或伊曲康唑400～800mg/d,巩固治疗6～10周,最后200～400mg/d,维持治疗6～12个月,直到临床症状消失、肺部病灶吸收、脑脊液恢复正常,而不必等到乳胶凝集试验转阴。随访至少一年,防止复发。免疫功能不能恢复正常或AIDS患者需要终生用药。

(牟向东)

第三十八章　肺孢子菌肺炎

一、定义

肺孢子菌肺炎(Pneumocystis Pneumonia,PCP)是由肺孢子菌(Pneumocystis Jiroveci,PC)引起的急性肺炎,为一种发生于免疫功能低下患者的严重肺部机会性感染。PCP 的主要病变在肺泡腔及肺间质,引起渗出性肺泡炎或间质性浆细胞性肺炎,肺间质水肿、肺泡间隔增厚,最终可导致弥漫性肺泡损害及肺间质纤维化和呼吸衰竭。

二、临床表现

AIDS 和非 AIDS 免疫抑制宿主并发 PCP 的临床表现有所不同。

1. 非 AIDS 并发 PCP　潜伏期 2 周,起病较急,短期内迅速进入呼吸衰竭,病死率较高。患者多为免疫缺陷、肿瘤化疗、长期应用皮质激素或免疫抑制剂的儿童或成人。PCP 的主要症状包括发热、干咳少痰,出现不同程度的胸闷气短,随着病情的进展,气短逐渐加重,尤其是活动后,可出现进行性呼吸困难。大部分患者肺部体征不明显,或可闻及少量散在的干湿啰音。体征与疾病症状的严重程度往往不成比例是本病的临床重要特征。起病急骤,常在 4～15 天可发展为低氧血症及呼吸衰竭。常常需要机械通气,死亡率极高。

2. AIDS 并发 PCP　潜伏期 4 周,起病缓慢,干咳、气促进行性加重,出现呼吸衰竭后病情迅速进展,病死率相对较低。

三、实验室和辅助检查

(一)影像学检查

影像学表现主要涉及肺泡和肺间质改变。早期影像学表现为两肺弥漫性粟粒状阴影,肺门影增浓,结构紊乱,胸部 X 线约 10%～20%患者无异常改变。随病情进展,后期可见双肺弥漫性间质性改变,絮状渗出性片状实变影,可同时累及肺中心及肺边缘。胸部 CT 特别是高分辨率 CT 比胸部 X 线检查能早期发现病变,磨玻璃样影是 PCP 最具特征性的影像学表现,还可见多发于肺段或亚段的双侧不均匀斑片状模糊阴影,晚期出现网格样或蜂窝样改变。

（二）实验室检查

1. 外周血白细胞正常或偏高,嗜酸粒细胞可轻度增加,淋巴细胞绝对数减少,外周血 CD4$^+$ 细胞下降。

2. 病原性检查 从患者痰液、支气管肺泡灌洗液或肺活检组织中检出孢子菌是确诊 PCP 的依据。检测肺孢子菌常用的染色方法有亚甲苯胺蓝染色、六胺银染色、姬姆萨染色,Diff-Quick 染色、免疫荧光技术等。目前应用较广泛的是经支气管镜肺活检和支气管肺泡灌洗液检查肺孢子菌,阳性率可达 90%。

3. 血清学检查 用肺孢子菌或其粗提物作为抗原,采用 ELISA、间接荧光抗体(IFA)及免疫印记实验等免疫学方法检测痰液、肺组织或血清中的抗体。但是由于 PCP 多见于免疫缺陷者,其产生抗体能力较低,且健康人群中血清肺孢子菌抗体流行率较高,与 PCP 患者的抗体滴度有很大交叉,所以检测抗体敏感性低,特异性弱,只能作为辅助诊断或流行病学调查。

4. 分子生物学检查 应用 PCR 技术检测患者痰与血清中肺孢子菌的 DNA,显示有较高的敏感性和特异性,可用于 PCP 诊断、治疗监测和流行病学研究。

四、诊断要点

肺孢子菌肺炎的确诊依靠病原学检查。以下为诊断要点:

1. 有器官移植,肿瘤病史,免疫缺陷病或其他免疫功能低下病史。

2. 有呼吸道感染症状,主要表现为干咳、呼吸困难、严重的低氧血症,血气分析提示 Ⅰ 型呼吸衰竭。临床症状与体征不一致(大部分患者肺部体征不明显)。

3. AIDS 患者血 CD4$^+$ 细胞低于 0.2×10^9/L 应考虑 PCP 可能。

4. 肺部影像学表现为肺泡或间质性改变。

5. 病原体检测到肺孢子菌或肺孢子菌成分是诊断的重要依据。

五、鉴别诊断

1. 细菌性肺炎或其他病原体(如巨细胞病毒、真菌性肺炎)感染 常有高热、咳嗽,多为脓痰,呼吸困难多不明显,病变部位常可闻及湿啰音。胸部 X 线检查多在单侧肺野不规则、小片或斑点状模糊阴影。病原性的检测有助于鉴别诊断。

2. 淋巴细胞性间质性肺炎(LIP) 多见 40~50 岁发病,女性多于男性。起病缓慢,进行性咳嗽和气短,偶有发热、胸痛和关节痛,可见淋巴结肿大。75%患者 IgG 或 IgM 增高。BALF 中淋巴细胞增多。胸片和 HRCT 表现为双侧、中下野为主的混合肺泡-间质影像呈片状磨玻璃影,位于肺下野或呈弥漫性,特征性改变为血管周围囊性或蜂窝影,50%患者有网状影,偶有小结节和小片实变影。

3. 粟粒型肺结核 胸部 X 线显示结合病灶成两肺弥漫性分布的粟粒状或结节状阴影,急性者两肺分布均匀,亚急性与慢性者病灶多以两上肺为主,很少融合成片状,而肺孢子菌肺炎很少累及肺尖及肺底部,病灶易融合。

六、治疗原则

密切检测患者呼吸、脉搏、血压等生命体征,早期诊断早期治疗,防治并发症的出现,根据病情的严重程度给予不同的支持疗法,同时治疗原发病和并发症。

1. 一般治疗 适当吸氧。根据病人原发病和血氧饱和度情况适当吸氧,血氧饱和度正常的患者亦可不吸氧。必要时行机械通气支持治疗。

2. 药物治疗 AIDS 合并 PCP 时疗程 3 周,非 AIDS 患者疗程 2 周。

(1)甲氧苄啶-磺胺甲噁唑（TMP-SMZ）：首选治疗 TMP-SMZ 治疗。疗程：2～3 周。轻、中度患者口服，重症病例静脉滴注，TMP 15～20mg/(kg·d)＋SMZ 75～100mg/(kg·d)，分3～4 次服用，或 2DS（TMP160mg-SMZ800mg/DS），q8h，疗程均为 21 天。口服给药时宜加服碳酸氢钠碱化尿液，预防肾功能损害。肾功能不全的患者应减量，肌酐清除率＜15ml/min 的患者不应使用。

(2)喷他脒：主要用于治疗轻、中度 PCP。

(3)氨苯砜属砜类药：主要用于不能耐受 TMP-SMZ 的替代药物。

(4)卡泊芬净：卡泊芬净首剂 70mg/d，次日卡泊芬净 50mg/d，疗程 4 周。

(5)糖皮质激素的应用：作为辅助治疗，其使用指征：①HIV 感染合并 PCP；②中重度 PCP 动脉血氧分压＜70mmHg 或 $P_{A-a}O_2$＞35mmHg 或 BALF 中性粒细胞＞10%。剂量：泼尼松：40mg，q12h×5d；40mg，qd×5d；20mg，qd×11d；疗程：3 周。激素应该在 TMP-SMZ 前 15～30 分钟给药。

(6)其他：克林霉素＋伯氨喹、TMP＋氨苯砜、阿托伐醌（Atovaquone）等。

3. 治疗原发病及并发症　对于合并其他病原体感染者合理应用抗生素，器官移植者可能需减撤免疫抑制药以及治疗 ARDS。

4. 对症治疗　一般可止咳、祛痰、休息及营养支持疗法。

5. 并发症处理及其他治疗　部分患者并发 ALI/ARDS、急性呼吸衰竭，主要表现为进行性加重的呼吸困难，常伴有焦虑、烦躁、出汗等。应及早纠正缺氧，必要时行机械通气治疗。

七、预后及预防

PCP 预后普遍较差，常死于呼吸衰竭。HIV/AIDS 患者当血 $CD4^+$ 细胞低于 0.2×10^9/L 时应考虑 PCP 预防性用药：首选 TMP-SMZ，疗程至少持续至 $CD4^+$＞0.2×10^9/L 后 3 个月。异体造血干细胞移植（HSCT）者应用 TMP-SMZ 预防治疗，术前

2～3周开始使用,疗程不少于6个月。肾移植受者及心、肝、肺移植者可能需要预防性治疗。

（刘巧维　胡　红）

第三十九章　人感染高致病性禽流感

一、定义

人感染高致病性禽流感 A/H5N1（简称"人禽流感"）是人类在接触该病毒感染的病/死禽或暴露于 A/H5N1 污染环境后发生的感染。我国大陆从 2005 年 10 月底确诊第一例人禽流感病例以来，现已确诊 38 例，其中 25 例患者死亡，病死率为 65.8%。

二、病因和发病机制

（一）病原

人感染高致病性禽流感病毒为 A 型流感病毒的亚型，依其血凝素的抗原性不同主要分为 H_5、H_7、H_9 三种类型，可能引起人类流感流行。

（二）发病机制

A/H5N1 病毒目前之所以未能产生广泛传播感染，主要是其识别和结合宿主细胞表面的受体为 α-2,3-糖苷唾液酸，而人甲型流感病毒主要识别和结合宿主细胞表面受体为 α-2,6-糖苷唾液酸。人上气道和气管上皮细胞（人流感病毒复制部位）不含 α-2,3-糖苷唾液酸，降低了人感染 A/H5N1 的可能性，也大大降低了通过飞沫进行人间传播的可能性。如果机体抵抗力下降或/和感染病毒的负荷载量过大时，则会发生以散发病例为主的感染。

三、流行病学

人禽流感的传染源主要是患禽流感或携带禽流感病毒的鸡、鸭、鹅等家禽及其排泄物，特别是鸡；其他途径包括：①环境-

人传播。②母-婴间垂直传播。③少数和非持续证据支持人际间的有限传播，对是否还可通过消化道或伤口传播，至今尚缺乏证据。

四、临床表现

人禽流感患者临床上常见的症状为高热、咳嗽、咳痰、呼吸困难等，其中呼吸困难多呈进行性加重，可在短时间内出现急性呼吸衰竭的表现。相当比例病人在病初表现为流感样症状（肌痛、咽痛、流涕等）和消化系统症状（呕吐、腹痛、腹泻等）等。个别患者在病程中出现精神神经症状，如烦躁、谵妄。但由于绝大部分确诊病例均来自重症"不明原因肺炎"，故单纯以"上呼吸道感染"诊断者甚少。肺部体征主要与肺内受累的部位和范围有关。

五、实验室和辅助检查

（一）实验室检查

可见大部分患者在病程中存在外周血白细胞、淋巴细胞和血小板不同程度减少，并可见多种酶学异常，如谷丙转氨酶、谷草转氨酶、磷酸肌酸激酶、乳酸脱氢酶等。我国人禽流感患者中，相当比例患者（近40%）出现蛋白尿（＋～＋＋＋＋）。

（二）胸部影像学

A/H5N1感染肺部后，患者X线胸片和肺CT检查可见肺内片状高密度影，且动态变化较快。疾病早期（发病3天左右或较长时间）肺内出现局限性片状影像，可呈肺实变或磨玻璃状改变，多局限于一个肺段或肺叶内的病灶。绝大多数病例肺内病灶在短期内进展迅速，发展为大片状或融合斑片状影，其间可见"支气管充气"征，累及多个肺叶或肺段，严重时发展为"白肺"样改变。少数病人可合并单侧或双侧胸腔积液。一些病例在初次影像检查时病变已经累及较大肺野，呈多叶段病变。

六、诊断

人禽流感A/H5N1的诊断主要依据流行病学资料，并结合典型临床表现确定,但在流行初期,对散发或轻型的病例诊断比较困难。

其确诊需实验室病毒分离、病毒特异性抗原、病毒核酸或血清特异性抗体等检测的内容和项目参见"流感"章节。

七、鉴别诊断和并发症

参见"流感"章节。

八、治疗

1. 隔离患者 人禽流感患者,应在有关医疗行政部门的监督下进行隔离治疗。其原则是限制病人只在病室内活动,原则上禁止探视、不设陪护,与病人相关的诊疗活动尽量在病区内进行。

2. 一般管理和监护 患者在住院隔离治疗期间,所在收治单位应具备良好的监护和救治条件,应配备有丰富经验的高素质医疗护理团队。

对轻症患者主张尽可能卧床休息,清淡饮食,多饮水。对食欲减退者,可给予适当补充液体和营养,维持水电解质平衡。重症患者主张保守的液体平衡策略,避免短期内迅速调整液体入量。改善营养状态,保证机体所需热量。对症治疗,可选用物理降温、非甾体类药物及中成药退热治疗,注意保护消化道黏膜,避免消化道出血。预防下肢深静脉血栓形成,必要时给予适当抗凝治疗。

小儿患者由于病情变化较快,应尽早转入重症监护病房治疗。由于存在 Reye 综合征的风险,18 岁以下 A/H5N1 感染疑似或确诊患儿退热时不宜使用阿司匹林(乙酰水杨酸)或水杨酸制剂。

3. 抗病毒药物治疗 人禽流感和流感抗病毒药物治疗措施基本一致,均主张早期使用(起病 48h 内),可能取得较好的临床疗效。详见"流感"章节。

4. 抗菌治疗 确诊 A/H5N1 感染的病例,如无细菌感染的证据或能够排除混合细菌感染,不具备抗生素使用的指征,则不推荐预防性应用抗菌药物。对合并细菌或真菌感染或有明确微生物学证据,则可给予特异性抗感染治疗。

对需要机械通气的患者,因其细菌感染的风险和几率明显增加,临床医师应遵循有关抗菌治疗指南,尽早给予适当广谱抗菌药物治疗,以预防性治疗呼吸机相关性肺炎或医院获得性肺炎,同时,积极寻找病原微生物,以给予基于病原微生物的特异性治疗策略。

5. 糖皮质激素　应用糖皮质激素的应用有较大的争议,国内外的有关专家仍未达成共识,仍在探索过程中。就我国而言,成人禽流感患者在发病初期(7~10天内)如出现下列指征之一时,可考虑短期内给予适量糖皮质激素治疗,其具体策略参见"流感"章节的相关内容:①短期内肺部病变进展迅速,氧合指数<300mmHg,有迅速下降趋势;②合并脓毒症伴肾上腺皮质功能不全。

6. 其他　其他治疗包括有效氧疗(包括无创、有创序贯治疗)和对合并症的治疗,至于治愈患者的恢复期血浆或特异性免疫血浆治疗仍在探索阶段。

九、预防和预后

1. 隔离患者　参见"流感"章节的相关内容。

2. 接种疫苗　只有在人禽流感暴发流行时方能知晓是哪一种A型流感病毒亚型的感染,在暴发流行早期疫苗往往很难起到其应有的防控作用。其相关研发和储备仍是今后研究的热点。

(高占成)

第四十章　弥漫性肺实质疾病

一、定义

弥漫性肺实质疾病（Diffuse parenchymal lung disease, DPLD），以往也称为肺间质疾病，是一大类异质性肺疾病的临床-影像和病理学总称，病变可广泛的累及肺泡、末梢支气管、小血管和间质，以及相应的上皮细胞和内皮细胞，包括二百余种不同的疾病，特征为各种原因导致肺组织的炎症、损伤和纤维化，疾病的进展引起肺内瘢痕形成和氧合障碍。具有相似的临床、影像和病理学特征：①进行性加重的活动性呼吸困难；②影像显示双肺弥漫性浸润性阴影；③生理功能异常：限制性通气功能障碍、弥散功能（DLCO）降低和肺泡-动脉氧分压差异常；④组织病理学可见不同程度的炎症和纤维化，伴或不伴有肉芽肿或继发性肺实质血管性病变。

二、分类

通常多以病程、病因和病理形态进行相应的分类。目前临床是以2002年美国ATS/ERS推荐的DPLD和IIP分类，其提出以弥漫性肺实质疾病（DPLD）替代肺间质疾病（ILD），强调在DPLD，肺实质是损伤的原始部位和区别其他主要影响气管和血管的肺疾病。将DPLD分类为四大生物类别（图2-40-1），主要是：①已知原因的DPLD：如药物相关，结缔组织病相关和环境相关的间质性肺病等；②肉芽肿性DPLD：如结节病，外源过敏性肺泡炎即HP等；③罕见的但具有临床病理特征的DPLD，如淋巴管肌瘤病即LAM，朗格罕细胞肉芽肿病即LCG，肺泡蛋白沉着症即PAP等；④特发性间质性肺炎即IIPs四大类。

IIP再进一步分为两组（7种）：纤维化型间质性肺炎即寻常

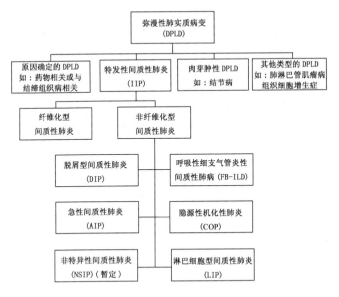

图 2-40-1 弥漫性肺实质疾病(DPLD)的分类(ATS/ERS,2002)

性间质性肺炎/特发性间质纤维化(UIP/IPF)和非纤维化型间质性肺炎两组,在后一组中又分为 DIP、RBILD、AIP、COP、LIP 和 NSIP 六种间质性肺炎。

此分类优点为:①明确是原发性(特发性)或是继发于系统性疾病,如自身免疫性疾病,或职业或环境因素,并区别纤维化型间质性肺炎和非纤维化型间质性肺炎,以指导治疗和判断预后;②着重结合临床影像病理,对特发性间质性肺炎进行进一步组织病理类型的细分,为最终的临床-放射学-病理学诊断(CRP诊断)提供了基础。此分类着重临床病史和组织病理,尤其是 IIP。但缺点是未反映 DPLD 的进展程度也未体现 IIP 组织病理分类和不同病因 DPLD 间常存在的相关性。

三、临床表现

(一)症状

1. 呼吸困难　是最常见的呼吸道症状,其轻重能反映疾病的程度。通常表现为活动性气短,进行性加重,导致患者活动耐力下降和活动受限,严重者即便日常活动甚至休息时也感气短。根据不同疾病类型和病程进展,可呈隐匿性或快速进展。

2. 咳嗽　多为刺激性干咳,吸气或说话时加重。合并感染时痰量增多,常有脓性痰。也有部分病例虽有明显气短但无咳嗽。咯血通常少见,可见于肺泡出血综合征,肺血管炎及肺动脉高压。

3. 全身性症状　部分患者可能会出现全身性症状,如发热、乏力、关节疼痛、肌肉疼痛、体重下降、食欲减退、精神抑郁和(或)焦虑等。全身症状常提示合并系统性疾病或基础病有关,如感染或结缔组织疾病。

(二)体征

早期体征不明显。随疾病进展,常有以下体征:

1. 呼吸浅快　辅助呼吸肌参加呼吸运动,重症可见胸腹矛盾运动。呼吸困难加重时常采取前倾坐位。低氧血症者可出现黏膜及皮肤紫绀,右心衰竭者可见下肢水肿、肝脏增大。

2. 两肺爆裂音　两肺呼吸音减低,两肺底吸气相可闻及爆裂音(Velcro 音)。

3. 杵状指　多见于 IPF 患者(约 50%),亦可见于矽肺、慢性 HP 和 DIP。

此外,皮肤异常、淋巴结肿大和肝脾肿大,常提示结节病。一些特殊的皮疹和皮肤病灶,可见于结缔组织疾病(CTD)、淀粉样变、肺 LCG 和神经纤维瘤。皮下结节可见于类风湿性关节炎。

(三)实验室检查

1. 血常规　白细胞降低提示结节病、CTD 或药物相关因素。白细胞升高提示血管炎、超敏性肺炎,而嗜酸细胞升高,可能是结节病、血管炎、药物诱发,或嗜酸性细胞肺炎。血小板减少,可能与结缔组织疾病或药物相关。贫血提示药物性或结缔组织病。尿液异常,常见于结缔组织病或血管炎。

2. **抗原检测**　用于筛查外源性过敏性肺泡炎。

3. **抗核抗体**　通过抗核抗体等免疫指标检测诊断结缔组织疾病。如抗基底膜抗体诊断 Goodpasture'综合征,抗中性粒细胞抗体(ANCA)阳性诊断系统性血管炎。类风湿因子(RF)阳性是类风湿关节炎患者中出现 ILD 的风险因素之一。抗核抗体(ANA)滴度在系统性硬化症(SSc)患者中亦经常升高。

（四）肺功能检查

1. **静态肺功能检查**

包括肺容量,通气功能和弥散功能检查,是 DPLD 诊断和评价中十分重要的检查。由于肺泡炎症和纤维组织增生,弥散距离增加、面积减少,出现弥散功能降低,此为一项非常敏感的指标,可在 DPLD 早期出现。另外肺顺应性低,肺内容量减少,肺功能表现为肺活量和肺总量减少,残气量随病情进展而减低,呈限制性通气功能障碍。因细支气管的炎变和肺小血管闭塞,引起通气与血流比例失调,导致换气功能障碍性缺气,最终呼吸衰竭。DPLD 患者肺功能检查的目的在于量化疾病的严重程度,监测疾病的进程,以及通过变量预测疾病的死亡率。

（1）基线肺功能测定是考察 IPF 严重程度的指标。

（2）连续的肺功能检查监测 IPF 的病情进展。

2. **运动试验**　对 DPLD 患者,最大运动试验比静息肺功能检查更为敏感,肺泡-动脉血氧含量差尤其敏感。然而,运动试验诊断 ILD 的准确性还未得到正式评估。在临床实践中,运动试验对于评价 DPLD 症状显著而肺功能和胸片正常患者的病情常有帮助。

3. **六分钟步行试验(6MWT)**　6MWT 是近期应用于评价 DPLD 的方法。虽然步行距离具有高度可重复性,但步行距离的基线值作为 IPF 预后指标还不能肯定。血氧饱和度的下降和步行距离的共同测量可能成为新的评估疾病严重性和预后的指标。

（五）影像学

1. 胸片　是诊断 DPLD 的一项必需的检查,但其总体敏感性还难以评价。大部分 DPLD 患者的胸片确有异常表现,但至少有 10% 经活检诊断 DPLD 病例的胸片可为正常。另外在肥胖和气道疾病患者中,常常能见到 DPLD 的胸片表现,需要鉴别假阳性的情况。根据影像学形态、病变分布及其慢性病程,参考之前的影像资料,结合临床特点以及实验室检查,多数 DPLD 都可得到一个较为明确的诊断。由于胸片的简便及重复性,如结合肺功能检查,仍可用于记录 DPLD 大致的病情变化及进展情况。此外,胸片可检测并发症。

2. 高分辨 CT(HRCT)　HRCT 在 DPLD 的诊断和评价方面具有里程碑的意义:

（1）清晰的显示肺部病变的形态、分布、部位和严重程度。

（2）确定病变具体位置,与胸膜、支气管、纵隔及心血管的关系,发现一些普通胸片未显示的病变,如牵张性支气管扩张及小气道特征。

（3）对早期发现 DPLD,明确诊断以及选择适当活检位点具有显著的优势。一些疾病的典型 CT 形态特征,具有重要的诊断价值。

（4）结合临床特点、实验室检查,可使大多数（61%～80%）DPLD 患者得到正确诊断。

（5）HRCT 有助于判断 DPLD 患者肺内炎症及纤维化程度,预测肺内病变的可逆性。

（6）根据系列肺部 CT 的演变过程,可以判断肺内病变的改善或恶化的程度或速度,用于评价其疗效和预后。

（六）支气管肺泡灌洗和经支气管肺活检

1. 纤维支气管镜检查结合支气管肺泡灌洗术（BAL）和经支气管肺活检（TBLB）在一些疾病可用于确诊,如结节病、LAM、慢性嗜酸细胞肺炎、COP。

2. 结合临床和 HRCT 表现,BAL 可帮助诊断部分非感染性疾病,如 LAM 以及肺泡蛋白沉着症和肺泡出血综合征。

3. 对特发性间质性肺炎,其诊断作用有限。如 IPF 和结缔组织病相关性 DPLD。

4. 肺泡灌洗液的细胞计数有助于 DPLD 的鉴别诊断。

5. 支气管镜检查、BAL 和 TBLE 均为安全的门诊手术操作。其总死亡率和主要并发症发生率分别在 <0.05% 和 <0.5% 水平。TBLB 的总死亡率约为 0.1%，出血是主要的死亡原因。

（七）手术肺活检

与 TBLB 相比，手术肺活检的标本要大得多。其组织学诊断率可以达到 37%～100%。通常手术肺活检能达到三个目的：①确诊；②评估肺部炎症或（和）纤维化的程度；③识别组织病理形态。

电视辅助胸腔镜手术（VATS）目前的应用越来越普遍，其与手术肺活检在手术时间、并发症发生率和诊断效力方面没有显著差异。而住院时间和院内镇痛麻醉需求均较开胸肺活检减少。

四、诊断和评价程序

由于 DPLD 病因繁多，病情复杂，涉及多学科，其诊治过程需要经验丰富的呼吸专科医师、放射学家和病理学家密切的配合，进行多学科评估，以便更准确地应用疾病分类，做出准确诊断和分期，更好的评估预后，选择最佳治疗方案。

1. 根据症状，影像明确有无肺间质疾病

临床上，大部分 DPLD 均有以下特征：①进行性活动后呼吸困难；②影像显示双肺间质浸润影或网格样影；③肺功能呈限制性通气功能障碍，气体交换（弥散）障碍；④组织病理显示不同程度的肺组织炎症、纤维化和结构重建。满足上述特点也就符合 DPLD 的诊断标准。

2. 通过询问病史和实验室检查寻找 DPLD 的病因线索：

（1）询问病史：详细完整的病史能不仅有助于寻找患者病因线索，了解可能的诱发因素，是否合并全身或其他系统疾病，并且可判断患者的疾病的严重程度，进展情况，以及治疗反应。帮助选择相关检查，评价预后和指导治疗。现病史：详细询问呼吸系统症状的发生情况，包括发病诱因、病程、程度及进展情况，相应治疗、用药种类及其疗效。还应注意全身及肺外的症状。因肺外症状常为DPLD的诊断提供有用的线索。既往病史:有无基础疾病,是否进行特殊治疗。生活史:职业环境接触,居住情况,是否饲养宠物,有无染发。家族史:部分DPLD具有遗传性,如TS、代谢沉积病,了解家亲属是否患有同类肺疾病,有助于遗传性DPLD的诊断。另外,患者年龄、性别和吸烟情况可为诊断提供重要线索。

(2)实验室检查:对诊断DPLD一般不具有特异性,但常提示伴随疾病和并发症,有助于明确病因。检查结果的意义必须结合临床情况和影像学来进行评估。

(3)HRCT:对DPLD的诊断和评价具有重要的价值。

(4)通过支气管镜和肺组织活检,以明确诊断:在临床及影像学特征不典型者,根据上述资料仍无法确诊时,进行支气管镜和肺组织活检可以得到最终的诊断。

①TBLB在对DPLD进行组织学诊断时是有用的工具。研究显示在未经选择的各类患者的TBLB可有29%～79%获得特异性诊断。在小叶中央强化的DPLD中诊断效力最高。

②BAL可帮助诊断特殊感染和一些特殊的非感染性疾病,部分患者可通过BAL中细胞分类不同进行鉴别诊断、指导治疗和判断预后。

③手术肺活检:临床及影像学特征不典型,根据支气管镜肺泡灌洗和TBLB等资料仍无法确诊时,应进行手术肺活检。对DPLD患者,是否进行手术肺活检取决于以下几个考虑:①存在与手术操作相关的风险;②要认识到DPLD疾病的组织学评价及治疗也存在局限性;③在高龄(大于70岁)、合并严重心肾基础疾病、恶性肿瘤、身体虚弱和重度肺功能障碍者应格外慎重;④充分了解操作的风险收益比和患者的意愿。

3. 评价DPLD患者的病情的程度、进展情况　在DPLD患者,应评价和判断其肺部病变的程度和进展情况:可通过患者症状评分(CRP,MRC)和胸部CT肺内的病变的形态、分布和密度,以及肺功能(肺总量,残气量和弥散功能)和运动试验评价病情的严重程度,并可根据其演变,评价患者DPLD病情是否进展及其速度。在治疗后的随诊过程中，患者症状评分、影像和肺功能的演变，能帮助评价疗效和判断预后。

4. 评价治疗反应，进一步验证诊断　在一些 DPLD 患者，临床影像和纤支镜等检查均可确定诊断，但有一些病人除了相关检查进行诊断，还需通过治疗效果进一步验证。多学科联合的诊断模式是未来诊断 DPLD 的金标准：在新的肺间质病诊治指南反复强调了由经验丰富的临床医生、放射学家和病理学家做出的多学科评估的重要性。多学科评估可以更准确地应用疾病分类做出诊断和分期、评估预后以及更恰当的应用治疗手段。这种方法正日渐成为诊断 ILD 的金标准。

五、治疗

DPLD 为一组异质性疾病，不同疾病，病因、发病机制各不相同，其疗效和预后各有差异。有效治疗取决于准确的诊断和明确的病因。另外，一些治疗方式和药物可能改变自然病程和疾病特征，甚至掩盖病情导致误漏诊。如使用糖皮质激素，可能使结缔组织病的部分自身抗体转阴性。在肺组织病理由于用激素使炎症病变吸收，残留纤维组织而导致识别偏差，从而影响诊断。因此，在 DPLD 的治疗，应尽量先明确诊断和病因以指导治疗。

（一）早期治疗

在 DPLD，尤其是间质性肺炎，虽然早期病变以炎症为主，大部分治疗敏感，但随着病情进展、迁延，逐渐形成纤维化而导致不可逆的病情进展和肺功能下降。因此，应早期治疗以减少肺组织结构的毁损和维持肺功能，减轻症状，改善预后。

（二）去除病因和治疗原发病

许多原因，包括环境、职业、药物及各种感染等致病因素均可引起 DPLD。因此，确定和祛除病因和治疗原发病是治疗 DPLD 的重要手段。

（三）对症治疗

不同原因的 DPLD 在疾病过程中，常见各种并发症，如肺部感染、气胸、呼吸衰竭，应进行相应对症治疗，如低氧血症长期氧疗，呼吸衰竭可试用无创通气，气胸进行闭式引流。

（四）糖皮质激素及免疫抑制剂的应用

1. 糖皮质激素：是目前治疗 DPLD 的主要手段，其对大部分 DPLD，尤其间质性肺炎有效。但不同原因或病理类型的 DPLD 对激素的反应却有所较大的差异，此外长期使用激素可能引起如感染、高血压、糖尿病、骨质疏松等不良反应。故应严格掌握糖皮质激素治疗的适应证，主要根据 DPLD 的病因及原发病、胸部影像学特征、肺部组织病理类型，并参照年龄、病程，及有无禁忌证，进行系统评估（表 2-40-1～表 2-40-2）。

表 2-40-1　不同病因 DPLD 与糖皮质激素疗效的关系

糖皮质激素有效 ——临床可用	糖皮质激素治疗有效，但需加用免疫抑制剂	糖皮质激素无效 ——临床慎（禁）用
吸入有机粉尘；霉草尘、蔗尘、蘑菇肺、饲鸽者病；放射线损伤；微生物感染，如病毒*、卡氏肺孢子；细胞毒化疗药物；特发性间质性肺炎；COP/NSIP/LIP/DIP/RBP-ILD；淋巴增殖性疾病相关的 ILD：淋巴细胞间质性肺炎（LIP）、淋巴瘤样肉芽肿；急/慢性嗜酸粒细胞肺炎；结节病	结缔组织病相关的 ILD；RA、PSS、SLE、PM/DM、Siögren 综合征、MCTD；AS（强直性性脊柱炎）；肺血管炎相关性 ILD；Wegener 肉芽肿；Churg-Strauss 综合征；微型多血管炎；坏死性结节样肉芽肿病（NSG）；肺-肾出血综合征	吸入无机粉尘；二氧化硅、石棉、滑石铍、煤、铝、锡、钡、铁；遗传性肺纤维化；特发性肺纤维化/普通型间质性肺炎（IPF/UIP）、急性间质性肺炎（AIP）；部分 PM/DM 相关的 ILD；癌性淋巴管炎；组织细胞增多症 X；肺泡蛋白沉着症；特发性肺含铁血黄素沉着症；结节性硬化症、神经纤维瘤、肺血管床间质性肺病；原发性肺动脉高压；微生物感染：细菌、真菌、结核菌*

* 激素的疗效尚有争议。

表 2-40-2　不同影像和病理类型 DPLD 与糖皮质激素疗效的关系

	糖皮质激素的治疗有效	糖皮质激素的治疗无效
胸部影像学特征	磨玻璃样改变 弥漫性结节影(1~5mm) 肺实变影、多发斑片状影 肺门淋巴结肿大(肉芽肿)	网格状、细网状阴影 肺大泡、肺囊性变 蜂窝状肺 牵张性支气管扩张
肺部组织病理类型	肉芽肿,结节病、慢性嗜酸性粒细胞肺炎(CEP)、机化病变,如非特异性间质性肺炎(NSIP)、闭塞性支气管炎伴机化性肺炎(BOOP)、淋巴细胞间质性肺炎(LIP)	纤维细胞增生 纤维化为主的病变,如(IPF/UIP)、肺损伤(DAD),如急性间质性肺炎(AIP)、部分 PM/DM 相关的 ILD

在 DPLD 的治疗中,除了严格掌握糖皮质激素的适应证和禁忌证,合适的剂量和足够的疗程也是治疗的关键。通常泼尼松的起始剂量为 0.5~1mg/(kg·d),口服,6~8 周,如病情稳定或改善,可逐渐减至维持量,总疗程在一年以上。不同疾病剂量应予相应调整,疗程也不相同,过快调整易导致病情反复。病情危重或进展迅速可增加剂量,甚至冲击治疗。如足量使用后病情无改善,泼尼松快速减量,最终降至 0.25mg/(kg·d)。

2. **免疫抑制剂**　部分 DPLD 单用糖皮质激素仍不能控制病情,必须联合免疫抑制剂,尤其是结缔组织病或肺血管炎相关DPLD。其适应证包括:

(1)继发于结缔组织病或肺血管炎的 DPLD;

(2)足够剂量和疗程的糖皮质激素治疗效果不满意;

(3)不能长期使用糖皮质激素患者,如糖尿病、高血压骨质疏松,可加用免疫抑制剂,以减少糖皮质激素用量。

主要选择环磷酰胺或硫唑嘌呤,起效缓慢。若不能耐受,MTX、环孢菌素 A、秋水仙素可以替代。

(五)抗纤维化治疗

对 IPF/UIP,无论是皮质激素或免疫抑制剂的疗效都不满意。研究证实:IPF 发病过程中炎症较其他间质性肺炎轻,而纤维化占主导地位,故对 IPF 的治疗已不推荐应用大剂量糖皮质激素。2005 年,Demedts M 等总结以大剂量 N 乙酰半胱氨酸(NAC)治疗 IPF 疗效,发现在 NAC 治疗组的病人 FVC 和弥散功能的下降较对照组略缓慢。另外,日本学者总结了吡啡尼酮(pirfenidone)治疗 IPF 的临床效果,观察到 VC 下降减缓,部分患者运动后低氧较对照组稍轻。但迄今还没有治疗本病确实有效的药物。

(六)特殊治疗

指根据相应 DPLD 的病因和发病机制进行的特殊治疗方法,如用大容量肺泡灌洗治疗肺泡蛋白沉着症,血浆置换治疗SLE 或肺血管炎导致的肺泡出血综合征。

(七)肺移植

对 IPF 和其他 DPLD 的终末期,无其他有效治疗手段。肺移植可能是延长生存时间和改善生活质量的重要手段,但其受并发症、医疗费用和供体的限制。目前移植后 1 年存活率为66%,3 年生存率 51%。全球肺移植病例中 IPF 占 20%。手术指征:①年龄<60 岁;②无其他系统性疾病;③其他治疗反应不佳。

(许文兵)

第四十一章　肺动脉高压

一、定义

肺动脉高压(pulmonary hypertension,PH)是多种病因引起的以肺动脉压力和肺血管阻力进行性增高为特征的病理生理综合征。

二、临床特点

临床主要表现为活动耐力下降,右心后负荷增加,严重者可发生右心衰竭而死亡。PH诊断标准为:在海平面静息状态下,右心导管测定肺动脉平均压(mPAP)≥25mmHg。

三、分类

按肺毛细血管嵌顿压(pulmonary capillary wedge pressure,PCWP)的水平可分为毛细血管前PH和毛细血管后PH,PCWP≤15mmHg,为毛细血管前肺动脉高压,常见于动脉型肺动脉高压(PAH)、肺部疾病相关PH、慢性血栓栓塞性PH等;PCWP>15mmHg为毛细血管后肺动脉高压,主要见于左心疾病相关性PH。

根据PH病理、病理生理、治疗和预后的不同,2008年第四届WHO肺动脉高压会议上对分类作了修订(见表2-41-1),将PH分五大类:动脉型(pulmonary arterial hypertension,PAH)、左心疾病所致、肺病疾病或低氧性、栓塞性和原因不明的PH。

表 2-41-1　　肺动脉高压分类

1. 动脉型肺动脉高压(PAH)

1.1　特发性肺动脉高压

1.2　可遗传性肺动脉高压

1.2.1　BMPR2

1.2.2　ALK1, endoglin(伴或不伴遗传性出血性毛细血管扩张症)

1.2.3　不明基因

1.3　药物和毒物所致的肺动脉高压

1.4　相关性肺动脉高压

1.4.1　结缔组织病

1.4.2　HIV 感染

1.4.3　门脉高压

1.4.4　先天性心脏病

1.4.5　血吸虫病

1.4.6　慢性溶血性贫血

1.5　新生儿持续性肺动脉高压

1.6　肺静脉闭塞性疾病(PVOD)和/或肺毛细血管瘤病(PCH)

2. 左心疾病所致的肺动脉高压

2.1　收缩功能不全

2.2　舒张功能不全

2.3　瓣膜病

3. 肺部疾病和/或低氧所致的肺动脉高压

3.1　慢性阻塞性肺疾病

3.2　间质性肺疾病

3.3　其他伴有限制性和阻塞性混合型通气障碍的肺部疾病

3.4　睡眠呼吸暂停

3.5　肺泡低通气

3.6　慢性高原缺氧

3.7　发育异常

续表

4. 慢性血栓栓塞性肺动脉高压

5. 原因不明和/或多种因素所致的肺动脉高压

5.1 血液系统疾病:骨髓增生疾病,脾切除术

5.2 系统性疾病,结节病,肺朗格汉斯细胞组织细胞增多症,淋巴管肌瘤病,多发性神经纤维瘤,血管炎

5.3 代谢性疾病:糖原储积症,高雪氏病,甲状腺疾病

5.4 其他:肿瘤性阻塞,纤维纵膈炎,透析的慢性肾衰竭

注:ALK-1=activin receptor-like kinase 1 gene(活化素受体样激酶 1 基因);BMPR2=bone morphogenetic protein receptor 2(骨形成蛋白受体 2)

四、发病机制

肺血管收缩、重构和原位血栓形成是肺动脉高压的形成和肺循环血流动力学改变的基础,但其机制尚未完全清楚,目前研究认为与以下因素有关:

1. **肺血管内皮细胞功能异常** 肺血管的舒张和收缩是由肺血管内皮细胞分泌的舒张和收缩因子共同调控的,前者主要为前列环素和一氧化氮,后者主要为血栓素和内皮素-1。研究发现,PAH 患者血管内皮细胞一氧化氮合成酶表达明显降低,而内皮素及内皮素转换酶-1 的表达及其血浆水平明显增高。此外肺血管内皮细胞功能异常,也可导致内皮细胞依赖性凝血和纤溶系统功能异常,引起原位血栓形成。

2. **血管平滑肌钾离子通道缺陷** 肺动脉平滑肌细胞钾离子通道为电压依赖性(Kv),Kv 受到抑制,细胞内钾离子堆积,引起膜电位升高而去极化,激活 L 型电压门控钙通道,钙离子进入细胞内增多,导致血管收缩。

3. **肺血管重构** 肺血管重构是肺动脉压力持续性增高的主要基础,包括了肺动脉内皮细胞、平滑肌细胞及间质成分的无序增殖及凋亡异常。此外,血小板衍生生长因子、上皮生长因子、胰岛素样生长因子及其受体等相互联系、相互作用,形成复杂的

网络关系,参与血管重构的发生。

4. 遗传机素　位于 2 号染色体短臂 2p32 区域的骨形成蛋白受体 2(BMPR2)的基因突变与家族性肺动脉高压密切相关。家族性肺动脉高压患者家系成员有 50% 携带此突变基因,其中 20% 发病,符合常染色体不完全显性遗传特点。此外,近年研究发现在 50%~70% 家族性肺动脉高压、21%~26% 特发性肺动脉高压和 10% 食欲抑制剂相关性肺动脉高压患者存在 BMPR2 基因突变。此外,在肺静脉闭塞和先天性心脏病导致的肺动脉高压患者中也发现 BMPR2 基因突变。

5. 炎症机制　部分 PH 患者血清自身抗体阳性,前炎性因子增高,在病变的肺小动脉周围可见炎性细胞浸润,推测炎症机制在 PH 发病中可能起到一定作用。

五、临床表现

除基础疾病相关表现外,PH 临床表现如下:

1. 症状　活动后呼吸困难(最为常见),胸痛,晕厥,咯血。

2. 体征

(1)肺动脉瓣第 2 心音(P_2)亢进;

(2)肺动脉瓣听诊区喷射性收缩期杂音;

(3)三尖瓣第 4 心音;

(4)肺动脉瓣舒张期(Graham Steel)杂音,在吸气相较明显。

严重 PH,可出现右心功能不全的表现:

(1)颈静脉充盈或怒张,可出现"a"波或"v"波;

(2)三尖瓣第 3 心音(在 23% 患者中出现);

(3)肝肿大,肝颈反流征阳性;

(4)下肢水肿;

(5)腹水。

六、实验室和辅助检查

1. 实验室检查　对临床怀疑结缔组织疾病、门脉高压等继发因素相关的 PH,应进行血清免疫学指标的检查(包括自身抗体、ANCA 等),肝炎及肝功能检查,HIV 抗体检测和甲状腺功能检查。PH 患者多同时存在低氧血症,动脉血气分析检查可显示氧分压的降低,慢性阻塞性肺疾病合并肺动脉高压时,还可出现二氧化碳潴留。

2. X 线胸片　为 PH 患者的常规检查,可除外肺实质性疾病引起的 PH。严重 PH 胸片可表现为:右下肺动脉增宽;肺动脉段膨隆;中央肺血管增粗,外周血管纤细;右心室肥厚/增大。

3. 心电图　心电图检查简便,无创对 PH 诊断具有一定的筛查价值。肺动脉高压心电图表现为:①电轴右偏;②R_{V1} 增高,S_{V1} 降低,R/S>1;③V_1 导联呈 qR 型;④V_1 导联呈 rsR'型;⑤V_5 或 V_6 导联呈 rS,R/S<1 或表现为 S_1、S_2、S_3;⑥右心胸前导联 ST 段压低和 T 波倒置;⑦P_{II}、P_{III}、aVF 高尖(≥2.5mv)和额面 P 轴≥75°提示右心房肥大。

4. 肺功能检查　有助于鉴别和确定低氧或肺部疾病相关性肺动脉高压。如 COPD 表现阻塞性通气功能障碍,肺间质性疾病(如肺纤维化)表现限制性通气功能障碍和弥散功能障碍。

5. 超声心动图检查　对 PH 筛查和早期诊断中具有重要价值。根据三尖瓣反流速度(V)计算压力阶差,间接估测右心室收缩压,除外 PH 或明确是否需进一步行右心导管检查明确 PH 诊断(见表 2-41-2)。其他一些可以增加肺动脉高压可疑程度的超声心动图参数包括肺动脉瓣反流速率的增加和右心射血时间的短暂加速;右心腔内径增大,室间隔形状和运动的异常,右心室壁厚度的增加和主肺动脉扩张都提示肺动脉高压,但这些参数均出现在肺动脉高压较晚期。目前推荐超声心动图拟诊 PH 的标准为肺动脉收缩压≥40mmHg。

表 2-41-2　超声心动图测定三尖瓣反流速度对 PH 诊断的意义

除外肺动脉高压

　　三尖瓣反流速度≤2.8m/sec,肺动脉收缩压≤36mmHg,无其他超声心动图参数支持 PH

可疑肺动脉高压

　　三尖瓣反流速度≤2.8m/sec,肺动脉收缩压≤36mmHg,有其他超声心动图参数支持 PH

三尖瓣反流速率 2.9~3.4m/sec,肺动脉收缩压 37~50mmHg,伴或不伴有其他超声心动

图参数支持 PH

肺动脉高压可能性大

三尖瓣反流速率>3.4m/sec 肺动脉收缩压>50mmHg,伴或不伴有其他超声心动图参数支持 PH

运动多普勒超声心动图不推荐用于肺动脉高压的筛查

6. 胸部 CT 检查 PH 胸部 CT 改变表现为主肺动脉、左右肺动脉增宽,外周肺血管变细。此外,胸部高分辨 CT(HRCT)可帮助除外肺部疾病特别是间质性肺部疾病、肺动脉肿瘤等引起的肺动脉高压。CT 肺动脉造影(CTPA)对血栓栓塞性肺动脉高压的诊断有一定意义。

7. 核素肺通气/灌注扫描 轻度肺动脉高压时肺灌注显像可无明显异常,中度以上肺动脉高压时肺内血流重新分布,改变了肺尖血流量低于肺底部的特点,在肺灌注显像上即表现为肺尖部放射性浓聚,呈"逗点"样改变。此外,肺动脉高压可出现肺毛细血管反射性收缩,且分布不均,肺灌注显像可表现为多发性的弥漫分布的放射性稀疏区。重度肺动脉高压时,由于肺血管床严重破坏,肺灌注显像可进一步出现不呈肺段分布的放射性缺损区。核素肺通气/灌注扫描对于确定慢性血栓栓塞性肺动脉高压(chronic thromboembolic pulmonary hypertension,CTEPH)也有重要意义,灌注显像表现为一个或多个段肺动脉或更大的不匹配的肺灌注缺损。

8. 右心导管检查 是诊断肺动脉高压的金标准,并可直接测定肺循环血流动力学指标,包括右房压、肺动脉收缩压和平均压、肺循环阻力、肺毛细血管嵌顿压、心排量和心指数,此外还可精确测量肺动脉血流、混合性静脉血氧饱和度,排除其他如心内分流和左心疾病等原因所致的 PH。右心导管检查时进行急性肺血管舒张试验对筛查钙离子拮抗剂治疗有效患者非常重要,急性肺血管扩张试验阳性标准:应用试验药物如 NO 或腺苷或

依前列醇后，mPAP 下降幅度≥10mmHg，绝对值下降至40mmHg 以下，心排出量增加或不变。对血管扩张试验阳性的肺动脉高压患者方可考虑给予钙离子拮抗剂治疗。用于急性肺血管扩张试验的药物及剂量见表 2-41-3。

表 2-41-3　急性肺血管扩张试验常用药物

	依前列醇	腺苷	一氧化氮
给药方式	静脉	静脉	吸入
起始剂量	2ng/(kg·min)	50μg/(kg·min)	10ppm
剂量调整时间	10～15min	2min	无
最大剂量	10ng/(kg·min)	250μg/(kg·min)	80ppm
副作用	头痛、头晕、恶心	呼吸困难、胸痛、房室传导阻滞	左心充盈压增高

七、诊断及鉴别诊断

PH 诊断策略应包括以下方面：

1. 监测 PH 发病的高危人群　对 PH 的高危人群，如 BM-PR2 基因突变人群、系统性硬化病、镰刀细胞贫血患者应每年进行 1 次超声心动图检查，如超声发现右心室收缩压增高或右心室增大，应进一步行右心导管检查以明确诊断。

2. 通过病史、体检、心电图及胸部 X 线等初步检查，对疑诊PH 进行超声心动图检查初步诊断 PH（见表 2-41-4）。

3. PH 病因的鉴别诊断（见图 2-41-1）。

4. 右心导管检查明确诊断，并获取肺血流动力学资料，对特发性肺动脉高压同时进行急性血管舒张试验。

5. 评估肺动脉高压严重程度和预后，包括 6 分钟步行距离测定、WHO 肺动脉高压功能分级（见表 2-41-5、表 2-41-6）。

表 2-41-4 根据超声心动图、症状及其他临床信息诊断 PH 可能性及推荐处理方法

不太可能

超声心动图诊断无肺动脉高压,无症状;无需处理

超声心动图检查肺动脉压正常,患者有症状,有第 1 大类 PH 相关疾病或危险因素,建议复查超声心动图

超声心动图检查肺动脉压力正常,患者有症状,无第 1 大类 PH 相关疾病或危险因素,建议考虑引起症状其他原因

中度可能

超声心动图检查"PH 可能",患者无第 1 大类 PH 的症状和相关疾病或危险因素,建议复查超声心动图

超声心动图检查"PH 可能",患者有第 1 大类 PH 的症状和相关疾病或危险因素,建议行右心导管检查

超声心动图检查"PH 可能",患者有第 1 大类 PH 的症状,无相关疾病或危险因素,改变诊断和建议复查超声心动图,如果症状中重度,建议行右心导管检查

高度可能

超声心动图检查"PH 非常可能",有第 1 大类 PH 的症状,有或无相关疾病或危险因素,建议行右心导管检查

超声心动图检查"PH 非常可能",无第 1 大类 PH 的症状,有或无相关疾病或危险因素,建议行右心导管检查

表 2-41-5 WHO 肺动脉高压功能分级标准

级别	特征
Ⅰ级	无体力活动受限,日常体力活动不引起呼吸困难、乏力、胸痛或晕厥
Ⅱ级	静息状态无不适,体力活动轻度受限,一般体力活动可引起呼吸困难、乏力、胸痛或晕厥
Ⅲ级	体力活动明显受限,静息状态下无不适,轻微体力活动就可引起呼吸困难、乏力、胸痛或晕厥
Ⅳ级	静息状态下有呼吸困难和/或乏力,有右心衰竭表现,任何活动都可加重病情

表 2-41-6　肺动脉高压预后的评估

	低危	高危
右心衰竭临床表现	无	有
症状进展速度	缓慢	快
WHO 分级	Ⅱ,Ⅲ	Ⅳ
6 分钟步行距离	长(>400m)	短(<300m)
运动心肺功能检查	最大氧耗量> 10.4ml/(kg·min)	最大氧耗量< 10.4ml/(kg·min)
超声心动图	右心室功能 轻度受损	心包积液、明显右心室增大 或功能不全、右心房增大
血流动力学	右房压<10mmHg, 心指数> 2.5L/(min·m²)	右房压>20mmHg, 心指数< 2.0L/(min·m²)
BNP	轻度增高	明显增高

八、治疗

肺动脉高压的治疗以减轻患者症状,改善生活质量和提高生存率为主要目的。除 IPAH 和 FPAH 外,其他类型的 PH 均存在一定的病因,针对不同病因进行的相应治疗是改善此类继发肺动脉高压的基础。对于 IPAH 的治疗策略参见图 2-41-2。

1. 氧疗　低氧血症可引起肺血管收缩、肺动脉压力升高。长期氧疗可有效降低肺血管阻力和肺动脉压力,提高患者生存率。对肺动脉高压低氧血症患者,可采用经鼻或面罩吸氧,使血氧饱和度在 90% 以上。

2. 抗凝治疗　肺动脉高压患者均存在不同程度的凝血和纤溶功能异常。对 IPAH 患者应坚持长期抗凝治疗,华法林起始剂量 3～5mg/d,维持剂量 1.5～3mg/d,INR 维持在 1.5～2.5。对其他类型 PH,抗凝治疗尚缺乏循证医学的证据,2009 年 ACCF 和 AHA 专家共识推荐对病情进展快的晚期 PH,在无抗凝禁忌证的情况下应给予抗凝治疗。

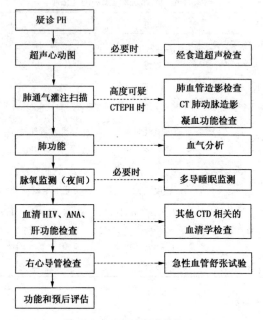

图 2-41-1 PH 病因诊断策略图

3. 利尿剂和强心药 对于存在右心负荷过重的肺动脉高压患者，尤其是出现下肢水肿和/或腹水，应考虑给予利尿剂，但应注意避免电解质紊乱、心律失常和血容量不足。对于难治性右心衰竭、右心功能障碍伴发房性心律失常、或右心功能障碍伴发左室功能衰竭的肺动脉高压患者，可给予洋地黄类药物，但长期治疗的效果尚不肯定。

4. 扩张肺血管和降低肺动脉压力药物

(1)钙通道阻滞剂(calcium channel blockers,CCB)：CCB 主要用于急性肺血管扩张试验阳性的肺动脉高压患者。常用药物有硝苯地平、地尔硫䓬和氨氯地平。其他 CCB 如维拉帕米负性肌力作用大，应避免使用。对心率＜100 次/min 的 PAH 患者首选硝苯地平，心率＞100 次/min 选择地尔硫䓬。CCB 治疗肺动

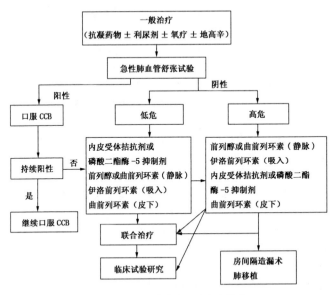

图 2-41-2 肺动脉高压的治疗策略

脉高压,应从小剂量开始,一般硝苯地平 10mg,3 次/d;地尔硫䓬 30mg,3 次/d;逐渐加量,每 2~4 周加量 1 次,加量过程中密切观察患者心率、血压及心功能情况,摸索出患者最大耐受剂量。CCB 治疗后患者肺动脉高压功能分级维持 I 或 II 级,血流动力学指标接近正常,可认为 CCB 治疗有效。应用 CCB 治疗 PH 应注意的是,只有 12% 左右 IPAH 急性肺血管扩张试验阳性,其中仅一半的患者 CCB 长期有效,而其他疾病相关 PAH 急性血管扩张试验的阳性率更低,因此不应盲目对所有 PH 患者使用 CCB。

(2)前列环素及其类似物:前列环素是人工合成制剂,与人体内前列腺素 I_2 作用相似,具有扩张血管和抗血小板聚集作用。常用的前列环素类药物包括依前列醇(epoprostenol)、伊洛前列素(ilprost)、曲前列环素(treprostinil)以及贝前列素(beraprost)。依前列醇半衰期短,需要持续中心静脉给药。起始剂量 2ng/

(kg·min)，逐渐增加剂量，一般长期治疗的剂量范围为 25～40ng/(kg·min)。曲前列环素较依前列醇稳定，半衰期 4.5h，因此可皮下注射给药，但皮下注射部位的疼痛和皮疹发生率高。目前国内可应用的前列环素类似物只有依洛前列素，商品名万他维(Ventavis)。用法：雾化吸入，2.5～5μg/次，6～9 次/d。常见副作用：头痛、下颌痛、面红、恶心、腹泻、皮疹和肌肉骨骼疼痛。

(3)内皮素受体拮抗剂：包括波生坦、司他生坦、安贝生坦。波生坦是内皮素-1 受体 A 和 B 的双重拮抗剂，2006 年已在我国上市，商品名全可利(Tracleer)。用法：口服，125mg/次，一日 2 次。主要副作用为肝脏损害，表现为谷丙转氨酶和谷草转氨酶升高，总胆红素升高，少数可出现贫血、下肢水肿、腹痛、发热、疲劳或流感样症状。对中重度肝功能不全以及转氨酶高于正常 3 倍以上患者禁用波生坦。司他生坦和安贝生坦是高选择性内皮素-1 受体 A 的拮抗剂，目前司他生坦在欧洲、加拿大和澳大利亚已上市，2007 年美国 FDA 批准安贝生坦用于 II、III 级 IPAH 患者。

(4)磷酸二酯酶-5 抑制剂：包括西地那非、他达拉非、伐地那非等。西地那非商品名 Revatio，2005 年和 2006 年在美国和欧洲已批准西地那非用于治疗肺动脉高压，目前尚未在我国得到审批。用法：起始剂量 25mg/次，3 次/d，如患者可耐受，剂量增加至 50mg，4 次/d。常见副作用腹泻、皮疹、头痛、消化不良，视觉异常为轻度和一过性，表现为视物色淡、光感增强和视物模糊。他达拉非、伐地那非是新型磷酸二酯酶-5 抑制剂，半衰期长，肺选择性高，但目前尚缺乏治疗肺动脉高压的大规模临床研究的资料。

(5)药物联合治疗：对单药治疗无效，可考虑联合应用不同作用机制的降低肺动脉高压药物，以增加疗效和减少高剂量使用单药的不良反应。目前已有文献报道的联合治疗较单药有效的方案包括波生坦＋西地那非、依前列醇＋西地那非、西地那非＋吸入依洛前列环素、波生坦＋曲前列环素、波生坦＋吸入依洛前列环素，但这些研究多为小规模、非随机对照研究，并且联合用药的观察时间较短,还需要进一步评价治疗的有效性和不良反应。

5. 手术治疗　房间隔造口术是指通过球囊导管扩张和撕裂房间隔,形成左右心房之间的交通,以调节右-左分流量,缓解右心过高负荷,改善右心功能,缓解临床症状,是一种姑息性治疗手段。主要适用于经规范药物治疗无效的肺动脉高压分级Ⅲ、Ⅳ级或反复晕厥发作以及难治性右心衰竭的肺动脉高压患者,排除标准为超声心动图或右心导管检查显示房间隔交通和右房压>20mmHg。禁忌证包括严重左、右心功能衰减(特别是LVEF<50%)和全肺阻力严重增高者。对药物或其他治疗均无效患者还可进行单肺、双肺或心肺联合移植。国外报道目前肺动脉高压患者肺移植后 5 年存活率为 70.9%,10 年存活率40.9%。移植相关并发症主要有缺血再灌注肺损伤、急性排异反应、感染、慢性排异反应或闭塞性细支气管炎综合征等。

6. 患者随访　建议 PH 患者定期随访。稳定的 PH 患者应当每 3~6 个月随访 1 次,对于存在晚期症状、右心衰以及明显异常血液动力学指标的不稳定患者建议每 1~3 个月随访 1 次。

九、预后

IPAH 平均生存时间仅 2.8 年,1 年、3 年和 5 年生存率分别是 68%、48%和 34%。PH 预后与引起肺动脉高压的基础疾病有关,硬皮病相关的肺动脉高压预后较 IPAH 差,未经治疗患者 2 年生存率仅为 40%,CTD 相关肺动脉高压预后好于 IPAH。提示 PH 预后不良的其他因素包括:①WHO 肺动脉高压功能分级高,PH 分级Ⅰ、Ⅱ级平均生存时间 6 年,Ⅲ级 2.5 年,Ⅳ级仅 6 个月;②6 分钟步行距离短,研究显示<332 米 PH 患者 3 年存活率为 20%;③右心房增大;④右心衰竭;⑤心指数低;⑥血浆脑钠肽、血尿酸、血肌钙蛋白异常增高。

(张伟华　胡　红)

第四十二章　肺血栓栓塞症

一、定义

肺栓塞（pulmonary embolism，PE）是以各种栓子堵塞肺动脉系统为其发病原因的一组疾病或临床综合征的总称，包括肺血栓栓塞、脂肪栓塞综合征、羊水栓塞等，肺血栓栓塞症（pulmonary thromboembolist，PTE）是指来自静脉系统或右心的血栓栓子进入肺循环，造成其分支堵塞，引起的肺循环障碍的临床和病理综合征，是 PTE 的最基本类型，通常所称 PE 即指 PTE，引起PTE 的血栓主要来源于深静脉血栓形成（DVT）。

二、分类

PTE 常用以下两种分类法。

（一）急性 PTE 和慢性 PTE

1. 急性 PTE 是指血栓急性堵塞一定范围，血管床按其血管床阻塞程度及患者既往有无心肺疾病可有不同的临床表现。

2. 慢性 PTE　急性 PTE 治疗不当或肺血管被小的血栓反复堵塞造成，发病常隐匿，临床表现为严重肺动脉高压和右心功能不全。

（二）大面积、次大面积及低危 PTE

1. 大面积 PTE　定义为急性 PTE 伴有持续性低血压（收缩压＜90mmHg，不是由于非肺栓塞所致的心律失常、血容量不足、败血症或左室功能障碍）、无脉或症状性心动过缓。

2. 次大面积 PTE　定义为急性 PTE 不伴全身性低血压（收缩压≥90mmHg），但有右心室功能障碍或心肌缺血证据。

3. 非大面积 PTE　指存在急性 PTE 但缺乏代表大面积或次大面积肺栓塞不良预后的临床指标。

大面积及次大面积 PTE 往往存在严重的右心功能不全,表现为至少以下一项:①右心室扩张(在心脏超声及胸部 CT 上四腔心右心室与左心室直径比>0.9)或在心脏超声上存在右心收缩功能障碍;②B 型脑利钠肽(BNP)>90pg/ml,NT-BNP>500pg/ml 或心电图改变(新发完全性或不完全性右束支传导阻滞,前间壁 ST 段压低或抬高,T 波倒置)。有的甚至合并心肌坏死肌钙蛋白 I(>0.4ng/ml)或肌钙蛋白 T>0.1ng/ml。

三、临床表现

(一)症状

PTE 的临床表现多种多样,取决于堵塞的肺段数。

包括以下几种类型:

1. **急性肺原性心脏病**　突发呼吸困难、濒死感、惊恐、晕厥、低血压、休克、右心衰竭等,见于栓塞 2 个肺叶以上的患者。

2. **肺梗塞**　突然气短、胸痛、咯血及胸膜摩擦音或胸腔积液。

3. **"不能解释"的呼吸困难**　栓塞面积相对较小,死腔增加。

如果为慢性反复性肺血栓栓塞,其临床表现为:发病隐匿,发现晚,表现重症肺动脉高压和右心功能不全。临床典型 PTE 三联症(呼吸困难、胸痛、咯血)不足 1/3。

(二)体征

1. **呼吸系统体征**　呼吸急促最常见;发绀;肺部有时可闻及哮鸣音和(或)细湿啰音,肺野偶可闻及血管杂音;合并肺不张和胸腔积液时出现相应的体征。

2. **循环系统体征**　主要是急性肺动脉高压和右心功能不全的体征,以及左心心搏量急剧减少的体征。①常见心动过速,并可见心律失常。②23% 的患者可闻及肺动脉瓣区第二心音(P_2)亢进或分裂,$P_2 > A_2$,存在三尖瓣反流时三尖瓣区可闻收缩期杂音。③血压变化,病情严重的患者可出现血压下降,甚至休克,通常提示为大块肺血栓栓塞。

四、实验室和辅助检查

1. 一般项目　白细胞计数增加,血沉快,血清胆红素升高,谷草转氨酶正常或轻度升高,乳酸脱氢酶和肌酸激酶高,但对PTE的诊断无特异性。而心肌酶谱明显增高,将有利于PTE与急性心肌梗死的鉴别诊断。

2. 动脉血气分析　发生PTE后常有低氧血症。PaO_2平均为62mmHg。仅有9%PTE患者显示PaO_2大于80mmHg。

3. 血浆D-二聚体(D-dimer)　D-二聚体对急性PTE诊断的敏感性达92%~100%,但特异性较低,仅为40%~43%。手术、肿瘤、炎症、感染等情况均可使D-二聚体升高。在临床上D-二聚体对急性PTE有较好的排除诊断价值。采用酶联免疫吸附法测定D-二聚体较为可靠。

4. 心电图检查　主要表现为电轴右偏、不完全或完全右束支传导阻滞,肺性P波、$S_I Q_{III} T_{III}$型、Ⅱ、Ⅲ、aVF导联ST段下降,"冠状T波",但仅有26%的患者存在上述心电图变化,多数患者心电图正常,因此,心电图正常不能排除本病。心电图检查也是鉴别急性心肌梗死的重要方法之一。

5. 胸部X线表现　X线胸片肺实质病变、胸水、患侧膈肌抬高,肺动脉高压、扩张的肺动脉前端急剧变细,肺纹理减少。胸片也可完全正常。

6. 超声心动图　对于严重的PTE病例,超声心动图检查可以发现右心室和(或)右心房扩大;近端肺动脉扩张;三尖瓣反流速度增快;下腔静脉扩张,吸气时不萎缩。这些征象说明肺动脉高压、右室高负荷和肺源性心脏病,提示或高度怀疑PTE,但不能作为PTE的确定诊断标准。

7. 核素肺通气/灌注扫描　是PTE重要的诊断方法,典型表现是呈肺段分布的肺灌注缺损,并与通气显像不匹配。但需要密切结合临床进行判读。

8. 螺旋CT和电子束CT造影、核磁共振成像(MRI)、肺动脉造影　是PTE的确诊方法,直接征象是检出肺动脉内有充盈缺损或血管终断。其中螺旋CT肺动脉造影(CTPA)是诊

PTE 的简单、安全的方法,尤其是 CTPA 的敏感性、特异性均达90%以上,可直接清楚显示肺段以上肺动脉栓子,还可行肺动脉三维重建,适用于几乎所有的 PTE 患者。因此,临床上可以取代肺动脉造影。

五、诊断

(一)诊断标准

1. 存在产生静脉血栓栓塞的危险因素,特别是下肢 DVT。

2. 突然出现的呼吸困难、胸痛、咯血或晕厥。

3. 呼吸急促或肺泡动脉氧分压异常增大。

4. 肺通气/灌注显影显示 PTE 高度可疑。

5. 肺动脉造影或其他影像学诊断技术,有 PTE 的影像改变。

当存在第 1~3 项中的任一项和第 4~5 项中的任一项可诊断 PTE。

(二)疑似 PTE 的诊断策略

对于已具有疾病表现(临床可能性),但还不足以进行诊断或排除 PTE 时,每个疑似 PTE 患者都应该进行实验室检查和影像学检查。

由于临床表现缺乏特异性,确诊检查复杂,费用高昂,且具有一定的危险性,PTE 的诊断一直困扰着国的临床医生。目前常利用临床量表对患者进行初筛,以期达到提高 PTE 的诊断正确性、节约医疗资源的目的,目前推荐采用韦尔斯(Wells)评分(见表 2-42-1)或日内瓦(Geneva)评分(见表 2-42-2),指导进一步诊断检查并提高医生对诊断性检查结果的判读效率。

表 2-42-1　Wells 评分

参数	积分
既往有 PTE 或 DVT 病史	1.5
近期有手术史或制动	1.5
肿瘤	1
咯血	1

续表

参数	积分
心率>100 次/min	1.5
临床有 DVT 临床表现	3
PTE 的可能性大于其他诊断	3

注:判定标准:积分和 0～2,低度可能;3～6,中度可能;≥7,高度可能

表 2-42-2 Geneva 评分

参数	积分
年龄(岁):60～79	1
≥80	2
既往史	
有 PTE 或 DVT 病史	2
近期有手术史	3
体征	
心率>100 次/min	1
血气分析(mmHg)	
$PaCO_2<36$	2
$PaCO_2<39$	1
$PaO_2<48.7$	4
PaO_2 48.7～60	3
PaO_2 60～71.3	2
PaO_2 71.3～82.4	1
胸片	
橛状肺不张	1
肋膈角抬高	1

注:判定标准:积分和 0～4,低度可能;5～8,中度可能;≥9,高度可能

三种不同临床可能性的患者排除或确诊 PTE 的策略,如表 2-42-3。

表 2-42-3　三种不同临床可能性的患者排除或确诊 PTE 的策略

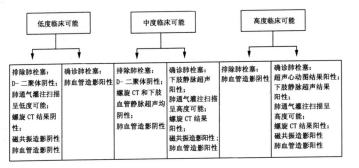

低度临床可能		中度临床可能		高度临床可能	
排除肺栓塞: D-二聚体阴性; 肺通气灌注扫描呈低度可能; 螺旋 CT 结果阴性; 磁共振造影阴性 肺血管造影阴性	确诊肺栓塞: 肺血管造影阳性	排除肺栓塞: D-二聚体阴性; 螺旋 CT 和下肢血管静脉超声均阴性; 肺血管造影阴性	确诊肺栓塞: 下肢静脉超声阳性; 肺通气灌注扫描呈高度可能; 螺旋 CT 结果阳性; 磁共振造影阳性; 肺血管造影阳性	排除肺栓塞: 肺血管造影阴性	确诊肺栓塞: 超声心动图结果阳性; 下肢静脉超声结果阳性; 肺通气灌注扫描呈高度可能; 螺旋 CT 结果阳性; 磁共振造影阳性 肺血管造影阳性

几点说明:

1. 低临床可能的患者,CTPA 显示只有亚段缺损,则应当考虑假阳性的可能性,应进一步检查以确定诊断。

2. 对于具有低度或中度可能的患者,推荐下一步进行 D-二聚体检查。采用高度敏感的 ELISA 测定阴性,可基本除外 PTE,进而免除深入进行诊断性检查的需求。

3. 不应给 PTE 临床可能性高的患者行 D-二聚体检查,因为该试验对这些患者的阴性预测值低。

4. 在下列患者的诊断步骤中可以省略 D-二聚体试验:80 岁以上的患者、癌症患者以及妊娠妇女,因为他们的 D-二聚体浓度经常呈非特异性升高。

六、治疗

(一)根据严重程度选择治疗策略

低危 PTE:是指在就诊时血压正常的患者中发现的 PTE,这些患者住院期间死亡或并发症的危险低。如果临床上在没有血流动力学受损的患者中怀疑 PTE,建议在等待进一步诊断结果时,启动抗凝治疗,确诊 PTE 后,首选低分子肝素。不建议给低危的 PTE 患者积极地进行血管再通治疗,如早期溶栓治疗。

中危(次大面积):PTE 患者的治疗,目前认为应用低分子量肝素就足够了,然而,对于有些早期死亡危险高的患者(例如已存在心力衰竭或呼吸衰竭)和无溶栓药物禁忌证的患者,可以考虑进行早期溶栓。

高危 PTE(大面积):约占所有 PTE 病例的 5%,患者死亡危险高,尤其是刚住院的数小时期间。对于疑似有大面积 PTE 患者,应该立即给予低分子肝素治疗,确诊 PTE 后,应及时使用溶栓药,不应延误。如果有溶栓的绝对适应症,或溶栓治疗失败,外科栓子清除术或基于导管的血栓破裂术是有价值的备选方案。

(二)治疗方案

急性肺栓塞的治疗处理主要包括:①初始抗凝治疗;②药物溶栓治疗;③导管介入手术;④手术取栓;⑤植入下腔静脉滤器。

急性 PTE 的治疗

1. 一般处理 监测,绝对卧床,通便,对症,抗感染。

2. 呼吸循环支持治疗 吸氧,呼吸支持,血管活性药物等。

3. 溶栓治疗 推荐大面积急性 PTE 伴有可耐受的出血风险的患者可行溶栓治疗,次大面积急性 PE 伴低出血风险且有不良预后临床证据(新发血流动力学不稳定、呼吸衰竭恶化、严重右心室功能障碍或大面积心肌坏死)可考虑行溶栓治疗;低风险 PTE,次大面积 PTE 仅伴有轻微右心功能不全,轻微心肌坏死,没有临床症状恶化的患者不建议进行溶栓治疗,未明确的心脏骤停也不建议进行紧急溶栓。

溶栓治疗的绝对禁忌证有活动性内出血;近期自发性颅内出血。相对禁忌证有:2 周内的大手术、分娩、器官活检或不能以压迫止血部位的血管穿刺;2 个月内的缺血性中风;10 天内的胃肠道出血;15 天内的严重创伤;1 个月内的神经外科或眼科手术;难以控制的中度高血压(收缩压 $>180mmHg$,舒张压 $>110mmHg$);近期曾行心肺复苏;血小板计数低于 $100 \times 10^9/L$;妊娠;细菌性心内膜炎;严重肝肾功能不全;糖尿病出血性视网膜病变;出血性疾病等。对于大面积 PTE,因其对生命的威胁极大,上述绝对禁忌证亦应被视为相对禁忌证。

溶栓药物及用法:尿激酶(UK)4400IU/kg 静注 10min,2200IU/(kg·h)持续静滴 12h;或 20000U/kg 静滴 2h;链激酶(SK)250000U,静注 30min,100000U/h 持续静滴 24h。链激酶具有抗原性,故用药前需肌内注射苯海拉明或地塞米松,以防止过敏反应。重组组织型纤溶酶原激活剂(rt-PA):50～100mg 持续静滴 2h。

对于大面积肺栓塞的患者,肺血流量的改善及血流动力学的稳定是停止溶栓的指征。溶栓治疗结束后,应每 2～4h 测定一次凝血酶原时间(PT)或活化部分凝血酶原时间(APTT),当其水平达正常上限的 2 倍时,即应重新开始规范的肝素治疗。

4. 抗凝治疗　无抗凝治疗禁忌证的急性 PE 患者及伴中/高危 PE 临床概率且无禁忌证的患者应尽早接受抗凝治疗。临床疑诊 PTE 时,即可安排使用肝素或低分子量肝素进行有效的抗凝治疗,应用肝素/低分子肝素前应测定基础 APTT、PT 及血常规(含血小板、血红蛋白);注意是否存在抗凝的禁忌证,如活动性出血、凝血功能障碍、血小板减少,未予控制的高血压等。对于确诊的 PTE 病例,大部分禁忌证属相对禁忌证。

抗凝药物包括普通肝素、低分子肝素、华法林等。肝素推荐用法:静脉:2000～5000U 或 80U/kg 静注,继以 18U/(kg·h)持续静滴;或静脉注射负荷量:2000～5000U,继 250U/(kg·12h)皮下注射。调节注射剂量使注射后 6～8h 的 APTT 达到治疗水平(见表 2-42-4)。

表 2-42-4　根据 APTT 检测结果调整静脉肝素剂量的方法

治疗前测 基础 APTT	初始剂量及调整剂量	下次 APTT 测定时间(h)
APTT<35s(< 1.2 倍正常值)	80U/kg 静注继以 18U/(kg· 12h)持续静滴	4～6
APTT35～45s (1.2～1.5 倍 正常值)	80U/kg 静注,增加 4U/(kg·h) 静滴	6

续表

治疗前测 基础 APTT	初始剂量及调整剂量	下次 APTT 测定时间(h)
APTT46～70s (1.5～2.3 倍 正常值)	40U/kg 静注，增加 2U/(kg·h) 静滴 无需调整剂量	6
APTT71～90s (2.3～3.0 倍 正常值)	减少静注 2U/(kg·h)	6
APTT>90s(> 3.0 倍正常值)	停药 1h，减少静滴剂量 3U/ (kg·h)	6

使用肝素的时机：疑诊 PTE 时，即开始使用；UK 或 SK 治疗结束后，APTT 达正常上限的 2 倍时加用；rtPA 溶栓者，可否与肝素共同使用未做要求。

低分子肝素(LMWH)推荐用法：根据体重给药，皮下注射，1～2 次/d。不同低分子肝素剂量不同(见表 2-42-5)。

表 2-42-5　各种低分子肝素的具体用法

名称	使用方法
Dalteparin　Sodium (达肝素钠)	200U/kg 皮下注射，1 次/d，单次<18000U
Enoxaparin　Sodium (依诺肝素钠)	1mg/kg 皮下注射，1 次/12h，或 1.5mg/kg 皮下注射，1 次/d，单次<180mg
Nadroparin　Calcium (那屈肝素钙)	85U/kg 皮下注射，1 次/12h，连用 10 天；或 171U/kg 皮下注射，1 次/d，单次<17100U
tinzaparin　Sodium (亭扎肝素纳)	175U/kg 皮下注射，1 次/d

华法林使用方法：肝素/低分子肝素开始应用后的第 1～第

3d 加用,初始剂量 3~5mg/d,与肝素/低分子肝素重叠至少4~5d,国际标准化比率(INR)连续二天达 2.5(2~3)后停用肝素或低分子量肝素。持续应用时间:视致栓原因。通常>3~6 个月。

5. 肺动脉血栓摘除术 适用于有溶栓禁忌证或溶栓无效的大面积 PTE 患者。

6. 经静脉导管碎裂和抽吸血栓 用导管碎解和抽吸肺动脉内巨大血栓或行球囊血管成型,同时还可以进行局部小剂量溶栓。

7. 静脉滤器 为防止下肢深静脉大块血栓再次脱落阻塞肺动脉,可于下腔静脉安装滤器。确诊为急性 PTE 或近端 DVT 的成人患者,若有抗凝禁忌证或有活动性出血,可考虑使用。置入滤器后,如无禁忌,宜长期口服华法林抗凝;定期复查有无滤器上血栓形成。

慢性栓塞性肺动脉高压的治疗:一般治疗包括口服华法林、使用血管扩张剂降低肺动脉压力,手术治疗可考虑肺动脉血栓内膜剥脱术,球囊扩张肺动脉成形术和放置下肢静脉滤器。

七、预防

对存在发生 PTE 危险因素的患者,宜根据临床情况采用相应预防措施。采用的主要方法加压弹力袜、下腔静脉滤器、低分子肝素和华法林的应用等。

近年来,多项具有说服力的研究结果相继公布,为急性肺栓塞诊治提供了更多的循证医学证据。正是在这样的背景下,欧洲心脏病学会(ESC)于 2008 年在欧洲心脏杂志公布了新版急性肺栓塞诊治指南。美国心脏学会(AHA)于 2011 年公布了重度静脉血栓栓塞治疗指南。与以往多个指南相比,新指南在疾病危险分层、诊断、治疗等方面均有更新。在充分理解国外指南的同时,应明确我国目前该领域尚存的问题,在实际工作中结合国际研究的热点及我国的国情开展工作,为建立具有我国循证医学证据的指南而努力。

(陈杭薇 李 兵)

第四十三章　慢性肺源性心脏病

一、定义

慢性肺源性心脏病简称慢性肺心病，是指由支气管肺组织、胸廓或肺血管的慢性病变引起肺组织结构和（或）功能异常，产生肺血管阻力增加，肺动脉压力增高，使右心室扩张或（和）肥厚，伴或不伴右心功能衰竭的心脏病，并排除先天性心脏病和左心病变引起者。

二、病因学

慢性缺氧多可导致肺心病。

1. **支气管肺疾病**　以 COPD 最为多见。其他病因：哮喘、支气管扩张、重症肺结核、尘肺、结节病、间质性肺病、过敏性肺泡炎等。

2. **胸廓运动障碍性疾病**　各种原因导致的严重胸廓或脊椎畸形，以及神经肌肉疾患，引起低通气综合征。

3. **肺血管疾病**　慢性血栓栓塞性肺动脉高压、累及肺动脉的各种风湿免疫病及肺小血管炎，以及原因不明的原发性肺动脉高压。

三、临床表现

（一）肺、心功能代偿期

1. **症状**　咳嗽、咳痰、气促，活动后心悸、呼吸困难、乏力、劳动耐力下降。

2. **体征**　可有发绀和肺气肿体征。偶有干、湿性啰音。心音遥远，$P_2 > A_2$，三尖瓣区收缩期杂音或剑突下搏动增强（提示右心室肥厚）。可有颈静脉充盈。

(二)肺、心功能失代偿期

1. 呼吸衰竭

(1)症状:呼吸困难加重,可有神志恍惚、白天嗜睡、谵妄等肺性脑病的表现。

(2)体征:发绀,球结膜充血、水肿,可有视网膜血管扩张、视乳头水肿(提示颅内高压)。皮肤潮红、多汗。

2. 右心衰竭

(1)症状:明显气促、心悸、食欲不振、腹胀及恶心等。

(2)体征:明显发绀,球结膜水肿,颈静脉怒张,心率增快,可有心律失常。肝大,肝颈静脉回流征阳性,下肢水肿,重者可有腹水。少数可有肺水肿及全心衰体征。

四、诊断

根据患者 COPD、支气管扩张等基础病变,有肺动脉高压、右心室增大或右心功能不全表现,如 $P_2 > A_2$,颈静脉怒张、肝大及肝颈静脉回流征阳性、下肢水肿等,心电图、X 线胸片、超声心动图有右心增大肥厚的征象,可确诊。

五、鉴别诊断

见表 2-43-1。

表 2-43-1　慢性肺源性心脏病的鉴别诊断

冠心病	心绞痛、心肌梗死病史或心电图表现,可有左心衰竭、原发性高血压、高脂血症、糖尿病史。体检、X线、心电图、超声心动图检查呈左心室肥厚为主的征象
风湿性心脏病	有风湿性关节炎和心肌炎病史,超声心动图有特殊表现
原发性心肌病	全心增大,无慢性呼吸道疾病史,无肺动脉高压的X线表现等 超声心动图可协助诊断

六、治疗

(一)急性加重期

1. 控制感染　抗生素治疗。

2. 氧疗　保持呼吸道通畅,纠正缺氧和二氧化碳潴留。

3. 控制心力衰竭

(1)利尿药:如氢氯噻嗪、氨苯蝶啶、呋塞米等。

(2)正性肌力药:宜选用作用快、排泄快的洋地黄类药物,且剂量应为常规剂量的 1/2 或 1/3,如毛花苷丙、毒毛花苷 K。

(3)血管扩张药:疗效不如其他心脏病明显。

(二)缓解期

1. 治疗原发病。

2. 长期氧疗。

3. 低通气综合征患者,可采用家庭无创机械通气治疗。

4. 适度利尿,减轻水肿。

(迟春花)

第四十四章　嗜酸性粒细胞性肺疾病

一、定义

嗜酸性粒细胞性肺疾病是以气道和(或)肺实质嗜酸粒细胞增多为特征的一组异质性临床疾病,伴或不伴有外周血嗜酸粒细胞增多。

二、分类

嗜酸性粒细胞性肺疾病的分类见表 2-44-1。

表 2-44-1　嗜酸性粒细胞性肺疾病的分类

疾病类型	特点
变态反应型支气管肺曲菌病(ABPA)	哮喘;烟曲霉变应原速发性皮肤试验阳性;血清总 IgE 浓度增高(>1000ng/ml);血清烟曲霉变应原沉淀抗体阳性;肺部影像学有异常表现(中心性支气管扩张、浸润影、黏液栓等);血嗜酸性粒细胞增高
单纯性肺嗜酸性粒细胞增多症(Löffler 综合征)	国外旅行史;寄生虫感染,幼虫经过肺引起的过敏反应。咳嗽、全身不适、厌食、鼻炎、盗汗、发热、呼吸困难、喘息等症状持续数周至数月;痰检可见嗜酸性粒细胞和寄生虫的幼虫;血嗜酸性粒细胞轻度增高;粪便可检出寄生虫
热带肺嗜酸性粒细胞增多症	国外旅行史;丝虫幼虫迁移引起超敏反应。咳嗽、喘息、咳痰、呼吸困难、胸痛、发热、体重下降、乏力等症状持续数周到数月,可缓解和复发。胸片双侧中下肺斑片影;痰检可见嗜酸性粒细胞;血嗜酸性粒细胞增高;血 IgE 增高;丝虫补体试验阳性

疾病类型	特点
慢性肺嗜酸性粒细胞增多症	咳嗽、咳痰、咯血、呼吸困难、新发哮喘、发热、体重下降、盗汗等症状持续数周到数月。痰检可见嗜酸性粒细胞；血嗜酸性粒细胞可正常
急性肺嗜酸性粒细胞增多症	发热、咳嗽、呼吸困难及全身不适等症状持续时间短，<5 天；低氧血症；BALF 嗜酸性粒细胞增多；血嗜酸性粒细胞正常
高嗜酸性粒细胞综合征	发热、体重下降、咳嗽、盗汗、皮肤瘙痒等症状持续数周到数月，伴其他器官受累；血嗜酸性粒细胞$>1.5\times10^9/L$，持续 6 个月以上；血 IgE 可增高
Churg-Strauss 综合征	哮喘；鼻窦炎；外周血嗜酸性粒细胞分类计数$>10\%$；单神经炎或多神经炎；肺组织活检显示血管外嗜酸性粒细胞浸润。抗中性粒细胞胞浆抗体通常阳性
药源性肺嗜酸性粒细胞增多症	近期应用新药物，可能伴皮肤反应；数小时至数天出现轻重不一的症状，咳嗽、呼吸困难、发热、低氧血症；组织嗜酸性粒细胞浸润；血嗜酸性粒细胞正常

三、治疗

1. 变态反应型支气管肺曲菌病　口服糖皮质激素(以下简称"激素")及抗真菌治疗。激素：推荐口服泼尼松(龙)，0.5mg/(kg·h)，2 周后继以同样剂量隔日一次，共 6～8 周。然后试行减量，一般为每 2 周减 5～10mg，直至停药。急性期症状严重者最初 2 周泼尼松(龙)剂量可提高至 40～60mg/d，疗程亦可视病情适当延长。减量应根据症状、胸部影像检查和总 IgE 水平酌定。抗真菌治疗可选用伊曲康唑 200～400mg bid，疗程 4～12 个月。

2. 单纯性肺嗜酸性粒细胞增多症　口服抗寄生虫药物，如阿苯达唑 400mg qd,3d;或顿服左旋咪唑 200mg。肺部症状重者加用激素治疗。

3. 热带肺嗜酸性粒细胞增多症 抗丝虫药物治疗,如乙胺嗪 6~12mg/kg,分 3 次口服,3 周,可迅速改善症状。

4. 慢性肺嗜酸性粒细胞增多症 泼尼松(龙)30~40mg/d,胸片可在 2~3d 内吸收,2 周后恢复正常。病情稳定减量,维持 6 个月或更长疗程。

5. 急性肺嗜酸性粒细胞增多症 病情严重时可明显缺氧,需机械通气治疗。应给予大剂量激素治疗直至呼吸衰竭缓解,2~4 周后激素可逐渐减量。

6. Churg-Strauss 综合征 给予激素 40~60mg/d,口服,8 周左右渐减量,疗程不短于 1 年。可联合环磷酰胺或硫唑嘌呤治疗。

7. 高嗜酸性粒细胞综合征 给予大剂量激素,如泼尼松(龙)0.5~1.0mg/(kg·h),血象恢复正常后可逐渐减量。必要时加用免疫抑制剂,如环磷酰胺、羟基脲、硫唑嘌呤、干扰素-α等。

8. 药源性肺嗜酸性粒细胞增多症 可能的药物包括:氨苄西林、卡马西平、氯霉丙脲、可卡因、双氯酚酸,无机化学药品如氨甲蝶呤、硝基呋喃坦啶、青霉素、苯妥因、对氨基水杨酸钠、磺胺类药物、四环素等。使用药物后数小时到数天出现症状,通常停用 1 周左右症状消失。可伴有皮肤反应。应避免使用相应药物,必要时给予激素治疗。

(迟春花)

第四十五章 变应性支气管肺曲菌病

一、定义

变应性支气管肺曲菌病(简称 ABPA)是由熏烟色曲菌(Af)在特应性个体中引起的呼吸道变态反应性疾病。ABPA 是支气管哮喘(占 1%～2%)和囊性纤维化(占 10%左右)的一种并发症。

二、病因学

ABPA 的病因与呼吸道上皮接触熏烟色曲菌孢子数量及机体对其清除能力受损的程度有关。易感因素包括患者特异性体质等。

三、临床表现

1. 症状　可有咳嗽、喘息、咳痰等呼吸道症状。部分患者合并变态反应性鼻窦炎,可有流涕、打喷嚏、咽部异物感等症状。

2. 体征　体征多不明显,可有呼吸频率加快、心动过速等。

3. 胸部影像学　常有游走性或固定性的肺部浸润影,可有近端支气管扩张,呈囊状或柱状。少数患者有气管周围和肺门淋巴结肿大、阻塞性肺不张、胸腔积液、支气管胸膜漏、肺部空洞等表现。

4. 外周血嗜酸性粒细胞　常明显升高。

5. 血清总 IgE 抗体　常显著升高。

四、诊断

2008 年美国感染学会(IDSA)制定的曲霉病临床实用指南

中提出 ABPA 的 7 条诊断标准：①发作性哮喘；②外周血嗜酸性粒细胞增多；③曲霉抗原皮试呈速发型阳性反应；④血清曲霉变应原沉淀抗体阳性；⑤血清总 IgE 水平升高；⑥游走性或固定性肺部浸润影；⑦中心型支气管扩张。4 条次要标准为：①多次痰涂片或痰培养曲霉阳性；②咳褐色痰栓；③血清曲霉特异性 IgE 抗体增高；④曲霉变应原迟发型皮肤反应阳性。

烟曲霉皮试阳性是诊断 ABPA 的必要条件。

五、分型与分期

根据患者是否出现支气管扩张将 ABPA 分为两个亚型：即有支气管扩张的 ABPA（ABPA-CB）和无中心性支气管扩张的 ABPA，称为 ABPA—血清阳性型（ABPA-S）。

ABPA 分为五期：Ⅰ期（急性期）：患者可表现为典型的发作性喘息，发热等，影像学检查可有肺部浸润影，血清总 IgE 抗体升高等；Ⅱ期（缓解期）：通常无症状，影像学正常或至少在 6 个月内未出现新浸润影，总 IgE 水平较前下降 35%～50%；Ⅲ期（复发加重期）：可表现为急性发作症状，但约 33% 的患者复发是无症状的，仅出现血清总 IgE 的成倍升高或肺部浸润影；Ⅳ期（激素依赖哮喘期）：依赖激素控制喘息的症状，激素减量时症状加重并出现肺部浸润影，血清总 IgE 升高或正常；Ⅴ期（肺间质纤维化期）：症状加重，可出现低氧血症、呼吸衰竭，影像学检查显示肺纤维化，激素疗效较差。

六、治疗

1. 糖皮质激素　泼尼松 0.5mg/(kg·h)，治疗 2 周后改为 0.5mg/(kg·h) 隔日 1 次，治疗 6～8 周，然后根据症状、胸部影像检查和总 IgE 水平试行减量，每 2 周减量 5～10mg 至停药，应每 6～8 周复查血清总 IgE 水平和胸部影像学，以免病情复发。急性期症状严重者最初 2 周泼尼松剂量可提高至 40～60mg/d，疗程亦可视病情适当延长。吸入型激素可改善哮喘症状，但对肺部浸润的吸收作用不明显，不建议采用吸入型激素用于初始 ABPA 的治疗。

2. 抗真菌药物　首选伊曲康唑 200mg，2 次/d，疗程 4 个月。有报道根据病情也可适当延长。二线的抗真菌药物可选择口服伏立康唑 200mg，1/12h 或帕沙康唑 400mg，2 次/d。抗真菌可改善症状及减少糖皮质激素用量。

七、预后

ABPA 患者如果能早期诊断和治疗则预后较好，可预防肺纤维化、不可逆性肺功能损害及呼吸衰竭的发生，因此提高 AB-PA 的早期诊断及早期治疗至关重要。

（迟春花）

第四十六章　胸腔积液

一、定义

正常人胸膜腔(胸膜壁层与脏层的间隙)含微量液体,起润滑作用,以减少肺与胸膜摩擦,有利于呼吸运动。正常情况下,胸膜腔内液体产生和吸收速率一致,液体总量小于 15ml。当全身或局部病变导致胸膜腔内液体形成过多或吸收过缓,胸腔中液体大为增加,临床出现胸腔积液。

二、病因和发病机制

(一)胸腔积液的发生机制(表 2-46-1)

表 2-46-1　胸腔积液的发生机制与常见病关系

发生机制	常见病
微循环静水压增高	充血性心力衰竭
微循环胶体渗透压下降	严重低蛋白血症
胸腔内压力减低	完全的肺塌陷
微循环渗透压改变	肺炎
胸壁淋巴回流受阻	恶性肿瘤
腹腔积液流入	肝硬化腹水

(二)病因

1. 漏出液　常见于充血性心力衰竭、肺不张、肝硬化、肾病综合征、肺栓塞等。

2. 渗出液　恶性胸腔积液、胶原血管疾病(红斑狼疮、类风湿关节炎、韦格纳肉芽肿等)、淋巴疾病(乳糜胸、淋巴管肌瘤病、黄指甲综合征)、药物诱发的胸腔积液(药物诱发性狼疮、乙胺碘呋酮、博来霉素、丝裂霉素、敏乐定、二甲麦角新碱)。

三、临床表现

1. 症状　可出现胸痛、呼吸困难或咳嗽等症状,但均不特异。

2. 体征　少量胸腔积液可无明显体征,当出现局部叩浊和呼吸音减低时,胸液量多已大于 500ml。大量胸腔积液时纵隔可偏移,并出现患侧胸腔饱满,肋间隙增宽、平直,肺野叩实,语颤和呼吸音消失等。

四、实验室和辅助检查

1. 影像学检查

(1)X 线胸片:少量-肋膈角变钝消失;中量-外高内低的弧形阴影;大量-患侧胸腔致密阴影,纵隔移位等。

(2)胸部 CT:能检出常规胸片分辨困难的病变。显示肿块、结节、胸膜斑块及钙化、包裹积液的程度和部位。

(3)超声检查:可显示胸腔积液的内部结构、液体回声的特征、病变范围以及与邻近组织的关系。超声引导下的胸腔穿刺准确性高、安全性好,特别适用于积液量少或包裹性积液病人,也是引导放置胸腔引流的有效方法。

2. 胸水检查

(1)胸水外观

①气味:胸腔积液的气味常可以提示某些疾病,如:积液有腐臭味,很可能为脓胸;积液有尿味,可能为"尿液胸"。

②颜色:血性胸腔积液常提示恶性肿瘤、肺栓塞或创伤。

(2)胸水生化性质与常见病因(表 2-46-2):

(3)胸腔积液肿瘤标记物检查:恶性胸腔积液时可出现异常。

(4)胸腔积液脱落细胞学检查:胸腔积液中找到恶性肿瘤细胞是诊断恶性胸腔积液的关键,其阳性率为 9%～44%,与原发肿瘤的类型、部位及标本的收集有关,并随着检查次数的增多有所提高。

表 2-46-2　胸水理化性质与常见病因

项目	病因	
	大于正常值可能病因	小于正常值可能病因
葡萄糖	——	复杂性肺炎旁胸腔积液 类风湿关节炎 恶性肿瘤 结核性胸膜炎 肺吸虫病
淋巴细胞	淋巴瘤 其他恶性肿瘤 慢性感染:结核、真菌 结节病 胸膜腔内积气或积血	
嗜酸性粒细胞	药物诱发的胸腔积液 石棉肺 恶性肿瘤 肺吸虫病	
腺苷脱氨酶(ADA)	>45u/ml,常提示结核性胸腔积液	
淀粉酶	胰腺疾病、转移性腺癌和食管破裂,约10%恶性胸腔积液可升高	
胸腔积液LDH	LDH活性在肺炎旁胸腔积液(尤其脓胸)中最高,可达正常血清水平的30倍;其次为恶性胸腔积液;而在结核性胸腔积液中仅略高于正常血清水平	

项目	病因	
	大于正常值可能病因	小于正常值可能病因
	LDH 同工酶测定对诊断恶性胸腔积液有意义,当 LDH_2 升高,LDH_4 和 LDH_5 降低时,支持恶性胸腔积液的诊断	
胸腔积液透明质酸	若胸腔积液中透明质酸含量超过 $8\mu g/ml$,则支持间皮瘤诊断	

(5)胸水涂片找抗酸杆菌、胸水浓缩找抗酸杆菌:为结核性胸膜炎常用辅助检查,但阳性率较低。

3. 血清学检查　一些血清学的免疫指标及肿瘤标记物对胸腔积液的病因诊断有一定意义。如寄生虫感染时,体内多存在其标志性抗体。怀疑类风湿或狼疮性胸液时,检测血清及胸腔积液 ANA、抗 dsDNA、RF 很有意义。血清肿瘤标记物明显提高对恶性肿瘤诊断有一定意义。

4. 侵入性检查　对一些常规检查仍无法明确病因的胸腔积液,可考虑以下检查手段。

(1)胸膜活检:简单易行,损伤较小,活检标本可行组织学检查、分枝杆菌培养等。临床常用经 B 超引导下或经 CT 引导下胸膜活检。

(2)胸腔镜:内科胸腔镜可观察到绝大部分的胸膜腔,特别是闭式胸膜活检无法涉及的脏层、膈面和纵隔胸膜,还可在直视下对可疑部位进行活检,因此,广泛应用于胸膜疾病的诊断。外科胸腔镜用于胸膜广泛粘连的胸水患者。

(3)开胸胸膜活检:在直视下可发现可疑病灶,并能选择性地进行活检,特异性和敏感性均高于其他检查方法,但此项检查创伤较大,手术风险较高,应严格掌握适应证。

五、诊断

1. 诊断标准　只要明确发现胸腔内存在过量液体(游离或包裹),均可诊断胸腔积液。但是,明确胸腔积液的病因尤为重要。一般说来,明确胸腔积液的渗、漏性质是确定胸腔积液病因的基础。目前,通用的指标为测定胸腔积液中蛋白质和乳酸脱氢酶(LDH)含量,即 Light 标准,符合以下 1 个或 1 个以上标准的为渗出液:①胸腔积液蛋白与血清蛋白的比值大于 0.5;②胸腔积液 LDH 与血清 LDH 的比值大于 0.6;③胸腔积液 LDH 大于正常血清 LDH 的 2/3 上限。

2. 渗出性与漏出性胸腔积液鉴别诊断　漏出液多为全身性疾病的肺部表现,常见于充血性心力衰竭、肝硬化、肾病综合征、低蛋白血症等。渗出性胸腔积液常见疾病的鉴别诊断见表 2-46-3。

表 2-46-3　不同疾病渗出性胸腔积液的特点

肺炎旁胸腔积液和脓胸	有急性肺炎的症状和体征。胸腔积液多位于肺部感染同侧,以中性粒细胞为主,葡萄糖、pH 水平明显下降,LDH 显著升高。部分病人胸腔积液革兰氏染色和细菌培养可阳性,即为脓胸。
结核性胸膜炎	以青壮年发病居多,常伴有结核病中毒症状,如发热、盗汗、乏力等。有时可伴有肺部结核病灶,胸腔积液多为草黄色稍混浊的渗出液,血沉、PPD 试验、胸水检查等可帮助诊断
恶性胸腔积液	约 1/3 恶性胸腔积液由肺癌引起,其次为乳腺癌。常合并出现持续性胸痛、咯血,短期内出现消瘦、乏力、杵状指症状。多为血性积液,胸腔积液实验室检查、胸部 CT、胸膜活检、胸腔镜检查等可帮助诊断。
真菌性胸膜疾病	曲菌病、肺叶切除或全肺切除术后易于发生,多伴支气管胸膜瘘,出现液气胸。胸腔积液培养阳性率约 20%,胸膜活检组织培养阳性率高

寄生虫疾病	①阿米巴病:阿米巴肝脓肿可刺激膈肌,导致交感性胸腔积液,凝胶扩散试验和间接血清扩散试验阳性可确立诊断。 ②包虫病:肝脏、脾脏及肺内的包虫囊肿破溃入胸腔可引发胸腔积液。症状包括突发的撕裂样胸痛、呼吸困难及休克。 胸腔积液嗜酸性粒细胞比例显著升高,胸腔积液或胸膜活检发现包虫头节,可明确诊断。 ③肺吸虫病:慢性发病,单侧胸腔积液,葡萄糖<0.56mmol/L,LDH>1000U/L,pH<7.10,嗜酸性粒细胞比例很高,常有胆固醇晶体。并殖吸虫属的补体结合试验滴度>1:8,高度提示诊断。胸腔积液、痰、大便中找到寄生虫卵可诊断。
肺栓塞	部分病人常出现咯血、胸痛、憋气等症状。肺栓塞引起的积液缺乏特征性的改变,多为单侧少至中量血性积液,渗出液常见。血气分析、心电图、D-二聚体、螺旋CT肺动脉造影(CTPA)等可帮助诊断。
胃肠疾病	食管穿孔、急性胰腺炎、慢性胰腺疾病均可导致渗出性胸腔积液,根据病史及淀粉同工酶检测有助于诊断。
类风湿关节炎伴胸腔积液	中、老年男性多见,有类风湿病史,合并皮下类风湿结节,有胸痛和发热。胸液颇具特征:葡萄糖<1.68mmol/L,LDH>700u/L,pH<7.20,RF>1:320,有胆固醇晶体或高浓度的胆固醇。
狼疮性胸腔积液	多为系统性红斑狼疮(SLE)或药物性狼疮(LE)病人,狼疮加重时出现,伴有狼疮其他症状,胸腔积液ANA滴度>1:160或胸腔积液ANA:血清ANA≥1可明确诊断。

续表

麦格综合征 (Meigs' syndrome)	良性卵巢瘤(通常为纤维瘤)合并胸腔积液、腹水时称为麦格综合征。如将肿瘤摘除,胸腔积液、腹水随之消失。多见于40～60岁妇女,妇科检查、X线检查和超声检查有助诊断。

六、治疗

　　胸腔积液为胸部或全身疾病的一部分,病因治疗尤为重要。漏出液常在纠正病因后可吸收。除积极治疗原发病外,若积液量过多,可予以胸腔穿刺抽液或胸腔闭式引流缓解临床症状,若为恶性胸腔积液,为避免反复胸腔穿刺抽液,必要时胸腔内注入化疗药物,也可行胸膜粘连术。

（李　芸　余秉翔）

第四十七章　气　胸

一、定义

气胸(pneumothorax)是任何原因使胸膜腔破损,空气进入胸膜腔,导致胸膜腔内压力增高,肺组织受到压迫,吸气受限的病症。

二、分类

气胸按病因可分为自发性气胸、创伤性气胸、人工气胸。①自发性气胸是指无外伤或人为因素的情况下,肺实质或者脏胸膜发生破裂引起胸膜腔积气、肺萎陷。②创伤性气胸是由于胸部外伤及医疗诊断和治疗操作过程中引起的气胸。③人工气胸是指为了诊断和治疗的需要,人为将空气注入胸膜腔。

按照胸膜的破裂情况可分为三型:①闭合性(单纯性)气胸:由于肺萎缩或者浆液性渗出物使胸膜裂口封闭,不再有空气漏入胸膜腔,闭合性气胸的胸膜腔压力高于大气压,经过抽气后胸膜腔压力可降至负压。②开放性气胸(交通性气胸):胸膜裂口较大,或因胸膜粘连妨碍肺脏回缩使裂口持续开放,气体经过裂口随呼吸自由出入胸膜腔。胸膜腔内压在大气压上下波动,抽气后压力无改变。③张力性气胸(高压性气胸):胸膜裂口形成单向活瓣,即吸气时张开,空气进入胸膜腔,呼气时关闭,气体不能排出,导致胸膜腔积气增加,使胸膜腔内压迅速增高呈正压,抽气至负压不久后又变为正压,此类型气胸如不及时处理减压,可导致猝死。

三、病因

1. 原发性气胸(特发性气胸)　　无明确的肺基础疾病,常规

的胸部 X 线检查肺部也无明确的病变,是由于胸膜下非特异性
炎症瘢痕或者弹力纤维先天性发育不良,形成胸膜下小疱或者
肺大泡破裂所致,最多见于 20~40 岁瘦高体型的男性。

2. **继发性气胸** 比特发性气胸严重,因为患者有基础疾病。
发病年龄比特发性气胸大 15~20 岁。许多肺部疾病与继发性
气胸有关,主要见于:①气道疾病:COPD 为最常见的原因。另
外还有支气管哮喘、先天性肺囊肿、囊性肺纤维化等。②间质性
肺疾病:肺间质纤维化、肺嗜酸性细胞肉芽肿、组织细胞增多症、
结节病、结缔组织疾病、职业性肺疾病、放射性肺疾病等。③肺
部细菌或者寄生虫感染,肺结核等。④肺肿瘤。⑤其他:Manfan
综合征、肺栓塞、月经性气胸、妊娠合并气胸、新生儿自发性气胸
等特殊类型的气胸。

四、临床表现

1. **症状** 起病大多急骤,但也有发病缓慢,甚至无自觉症
状。特发性气胸多在休息时发生,但是部分病人,可有持重物、
剧烈咳嗽、屏气或剧烈运动等诱因。典型症状为突发胸痛,继之
有胸闷或呼吸困难,并可有刺激性干咳。特发性气胸的呼吸困
难和胸痛可在发病后 24h 内缓解。继发性气胸症状多较严重,
呼吸困难症状与气胸程度可不成比例。

2. **体征** 少量气胸(20%以下)体检可无异常发现。气胸量
多时表现为患侧胸部饱满,呼吸动度减弱,触诊语颤减弱或者消
失,叩诊呈鼓音,听诊呼吸音减弱或者消失。大量气胸时,气管
心脏向健侧移位。右侧气胸时,肝浊音界下移,左侧气胸或纵隔
气肿时在左胸骨缘处听到与心跳一致的咔嗒音或者高调金属音
(Hamman 征)。如果患者呼吸增快,发绀,严重心动过速,低血
压或者气管移位,提示张力性气胸的可能。

五、实验室和辅助检查

1. **胸部 X 线检查** 是诊断气胸的重要方法。胸片上大多
有明确的气胸线,为萎缩肺组织与胸膜腔内积气体的分界线,气
胸线外无肺纹理的透光区。内侧为弧形的线状肺压缩边缘。

气胸量多时,纵膈、心脏向健侧移位,有时可出现少量的胸腔积液。

2. 胸部 CT 检查 胸膜腔内出现极低密度的气体影,伴有肺腔不同程度的压法对于发现胸膜下小疱和肺大泡,明确气胸的原因很有意义。

3. 血气分析和肺功能检查 由于肺组织萎缩后肺泡通气量降低,导致部分肺通气/血流灌注比值下降,因而可发生低氧血症,但一般无二氧化碳潴留。

4. 胸腔镜检查 可明确胸膜裂口的部位以及基础病变,同时可进行胸腔镜下胸膜修补术等治疗。

六、诊断

1. 气胸的诊断 根据症状,突发一侧胸痛,伴有呼吸困难,同时查体发现气胸体征,可做出初步诊断。X 线显示气胸是确诊依据。病情危重不允许做 X 线检查时,可在患侧积气征最明显处试行胸腔穿刺,如测压为正压且抽出气体,说明有气胸存在。抽气后观察胸膜腔内压力变化,可以判断气胸的类型。

2. 病因诊断 除病史,全面检查可得到病因诊断材料外,对于无特殊病史且疑为胸膜下肺大泡引起者,胸片上尤其胸部 CT 片上可直接发现肺大泡的存在。

七、鉴别诊断

1. 慢性阻塞性肺病(COPD)和支气管哮喘 有气急呼吸困难,但是 COPD 是长期缓慢加重的,支气管哮喘患者有多年哮喘反复发作病史。仔细询问病史可资鉴别。当 COPD 或者哮喘患者突发呼吸困难加重且有胸痛时,应考虑并发气胸的可能,X 线检查可助鉴别。

2. 急性心肌梗死 有急起胸痛、胸闷、呼吸困难甚至休克等表现。患者多有高血压、冠心病病史,心电图和 X 线检查可助鉴别。

3. 肺栓塞 突发胸痛、呼吸困难及紫绀等酷似气胸的临床表现,常伴有发热、咳血、白细胞增高,血 D-二聚体增高,有栓子来源的基础病。X线检查无气胸征。

4. 肺大泡 位于肺周边部的肺大泡有时在X线下被误认为是气胸,肺大泡为圆形或者卵圆形透光区,但无发线状气胸线。而且肺大泡线是凹面朝向侧胸壁,气胸线是凸面朝向侧胸壁。胸部CT有助于鉴别诊断。需注意肺大泡破裂时可形成自发性气胸。

5. 急性胸膜炎 肺结核或者肺炎引起的急性胸膜炎可有突发胸痛,胸闷症状,常伴有发热和其他感染表现,X线检查可鉴别。

八、并发症及处理

1. 脓气胸 大多并发于感染性肺炎,如结核分枝杆菌、金黄色葡萄球菌、肺炎杆菌、厌氧菌等引起的干酪样肺炎、坏死性肺炎及肺脓肿可并发脓气胸。或由于食管穿孔至胸腔的感染。需及时抽脓和排气,同时积极进行抗感染治疗。

2. 纵隔气肿或者皮下气肿 系由于肺泡破裂逸出的气体进入肺间质,形成间质性肺气肿,肺间质内的气体沿血管鞘进入纵隔,造成纵隔气肿。纵隔气体也会沿着筋膜进入颈部皮下组织,甚至进入胸部和腹膜的皮下组织,导致皮下气肿。症状有干咳、呼吸困难、胸骨后疼痛;体检有气急、紫绀、血压下降、颈部变粗,心浊音界缩小或者消失,心音遥远,心尖部可听到与心跳同步的"咔嗒"声(Hamman 征)。X线检查可于纵隔旁或心缘旁可见透明带。大多数患者经过对症治疗可好转。气体约在1周内吸收,若发现气体明显压迫心脏,可做胸骨上窝穿刺或者切开排气。

3. 血气胸 气胸引起胸膜粘连带内的血管被撕破所致。发病急,胸闷,气促,持续加重的胸痛,并伴有头昏,面色苍白,脉细速,低血压等。X线显示液气平面。如果持续出血不止,应开胸手术止血。

九、治疗

1. 一般处理 卧床休息,少讲话,限制活动。咳嗽、胸痛者可使用镇咳止痛药物,便秘者使用泻药。存在感染时,适当使用抗生素。

2. **吸氧** 可以提高血氧分压,还有促进气体吸收的作用。

3. **排气治疗** 肺压缩超过 20% 的闭合性气胸患者,尤其是肺功能不好,存在肺基础疾病时,抽气是解除呼吸困难的首要措施。闭合性气胸可使用穿刺抽气法,每日或者隔日一次,每次不超过 1000ml,直至肺大部分复张,如数日仍未好转或者加重,需行胸腔闭式水封瓶引流法。对于开放性气胸、张力性气胸应该积极抽气,必要时进行持续胸腔闭式引流或者负压引流法。

4. **胸膜修补术和胸膜粘连术** 对于破口较大或因胸膜粘连牵拉而持续开启,患者症状较明显,单纯排气无效者,可经胸腔镜行胸膜修补术,促使破口关闭。对于复发性气胸可考虑胸膜粘连术。通过胸膜腔插管或者在胸腔镜直视下,注入硬化剂,使胸膜广泛粘连,胸膜腔闭锁,防止气胸复发。

5. **外科手术** 指征:①开放性气胸持续负压引流 1 周仍有漏气;②血气胸保守治疗无效;③复发性气胸保守治疗无效;④慢性气胸(内科治疗 3 个月以上,破口不愈,肺未复张者);⑤继发性气胸的基础病变以及月经性气胸等均需要手术治疗。

十、预后

特发性气胸的复发率较高,单纯观察者复发率为 30%～40%,抽气治疗后复发率为 25%～40%,插管引流者复发率为 25%～30%,手术治疗复发率为 0.6%～2%。继发性气胸的预后取决于原发病的性质、肺功能情况和有无并发症等。

(王纬芳)

第四十八章　胸膜间皮瘤

一、概述

胸膜间皮瘤是一种起源于胸膜间皮组织的肿瘤,约占胸膜肿瘤的 5%,是胸膜最常见的原发肿瘤。间皮瘤除了发生在胸膜外,还可发生在腹膜、心包膜和睾丸鞘膜等部位。

二、分型

目前胸膜间皮瘤的分型标准尚未统一。一般根据肿瘤生长方式和大体形态将其分为局限性间皮瘤和弥漫性恶性胸膜间皮瘤(diffuse mglignant pleural mesothelioma DMPM),前者来源于胸膜下组织,多属良性或低度恶性,后者来源于胸膜本身,几乎均为高度恶性。

三、局限性胸膜间皮瘤

肿瘤局限生长成孤立性肿块。临床较少见。任何年龄均可发生,以 40～50 岁多见,男性多于女性。

1. 临床表现　一般均无症状,仅在 X 线检查时发现。有时会有胸痛、干咳、活动时气急及乏力等,胸腔积液少见。

2. 胸部 X 线表现　呈孤立的均匀一致的球状阴影,边缘清楚,偶有轻度分叶。位于肺外周,极少伴胸腔积液。若发生于叶间胸膜,则肿块长轴径与叶间裂走向一致。CT 扫描能显示肿瘤的形态特征。

3. 诊断和鉴别诊断　临床及 X 线检查缺乏特征性,容易误诊为包裹性积液、结核球、胸壁和纵隔肿瘤等。在 B 超或 CT 引导下经皮穿刺活检,或在胸腔镜直视下多处活检有确诊价值。

4. 治疗和预后　外科切除为唯一手段,切除范围务求彻底,并尽早为宜。本肿瘤虽属良性,但具潜在恶性或低度恶性,可复发、转移,彻底切除常能治愈。因此术后应定期复查胸片。

四、弥漫性恶性胸膜间皮瘤

(一)病因和发病机制

弥漫性恶性胸膜间皮瘤的发生主要与一些特殊职业有关,在石棉粉尘接触的人群中间皮瘤的发生率比较高。其他与间皮瘤发生相关的危险因素包括沸石、猿病毒 40(SV40)和放射线等。吸烟与间皮瘤没有直接的关系,但能够与石棉发生协同致病作用。

(二)临床表现

1. 症状

(1)持续性胸痛:通常为非胸膜炎样疼痛,但有时也可为胸膜炎样疼痛。与结核性胸膜炎不同,随着胸液量的增加胸痛不缓解,而是逐渐加重。胸痛多为单侧,常放射到上腹部、肩部和双上肢。胸痛表现为钝性和弥漫性,有时也呈神经性。

(2)呼吸困难:是间皮瘤的另一个常见症状,在早期与胸腔积液有关,在后期主要与胸壁活动受到限制有关。

(3)其他常见症状如发热、盗汗、咳嗽、乏力和消瘦等,咯血则很少见。

2. 体征　肺部体征主要与胸膜增厚和胸腔积液有关。胸部扩张受到限制。有的病人可出现胸壁包块,可以发生杵状指。但很少在就诊时出现颈部淋巴结肿大或远处转移相关的临床表现。

3. 实验室和辅助检查

(1)一般检查:常见血小板增多。有些出现血糖减低。高钙血症、抗利尿激素分泌异常综合征也有报道。

(2)胸腔积液检查:①多为血性,也可为黄色渗出液。②相对密度较高(1.020～1.028),非常黏稠,容易堵塞穿刺针头。③蛋白质含量高,葡萄糖和 pH 降低。④透明质酸和乳酸脱氢酶浓度较高。⑤细胞计数间皮细胞增多,中性和淋巴细胞无明显增高。⑥胸腔积液 CYFRA21-1 增高而癌胚抗原(CEA)不高对间皮瘤的诊断很有提示意义;而 CYFRA21-1 和 CEA 均增高或(CEA)单独增高提示间皮瘤的可能性小。

(3)胸膜活检和胸腔镜检查:盲目胸膜活检的阳性率较低(30%),B 超和 CT 引导下胸膜活检会明显增加诊断阳性率(80%)。胸腔镜检查为诊断恶性间皮瘤的最佳手段,其能窥视整个胸膜腔,直接观察瘤的特征形态、大小、分布及邻近脏器的侵犯情况,且在直视下多部位取得足够的活检标本,故诊断率高。

(4)胸部影像学检查:主要表现为胸腔积液、胸膜增厚和胸膜肿块。多为单侧病变。

(5)超声检查:对于诊断胸腔积液和胸膜包块很有帮助,可行 B 超引导下胸膜包块活检以明确诊断。

(三)诊断

1. 诊断标准

(1)可能有石棉接触史或其他致癌物接触史;

(2)胸痛、呼吸困难、胸壁肿块、大量胸液、胸膜增厚或结节;

(3)病理学上有恶性胸膜间皮细胞。

2. 分期　　常用的分期方法为国际间皮瘤兴趣组织(IMIG)的 TMN 分期。

原发肿瘤(T)

T1a:肿瘤局限于同侧壁层胸膜,包括纵隔和膈胸膜,脏层胸膜未受累。

T1b:肿瘤局限于同侧壁层胸膜,包括纵隔和膈胸膜,脏层胸膜有散在病灶。

T2:肿瘤侵犯同侧各胸膜表面(壁层、纵隔、膈、脏层),并有以下至少一点:膈肌受累;或脏层胸膜有肿瘤融合(包括叶间裂)或脏层胸膜肿瘤扩展至其肺实质。

T3:局限的进展期肿瘤,但仍有可能切除。肿瘤侵犯整个同侧胸膜表面(壁层、纵隔、膈、脏层),并有以下至少一点:胸内筋膜受累;扩展至纵隔脂肪;可完全切除的坚硬的肿瘤扩展至胸壁的软组织;非透壁性心包受累。

T4:局限进展且不可切除的肿瘤。肿瘤侵犯整个同侧胸膜表面(壁层、纵隔、膈、脏层),并有以下至少一点:弥漫的或多发的胸壁肿瘤,有或无肋骨受累;肿瘤直接经横膈扩散至腹膜;直接扩展到对侧胸膜;直接扩展到一个或多个纵隔器官;直接扩展到脊柱;肿瘤侵犯心包内面,伴或不伴有心包积液;或肿瘤侵犯心肌。

淋巴结(N)

Nx:局部淋巴结无法评价;

N0:无局部淋巴结转移;

N1:同侧支气管肺或肺门淋巴结转移;

N2:转移至隆突下或同侧纵隔淋巴结,包括同侧乳房内结节;

N3:转移至对侧纵隔、对侧乳房内侧,同侧或对侧锁骨下淋巴结。

转移(M)

Mx:无法确定有无远处转移;

M0:没有远处转移;

M1:有远处转移。

分期

Ⅰa期:T1aN0M0;Ⅰb期:T1bN0M0;Ⅱ期:T2N0M0;Ⅲ期:任何 T3M0,任何 N1M0 和任何 N2M0;Ⅳ期:任何 T4、任何 N3 和任何 M1。

(四)鉴别诊断

1. 结核性胸膜炎　胸水找结核杆菌、胸膜活检、PPD 皮肤试验和胸腔积液 ADA 可以帮助鉴别诊断。必要时可行胸膜活检或胸腔镜检查。临床上出现以下情况时,需要对诊断重新评价。①抗结核治疗后病人一般情况未见好转反而恶化,乏力、消瘦明显,胸部出现疼痛。②胸腔穿刺多次,胸腔内注射药物后,胸痛不但不缓解,反而进行性加重,胸腔积液进行性增多。③胸腔穿刺处出现包块,有明显触痛。

2. 间皮增生　间皮细胞的反应性增生有时与间皮瘤在形态上难以区分。间皮细胞增生可导致形态上的异常,如单一或复杂的乳头状突起,胸膜表面间皮细胞聚集,有时还有有丝分裂相、不典型细胞增生、成簇间皮细胞陷夹于纤维组织。事实上，可能与体内其他部位上皮的癌前病变相似，间皮的不典型增生或许代表了一种癌前病变。良性增生性间皮细胞与恶性间皮细胞可通过一些特殊染色帮助鉴别。如 bcl-2、p53、P-170 糖蛋白和 PDGF-R 的链。

3. 上皮型间皮瘤和肺腺癌的鉴别诊断

见表 2-48-1。

表 2-48-1　上皮型间皮瘤和肺腺癌的鉴别诊断

上皮型间皮瘤	肺腺癌
细胞质含有糖原，没有淀粉酶抵抗的 PAS 阳性物质	糖原含量小，可包含淀粉酶抵抗的 PAS 阳性黏液
肿瘤细胞表面腺体奥辛兰阳性透明质酸	细胞内或细胞表面没有透明质酸
CEA、LeuM1、BerEp4 和 AUA1 阴性	CEA、LeuM1、BerEp4 和 AUA1 阳性
Calretinin(阳性核染色＋)，细胞角蛋白 5/6 和血栓调节素阳性	Caletinin(阴性核染色＋)，细胞角蛋白 5/6 和血栓调节素阴性

（五）治疗

1. 外科治疗　原先以手术切除作为治疗本病的主要方法之一。多数研究者推荐 60 岁以下限于壁层胸膜的上皮型患者，无手术禁忌证时可行单纯胸膜切除术，术后加用化疗，能延长生存期。近来有人提出符合下列条件的病人：①CT 扫描显示单侧肿瘤能完全切除者；②预计术后 $FEV_1 > 1L/s$ 者；③无其他重要脏器疾病者可，可行胸膜外全肺切除术，术后化疗和/或放疗，延长生存时间。

2. 放疗　术后放疗可使患者获益，但晚期患者治疗后远处复发率增加。放疗可使个别病例生存期延长。但多数学者认为外照射仅能暂时减轻胸痛，。

3. 化疗　化疗对本病有肯定作用，目前 PC 方案已成为恶性间皮瘤治疗的标准方案。见表 2-48-2。

表 2-48-2　恶性间皮瘤化疗方案

药物	剂量及途径	时间及程序
培美曲塞	500mg/m² IV 10min（配合地塞米松口服，－1、1、2 天）	Day1　q21d
顺铂	75mg/m² IV 2h	Day1　q21d
叶酸	350～1000μg PO	Qd 开始于 PC 前的 1～3 周,结束于 PC 后的 3 周
维生素 B₁₂	1000μg IM	开始于 PC 前的 1～3 周,并每 9 周 1 次贯穿全疗程

（六）预防和预后

DMPM 是一种高度恶性肿瘤,预后甚差。文献报道本病中位生存期自症状出现后 8～14 个月,或确诊后 4～9 个月,绝大多数 1 年内死亡,5 年生存率<5%。大力加大对石棉工业的管理,控制环境污染,注意个人劳动防护,可降低本病的发生率。

（李　芸　余秉翔）

第四十九章　肺　癌

一、定义

为原发于支气管、肺的癌。因绝大多数均起源于各级支气管黏膜上皮,源于支气管腺体或肺泡上皮细胞者较少,因而肺癌实为支气管源性癌。

二、病因和发病机制

1. **吸烟**　吸烟者比不吸烟者肺癌发病率高 10~13 倍,国内外研究一致表明吸烟与肺鳞癌、小细胞肺癌关系密切。

2. **大气污染**　城市中工业燃料燃烧后及机动车排出的大量废气中含有大量致癌物质。

3. **室内微小环境的污染**　如厨房小环境内煤焦油、煤烟、烹调的油烟等污染。

4. **职业危害**　某些职业的劳动环境中可能有导致或促进肺癌发生、发展的致癌物质。已确认的致癌物质有:铬、镍、砷、石棉、煤烟、煤焦油、芥子气、异丙油、二氯甲基醚及电离辐射。推测有致癌的物质如:丙烯、氯乙烯、镉、玻璃纤维、人工纤维、二氯化硅、滑石粉及氯化苯等。

5. **慢性肺部疾病**　慢性支气管炎、肺结核等与肺癌危险度有显著关系。甚至结节病及肺间质性纤维化病人中,肺癌的相对危险度也较健康人高。

6. **营养状况**　维生素 E、维生素 B_2 的缺乏及不足在肺癌病人中较为突出。食物中长期缺乏维生素 A、维 A 类、胡萝卜素和微量元素(锌、硒)等易发生肺癌。

7. **遗传因素**　致癌基因在外部因素影响下激活表达。

三、临床表现

1. 原发肿瘤引起的症状　如咳嗽、咯痰、咯血(多见痰中带血丝)、呼吸困难、胸痛和发热。

2. 肿瘤胸内蔓延　如胸痛、呼吸困难、胸闷、声嘶、上腔静脉阻塞、膈肌麻痹及食管受压、心包或胸腔积液症状等。

3. 远处转移　锁骨上、颈部淋巴结肿大。中枢神经系统症状,如偏瘫、癫痫发作,往往是颅内转移表现。肩背痛、下肢无力、膀胱或肠道功能失调,应高度怀疑脊髓受压迫。肝转移时有肝肿大及疼痛。

4. 肺癌的肺外表现　某些肺癌病人可出现一些少见症状或体征,这些表现不是肿瘤的直接作用或转移引起的,它可出现于肺癌发现之前、之后,也可同时发生。这类症状和体征表现于胸部以外的脏器,故称为肺癌的肺外表现。如:

(1)内分泌异常:抗利尿激素分泌失常、异位 ACTH 分泌、异位副甲状腺素及高钙血症、黑色素细胞刺激素、绒毛膜促性腺素、生长激素、胰岛素原样物质。

(2)神经肌病:肌无力综合征、多发性肌炎、癌性神经肌病。

(3)神经病变:混合性感觉神经病变、感觉运动性神经病变。

(4)脑病:脊髓病、栓塞性脑梗死、痴呆、精神病。

(5)皮肤病变:色素沉着、瘙痒、掌趾皮肤过度角化症、多毛症、黑棘皮病、微黑环形红斑。

(6)血管:游走性血栓性静脉炎、无菌性心内膜炎、心内膜炎、动脉栓塞。

(7)血液:贫血、溶血性贫血、红细胞发育不全、血小板减少性紫癜、弥散性血管内凝血、纤维蛋白原低下血症、嗜酸性粒细胞增多症。

(8)结缔组织病:杵状指、肺性肥大性骨关节病、厚皮骨膜病。

(9)免疫性疾病:皮肌炎、系统性硬化症、膜性肾小球肾炎、腹膜后纤维化、慢性甲状腺炎。

(10)蛋白病:低蛋白血症、高 γ 球蛋白血症。

其他还有全身症状,如厌食、恶病质、发热、味觉功能丧失等。

四、实验室和辅助检查

(一)影像学检查

胸部 X 线检查、胸部 CT 检查、PET 检查。

(二)细胞学检查

1. 痰脱落细胞学检查　为提高痰检阳性率,必须得到由气管深处咳出的痰,标本必须新鲜,多次送检可提高阳性率。

2. 胸腔积液瘤细胞学检查　胸腔积液抽出标本应立即送检,检查在收到标本后,也必须迅速进行处理,以防瘤细胞破坏,影响诊断。

(三)穿刺活检

1. 经支气管镜针吸活检(Transbronchial Needle Aspiralion, TBNA)　通过纤维支气管镜对隆突、纵隔及肺门淋巴结或肿物进行穿刺活检,有利于肺癌诊断及分期。

2. 支气管镜检查　支气管镜检查是诊断中心型肺癌的主要方法,经活检及刮片阳性率达 80%～90%。经支气管镜也可行肺活检、肺泡灌洗等,故对周围型肺癌也有一定的诊断价值。

除经支气管镜直视下采取活检外,也可经皮肺活检(Percutaneous Needle Biopsy, PTNB)、经支气管镜肺活检(TBLB)、经纵隔镜及电视胸腔镜(Video-assisted Thorascoscopic Surgery, VATS)活检、锁骨上肿大淋巴结和胸膜活检、超声引导下行肺病灶或转移灶针吸、活检等,均可取得病变部位组织,进行病理学检查,对诊断有决定意义。必要时,需剖胸探察。

(四)血清肿瘤标记物检查

目前已用于临床测定的如组织多肽抗原(TPA)、癌胚抗原(CEA)、鳞癌抗原(Scc-Ag)、CYFRA21-1 等对 NSCLC 的诊断有一定意义。神经特异性烯醇化酶(NSE)、蛙皮素(BN)、肌酸磷酸同工酶 BB(CPK-BB)、胃泌肽(GRPC)等测定对 SCLC 诊断有利。如采用多个指标联合检测,有可能提高检出率。

五、诊断

一般依靠详细的病史询问、体格检查和有关的辅助检查,进行综合判断,约 80～90% 的患者可以得到病理确诊。

(一)肺癌 TMN 分期

1. 非小细胞肺癌的分期

表 2-49-1   2009 年第 7 版肺癌国际分期 TNM 定义

原发肿瘤(T):

Tx 原发肿瘤不能评价;或痰、支气管冲洗液找到癌细胞但影像学或支气管镜没有可视肿瘤

T0 没有原发肿瘤的证据

Tis 原位癌

T1 肿瘤最大径≤3cm,周围为肺或脏层胸膜所包绕,镜下没有肿瘤累及叶支气管及以上(即没有累及主支气管)

T1a≤2cm

2cm<T1b≤3cm

T2 肿瘤最大径>3cm,但≤7cm,或符合以下任何一点:累及主支气管,但距隆突≥2cm;

累及脏层胸膜;扩展到肺门的肺不张或阻塞性肺炎,但不累及全肺

3cm<T2a≤5cm

5cm<T2b≤7cm

T3 肿瘤最大径>7cm 或任何大小肿瘤已直接侵犯了下述结构之一者:胸壁(包括上沟瘤),膈肌、隔神经、纵隔胸膜、心包;肿瘤位于距隆嵴 2cm 以内的主支气管但尚未累及隆突;全肺不张或阻塞性肺炎;原发肿瘤同一肺叶内出现单个或多个卫星结节

T4 任何大小肿瘤已直接侵犯了下述结构之一者:纵隔、心脏、大血管、气管、喉返神经、食管、椎体、隆嵴;同侧非原发肿瘤所在叶的其他肺叶出现单个或多个结节。区域淋巴结(N):

Nx 区域淋巴结不能评价

N0 没有区域淋巴结转移

N1 同侧支气管周围淋巴结和(或)同侧肺门淋巴结和肺内淋巴结转移,包括原发肿瘤的直接侵犯

N2 同侧纵隔和(或)隆嵴下淋巴结转移

N3 对侧纵隔、对侧肺门淋巴结,同侧或对侧斜角肌或锁骨上淋巴结转移远处转移(M):

M0 没有远处转移

M1 有远处转移

M1a 对侧肺叶出现的肿瘤结节、胸膜结节、恶性胸水或恶性心包积液

M1b 远处器官转移

表 2-49-2　2009 年第 7 版肺癌国际分期标准

分期	T	N	M
0 期	Tis	N0	M0
Ⅰ期			
Ⅰ A	T1a,1b	N0	M0
Ⅰ B	T2a	N0	M0
Ⅱ期			
Ⅱ A	T2b	N0	M0
	T1a,1b	N1	M0
	T2a	N1	M0
Ⅱ B	T2b	N1	M0
	T3	N0	M0
Ⅲ期			
Ⅲ A	T1a,b		
	T2a,b	N2	M0
	T3	N1,2	M0
	T4	N0,1	M0
Ⅲ B	T4	N2	M0
	任何 T	M3	M0
Ⅳ	任何 T	任何 N	M1

2. 小细胞肺癌的分期

小细胞肺癌既可以像非小细胞肺癌一样分期，也可以采用下面标准。

局限期指癌症仅限于一侧肺及同一侧淋巴结。如果癌症扩散到另一侧肺，或者对侧胸部的淋巴结，或者远处器官，或者有恶性胸水，叫做广泛期。

六、鉴别诊断

(一)孤立性肺结节

目前观点认为，孤立性肺结节是指直径不超过 3cm 的病变，更大的病变则称为肺部肿块，肿块通常为恶性。

(二)纵隔肿块

纵隔增宽需要与很多疾病鉴别，主要靠它所在的位置(前、中或后纵隔)，以及在不同影像中的不同表现来鉴别。

临床中最常见的鉴别诊断是纵隔的淋巴结转移癌和纵隔的淋巴结非特异性良性肿大。病史、查体、影像学检查等可帮助鉴别诊断，但外科手段如纵隔镜、纵隔切开、胸腔镜手术或开胸探查术，仍然是确诊的金标准。

(三)胸腔积液

胸腔积液在肺癌患者中很常见，但很多其他肺部疾病或其他系统疾病也可引起胸腔积液，可参见胸腔积液章节。

七、治疗

肺癌的治疗是根据患者的机体状况、肿瘤的病理类型、侵犯的范围和发展趋向，合理地、有计划地应用现有的治疗手段，以期较大幅度地提高治愈率和患者的生活质量。

根据肺癌的生物学特点及预后，大多数临床肿瘤学家将肺癌分为小细胞肺癌和非小细胞肺癌两大类，两者治疗上有所不同。

(一)小细胞肺癌的治疗

由于小细胞肺癌的生物学特性与其他组织学类型不同，仅有少数早期的患者首选手术治疗。诊断时局限期占 1/3，广泛期占 2/3。治疗的策略方面,化疗是最基础的治疗手段,放疗也在其中扮演重要角色,起着"巩固治疗"的作用,目前化疗是广泛期的标准治疗,而化放疗联合是局限期的标准治疗。局限期患者,临床分期 T1～T2/N0M0 者,可选择外科切除,完全切除后,若无淋巴结转移,辅助化疗 4～6 周期,如有淋巴结转移者,进行化放疗。

(二)非小细胞肺癌的治疗

1. 手术治疗　早期非小细胞肺癌,一般情况良好,没有严重并发症,并且肿瘤能完全切除的患者都宜采用手术治疗。ⅢA 和少部分ⅢB 患者诱导化疗或化、放疗后切除已经几个Ⅱ期和Ⅲ期试验评估。少量有远处转移的患者,通常为单发脑或肾上腺转移,如果原发灶和转移灶能完全切除,手术切除可能是有益的。

2. 化学治疗　参见第七十三章肺癌化疗。

3. 放射治疗　长久以来,放疗作为一种有效的局部治疗手段一直用于肺癌的治疗。与手术类似,它的作用在放疗野内最强,而且很少会超出这个范围。实际上,肿瘤所受剂量远远超出全身化疗所能给予的安全有效的剂量。此外,放疗的组织体积要比手术所能切除的范围广泛。另一方面,放疗的作用是局部的,并不能治疗全身性疾病,而且也不能像手术那样,能根除较大瘤体中所有的癌细胞。因此,放疗常作为肺癌综合治疗的手段之一。但医学上也有一些患者不能手术切除、不能耐受化疗或是因为病人自己选择等多种原因而选择单纯放疗,单纯放疗是用放疗一种手段进行治疗,且在放疗过程中不加用任何其他治疗措施。这段时间通常包括放疗前后 1～2 个月,根据患者身体条件,可分为单纯根治性治疗或姑息性胸部放疗。

4. 分子靶向治疗　靶向治疗影响肿瘤细胞生物学行为,而不影响正常细胞。对于一些优势人群,疗效肯定。参见第七十三章肺癌化疗。

5. 中医药治疗　祖国医学有许多单方、方剂在肺癌的治疗中,可以与西药治疗起协同作用,减少患者对放疗、化疗的反应,提高机体抗病能力,在巩固疗效,促进、恢复机体机能中起到辅助作用。

6. 生物治疗　包括免疫调节治疗、基因治疗、肿瘤疫苗治疗等,为近年来肺癌治疗研究热点,常作为肿瘤的辅助治疗手段。

八、预防和预后

肺癌的预防一方面应积极宣传和采取有效措施减少或避免吸入含有致癌物质污染的空气和粉尘,动员戒烟,禁止公共场所吸烟,预防大气污染,加强有害粉尘作业的防护等。另一方面对高发患者群进行重点普查,早期发现及时治疗。

肺癌的预后取决于早期发现、早期治疗。

（李　芸　余秉翔）

第五十章 结节病

一、概述

结节病(Sarcoidosis)是一种病因不明的多系统受累的肉芽肿性疾病。任何器官均可受累,但以肺和胸内淋巴结最常见,其次是周围淋巴结、眼或皮肤。病理组织学特点是淋巴细胞和单核巨噬细胞及上皮样细胞组成的非干酪坏死性肉芽肿。结节病发病高峰年龄为 30～40 岁,女性略多于男性。寒冷地区和国家发病率高于热带地区。我国被认为是结节病发病率较低的地区,结节病在我国平均发病年龄为 38.5 岁,30～40 岁占 55.6%,男女发病率 5：7。

二、病因和发病机制

结节病病因尚不清楚,研究认为可能主要与以下机制有关:①局部增强的细胞介导的免疫反应是结节病发病的重要机制。②细胞介导免疫遗传易感性。③免疫、感染和暴露于某种因子及环境毒物。目前,多数学者认为结节病是未明抗原与机体免疫相互作用的结果,如果机体的免疫反应不能有效消除抗原,细胞因子反应失控,肉芽肿性病变则持续;如机体的免疫反应消除抗原,则肉芽肿性病变得以修复和消退。

三、临床表现与分型

大多数结节病隐匿起病,2/3 患者可无临床症状。部分患者可有轻微的全身症状如盗汗、消瘦、食欲缺乏等。按结节病累计的病变部位可分为以下类型:

1. 胸内型结节病　占结节病的 90% 以上,主要表现为两侧肺门和纵隔淋巴结对称性肿大。呼吸系统症状轻微,常见轻度咳嗽、气短、胸痛。晚期发展为弥漫性肺纤维化时,可有呼吸困难、紫绀或肺原性心脏病的表现。

2. 胸外型结节病　临床表现见表 2-50-1。

表 2-50-1　胸外型结节病的临床表现

受累部位	发生率	临床表现
周围淋巴结	30%	可发生于任何部位,以前斜角肌脂肪垫淋巴结最为常见,表现为轻度肿大,活动度好,无触痛
眼	25%	虹膜睫状体炎最常见,其次为急性结膜炎、干燥性角膜结膜炎、视神经炎、青光眼、白内障等
皮肤	11%	结节性红斑最常见,多见于下肢;无症状的皮下结节、斑丘疹和斑块;冻疮样狼疮好发于鼻、颊和耳部
外分泌腺	5%	腮腺、泪腺、唾液腺可肿大;干燥综合征
骨骼肌肉	10%～39%	多关节炎,跟腱炎,足跟痛,骨囊肿,多发性指(趾)炎,多肌炎
肝脏	10%	肝大、肝功能异常,但常无症状
内分泌系统	2%～10%	高钙血症,高尿钙
心脏	5%	心律失常,心肌病,猝死
肾脏	6%	肾结石、肾钙化,肾功能不全
神经系统	4%～7%	单侧面神经麻痹最常见,也可侵犯其他脑神经和周围神经,颅内占位性病变,肉芽肿性脑膜炎,脊髓病变,多神经病变

3. 少数急性起病者,可表现为:

(1)Löfgren 综合征:发热、关节痛、两侧肺门淋巴结肿大和结节性红斑。

(2)Heerfordt 综合征:腮腺肿大、眼色素膜炎和面神经麻痹。

四、实验室和辅助检查

（一）实验室检查

1. 活动期患者可有贫血、血白细胞数减少、红细胞沉降率增快。

2. 血钙、尿钙、血清 γ 球蛋白、免疫球蛋白、转氨酶、碱性磷酸酶、血尿酸可增高。

3. 结核菌素试验 1：2000 PPD 5U 皮试呈阴性。

4. 血清血管紧张素转换酶（sACE） 活动期结节病 sACE升高，有助于诊断。

（二）胸部 X 线检查

胸部 X 线检查是发现结节病主要的检查方法，可分为五期，见表 2-50-2。

表 2-50-2 结节病的分期

分期	胸部 X 线片表现
0 期	正常
Ⅰ期	两侧肺门和(或)纵隔淋巴结肿大，肺部无异常
Ⅱ期	肺部出现弥漫性的病变同时肺门纵隔淋巴结开始退缩
Ⅲ期	肺部弥漫性间质浸润，无肺门或纵隔淋巴结肿大
Ⅳ期	肺纤维化和肺大疱

（三）肺功能检查

早期正常，随病变进展可表现为限制性通气功能障碍和/或弥散功能障碍。

（四）活体组织检查

是诊断结节病最重要的依据。常用活检部位为支气管黏膜、淋巴结和皮肤结节。一个器官以上有非干酪坏死性上皮样细胞肉芽肿对诊断结节病有意义。

（五）Kveim-Siltzbach 试验

由于无标准抗原，限制了该检查的应用。

（六）支气管镜检查

支气管镜检查对结节病的诊断具有重要价值，不仅可以检查有无气道内结节，还可做支气管肺泡灌洗液（BALF）细胞学检查以及行经支气管镜肺活检（TBLB）。结节病患者 BALF 的细胞总数、CD4$^+$ 百分数和 CD4$^+$/CD8$^+$ 可升高，T 淋巴细胞大于 28％时提示病变活动。

五、诊断

（一）诊断标准

1. 胸片显示两侧肺门和/或纵隔淋巴结对称性肿大，伴或不伴有肺内间质改变。

2. 组织活检证实一个器官以上有非干酪坏死性上皮样细胞肉芽肿。

3. Kveim-Siltzbach 试验阳性反应。

4. 5U PPD 皮试呈阴性或弱阳性。

5. sACE 活性升高。

6. 排除其他已知原因的肉芽肿性疾病，如分枝杆菌、真菌感染、肉芽肿性血管炎、药物反应引起的局部结节病样反应。

7. 血钙、尿钙、血清 γ 球蛋白、免疫球蛋白、碱性磷酸酶升高，BALF 中 T 淋巴细胞及亚群测定可作为判断结节病活动性的参考指标。

1、2、3 条为主要诊断依据，4、5、6 条为重要参考指标。

诊断结节病后应评价病变范围及程度，评估病变活动性以及治疗对患者是否有益。

（二）临床分期

见表 2-50-2。

六、鉴别诊断

1. 肺门淋巴结结核　青少年多见，有低热、盗汗等结核中毒症状，胸部影像学检查示两肺门淋巴结不对称性肿大，常有钙化灶，PPD 试验阳性或强阳性，抗结核治疗有效。

2. 淋巴瘤　多有发热、进行性消瘦等全身症状，淋巴结和肝脾肿大明显。肺门淋巴结多为单侧或双侧不对称性肿大。纵隔受压迫时可出现上腔静脉压迫综合征。淋巴结等组织学活检有助于诊断。

3. 转移性肿瘤　肺癌、乳腺癌、胃癌等可转移至肺门淋巴结,肺门肿大呈单侧、分叶状。病变发展快,全身状况差,有原发肿瘤的临床表现。

4. 其他肉芽肿病　感染或化学性因素、铍肺、硅沉着病所致的肉芽肿,应综合临床及检查资料加以鉴别。

5. 间质性肺疾病　Ⅲ期和Ⅳ期结节病应与特发性间质性肺炎、外源性过敏性肺泡炎等相鉴别。

七、治疗

结节病治疗方案制定前需进行个体评估,包括受累脏器的范围和严重度、分期以及预期治疗效果等。首选糖皮质激素治疗,治疗的目的在于控制结节病活动,保护重要脏器功能。如已经存在晚期肺纤维化,其治疗重点应加强支持治疗和对症处理。

糖皮质激素使用适应证:①有明显呼吸道症状(如咳嗽、气短、胸痛),或病情进展的Ⅱ期以及Ⅲ期患者。②胸部影像学进行性恶化或伴进行性肺功能损害者。③侵及肺外器官,如心脏或中枢神经系统受累或伴视力损害的眼部受累或持续性高钙血症。对于无症状的Ⅰ期患者不需要糖皮质激素治疗,大部分可以自然缓解。对于无症状的Ⅱ期患者,如果仅存在肺功能轻度异常而且病情稳定者不主张过于积极地应用糖皮质激素治疗,可保持动态随访,有明显适应症时应及时应用。

1. 首选口服糖皮质激素治疗　参考初始剂量为泼尼松(或等剂量甲泼尼龙/泼尼松龙)20~40mg/d[或 0.5mg/(kg·h)]。治疗 1~3 个月后评估疗效,如有效,则逐渐减量至维持剂量 10~15mg/d。疗程 6~24 月,一般至少 1 年。停药后需定期随访是否复发。少数患者可能需小剂量激素长期维持治疗。对重要胸外脏器受累或激素不能耐受或治疗无效者,可给予免疫抑制剂单独或联合激素使用,包括羟氯喹、氨甲蝶呤、硫唑嘌呤、环磷酰胺等。

2. 病情复发治疗　如停药后病情复发,再次糖皮质激素治疗仍然有效,并在必要时加用免疫抑制剂。

3. 吸入型糖皮质激素　无明显获益,但对于有气道黏膜受累的患者可能有一定疗效。对部分患者吸入型糖皮质激素可以缓解咳嗽症状。

七、预后

多数预后良好,病死率 4%～5%。69%～80% 的 I 期结节病患者可自然缓解,II 期结节病自然缓解率为 50%～60%,对糖皮质激素治疗反应好。III 期和 IV 期结节病自然缓解较少,对糖皮质激素疗效不一。肺、心脏和中枢神经系统受累是结节病致死的主要原因。

（张伟华　胡　红）

第五十一章　韦格纳肉芽肿病

一、定义

韦格纳肉芽肿病(Wegener's granulomatosis, WG)是一种坏死性肉芽肿性血管炎,病变累及小动脉、静脉及毛细血管,偶尔累及大动脉,其病理以血管壁的炎症为特征,主要侵犯上、下呼吸道和肾脏,通常从鼻黏膜和肺组织的局灶性肉芽肿性炎症开始,逐渐进展为血管的弥漫性坏死性肉芽肿性炎症。

二、病因和发病机制

目前 WG 被认为是一种自身免疫性疾病,确切发病机制不清,可能与下列因素有关。

1. 遗传　人类白细胞抗原基因(HLA-DR1 和 HLA-DRw7)与本病有一定关联。

2. 免疫介导　抗中性粒细胞胞浆抗体(ANCA),尤其抗蛋白酶 3(PR3)抗体参与 WG 的发生。ANCA 按其荧光类型分为 c-ANCA 和 p-ANCA。c-ANCA 为胞浆型,靶抗原为 PR3,对活动期 WG 诊断有较高特异性和敏感性,其滴度水平与疾病活动程度相关。p-ANCA 为核周型,其靶抗原为髓过氧化物酶(MPO)。

3. 感染　可能与细菌感染(金黄色葡萄球菌)及病毒(EB 病毒、巨细胞病毒)感染有关,其仅可能是本病发生的促进因素,而不是始动因素。

三、临床表现

WG 临床表现多样,可累及多系统,常表现为鼻和副鼻窦炎、肺病变和进行性肾功能衰竭。还可累及关节、眼、耳、皮肤、亦可侵及心脏、神经系统等。典型的 WG 有三联征：上呼吸道、肺和肾病变。

1. **一般症状** 起病缓慢，也可表现为快速进展性发病。病初症状包括发热、疲劳、抑郁、纳差、体重下降、关节痛、盗汗、尿色改变和虚弱，其中发热最常见。

2. **上呼吸道症状** 大部分患者以上呼吸道病变为首发症状。通常表现为持续性流涕，可伴有鼻黏膜溃疡和结痂、鼻出血、血痰。可有鼻窦炎，严重者鼻中隔穿孔、鼻骨破坏，出现"鞍鼻"。咽鼓管的阻塞能引发中耳炎，导致听力丧失，部分患者可因声门下狭窄出现声音嘶哑及喘鸣。

3. **下呼吸道症状** 约 50% 的患者在病初即有肺部表现，约 80% 以上的患者将在整个病程中出现肺部病变。胸闷、气短、咳嗽、咯血及胸膜炎是最常见的表现。约 1/3 的患者胸部影像学检查可见肺内阴影，但无临床症状。查体可有叩诊浊音、呼吸音减低以及湿啰音等体征。55% 以上的患者在肺功能检查时可出现阻塞性通气功能障碍，30%～40% 的患者可出现限制性通气功能障碍以及弥散功能障碍。

4. **肾脏损害** 大部分病例有肾脏病变，出现蛋白尿、红细胞、白细胞及管型尿，严重者伴有高血压和肾病综合征，最终可导致肾功能衰竭。无肾脏受累者称为局限型 WG。部分患者在起病时无肾脏病变，但随病情进展再可逐渐发展为肾小球肾炎。

5. **眼受累** 约 15% 的患者眼部症状为首发症状，有报道眼受累的最高比例可达 50% 以上。WG 可累及眼的任何区域，表现为眼球突出、视神经及眼肌损伤、结膜炎、角膜溃疡、巩膜炎、虹膜炎、视网膜血管炎、视力障碍等。

6. **皮肤黏膜** 皮肤紫癜最为常见。可表现为下肢紫癜、多形红斑、斑疹、瘀点（斑）、丘疹、皮下结节、坏死性溃疡形成以及浅表皮肤糜烂等。

7. **神经系统** 约 1/3 的患者在病程中出现神经系统病变，其中外周神经病变最常见。多发性单神经炎是主要的病变基础，临床表现为对称性的末梢神经病变。肌电图以及神经传导检查有助于外周神经病变的诊断。

8. 关节病变　约 30% 的患者发病时有关节病变，全部病程中可有约 70% 的患者关节受累。多数表现为关节疼痛以及肌痛，1/3 的患者可出现对称性、非对称性以及游走性关节炎。

9. 其他　WG 也可累及心脏而出现心包炎、心肌炎。胃肠道受累时可出现腹痛、腹泻及出血，以及发现脾脏受损。

四、辅助检查

1. 病理检查　活组织检查对确诊有重要的作用，是诊断 WG 的金标准。鼻部受累频率高，标本易得，而气管镜支气管内膜活检或经 CT 引导下肺穿刺活检及皮肤活检、肾活检均是临床常用的活组织检查部位。典型的病理表现包括受累组织坏死、肉芽肿性炎症及血管炎。肉芽肿中心常有纤维素样坏死的小血管炎，周围有淋巴细胞、单核细胞浸润，伴有上皮样细胞、多核巨细胞、成纤维细胞增生。病理显示肺小血管壁有中性粒细胞及单个核细胞浸润，可见巨细胞、多形核巨细胞肉芽肿，可破坏肺组织，形成空洞。肾病理为局灶性、节段性、新月体性坏死性肾小球肾炎，免疫荧光检测无或很少免疫球蛋白及补体沉积。

2. 胸部 CT　"三多"是 WG 胸部影像学检查的特点，即多发性、多形性和多变性。多发性指肺内时出现 2 个及以上的病灶，全肺均可发生，双下肺最为好发。多形性指病变呈结节、空洞、片状浸润影、楔形阴影及条索影等，同时或先后出现，而结节、空洞可最为常见。多变性指肺病变出现部位及形态的变化，呈游走性或病变时隐时现。

3. 鼻窦 CT　首先侵及鼻部中线区，累及鼻中隔和鼻甲，对称性延伸到双侧上颌窦，然后向其他鼻窦生长。鼻部早期影像表现为鼻腔及鼻窦密度增高、黏膜增厚、鼻窦积液，随着病程的进展，鼻中隔、鼻腔外侧壁甚至筛窦骨壁等中线结构广泛吸收破坏，形成空腔。

4. ANCA　c-ANCA 对 WG 的特异性达 90%～97%，敏感性达 95%，血清阳性率为 75%。抗体滴度与疾病活动程度相关并可预测疾病是否复发。

5. 其他　贫血，白细胞减少，血小板增多，血沉加快，免疫球蛋白 IgG、IgE、IgA 增高,血清补体升高,50%类风湿因子阳性,抗核抗体及抗平滑肌抗体可为阳性,累及肾脏时有蛋白尿、血尿、管型尿和肾功能损害。

五、诊断

1990 年美国风湿病学会制定了 WG 诊断标准。

1. 鼻或口腔炎性反应　痛性或无痛性口腔溃疡,脓性或血性鼻腔分泌物。

2. 胸部 X 线异常　胸片示结节、固定浸润病灶或空洞。

3. 尿沉渣异常　镜下血尿(RBC>5PHP)或出现红细胞管型。

4. 病理性肉芽肿性炎性改变　动脉壁或动脉周围血管(动脉或微动脉)外区有中性粒细胞浸润形成肉芽肿性炎性改变。

符合以上 2 条或 2 条以上时可诊断为 WG,诊断的敏感性为 88.2%,特异性为 92.0%。

近年来开展的抗中性粒细胞胞浆抗体(ANCA),主要是蛋白酶 3-ANCA 阳性(c-ANCA)对 WG 具有重要诊断意义。

六、鉴别诊断

1. 显微镜下多血管炎(Microscopic Polyangiitis,MPA)　是一种主要累及小血管的系统性坏死性血管炎,可侵犯肾脏、皮肤和肺等脏器的小动脉、微动脉、毛细血管和小静脉。常表现为坏死性肾小球肾炎和肺毛细血管炎。累及肾脏时出现蛋白尿、镜下血尿和红细胞管型。ANCA 阳性是 MPA 的重要诊断依据,60%~80%为髓过氧化物酶(MPO)-ANCA 阳性,荧光检测法示核周型 p-ANCA 阳性,胸部 X 线检查在早期可发现无特征性肺部浸润影或小泡状浸润影,中晚期可出现肺间质纤维化。

2. 变应性肉芽肿性血管炎(Churg-Strauss Syndrome,CSS)　有严重哮喘;肺和肺外脏器有中小动脉、静脉炎及坏死性肉芽肿。周围血嗜酸性粒细胞增高。WG 与 CSS 均可累及上呼吸道,但前者常有呼吸上道溃疡,胸部 X 线片示肺内有破坏性病变如结节、空洞形成,而在 CSS 则不多见。WG 病灶中很少有嗜酸性粒细胞浸润,周围血嗜酸性粒细胞增高不明显,也无哮喘发作。

3. 肺出血-肾炎综合征(Goodpasture Syndrome) 是以弥漫性肺泡出血和急进性肾小球肾炎为特征的综合征,抗肾小球基底膜抗体阳性,肾病理可见基底膜有免疫复合物沉积。以发热、咳嗽、咯血及肾炎为突出表现,但一般无其他血管炎征象,多缺乏其他上呼吸道病变。

4. 淋巴瘤样肉芽肿病(Lymphomatoid Granulomatosis) 是多形细胞浸润性血管炎和血管中心性坏死性肉芽肿病,浸润细胞为小淋巴细胞、浆细胞、组织细胞及非典型淋巴细胞,病变主要累及肺、皮肤、神经系统及肾间质,但不侵犯上呼吸道。

七、治疗

治疗可分为 3 期,即诱导缓解、维持缓解及控制复发。循证医学显示糖皮质激素加环磷酰胺联合治疗有显著疗效,特别是肾脏受累以及具有严重呼吸系统疾病的患者,应作为首选治疗方案。

1. 糖皮质激素 活动期用泼尼松 1.0～1.5mg/(kg·d),4～6 周,病情缓解后逐渐减量并以小剂量维持。对严重病例如中枢神经系统血管炎、肺泡出血、进行性肾功能衰竭,可采用冲击疗法:甲泼尼龙 1.0g/d 共 3d,第 4 天改口服泼尼松 1.0～1.5mg/(kg·d),然后根据病情逐渐减量。

2. 免疫抑制剂

(1)环磷酰胺(CTX):环磷酰胺是治疗本病的基本药物,应根据病情选择不同的方法。通常给予口服 CTX 1～3mg/(kg·d),多与糖皮质激素合用。也可用 CTX 200mg,隔日 1 次静脉注射。对病情平稳的患者可用 1mg/(kg·d)维持。对严重病例可给予 CTX 0.5～1.0g/m² 体表面积静脉冲击治疗,每 3～4 周 1 次,同时每天口服 CTX 100mg。疗程:根据病情可使用 1 年或数年,撤药后患者能长期缓解。用药期间注意观察不良反应,如骨髓抑制、继发感染等。循证医学显示,环磷酰胺能显著地改善 WG 患者的生存期,但不能完全控制肾脏等器官损害的进展。

(2)硫唑嘌呤：有时可替代环磷酰胺。一般用量为 2～2.5mg/(kg·d)，总量不超过 200mg/d。但需根据病情及个体差异而定，用药期间应监测不良反应。

(3)甲氨蝶呤(MTX)：MTX 一般用量为 10～25mg，每周 1 次。口服、肌内注或静脉滴注疗效相同，如 CTX 不能控制可合并使用。

(4)环孢素 A：优点为无骨髓抑制作用，但免疫抑制作用也较弱。常用剂量为 3～5mg/(kg·d)。

(5)霉酚酸酯：初始用量 1.5g/d，分 3 次口服，维持 3 个月。维持剂量 1.0g/d，分 2～3 次口服，维持 6～9 个月。

(6)丙种球蛋白：一般与激素及其他免疫抑制剂合用，剂量为 300～400mg/(kg·d)，连用 5～7d。

3. 其他治疗

(1)复方新诺明片：对于病变局限于上呼吸道以及已用泼尼松和 CTX 控制病情者，可选用复方新诺明片进行抗感染治疗(2～6 片/d)。[在使用免疫抑制剂和激素治疗时应注意预防肺孢子菌感染所致的肺炎，其可成为 WG 的死亡原因。]

(2)利妥昔单抗(rituximab)：临床试验显示利妥昔单抗能够诱导复发和难治性 WG 的缓解或部分缓解，也有肿瘤坏死因子 TNF-α 受体阻滞剂治疗 WC 有效的报道，但最终疗效还需要更多的临床资料证实。

(3)血浆置换：对活动期或危重病例，血浆置换治疗可作为临时性治疗，但仍需与激素及其他免疫抑制剂合用。

(4)透析治疗：急性期患者如出现肾功能衰竭则需要透析，55%～90% 的患者可望恢复足够的肾功能。

(5)外科治疗：对于声门下狭窄、支气管狭窄等患者可以考虑外科治疗。

八、预后

未经治疗的 WG 平均生存期是 5 个月，82% 的患者 1 年内死亡，90% 以上的患者 2 年内死亡。近年来，通过早期诊断和及时治疗，预后明显改善。大部分患者通过用药，尤其是糖皮质激素加环磷酰胺联合治疗和严密的随诊,能诱导和维持长期的缓解。影响预后的主要因素是高龄、难以控制的感染和不可逆的肾脏损害。

（胡　红）

第五十二章 肺泡蛋白沉积症

一、定义

肺泡蛋白沉积症(pulmonary alveolar proteinosis,PAP)是一种罕见的呼吸系统疾病,以肺泡内大量脂蛋白样物质沉积为特征。

二、分型

PAP 分为获得性(特发性)、继发性和遗传性三类。临床所见约 90% 为获得性,属于自身免疫性疾病,血清中抗粒细胞-巨噬细胞集落刺激因子(GM-CSF)抗体阳性。继发性的因素包括血液系统恶性肿瘤、肺部感染,或接触某些吸入性化学物或物质(如硅和一些金属粉尘)。遗传性 PAP 罕见,与肺泡表面活性物质 B、肺泡表面活性物质 C、GM-CSF 受体(c 链或 CSFR)等发生基因突变有关。

三、病因和发病机制

PAP 是肺泡表面活性物质自身代谢异常的一种疾病,主要与肺泡表面活性物质的清除功能障碍有关。PAP 患者肺泡内的沉积物与正常表面活性物质的生化组成基本相似。

研究证明,GM-CSF 的自身抗体在 PAP 的发病机制中有重要作用。这一发现揭示了获得性 PAP 是一种自身免疫性疾病。PAP 是由于表面活性物质分解或清除受损所致,GM-CSF 通过调节表面活性物质的分解或清除而维持肺表面活性物质的自稳状态。获得性 PAP 患者肺泡灌洗液和血清中存在抗 GM-CSF 的 IgG 同型中和抗体,使 GM-CSF 活性受损。

四、临床表现

1. **症状** PAP 起病隐匿。年龄分布较广,从新生儿到老年人均可发病,多见于 20～50 岁。男性多于女性。PAP 最常见的症状是呼吸困难,活动后明显。呼吸困难程度不一,与 PAP 的胸部影像学病变程度相比,症状相对较轻,呈现症状影像不平行的特征。其他症状包括呼吸道症状,如咳嗽、咯痰等。少见症状包括咯血。通常 PAP 患者无发热症状,有一部分患者有低热,偶有高热,与基础疾病或继发感染有关。

2. **体征** PAP 患者的肺部体征缺乏特征性。部分患者听诊可有爆裂音、细湿啰音,部分患者有杵状指,明显低氧时可有发绀。

五、实验室和辅助检查

1. **一般检查** 在常规的化验检查中,除乳酸脱氢酶(LDH)增高外,其他没有特征性改变。

2. **血清学标记** 最常见的血清标记为 LDH 增高,程度与病变程度相关。治疗后其 LDH 水平下降。另外一个血清标记为癌胚抗原(CEA),与疾病程度也有相关性。抗 GM-CSF 抗体对获得性 PAP 具有诊断价值,敏感性和特异性极高。继发性 PAP 和遗传性 PAP 中不能检测到抗 GM-CSF 抗体。

3. **胸片和胸部 CT** 胸片显示双肺对称性改变,以双肺门或双中下肺野为著。双肺呈肺水肿样改变,为不均匀肺泡实变或细网状改变为主。有时,可发现不太清晰的细小结节样改变。肺门淋巴结通常不大,也不伴有胸腔积液。胸部高分辨 CT(HRCT)对 PAP 具有诊断价值。主要特征包括:①地图样改变,病变呈双肺片状实变影,病变之间的肺组织正常,整体肺结构保持完整;②肺泡内实变,通常为全小叶型,支气管充气症出现的频率相对较低;③在淡片状毛玻璃样改变的背景上呈现肺小叶结构和小叶间隔增厚,这种改变被描述为"铺路石样(crazy paving)"改变。PAP 表现为双肺病变,单侧肺 PAP 的诊断需慎重。

4. **肺功能检查** PAP 的肺功能改变主要呈现为限制性通

气障碍和弥散障碍。除非是吸烟者,一般没有阻塞性通气障碍。动脉血气分析显示肺泡动脉氧分压差增大和低氧血症。6分钟步行距离减少。

5. 支气管镜检查　支气管镜检查对 PAP 的诊断非常重要。支气管肺泡灌洗液可以呈现典型的混浊液体,放置后有淤积状沉淀物,灌洗液可用 PAS 染色。轻症患者的肺泡灌洗液 PAS 染色的阳性率低,给临床判断带来困难。经支气管镜肺活检阳性率较高,为确诊提供了进一步证据。

6. 病理检查　PAP 的确诊需要有病理学证据。病理检查标本通常为支气管肺泡灌洗液和经支气管镜肺活检。在这两项检查不能确诊时,可以考虑经胸腔镜肺活检或小开胸肺活检,由于所取标本较大,可以明确诊断。PAP 的主要病理学特征是肺泡及细支气管内充满了 PAS 染色阳性的富磷脂物质。在电镜下,可以见到典型的板层体样改变。

六、诊断

典型的 PAP 诊断并不困难。临床和影像的不平行可视为 PAP 的一个特征。胸部 HRCT 显示地图样改变和铺路石样改变高度提示 PAP。确诊需要病理学证据。血清抗 GM-CSF 抗体有较高的无创诊断价值。

七、鉴别诊断

1. 肺部弥漫性病变　PAP 的常见误诊为粟粒性肺结核和肺间质纤维化。胸部 HRCT 可以很好地区分肺部弥漫性疾病的类型。较为困难的是和非特异性间质性肺炎、隐源性机化性肺炎等表现为弥漫性磨玻璃状改变的肺部疾病的鉴别。

2. 铺路石样改变　虽然铺路石样改变对 PAP 有较高的诊断价值,但此征象并非 PAP 独有。铺路石样改变也见于以下疾病:细菌或病毒性肺炎、肺孢子菌肺炎、放射性肺炎、肺泡内出血、细支气管肺泡癌和药物所致肺泡炎等。从 HRCT 的表现可能不容易区分,但结合病史和临床特征,有不少线索可帮助鉴别诊断。

八、并发症

由于肺泡巨噬细胞功能异常,肺脏的抗感染免疫受到影响。获得性 PAP 容易发生各种机会性感染,如星形诺卡菌、非结核分支杆菌、真菌和肺孢子菌等感染。

九、治疗

1. 药物治疗　尚无有效的药物治疗。糖皮质激素对 PAP 治疗无效。部分患者对外源性 GM-CSF 皮下注射治疗有效,但尚无足够的证据推荐使用。

2. 肺泡灌洗治疗　是目前治疗 PAP 最有效的方法,可使患者的症状得到显著改善,胸部影像学和肺功能显著改善,并且有效地改善了 PAP 的预后。有两种方法可选择:支气管镜下分段灌洗治疗或全麻下全肺灌洗治疗,两者的疗效相似。采用全肺灌洗治疗,通常只需左右肺各治疗一次,间隔 5～7 天,或在同一天完成双侧肺的灌洗。个别需要重复治疗一次。应对这些患者定期随访,通常每 6～12 个月随访一次。

3. 继发性 PAP　以治疗原发病为主,通常不需要全肺灌洗治疗。

十、预后

8%～30%的 PAP 会自然缓解。在肺灌洗治疗出现前,PAP 的病死率高达 30%。目前 PAP 的病死率虽无确切数据,但死亡病例报道较少。

（徐凯峰）

第五十三章　肺泡出血综合征

一、定义

弥漫性肺泡出血综合征（Diffuse alveolar hemorrhage, DAH）包含了一组以弥漫性肺泡内出血为特征的疾病。肺泡内的血液主要来自肺泡毛细血管，也可来自毛细血管前小动脉或后小静脉。

二、病因

DAH 的基础病因包含了很多疾病（表 2-53-1），最常见的病因包括：韦格纳肉芽肿、Goodpasture 综合征、特发性含铁血黄素沉积症、风湿免疫病（如系统性红斑狼疮）、显微镜下多血管炎、孤立少免疫复合物型肺毛细血管炎等。

表 2-53-1　DAH 的三种基本类型和常见基础疾病

血管炎/毛细血管炎
韦格纳肉芽肿
显微镜下多血管炎
Goodpasture 综合征（肺出血肾炎综合征）
孤立少免疫复合物型肺毛细血管炎
Churg-Strauss 综合征
过敏性紫癜
IgA 肾病
少免疫复合物肾小球肾炎
免疫复合物相关肾小球肾炎
荨麻疹-血管炎综合征
风湿免疫病（如：系统性红斑狼疮）

血管炎/毛细血管炎

抗磷脂抗体综合征

冷球蛋白血症

白塞病

急性肺移植后排异

血栓后和特发性血小板减少性紫癜

"温和"肺泡出血(无血管炎/毛细血管炎)

特发性肺含铁血黄素沉积症

抗凝药、抗血小板药

弥漫性血管内凝血(DIC)

二尖瓣狭窄和二尖瓣反流

肺静脉闭塞病

感染性心内膜炎

人类免疫缺陷病毒(HIV)感染

毒素:偏苯三酐,异氰酸盐,快克可卡因,杀虫剂,去污剂

药物:丙基硫尿嘧啶,苯妥英,胺碘酮,丝裂霉素,青霉胺,西罗莫司,甲
氨蝶呤,氟哌啶醇,呋喃妥英,金制剂,全反式维甲酸,博来霉素,孟鲁
司特,扎鲁司特,英夫利昔单抗

肺泡出血的其他类型

弥漫性肺损伤

肺栓塞

结节病

高原性肺水肿

气压伤

肺部感染:侵袭性肺真菌病,巨细胞病毒,军团菌,单纯疱疹病毒,支原
体,汉坦病毒,钩端螺旋体,其他细菌性肺炎

恶性肿瘤:肺血管肉瘤,Kaposi肉瘤,多发性骨髓炎,急性早幼粒白
血病

淋巴管肌瘤病(LAM)

结节性硬化症(TSC)

肺毛细血管多发性血管瘤

淋巴管造影术

三、分类

DAH 分为三类:第一类与肺血管炎或毛细血管炎相关;第二类没有肺血管炎或毛细血管炎,也没有明显的肺基础疾病;第三类与肺本身的基础疾病相关,见于弥漫性肺损伤和疾病。

四、临床表现

（一）症状

1. **呼吸系统症状**　患者通常以急性或亚急性起病,出现呼吸困难、咳嗽和咯血症状。约 1/3 的患者在就诊时没有咯血症状。严重患者可以发生呼吸衰竭,甚至需要机械通气支持治疗。

2. **其他症状**　发热通常与基础疾病有关。

3. **基础疾病的相关症状**　由于引起 DAH 的基础病因很多,系统的病史询问和体格检查有助于发现诊断线索。

（二）体征

DAH 本身没有特别的体征,但常可发现基础疾病的体征。

五、实验室和辅助检查

（一）实验室检查

可发现急性或慢性贫血、白细胞增多、血沉增快、C 反应蛋白增高。其他检查在不同的基础疾病不同。

（二）影像学

可显示双肺新发、陈旧或混合的片状肺泡浸润影。肺出血反复发作可引起纤维化改变,还可以出现轻微的蜂窝肺样改变。胸部 HRCT 显示磨玻璃样或实变。未受累区域肺结构正常。

（三）肺功能检查

肺功能主要呈限制性通气障碍,也可以出现阻塞性通气功能障碍,通常与基础肺疾病有关。因为氧气交换受限导致低氧血症。由于肺泡内血液可以吸收一氧化碳,一氧化碳弥散功能数值增高。肺泡内的血红蛋白也与一氧化氮结合导致呼出气一氧化氮浓度下降。

（四）支气管镜

本检查有三个目的：①确定有无肺泡出血，通过肺泡灌洗及灌洗液的细胞学检查可以确定；②取下呼吸道标本除外感染（应常规送检病原学检查）；③有无支气管、肺疾病。该检查可以除外气管和支气管腔内病变引起的咯血、通过经支气管镜肺活检除外肺内病变。肺泡内出血的特征是连续肺泡灌洗液均呈血性。通过计数含有含铁血黄素的肺泡巨噬细胞（噬铁细胞，普鲁士蓝染色可显示）。

（五）手术肺活检

对于诊断不明的患者，需考虑胸腔镜下肺活检，或手术肺活检。弥漫性肺泡出血的患者有超过 80% 的肺活检病理显示肺毛细血管炎。和其他弥漫性肺疾病一样，需要强调临床-影像-病理共同讨论后确定最恰当的诊断。

六、诊断

（一）DAH 的确定

患者出现呼吸困难、咳嗽、有或无咯血症状，双肺新发浸润影，肺泡灌洗液呈血性，则 DAH 的诊断可确立。

（二）DAH 病因的确定

需要全面细致的病史分析来确定检查的方向。表 2-53-2 列举了肺毛细血管炎的临床特征和常用的筛查项目。

七、鉴别诊断

（一）表 2-53-1 列出的许多疾病可以在本书中找到相应的描述。部分特征性临床表现举例如下

1. 近期感染　提示过敏性紫癜、冷球蛋白血症。

2. 服药史　药物相关。

3. 毒素接触史　毒素相关。

4. 皮肤、关节和多系统病变　风湿免疫疾病和血管炎。

5. 哮喘、嗜酸细胞增多、肺内浸润　Churg-Strauss 综合征。

6. 鼻窦病变、皮肤、肺内空洞性病变、cANCA　Wegener 肉芽肿。

表 2-53-2　提示肺血管炎/毛细血管炎的临床表现和辅助检查

临床表现
呼吸困难
咯血
肺部湿性啰音
低氧血症
贫血
胸部 HRCT:弥漫性肺泡浸润影
肺外系统性血管炎的表现
血小板数量和功能正常
没有明显的出凝血障碍

实验室检查
抗中性粒细胞胞浆抗体(ANCA:cANCA/PR3-ANCA、pANCA/MPO-ANCA)
抗核抗体(ANA)
抗 ds-DNA 抗体
补体
类风湿因子
抗基底膜抗体
冷球蛋白
血沉
循环免疫复合物
尿检查:红细胞管型

其他检查
影像检查:鼻窦炎
肾活检
皮肤活检

7. 皮肤、肾小球肾炎、pANCA　显微镜下多血管炎。

(二)在缺乏系统性病变时,可能原因有:局限于肺的抗基底膜抗体阳性、显微镜下多血管炎和少免疫复合物型肺血管炎等。特发性含铁血黄素沉积症需要首先除外其他导致 DAH 的原因,病理上没有血管炎。

八、治疗

（一）肺血管炎的治疗

1. 弥慢性肺泡出血可视为肺血管炎病情危重的一个标志，可给予甲基泼尼松龙静脉注射（500～1000mg/d）、联合免疫抑制剂和静脉丙种球蛋白。口服皮质激素的用量为 1～2mg/（kg·d）。免疫抑制剂可选用环磷酰胺、硫唑嘌呤和吗替麦考酚酯（骁悉）等。另外一个可选药物是依那西普（TNF-α 拮抗剂）。

2. 血浆置换　适用于 Goodpasture 综合征。

3. 丙种球蛋白　经常使用，但作用不确定。

（二）其他

根据不同的病因和严重程度选用相应的治疗方法，如吸氧、纠正凝血状态、机械通气等。

（徐凯峰）

第五十四章　过敏性肺炎

一、定义

过敏性肺炎（Hypersensitivity Pneumonitis，HP）也称为外源性过敏性肺泡炎（extrinsic allergic alveolitis，EAA），是易感者反复吸入具有抗原性的有机粉尘及低分子化学物质所致的一种免疫反应介导的肺部炎症性疾病。被熟知的两种形式是农民肺和爱鸟人肺。

二、病因

过敏性肺炎的发生与许多因素相关：抗原的类型、强度、暴露持续时间、抗原浓度及溶解性、颗粒大小和宿主易感性等等。目前已发现 200 多种抗原可引起 HP，直径多在 $3\sim5\mu m$，可以直接被吸入从而达到肺泡。常见引起 HP 的五大病因：

	特异性抗原	疾病
细菌	直杆小多孢菌	农民肺
真菌	皮肤毛孢子菌属	夏日肺
分支杆菌	鸟胞内分支杆菌属	热浴盆肺
蛋白质	鸽子血清（可能是 IgA）	鸽子肺
化学物质	二苯甲烷二异氰酸酯（MDI）	MDI 过敏性肺炎

1. 微生物类　嗜热放线菌是最早被认识引起农民肺的致病原，近年来，真菌引起的过敏性肺炎被逐步认识、关注。如，葡萄牙的橡树软木尘病，主要是青霉菌属引起，日本的夏日过敏性肺炎主要是由皮肤毛孢子菌属引起，其他如白色念珠菌、毛霉菌属等均可引起过敏性肺炎。

2. 动物类　不仅鸽子、鹦鹉可引起过敏性肺炎,实验室动物如老鼠,接触鱼粉提取物也可以引起过敏性肺炎,但其特异性的过敏原目前仍不明确,可能是相关动物的血清蛋白。

3. 化合物类　涂料、塑料中的异氰酸盐类、酐类也可以引起过敏性肺炎,染发剂、过氧乙酸、柴油等接触所致的过敏性肺炎。也有报道,此种小分子化学物质可能作为半抗原进入体内发挥作用。

三、发病机制

HP 的主要发病机制是机体接受重复抗原刺激后,免疫复合物介导的炎性反应产生急性肺损伤。随着病程进展,T 细胞介导的变态反应占主导地位,导致慢性炎症、肉芽肿形成以及肺间质纤维化。急性期肺泡上皮细胞表面形成大量免疫复合物,不能被单核-巨噬细胞及时清除,免疫复合物通过经典途径激活补体、使中性粒细胞趋化;免疫复合物还直接激活肺泡巨噬细胞产生炎症介质,促进炎性反应发生,结果使得炎性细胞、细胞外液、蛋白在肺泡聚积,影响气体交换,损伤肺组织。

四、临床特点

(一)症状和体征

传统上将 HP 分为急性、亚急性和慢性。该疾病由免疫介导,可累及肺实质以及小气道。

急性 HP 通常在重度暴露 4～8h 后出现,表现为流感样症状,如发热、咳嗽、呼吸困难,两肺底可闻及细湿啰音,反应强度与吸入抗原的量以及暴露时间有关,如脱离抗原接触,病情可在 24～72h 内好转。

如果持续暴露,接触和症状发作的关系可能不明显,反复急性发作导致几周或几个月内逐渐出现持续进行性发展的呼吸困难,则表现为亚急性形式。

慢性形式是指长期暴露于低强度抗原所致,也可以是反复抗原暴露导致急性或亚急性反复发作后的结果,表现为发热、咳嗽、呼吸困难以及胸部紧缩感。终止暴露后 24～48h 内症状缓解。

亚急性及慢性 HP 通常可发生在低水平暴露的情况下,表现为隐匿出现的呼吸困难、咳嗽及疲乏。体重下降也是常见的特点之一。

具有慢性 HP 的患者通常并不具有发生急性症状的病史,但可以出现弥漫肺纤维化,这需要与其他包括 IPF 和纤维性 NSIP 相鉴别。

(二)实验室检查

急性期可以有血白细胞增高、血沉、C 反应蛋白增高,血嗜酸细胞以及 IgE 不高。可以有抗原特异性沉淀抗体 IgG 增高。

目前大部分研究中心应用的抗原试剂盒包括鸽子或鹦鹉的血清、鸽子羽毛抗原、曲霉菌、青霉菌、糖多孢菌属等 HP 常见的致病抗原。还可以根据当地常见的 HP 抗原制定特异性试剂盒。

(三)影像学特征

1. 急性和亚急性 HP   X 线片通常显示肺部弥漫的小结节,表现为细微的毛玻璃样改变。急性 HP 在 HRCT 上通常表现为急性肺水肿,但是由于症状很快缓解,所以行 HRCT 检查的病例不多。亚急性 HP 主要表现为斑片状或双侧弥漫分布的磨玻璃影、边界不清的小叶中心性结节、吸气相小叶区域的密度减低和多血管区以及呼气相气体陷闭征。

2. 慢性 HP   在肺 X 线片上的典型表现为上叶的网格状和网格结节样阴影。HRCT 的主要表现为在亚急性 HP 的基础上因纤维化形成网格影、牵张性支气管扩张和细支气管扩张。慢性 HP 的网格影是片状分布的或随机分布的、或以胸膜下和沿支气管血管束分布,上、中、下肺均可受累,偶尔会表现为胸膜下的蜂窝影。慢性 HP 区别于特发性肺纤维化之处在于:中、上肺受累多见、缺乏蜂窝样变。胸腔积液及肺门、纵隔淋巴结肿大在 HP 比较少见。

(四)肺功能

急性 HP 表现为限制性通气功能障碍与弥散功能减低,慢性 HP 主要的异常是限制性通气功能障碍,但在农民肺中,最常见的是阻塞性通气功能障碍。一般认为 HP 弥散功能是减低的,22% 的病人弥散功能正常,42% 真菌引起的 HP 肺功能正常。

(五)经支气管镜肺泡灌洗(BALF)及肺活检(TBLB)

1. 经支气管镜肺泡灌洗(BALF)　以往文献中把支气管肺泡灌洗液(BALF)淋巴细胞数目在不吸烟人群中大于 30%,吸烟人群中大于 20% 作为 HP 的一项诊断标准,并认为 HP 中 BALF 淋巴细胞计数通常超过 50%,急性阶段以 CD8 比例增高表现为主,而在慢性阶段 CD4 细胞增高为主。

从 100~250ml BALF 液中获取的细胞学信息是准确的,但是目前有研究认为只要是能获取灌洗量的 30%,那么细胞学信息就是准确的。

BALF 中中性粒细胞在接触抗原的急性期 48h 内增高,1 周内降至正常,但疾病进展到纤维化阶段,中性粒细胞会再次增高。HP 患者的 BALF 中还可以见到浆细胞、肥大细胞等。

2. 肺活检(TBLB)　TBLB 对诊断农民肺价值非常有限。

(六)外科肺活检

HP 的 6 个临床预测因素:暴露于已知抗原、血清沉淀素抗体阳性、反复发作的症状、吸气相啰音、暴露于已知抗原后 4~8h 出现症状、体重下降。一般认为在过敏性肺炎高发或低发国家,依据上述 6 项评分,基本就可以做出诊断或者除外 HP 的决定,从而可以避免 BAL 或肺活检检查。

通常在临床诊断困难,虽可疑 HP,但病人避免接触抗原后临床症状仍不能缓解,临床和影像学显示可能存在其他可以治疗的疾病时,需考虑实施外科肺活检。当 BAL 不能提供诊断时也需要借助于肺活检,出于鉴别其他疾病的需要,通常需要较大的组织块,所以一般胸腔镜或开胸肺活检值得推荐。但是肺活检的实施应该与风险充分权衡。

(七)组织病理

1. 急性 HP　病理上可以表现为呼吸性细支气管以及肺泡中性粒细胞浸润,弥漫性肺泡损伤,急性支气管肺炎并伴有坏死性小血管炎。

2. **亚急性 HP** 病理上典型的三联征表现:淋巴细胞浸润为主的间质性肺炎(类似细胞型 NSIP)、形成不良的非坏死性肉芽肿、细胞性细支气管炎。

3. **慢性 HP** 表现为弥漫性肺结构的病变,其类似 UIP 模式和弥漫性肺损伤。CHP 病理通常与 UIP、NSIP、OP,以及小叶中心纤维化等病理类型重叠。小叶中心的纤维化以及细支气管周与小叶周的桥接纤维化是慢性过敏性肺炎显著的特点。

CHP 的急性加重病理上表现为:上皮损伤、肺泡腔内的纤维蛋白性物质渗出、肺泡腔内纤维化。这种损伤可以局限在一个肺叶也可以弥漫全肺。

4. **特殊类型的 HP** 热浴盆肺是由鸟分支杆菌引起 HP,其病理表现与其它类型的 HP 相比,间质性肺炎不突出,而肉芽肿更规则,且通常分布在气道管腔内而不是细支气管周的间质内。在少数病例中还可以看到坏死性肉芽肿。

五、诊断

诊断 HP 时需要综合临床、影像学以及病理学的特点,临床上常采用 Richerson 等人提出的标准:

1. 病史、查体及肺功能改变符合间质性肺疾病。

2. 胸片提示间质性肺病。

3. 有明确的暴露因素。

4. 有针对该暴露抗原的抗体。

但临床上 HP 诊断比较困难,所以在诊断 HP 时应注意以下要点:

1. 病史询问中如果具有环境或职业暴露则应高度怀疑,而对工作环境和家庭环境进行抽样检查可能找到致病原因。

2. 所有 DPLD 患者均应仔细追问可疑的过敏因素。

3. 组织学诊断 NSIP 的患者或疾病表现无典型的 IPF 特征的 UIP 患者,均应怀疑 HP 的可能。

4. 抗体阳性或者支气管肺泡灌洗证实淋巴细胞增多仅能证明暴露的存在,而不能确诊疾病。

5. 当临床、影像学及病理学均支持 HP 的诊断,但仔细询问暴露史后仍难明确致病抗原时，即使无法确认致病抗原，也可有效的临床诊断 HP。因为通过影像学或病理学确诊的 HP 患者中，25％无法确定其致病抗原。

六、鉴别诊断

1. 急性和亚急性 HP　临床上需与以下疾病相鉴别：粟粒性肺结核、肺结节病、肺泡蛋白沉着症。

2. 慢性 HP　需鉴别的疾病包括：特发性肺间质纤维化（IPF）、纤维性 NSIP。

七、治疗

（一）避免接触抗原

避免接触诱发疾病的环境因素，脱离过敏原是治疗 HP 最基本而有效的手段。在急性和亚急性 HP 中，避免接触致敏原可以达到疾病的临床缓解。相反，持续暴露过敏原会导致疾病的进展以及肺纤维化。但这并非易事，因为有些抗原存在于生活、工作场合，所以尽量减少接触更为切合实际。

1. 加强通风、佩戴合适的呼吸面罩等，并不是所有在高危环境的人群均需实施预防措施（如防护面罩等），只对过去曾患 HP 的病人采取预防措施即可。

2. 如果暴露与工作相关，相关单位应采取有效避免致敏原接触并能保证患者生计的措施。

3. 呼吸保护面罩可以降低循环抗体的水平和改善症状。但持续监测症状和肺功能是至关重要的，因为合适的面罩可以滤过 90％～95％的可吸入微粒，大多数并不能排除＜1μm 的颗粒。

虽然避免接触抗原很重要，但并不意味着所有病例在停止接触后疾病均会停止进展。

（二）药物治疗

1. 糖皮质激素　糖皮质激素是目前认为唯一有效的药物，但是长期的预后并没有改善。并且，对于那些无法避免职业暴露的人来说，急性农民肺的复发风险在激素治疗组更高，所以激素对 HP 并不总是有益的。

在停止接触致敏原后仍持续存在症状是使用口服糖皮质激素治疗的适应证。短程激素治疗适用于急性过敏性肺炎,剂量0.5mg/(kg·d),亚急性过敏性肺炎可能需要更高剂量的激素治疗几个月,可以泼尼松每日40～60mg口服,直至临床有所改善开始减量,最后以10～15mg维持,如症状完全缓解可以停药。激素治疗的具体疗程没有定论。

2. 免疫抑制剂　如硫唑嘌呤等并没有在 HP 中应用的依据。

3. 如有阻塞性通气功能障碍,可以使用支气管扩张剂以及吸入激素来对症治疗。

（三）氧疗

（参见第三篇第七十四章）。

（四）肺移植

如果慢性 HP 发展至肺纤维化阶段,激素治疗无效,最后可考虑的办法是行肺移植(参见第三篇第八十二章)。

八、预后

HP 的预后非常不同,许多病人可以完全恢复,一些进展为肺纤维化,最终导致呼吸衰竭及死亡,但是这在疾病起病阶段是无法预知的。各种 HP 预后的不同取决于暴露的方式。养鸽者肺通常是慢性持续性暴露于小量鸽子抗原,将会发展成为限制性的纤维化性肺损害。农民肺经常在冬天接触大量抗原而夏目脱离环境,更倾向于发展为肺气肿。CHP 5 年死亡率达 30%,而纤维化性的 CHP5 年死亡率达 61%。

（许文兵　金　贝）

第五十五章　放射性肺炎

一、定义

系由于肺、胸部的肿瘤如乳腺癌,食管癌,肺癌,恶性淋巴瘤或者其他恶性肿瘤经过放疗后,在放射野内正常肺组织受到损伤引起的炎症反应。轻者无症状,炎症自行消散;重者产生广泛肺纤维化,导致呼吸功能损害,甚至呼吸衰竭。

二、病因

放射性肺炎的发生和严重程度与放射面积、放射量、放射速度和放射的方法均有密切关系。放射剂量在 6 周内 20Gy 极少产生放射性肺炎,6 周内超过 40Gy,放射性肺炎发生率明显增多,放射量超过 60Gy 以上的照射则几乎不可避免地会发生放射性肺炎,甚至可引起严重肺损伤。

此外,其他因素如个体对放射线的敏感性,肺部的原有疾病如肺炎、慢性支气管炎、肺气肿、肺间质病等或第二次放射性照射均有促进放射性肺炎的发生。老人和小孩对放疗耐受性较差。化疗药物(如博来霉素)引起的肺毒性可能加重放射性肺损伤的损害。

三、临床表现

(一)症状

1. 轻者可无症状。可以在放射治疗后立即出现症状,个别在停止放疗半年后出现症状。多数在放射治疗 2～3 个月后出现症状。

2. 常见症状有刺激性干咳,活动后加剧,伴有气急和胸痛。可伴有发热,体温可高达 40℃。放射性损伤产生肋骨骨折,局部有疼痛。放射性食管炎可产生吞咽困难,肺纤维化严重时可出现逐渐加重的呼吸困难。

（二）体征

1. 可出现放射部位皮肤的萎缩变硬。多数肺部无阳性体征。

2. 肺纤维化广泛时,出现端坐呼吸,呼吸音普遍减弱,可闻及捻发音或者爆裂音。如果炎症严重,继发细菌感染时,肺部可听到干湿性啰音,偶有胸膜摩擦音。伴发肺源性心脏病可出现颈静脉充盈、肝肿大以及压痛,全身浮肿等右心衰竭表现。

四、实验室和辅助检查

1. 血液学检查　可有血白细胞升高,CRP 升高,血沉加快,动脉血氧分压低于正常。

2. 痰液检查　出现细菌感染时,可以查痰细菌学检查,根据结果选用适当的抗感染药物。

3. 胸部 X 线或者 CT 检查　多于停止放疗 1～3 个月后,肺部始有异常的表现。急性期在照射肺野出现片状的致密模糊阴影,可有毛玻璃改变,与支气管炎或者肺水肿相似。慢性期以肺纤维化为主要表现,可呈条索状或者团块状阴影,主要分布于肺门、纵隔两侧及其他放射肺野。由于肺纤维化收缩,纵隔多向病侧,同侧膈肌抬高,正常肺组织产生代偿性肺气肿。

4. 肺功能　可引起限制性通气功能障碍,肺顺应性减低,伴有通气/血流比例降低和弥散功能减低,导致低氧血症。

五、诊断

有胸部接受大剂量或者照射范围较广的放疗;或者年老体弱,原有肺部疾病,有接受过放射治疗的病史;之后出现干咳、气急、胸痛症状,肺功能检查和胸部 X 线检查出现炎症或者纤维化表现,诊断本病并不困难。

六、鉴别诊断

1. 肺部肿瘤恶化　可有肺部原有肿瘤的增大,或者淋巴结的增大,如果出现肺内转移,可出现双肺多发小结节。结合肿瘤标记物的升高,可以明确诊断。而放射性肺炎的部位与照射野相符,经足量放射引起肺纤维化,使肺和纵隔组织形成团状,肿瘤标记物不高,无肿瘤复发以及转移的证据,此点可与肺部肿瘤恶化相鉴别。

2. 间质性肺炎　放射性肺炎均有肿瘤照射史,且放射性肺炎出现的部位与照射野一致,多为单侧。根据此点,与间质性肺炎鉴别不难。

七、治疗

1. 糖皮质激素:口服泼尼松[1mg/(kg·d)],症状消失后逐渐减量,疗程一般不少于6周。急性严重患者可静脉短期使用激素治疗。

2. 抗感染治疗　伴有细菌感染时,抗生素是治疗放射性肺炎的主要手段之一。

3. 对症治疗　卧床休息,吸氧,咳嗽,痰液黏稠者可以给予化痰止咳治疗。

八、预防和预后

1. 预防　严格掌握放射总剂量和单次剂量、照射野的大小和照射速度,是预防放射性肺炎发生的最好方法。

2. 预后　轻度急性放射性肺炎应及时给予肾上腺皮质激素治疗,肺内炎症可以自行吸收消散。出现严重广泛的肺部纤维化时,对激素治疗反应较差,可以发生呼吸衰竭和心力衰竭而死亡。

（王纬芳）

第五十六章　弥漫性泛细支气管炎

一、定义

弥漫性泛细支气管炎(Diffuse panbronchiolitis,DPB)是以两肺弥漫性呼吸性细支气管及其周围的慢性炎症为特征的气道疾病。1969年日本学者Yamanaka根据病理学改变发现DPB是一种与慢性支气管炎和肺气肿不同的疾病。1975年Homma根据临床、影像学及病理特征提出DPB是一种独立性疾病。1996年我国首次报道了明确诊断的DPB。目前认为DPB发病多集中在东亚地区,欧美报道病例极少且其中半数以上为亚裔移民。

鼻窦支气管综合征(Sinobronchial syndrome,SBS)是指慢性鼻窦炎同时伴有下呼吸道炎性病变的慢性气道疾病。由于DPB是呼吸性细支气管及其周围的慢性炎症而且大部分患者伴有慢性鼻窦炎,故有人认为DPB也是一种SBS。

二、病因和发病机制

DPB的病因至今不明。其发病可能与以下因素有关:

（一）人种特异性及遗传基因

HLA基因近年研究表明DPB发病以东亚人(蒙古系人种)居多,有明显的人种差别且部分患者有家族发病倾向。研究表明,DPB发病与编码HLA-B54抗原的B*5401基因具有高度相关性。

（二）慢性气道炎症

1. 中性粒细胞　部分DPB患者BALF中性粒细胞、中性粒细胞趋化因子以及蛋白水解产物明显增高。

2. 淋巴细胞　DPB患者BALF中淋巴细胞绝对数增高,CD8[+]细胞百分比和总数及CD4[+]细胞总数增高,但CD4[+]/

$CD8^+$ 比值明显下降。

3. 树突状细胞(DC) 在 DPB 患者细支气管上皮和黏膜下组织中 DC 数量明显高于正常对照组,尤其黏膜下组织表达 $CD83^+$ 抗原的 DC 增多明显。

4. 炎症因子及炎症介质 DPB 患者 IL-8、白三烯 B4 (LTB4)等升高,DPB 患者肺组织 IL-8,IL-1β、黏附分子(SL-选择素,SE-选择素,SP-选择素)等均有过量表达。

(三)免疫系统功能障碍

血冷凝集试验效价升高以及部分患者 IgA 增高被认为 DPB 可能是免疫学相关疾病。DPB 的病理学特征为呼吸性细支气管壁有淋巴细胞、浆细胞、组织细胞浸润,常伴有淋巴滤泡形成等可能与免疫功能异常有关。DPB 可伴发类风湿性关节炎、成人 T 淋巴细胞白血病、溃疡性结肠炎等疾病也提示可能是免疫学相关疾病。

(四)慢性气道感染机制

停滞于患者气道黏膜上的绿脓假单胞菌以及由细菌产生的弹性硬蛋白酶和一些炎症介质所构成的生物膜可能是造成气道上皮细胞的损伤和气道炎症的原因。

三、临床表现

本病常隐匿缓慢发病。发病可见于任何年龄,但多见于 40~50 岁的成年人。发病无性别差异。

1. 症状 主要为三大症状:持续性咳嗽、咯痰、活动时呼吸困难。首发症状常为咳嗽、咯痰,逐渐出现活动时呼吸困难。患者常在疾病早期反复并有下呼吸道感染,咯大量脓性痰,而且痰量异常增多。

2. 体征 胸部听诊多为双下肺间断性湿啰音,以水泡音为主,有时可闻及干啰音或捻发音。啰音的多少主要决定于支气管扩张及气道感染等病变的程度。排痰或经抗生素治疗后,啰音可减少。部分患者因存在支气管扩张可有杵状指。

3. 慢性鼻窦炎 80%DPB 患者合并或既往有慢性鼻窦炎,是 DPB 的特征之一。可有鼻塞、流脓涕、嗅觉减退等症状,但有些患者可无症状,仅在进行影像学检查时被发现。如疑诊为DPB患者,应常规拍摄鼻窦X线片或鼻窦CT片。

四、实验室和辅助检查

1. **胸部X线/肺部CT** 胸部X线可见两肺弥漫性散在分布的颗粒样小结节状阴影,以下肺野多见(图2-56-1)。随病情进展,胸部X线常可见肺过度充气。晚期患者可见支气管扩张的双轨征。肺部CT或胸部高分辨CT(HRCT)的典型表现为两肺弥漫性小叶中心性颗粒样结节状阴影,此外,可在结节附近侧端有分枝"Y"字型树芽征。颗粒样小结节的边缘模糊,其直径多在2mm以下。肺部CT或HRCT如存在上述特征性改变对诊断DPB具有重要意义。肺部CT有助于评估病情变化和治疗效果。

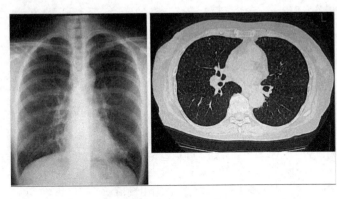

图2-56-1　DPB影像学典型表现

胸部X线:双下肺弥漫性小结节状阴影伴肺过度充气。胸部高分辨
CT(HRCT):两肺弥漫性小叶中心性颗粒样结节状阴影

2. **慢性鼻窦炎的检查** 对疑诊DPB患者应该常规进行鼻窦X线片或鼻窦CT检查,如确定存在鼻窦炎,将有助于DPB诊断。

3. **肺功能检查及血气分析** 病初主要为阻塞性通气功能障

碍或混合性通气功能障碍,随疾病进展,部分患者可伴有轻、中度的限制性通气功能障碍。一秒用力呼气容积与用力肺活量比值(FEV_1/FVC)<70%,肺活量占预计值的百分比(VC%)<80%。病情进展可伴有残气量占预计值的百分比(RV%)>150%或残气量占肺总量的百分比(RV/TLC %)>45%,但弥散功能和肺顺应性通常在正常范围内。动脉血氧分压(PaO_2)<80mmHg,早期出现低氧血症,晚期可有高碳酸血症。

4. 实验室检查　约90%的日本 DPB 患者血清冷凝集试验效价升高(1∶64 以上),但支原体抗体多为阴性。部分患者可有血清 IgA 增高,外周血 $CD4^+/CD8^+$ 比值上升,γ-球蛋白增高,血沉增快,类风湿因子阳性,抗核抗体滴度升高。部分患者可有血清 $HLA-B_{54}$ 或 $HLA-A_{11}$ 阳性。痰细菌学检查可发现起病早期痰中多为流感嗜血杆菌、肺炎链球菌、肺炎克雷伯菌或金黄色葡萄球菌,晚期多以绿脓假单胞菌感染为主。BALF 中细胞总数及中性粒细胞增高,CD4+/CD8+比值降低。

5. 病理　肉眼在肺脏表面及切面可见弥漫性分布的浅黄色小结节,结节大小较均匀,直径约 2～8mm,位于呼吸性细支气管区域,以两肺下叶多见。镜下所见:双肺弥漫性分布的以呼吸细支气管为中心的细支气管炎及细支气管周围炎,病变累及呼吸性细支气管全层。典型病例在呼吸性细支气管区域有淋巴细胞、浆细胞、组织细胞等细胞浸润,常伴有淋巴滤泡的形成以及在呼吸性细支气管壁全层、其周围的肺泡管及肺泡间质可见泡沫细胞聚集,可导致呼吸细支气管壁增厚、管腔狭窄。在 DPB 病情进展期可见肉芽组织充填于呼吸性细支气管腔内,导致管壁狭窄或闭塞、继发性细支气管扩张和末梢气腔的过度充气。

五、诊断

1. 临床诊断标准　DPB 的临床诊断主要依据临床、胸部影像学、有无慢性鼻窦炎、肺功能检查及血清冷凝集试验等,而且需除外其他疾病。1998 年日本厚生省对 DPB 临床诊断标准进行了重新修改(表 2-56-1)。

表 2-56-1　DPB 的临床诊断标准(1998 年日本厚生省)

诊断项目:

1. 必要项目:

(1)持续性咳嗽、咯痰、活动时呼吸困难;

(2)合并有慢性鼻窦炎或有既往史(需 X 线或 CT 确定);

(3)胸部 X 线见两肺弥漫性散在分布的颗粒样结节状阴影或胸部 CT 见两肺弥漫性小叶中心性颗粒样结节状阴影。

2. 参考项目:

(1)胸部听诊间断性湿啰音;

(2)第一秒用力呼气容积与用力肺活量比值($FEV_1/FVC\%$)<70%以及动脉血氧分压(PaO_2)<80mmHg;

(3)血清冷凝集试验效价>1:64。

3. 需除外其他疾病(包括慢性支气管炎、支气管扩张症、纤毛不动综合征、阻塞性细支气管炎、囊肿性纤维症等疾病)。

临床诊断:

(1)临床确诊:符合必要项目 1、2、3 加参考项目中 2 项以上及除外其他疾病。

(2)临床高度可疑诊断:符合必要项目 1、2、3 及除外其他疾病。

(3)临床可疑诊断:符合必要项目 1+2 及除外其他疾病。

　　2. 病理确诊　肺组织病理学检查是诊断 DPB 的金标准。对于临床及胸部影像学表现典型者不需做肺活检,可临床诊断,。

　　3. DPB 诊断流程图见图 2-56-2。

六、鉴别诊断

　　由于我国医生对 DPB 缺乏认识,所以很多患者被误诊为 COPD、支气管扩张症及间质性肺疾病等疾病。本病在临床表现上应与慢性支气管炎、慢性阻塞性肺气肿、COPD、支气管扩张症、阻塞性细支气管炎(BO)、间质性肺疾病、支气管哮喘、囊性纤维化等相鉴别。在影像学上需要与粟粒性肺结核、尘肺、转移性肺癌等相鉴别。在病理学上应与阻塞性细支气管炎、支气管扩

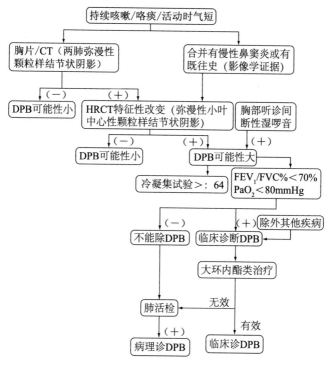

图 2-56-2　DPB 诊断流程图

张症相鉴别。

1. 慢性支气管炎、慢性阻塞性肺气肿及 COPD　本病主要临床特点为长期咳嗽、咯痰或伴有喘息，晚期有呼吸困难，症状在冬季症状加重。患者多有长期较大量吸烟史。多见于老年男性。胸部 X 线可出现肺纹理增多、紊乱，呈条索状、斑点状阴影，晚期可见肺充气过度，肺透明度增加，部分患者有肺大泡。胸部 CT 检查可确定小叶中心型或全小叶型肺气肿而没有两肺颗粒样结节状阴影。肺功能检查为阻塞性通气功能障碍，$FEV_1/FVC\%$ 下降和残气量（RV）增加更为显著，弥散功能可有降低。DPB 患者大部分合并慢性鼻窦炎及血清冷凝集试验效价增高，而且 DPB 患者的肺弥散功能和顺应性通常在正常范围,此外,重要之处在于 DPB 影像学可见弥漫性分布两肺的颗粒样结节状阴影与 COPD 不同,可资鉴别。

2. 支气管扩张症　本病主要症状为慢性咳嗽、咯痰和反复咯血。肺部可闻及固定性湿啰音。本病胸部 CT 可见多发囊状阴影,呈轨道征或迂曲扩张的支气管阴影而无两肺颗粒样结节状阴影。DPB 患者一般无咯血,晚期患者可有继发性支气管扩张改变,但 DPB 影像学主要表现为两肺弥漫性分布的颗粒样结节状阴影、多伴有慢性鼻窦炎和血清冷凝集试验效价增高等。

3. 阻塞性细支气管炎(BO)　本病是一种小气道疾病。临床表现为急速进行性呼吸困难,肺部可闻及高调的吸气中期干鸣音;胸片提示肺过度通气,但无浸润影,也很少有支气管扩张;肺功能显示阻塞性通气功能障碍,而弥散功能正常;肺组织活检显示直径为 1～6mm 的小支气管和细支气管的瘢痕狭窄和闭塞,管腔内无肉芽组织息肉,而且肺泡管和肺泡正常。BO 对激素治疗反应差,预后不良。两者病理鉴别极为重要。

4. 间质性肺疾病　本病最主要的症状是进行性加重的呼吸困难,其次为干咳。体征上本病有半数以上的患者双肺可闻及爆裂音,即 Velcro 啰音。胸部影像学改变主要为间质性改变,早期可有磨玻璃,此后可出现细结节样或网状结节影,其分布以外周及中下肺为多,有肺容积缩小和网状、蜂窝状阴影。此外,肺间质纤维化有明显的肺弥散功能减低,而 DPB 患者肺弥散功能多正常,DPB 影像学主要表现为两肺弥漫性分布的颗粒样结节状阴影,而且两者病理不同,可资鉴别。

5. 囊性纤维化(Cystic Fibrosis,CF)　本病是一种家族性的先天性常染色体隐性遗传性疾病,主要累及全身外分泌器官。临床表现为咳嗽、咯痰,伴有呼吸困难,反复发生化脓性支气管炎、肺炎,可合并支气管扩张、胰腺功能不全或吸收不良等。此外,病人常合并有鼻息肉和慢性鼻窦炎。与 DPB 不同之处主要为 CF 患者常有家族史,儿童或青少年多见,临床可有腹泻、腹胀、黄疸、肠梗阻等消化道症状,常出汗时皮肤可有盐斑。典型 CF 胸部 CT 表现为囊柱状支气管扩张、支气管壁增厚和斑片状密度增高影,而无弥漫性分布两肺的颗粒样结节状阴影。

七、并发症

包括肺部感染、低氧血症或呼吸衰竭、肺心病、肺动脉高压等。

八、治疗

DPB治疗首选红霉素、克拉霉素或罗红霉素等14圆环大环内酯类药物,其疗效显著。

（一）治疗方案

1. 一线治疗方案　红霉素250mg,每日2次。疗效多在治疗后在用药后2～3个月出现,应在治疗后2～3个月内检查患者的临床症状、肺功能及影像学等,确定是否效,如有效,可继续使用红霉素,用药至少需要6个月。服药6个月后如果仍有临床症状应继续服用红霉素2年。如服用红霉素2～3个月无效者、或出现红霉素的副作用或药物相互拮抗作用可选择使用二线治疗方案（克拉霉素或罗红霉素）。如二线治疗3个月以上仍无效者应考虑是否为DPB患者,应谨慎排除其他疾病的可能。用药期间应注意复查肝功能等。最近有发现极少数DPB患者对红霉素治疗无效,其原因尚不清楚。

2. 二线治疗方案　克拉霉素250～500mg/d,每日分1次或2次口服;罗红霉素150～300mg/d,每日分1次或2次口服。用药期间应注意复查肝功能等。

（二）停药时间

1. 早期DPB患者　经6个月治疗后病情恢复正常者可考虑停药。

2. 进展期DPB患者　经2年治疗后病情稳定者可以停药。停药后复发者再用药仍有效。

3. 伴有严重支气管扩张或呼吸衰竭的DPB患者,治疗需要2年以上或需长期用药。

（三）DPB急性发作期治疗

如果DPB患者出现发热、黄脓痰、痰量增加等急性加重情况时,多为绿脓假单胞菌等导致支气管扩张合并感染,此时应加用其他抗生素,如β内酰胺类/酶抑制剂或头孢三代或氟喹诺酮类或碳青霉烯类抗生素,也可根据痰培养结果选择抗生素。此外,根据患者情况可给予对症治疗,如祛痰剂、支气管扩张剂及氧疗等。

（四）合并症治疗

如果患者出现肺心病及右心功能不全,应给予治疗右心衰竭。如合并低氧血症或呼吸衰竭,应考虑长期氧疗,而严重呼吸衰竭者有可能需要机械通气治疗。

九、预后

日本研究发现 20 世纪 70 年代 DPB 的 5 年生存率是 63%,然而,由于发现红霉素等药物治疗 DPB 具有显著疗效,1985 年 DPB 的 5 年生存率达到 92%,预后有了显著的改善。如果早期诊断、早期治疗,DPB 是可治愈性疾病。

（胡　红）

第五十七章 肺淋巴管肌瘤病

一、定义

肺淋巴管肌瘤病(Lymphangioleiomyomatosis,LAM)是一种原因不明的弥漫性肺部疾病。

二、病因和发病机制

近年来的研究发现,LAM 和 TSC 具有相似的发病机制。LAM 和 TSC 的发生与 TSC1 和/或 TSC2 的基因突变有关。两种疾病的差别之处在于:LAM 患者发生的是体细胞突变,以 TSC2 基因突变为主,突变仅见于病变组织和细胞;TSC 则是遗传性疾病,TSC1 和 TSC2 均可发生基因突变,全身各器官均有影响。相似的发病机制可以解释两种疾病在临床上有不少相似之处,而 TSC 女性患者也有较高的 LAM 样肺部受累。TSC1 和 TSC2 在体内以复合体的方式对雷帕霉素靶蛋白(mTOR)起抑制作用,当 TSC1/TSC2 因基因突变发生功能缺陷时,mTOR 过度活化,导致细胞过度增生。LAM 患者在病理上以具有平滑肌细胞特征的肿瘤细胞(LAM 细胞)为特征,目前认为其发生与 TSC1/TSC2 功能缺陷所导致的 mTOR 过度活化有关。

几乎所有的 LAM 患者均为女性,雌激素在 LAM 细胞增生和转移中发挥作用。其中的机制有待进一步阐明。

三、临床表现

1. 症状 LAM 通常起病隐匿,常见呼吸系统症状包括自发性气胸、乳糜胸、呼吸困难、咯血和胸痛等。气胸和乳糜胸常为 LAM 的首发症状,并可反复发生。在整个病程中,约有 60%～70%的患者会出现气胸,30%的患者会出现乳糜胸。在临床出现症状前可能已经有活动耐力差等表现,随疾病发展呼吸困难逐渐明显并进行性加重。

来自美国心肺血液研究所 LAM 注册临床研究结果显示,230 例 LAM 患者中所有患者均为女性,年龄在 18～76 岁,平均44.5(0.65 岁,平均发病年龄和诊断年龄分别为 38.9(0.73 岁和41.0(0.65 岁,14.8%的患者同时患有 TSC。最常见的表现为呼吸困难、自发性气胸、肾血管肌脂瘤、咯血和胸腔积液等。

LAM 可有多系统肺外受累,可出现腹胀和腹痛等症状。腹部和盆腔 CT 检查可发现淋巴结肿大、腹膜后淋巴管肌瘤、肾血管肌脂瘤。部分患者可出现乳糜腹水。合并 TSC 的 LAM 有88.2%合并血管肌脂瘤,而散发者为 29.1%。合并 TSC 的患者,还可以出现 TSC 的一些临床特征如:神经系统改变(癫痫、神经发育迟缓和自闭)、皮肤改变(面部血管纤维瘤、皮肤鲨革斑、色素脱色和甲周纤维瘤)。

2. 体征 LAM 患者通常没有特殊体征。少见的体征包括:肺部干湿啰音、气胸、胸腔积液、心包积液、腹水、淋巴水肿,等。如果在 TSC 的基础上发生,还有 TSC 的症状和体征。

四、实验室和辅助检查

1. 实验室检查 常规的实验室辅助检查没有特殊发现。通过外周血血管内皮生长因子-D(VEGF-D)水平可以帮助诊断 LAM。

2. 肺功能检查 肺功能检查在初期无明显异常,随病情进展出现阻塞性、限制性或混合性通气功能障碍、残气量增加和弥散功能下降。随着疾病进展,6 分钟步行距离减少。动脉血气可显示低氧血症。

3. 影像学检查 最具诊断意义的检查为胸部高分辨 CT (HRCT)。HRCT 的典型改变为双肺弥漫性薄壁囊性改变,直径在数毫米至数厘米。需要注意的是,胸片和普通胸部 CT 在显示 LAM 肺部改变时敏感性不如 HRCT。如果有气胸、乳糜胸、淋巴结肿大及心包积液等,会呈现相应的影像学改变。腹腔 CT或 B 超声检查可以了解有无腹部肿瘤,因为在 LAM 和 TSC,常可发现肾脏或腹部其他部位血管肌脂瘤。

4. 病理检查　如果临床表现不典型,可通过肺内或肺外病灶的病理活检来确定诊断。免疫组化:抗 HMB45 和抗 SMA 抗体阳性。孕激素和雌激素受体常阳性。TBLB 由于标本太小,需要同时检查 LAM 的标记物 HMB45。

五、诊断

育龄期女性,发生自发性气胸或乳糜胸(两者可以反复发生)、不明原因的咯血、慢性进展的呼吸困难或低氧血症,需要考虑到 LAM 的可能。特别是气胸、或乳糜胸与双肺弥漫性囊性病变在女性患者同时出现时,需要高度怀疑 LAM。其他提示 LAM 的高危人群包括:TSC 成年女性、自发性气胸的女性、肾脏或腹膜后血管肌脂瘤等。

如果具有相应的临床特征,并有肺部病理检查结果支持,LAM 的诊断可以确立。

在以下情况下也可不做病理检查而确立诊断:在胸部 HRCT 出现典型的弥漫性囊性改变,同时出现血管肌脂瘤、或合并 TSC、或乳糜性浆膜腔积液、或腹部病理证实的淋巴管肌瘤病、或血 VEGF-D 明显升高。

对于一位女性患者,具有典型的胸部 HRCT 表现,具有乳糜性浆膜腔积液;或肺部改变符合 LAM 同时发现肾血管肌脂瘤,可以做出拟诊诊断。

如果仅有双肺弥漫性囊性改变而缺乏其他支持证据,仅可做出疑诊诊断。

六、鉴别诊断

1. 肺朗格汉组织细胞增生症(Pulmonary Langerhans' cell histiocytosis,PLCH)　PLCH 的特点:①男性吸烟者更多一些。几乎所有的 LAM 患者为女性,男性患者的 LAM 诊断需要极其谨慎。②PLCH 可以合并骨骼囊性损害、尿崩症等多系统表现。LAM 也有其特征性的肺外表现。③PLCH 主要分布于中上肺野,囊大小不规则,合并结节影。LAM 则全肺分布,囊性病变通常比较均匀,不伴有结节影。

2. 其他呼吸困难疾病 如哮喘,其疾病特征详见第二十三章"支气管哮喘"。

3. 其他肺部囊性病变 包括 PLCH、支气管扩张、肺气肿、特发性肺纤维化、风湿病肺部受累(如干燥综合征)等。需要仔细鉴别。

4. 其他疾病 以气胸、胸腔积液等并发症为表现时,需考虑到相应的鉴别诊断。

七、并发症

1. 气胸 是 LAM 患者最常见的并发症。约 1/3 的患者以气胸为首发临床表现,并可反复发生。

2. 乳糜胸 LAM 患者的另外一个特征性的并发症,可以出现单侧或者双侧胸腔病变。另外,乳糜腹水也可以出现在 LAM 患者。

3. 血管肌脂瘤 具有诊断性的肺外表现,肾是最容易受累的器官。血管肌脂瘤可以单发或多发,肿瘤内部因为有血管、肌肉和脂肪成分而呈现密度不均的病灶。通常没有症状,在肿瘤增大后可能出现腹痛、血尿和影响肾功能。

八、治疗

1. 支持治疗 戒烟、适当锻炼等。

2. 常用治疗 对于支气管舒张试验阳性的患者可以采用支气管扩张剂治疗。平时氧分压低于 60mmHg 者,建议长期氧疗。LAM 最常见的并发症包括气胸、乳糜胸和肾血管肌脂瘤。对于反复发生的气胸,应考虑胸膜粘连术。乳糜胸如果有手术治疗的指征,需在术前评估患者的淋巴循环系统、明确渗漏部位,再采取相应的治疗,以避免盲目的胸导管结扎术。血管肌脂瘤直径如果>4cm,可考虑栓塞或手术治疗。

3. 肺移植 欧洲报道的 1 年和 3 年移植后生存率分别为 79% 和 73%;法国报道的 5 年和 10 年生存率分别为 64.7% 和 52.4%。个别患者的移植后肺脏出现新的 LAM 病变,但通常不会产生临床问题。

4. 抗雌激素治疗　对于 LAM 患者,应建议避免使用含有雌激素的药物、避免妊娠,但使用抗雌激素治疗目前没有确切的有效证据。

5. 雷帕霉素　临床研究证明,雷帕霉素在改善 LAM 患者的肺功能、生活质量、乳糜胸和肾血管肌脂瘤等方面显示了确定的疗效。使用雷帕霉素目前属于适应证外的治疗,需要得到医院监管部门的批准和患者的知情同意,并有严密的疗效和不良反应观察计划。

6. 多西环素　个案报告显示多西环素可能对 LAM 患者有益。

九、预后

LAM 的平均诊断年龄在 40 岁左右,FEV_1 的平均下降速度为 75～118ml/年。从出现症状开始计算,10 年病死率为 10%～20%,从肺活检确诊日期开始计算,10 年病死率约为 30%。新的实验性治疗方案如果证明有效,将有可能显著改善患者的预后。

（徐凯峰）

第五十八章　肺出血-肾炎综合征

一、定义

肺出血-肾炎综合征也称为 Goodpasture 综合征,是一种以快速进展性肾炎、肺出血为临床特征的自身免疫性罕见疾病。

二、病因和发病机制

本病的病因和确切发病机制尚未明了。Goodpasture 综合征是一种继发性抗基底膜病,多认为其诱因是呼吸道感染,特别与流感病毒 A 及 A 组链球菌的感染有关。此外,也可能与接触烃化物,吸入各种碳氧化合物有关。

上述因素造成肺泡基底膜抗原性的改变或促使基底膜内抗原物质暴露,诱导机体产生抗基底膜抗体。肾小球基底膜(GBM)和肺泡基底膜具有交叉抗原性,因此,抗基底膜抗体可以造成肺、肾组织的同时损害。肾、肺是 Goodpasture 综合征的靶器官。

三、临床表现

本病少见,男女比例 3~4：1,可发生于任何年龄,有两个发病高峰,以 20~30 岁和 50~60 岁多见。多数病例起病急骤,进展迅速,预后差。多以呼吸系统症状为首发表现。

(一)症状

1. 肺部表现　咯血极常见(发生率高达 90%以上),常为本病最早表现。上呼吸道感染、吸烟、吸入刺激气体或体液负荷过重均易诱发咯血。轻者仅痰带血丝,重者可出现大咯血,甚至窒息死亡。可伴随咳嗽、气促,全身不适及发热表现。反复咯血者,肺内含铁血黄素沉积增加,形成结节与纤维化。

2. 肾脏表现 多数患者肾脏症状在肺出血后数周或数月后才出现,也有发生在咯血之前的。急进性肾炎为最常见的临床表现,病理检查为新月体肾炎,病人出现蛋白尿(很少呈现大量蛋白尿)、血尿(肉眼或镜下血尿,为变形红细胞血尿)、水肿及高血压,肾功能急剧恶化,数周至数月即出现少尿或无尿,进入尿毒症。但是,少数病例以大量蛋白尿为主,表现为肾病综合征。

3. 全身表现 10%～30%患者起病时伴有上呼吸道感染症状。贫血很常见,此贫血严重度常与咯血及肾衰竭程度不平行,其发生除与咯血失血及肾性贫血相关外,还与肺泡广泛出血后出现肺内"铁扣押"有关。部分患者伴有高血压、脾大、眼底出血及渗出。

(二)体征

1. 肺部 双肺湿啰音。

2. 其他 皮肤黏膜苍白、贫血貌、水肿,偶见皮疹和脾大。

四、实验室和辅助检查

1. 抗 GBM 抗体测定 常用酶联免疫吸附试验。病初血清中抗 GBM 抗体滴度甚高,但血清抗体滴度高低与肺、肾病变轻重并不平行。以后抗体滴度逐渐下降,文献报道血清抗体平均 14 个月消失。除血清外,肺、肾组织洗脱液也能检测出抗 GBM 抗体。应用激素、免疫抑制剂、血浆置换治疗后抗 GBM 抗体可阴转。

2. 血常规 约半数患者白细胞增加,血红蛋白和红细胞减少,为小细胞低色素性贫血。

3. 尿常规、肾功能 出现蛋白尿、红细胞和颗粒管型。肾损害可以很轻,仅有尿检异常,但大多数患者出现进行性肾功能损害。

4. 痰、支气管肺泡灌洗液检查 可见红细胞及含铁血黄素细胞。

5. 肺活组织检查 光镜下可见肺泡内大量红细胞渗出,并含有含铁血黄素巨噬细胞,肺泡壁呈局灶增生及纤维化,但间质内无铁沉积。免疫荧光检查,肺泡壁有抗基底膜抗体 IgG 呈线状沉积及补体 C3 沉积。电镜下可见肺泡基底膜明显断裂,内皮下有高致密物质呈斑点状沉积。

6. 肾活组织检查 光镜下早期肾小球囊壁层上皮细胞明显增生,大量新月体形成。肾小球毛细血管壁有嗜酸性物质沉积和纤维素样坏死,甚或肾小球或小动脉坏死。晚期出现肾小球纤维化收缩与肾小球囊壁粘连,间质炎症细胞浸润,肾小管变性、坏死、萎缩。免疫荧光检查,肾小球基底膜 IgG 线状排列,并伴有少量 IgM、IgA 沉积及补体 C3 沉积。电镜下,球囊上皮细胞增生,系膜细胞增生,新月体形成,基底膜断裂,肾小球毛细血管壁内皮下有电子高致密物质呈斑点状沉积。

7. 肺功能和动脉血气分析 肺功能显示限制性通气功能障碍与弥散功能障碍。动脉血氧分压减低,肺泡动脉血氧分压增大,动脉血二氧化碳分压可降低。

8. 胸部 X 线检查 可见肺门向两肺肺野扩散的蝶形阴影,肺尖及肺底很少受累。咯血控制后,此阴影能在 1～2 周内完全吸收,但是反复出血的晚期病例,却可呈现永久性弥漫网状结节影,提示肺间质纤维化。

五、诊断

确诊 Goodpasture 综合征必须具备 3 个条件:肺出血、肾小球肾炎及抗 GBM 抗体阳性。

六、鉴别诊断

1. 特发性含铁血黄素增多症 以反复咯血为特点,或以贫血为首发症状。本病发病年龄轻,多在 16 岁以下。病程长,进展缓慢,预后良好。可有杵状指和肝脾肿大,肾功能正常。多年反复发作造成肺纤维化,乏氧紫绀常见,并可导致肺原性心脏病。肺活检肺泡壁基底膜正常。

2. 显微镜下多血管炎 以坏死性肾小球肾炎为突出表现,肺脏为仅次于肾脏的受累器官。严重者可表现为肺肾综合征,与 Goodpasture 综合征很相似。查血清 p-ANCA 阳性;免疫病理检查特征为小血管受累为主的系统性坏死性血管炎,血管壁无或只有少量免疫复合物沉积。

3. 韦格纳肉芽肿　可早期出现咯血与肾损害,但本病亦可合并有鼻咽部等多系统损害。肺部浸润影常有空洞形成的倾向,可有肺实变、胸膜炎。抗中性白细胞胞浆抗体(ANCA)阳性,肾组织免疫荧光检查无 IgG 及 C3 沉积。

4. 系统性红斑狼疮继发血管炎　本病可有肺肾损害,血清抗 GBM 抗体阴性,而抗核抗体、抗双链 DNA 抗体及 Sm 抗体阳性,补体 C3 下降,肾组织免疫荧光检查见 IgG、IgM、IgA、C3、C1q 及纤维蛋白相关抗原,于肾小球呈颗粒样沉积。

5. 慢性肾小球肾炎合并左心衰　半数患者有高血压、贫血,多种原因诱发左心衰竭,胸片肺呈高密度絮状影,以肺门为中心向全肺延伸,早期出现心影增大,上腔静脉影增宽。

七、治疗

多数病人病情险恶,可因大咯血或尿毒症而死亡,故应尽早治疗。

1. 肾上腺皮质激素和免疫抑制剂　通常采用甲泼尼龙冲击治疗,1g/d,连续 2～3 天。可同时应用免疫抑制剂,如环磷酰胺或硫唑嘌呤。也可以开始即口服泼尼松加用免疫抑制剂,泼尼松 10～15mg,每日 4 次,环磷酰胺 0.1～0.2g/d,硫唑嘌呤 1mg/(kg·d)。病情控制稳定 3 个月后,可停用免疫抑制剂,泼尼松缓慢减量至维持量 5～15mg/d 继续治疗。可使严重的肺出血停止,但对肾功能的疗效不肯定。

2. 强化血浆置换疗法或免疫吸附治疗　可以有效清除血中致病抗体,缓解病情。强化血浆置换治疗是以正常人新鲜冰冻血浆或血浆白蛋白置换病人血浆,应每日或隔日置换 1 次,每次置换 2～4L,直至咯血停止及患者循环中抗 GBM 抗体转阴(一般需置换 15 次左右)。免疫吸附治疗常用 GBM 吸附柱及蛋白 A 吸附柱清除抗 GBM 抗体,其优点是可回输吸附后的自身血浆,而不必输注他人血浆或血浆制品。进行强化血浆置换或免疫吸附治疗时,需配合应用皮质类固醇激素及细胞毒药物,以抑制免疫减少抗体生成,及抑制肺、肾炎症。

3. 脏替代治疗　对于常规治疗无效或治疗较迟而进入终末期肾脏病的患者应予以血液透析或腹膜透析以维持生命。如病情稳定,通常在循环抗 GBM 抗体消失及病情静止后做肾移植。掌握移植时机很重要,若循环中仍有高滴度抗 GBM 抗体存在,则移植肾很可能再发生肾炎。

4. 大咯血的急救　应立即进行甲泼尼龙冲击治疗,必要时进行气管插管及机械通气辅助呼吸治疗。若病人发生致命性弥漫肺泡出血引起严重肺功能不全时,还可应用膜氧合器做临时心肺旁路进行急救。

5. 其他　对于大剂量激素冲击和血浆置换难于控制的肺出血患者,且肾活检证明为非可逆性损害,可考虑双侧肾切除。合并感染时可考虑加用抗感染治疗。必要时输血以纠正贫血。有少量病例报道,利妥昔单抗、麦考酚酯联合环孢 A 可有效治疗常规治疗不耐受及疗效不佳的患者。

八、预后

仅 10% 左右的患者自觉症状轻微,可完全缓解。多数患者病情进展迅速,肾功能急剧恶化,预后凶险,常因大咯血、窒息、呼吸衰竭、肾功能衰竭而死亡。早期治疗可提高缓解率,但大部分患者均于 1 年内死亡或依赖透析生存。

(朱　红)

第五十九章　支气管肺淀粉样变

淀粉样变是以淀粉样蛋白在细胞外沉积为特征的一组表现各异的临床综合征,常累及心脏、血管壁、胃肠道、舌、气管、肺及胸膜等部位,以心肌受累最多见。原发性支气管肺淀粉样变是指无系统性淀粉样变的情况下,淀粉样物质在肺实质或气管支气管树黏膜下的沉着。原发性支气管肺淀粉样变发病率很低。

一、病因和发病机制

病因不清,可为原发,也可继发于其他一些疾病,如结核、梅毒、慢性肾病、高丙种球蛋白血症、类风湿性关节炎、恶性肿瘤、多发性骨髓瘤等。目前发现有 20 多种蛋白质可在体内衍化为淀粉样物质,沉积于细胞外基质中。引起沉积的淀粉样物质主要有两类:①由浆细胞分泌的免疫球蛋白轻链片段组成,常见于原发性淀粉样变;②来自于血清淀粉样蛋白 A,是机体炎症状态下的急性期产物,常见于继发性淀粉样变。

二、临床表现

根据病变的累及部位,支气管肺淀粉样变分为四种类型:①支气管局限性淀粉样变;②支气管弥漫性淀粉样变;③肺实质内结节样淀粉样变;④肺实质弥漫性淀粉样变。由于累及部位不同,其临床表现多种多样,无特异性,常表现为咳嗽、咯血、呼吸困难、声音嘶哑。体格检查肺部可闻及少量干、湿啰音。

三、辅助检查

1. **胸部影像学检查**　支气管肺淀粉样变胸部影像学检查可分为 3 类表现:①气管支气管受累者 X 线及 CT 检查可见纹理增粗,阻塞性肺炎及肺不张,呼吸道局灶性或弥漫性狭窄,气管、支气管壁增厚和腔内突出结节影,有的伴有钙化。②肺实质受累者X线及CT检查单发型、多发型、粟粒型或融合结节型,直径0.4~5.0cm,大者可达15cm。,有些病例中伴有钙化或骨化灶,有时出现空洞,而粟粒型可见两肺呈弥漫性粟粒状或小结节状影,亦可呈网状结节影,可伴肺门淋巴结肿大。③肺间质弥漫性淀粉样变。X线及CT检查表现为网织状改变,亦可表现有小结节影及蜂窝样改变以及胸膜增厚。

2. 纤维支气管镜检查 可见气管支气管壁多灶、单灶隆起或普遍肥厚变形,管腔狭窄。隆起呈光滑无蒂结节,直径不等,有时可阻塞支气管腔,也可表现为整个支气管壁黏膜下层有淀粉样物质弥漫浸润,致支气管变窄。

3. 组织病理学 是支气管肺淀粉样变诊断的金标准,其特征性组织学改变为病变组织有细胞外淀粉样蛋白质沉积,这种物质接触到碘和硫酸时可呈现与淀粉相似的颜色反应。苏木伊红染色,光镜下于支气管黏膜下及血管壁周围或肺泡间隔处可见均质、粉染、无结构的淀粉样物质沉积;刚果红染色光镜下呈橘黄色,偏光下呈荧光苹果绿色。

四、诊断与鉴别诊断

呼吸道淀粉样变临床表现多种多样,缺乏特异性,确诊淀粉样变需组织病理学检查。

支气管肺淀粉样变需与肿瘤、弥漫性肺间质纤维化、支气管扩张、结核、淋巴瘤、喘息性支气管炎等疾病鉴别。

五、治疗

原发支气管肺淀粉样变无特效疗法,目前治疗主要包括:

1. 药物治疗 常用药物为糖皮质激素、马法兰、秋水仙碱、二甲基亚砜、甲氨蝶呤、环磷酰胺等免疫抑制剂。

2. 内镜下激光、冷冻、电刀或钳夹治疗 适用于气管支气管狭窄的淀粉样变,短期内可取得良好的效果,主要并发症为严重出血。

3. 支架植入 适用于支气管狭窄的姑息治疗。

4. 放疗　有报道认为外照射放疗可以缓解症状,并可以改善呼吸道损害的指标。

5. 手术治疗　用于肺单个或多个结节型病变患者,行病变肺叶的楔形切除术,有效率为 60% 左右,但部分患者可于术后数年内复发。

六、预后

支气管肺淀粉样变预后主要与病变类型有关,弥漫性肺实质型多伴有原发性系统性淀粉样变,预后差;其余几型呈良性过程,但可死于出血、感染和呼吸衰竭。

（张伟华）

第六十章　先天性支气管肺囊肿

一、定义

先天性支气管肺囊肿（congenital bronchogenic cysts and pulmonary cysts）是胚胎发育时期气管支气管树分枝异常的罕见畸形。大部分畸形发生于胚胎发育的第 26～40 天，此为气道发育最活跃的时期。早期发生地多位于纵隔旁，稍晚发生的多位于肺内。发生于肺门、隆突和食管旁及纵隔的称支气管囊肿，发生于肺内的称为肺囊肿。支气管囊肿大约占 65% 以上。男性发病多于女性。

二、病理

支气管肺囊肿是由于肺芽始基发育受到障碍而产生的一种疾病。囊肿通常为单发，亦可多发，可为单房或多房。闭锁的支气管盲端内积聚了多量的分泌黏液而逐渐膨大，形成了圆形或卵圆形薄壁囊肿，平均直径为 4～5cm，内壁衬有假复层柱状纤毛上皮，囊壁的构造与正常支气管壁一致。纵隔型的支气管肺囊肿多发生在气管分叉处的隆突下、主支气管或叶支气管旁。而肺内型则发生于肺野内的支气管，下叶多见，并以含液球形囊肿或液气囊肿多见。

三、临床表现

成人先天性支气管肺囊肿如不合并感染临床上通常无症状，大多在胸部 X 线检查时被发现。肺囊肿合并感染时有咳嗽、脓痰，严重时有脓血痰，感染多为细菌性。与支气管相通形成活瓣可导致张力性气囊肿，有报道巨大的气囊肿压迫肺组织和纵隔可引起呼吸困难和心性猝死。少数患者可并发气胸。

纵隔旁支气管囊肿产生的症状与囊肿所处的部位和大小相关,婴幼儿的临床表现比成人常见,主要表现为邻近组织受压的症状,如活动后的呼吸困难、喘鸣、持续性咳嗽、胸痛、阵发性房颤、上腔静脉阻塞综合征和肺动脉狭窄。偶尔可发生癌变。

四、X 线表现

典型的肺囊肿 X 线胸片表现为边缘清晰、密度均匀的圆形或卵圆形的结节或团块影。

(一)肺内型支气管囊肿

1. 单发含液闭锁性囊肿　一般好发于肺野内带、肺门附近或心缘旁,是一个孤立圆形或卵圆形阴影,边缘光滑锐利,密度均匀。囊肿周围肺组织无浸润,囊肿阴影可以在吸气时由圆形变成卵圆形,而在呼气时又从卵圆形变成圆形。当闭锁性液囊肿与支气管相通时,可以变成液气囊肿或单纯的气囊肿。如无感染,其特点仍为边缘光滑锐利,囊壁菲薄,周围肺组织无浸润等。

2. 肺内型多发性支气管囊肿　一般都局限在一叶肺内,在多发囊肿的空腔内有时有大小不等的小液面,在透光的囊腔间有粗细不等的间隔或小梁存在,从而构成网状结构形似蜂窝,故又名蜂窝肺,其周围正常肺纹理被推挤于囊肿周围。

3. 肺内型先天张力性肺囊肿　这种囊肿多为气囊肿,只有合并感染时,可以出现少量液体,以单侧单发为多见,呈圆形或卵圆形透亮阴影,壁菲薄,边缘光滑,整个囊肿轮廓光整,其大小不一,在囊腔内无肺纹理,囊肿周围肺组织呈压缩现象。先天性张力性气囊肿应与肺大泡鉴别:后者的囊壁更薄,并且缺乏完整囊壁,同时常在肺气肿的基础上产生的。

(二)纵隔型支气管肺囊肿

多位于中纵隔,气管隆突下或支气管旁,以单发常见,呈圆形或卵圆形,边缘光滑锐利,密度均匀。囊肿可随吞咽动作而上下移动,也能随呼吸相不同而有大小形态的变化。如囊肿与气管相通则为气液囊肿,一般纵隔内支气管囊肿以液囊肿为多,较大时可压迫气道。

五、诊断及鉴别诊断

如有反复肺部感染、纵隔压迫症状，典型的 X 线胸片和 CT 检查可鉴别。鉴别诊断方面需要与良恶性肿瘤、肺脓肿、支气管扩张、肺大疱、肺结核等相鉴别。鉴别要点如下：

1. 肺癌　发病年龄大，球形病变密度较囊肿高而不均匀，常有分叶，边缘有短细毛刺，病程与临床症状不同。

2. 支气管扩张　患者在童年多有麻疹、百日咳或支气管肺炎迁延不愈的病史，以后反复呼吸道感染。典型症状为慢性咳嗽、大量脓痰和反复咯血。X 线表现为粗乱肺纹中有多个不规则的环状透亮阴影或沿支气管的卷发状阴影，感染时阴影内出现液平。CT 检查显示管壁增厚的柱状扩张，或成串成簇的囊样改变。

3. 结核性空洞　空洞周围有卫星灶，好发于上肺尖段和后段，并有引流支气管，薄壁的结核空洞较少形成液平面，且抗结核疗效好。

4. 肺脓肿　囊壁厚，周围肺组织炎性改变，病程短而症状剧烈。

六、治疗

先天性支气管肺囊肿大多需行手术切除治疗。张力性气囊肿引起急性呼吸困难时需急诊手术，一般情况下无并发症时可选择择期手术。如合并感染，应积极抗感染治疗，根据痰培养药敏结果选用有效抗菌药物，充分引流，待感染完全控制再择期手术。

（朱　红）

第六十一章　肺隔离症

一、定义

肺隔离症(Pulmonary Sequestration)是一种少见的先天性肺发育异常疾病,发生率占先天性肺畸形的 0.15%～6.4%。肺隔离症分为叶内型(Intralobar Pulmonary Sequestration,ILS)和叶外型(Extralobar Pulmonary Sequestration,ELS):被隔开的肺在肺叶之内,为同一脏层胸膜包被称为叶内型肺隔离症。隔开的肺在肺叶之外,不包括在同一脏层胸膜内,称为叶外型肺隔离症,其囊腔与正常的支气管不相通,有独立的脏层胸膜包裹。叶内型多见,占 75%,叶外型占 25%。

二、病因和发病机制

肺隔离症病因不清,目前认为与胚胎期原肠发育异常有关。胚胎初期,原肠及肺芽周围有许多内脏毛细血管与背主动脉相连。正常情况下,当胚胎肺组织与原肠发生脱离时,这些相连的血管即逐渐衰退吸收。由于某种未明的原因,发生血管残存并与畸形附芽相连,即形成肺隔离症。胚胎早期的畸形附芽随支气管和肺组织发育形成叶内型隔离肺,胚胎晚期的畸形附芽则独立发育成叶外型隔离肺。

叶内型与周围肺组织有共同的脏层胸膜,可与正常支气管相通或不相通。叶外型有独立的脏层胸膜包绕,与正常的肺组织完全分隔。绝大部分肺隔离症位于下叶后基底段,尤以左下叶后基底段多见,但也可发生于胸腔内任何部位,甚至可出现在心包或腹腔内。其血液供应由主动脉直接发出的动脉分支供应,异常动脉多来自胸主动脉,也可来自腹主动脉,大多为 1～3支。少数来自腹腔动脉、肋间动脉、左胃动脉、甚至有冠状动脉的报道。隔离肺组织的支气管静脉回流至肺静脉,有的回流至奇静脉、半奇静脉,个别可至上、下腔静脉或支气管静脉。

镜下隔离肺组织可有不同程度的肺不张、炎症和纤维化。支气管呈囊性扩张,管腔内有纤毛柱状上皮,管壁有小软骨片和平滑肌,部分支气管和肺泡扩张形成囊腔及支气管扩张。血管为肌型动脉和静脉,结构扭曲,管壁增厚。

三、临床表现

肺隔离症的临床表现缺乏特异性。

叶内型因与正常支气管相通,易反复发生肺部感染,通常在儿童期即出现症状,也有少数患者成年后才出现症状。主要临床表现为发热、咳嗽、咳脓痰,严重者可出现咳脓血痰、咯血,偶有囊肿破裂引起张力性气胸而出现呼吸困难。

叶外型与正常支气管不相通,常无临床症状,多在胸部影像学检查时偶然发现。叶外型常伴有其他先天性异常或其他畸形,如副脾、横膈缺损、膈疝形成。还可合并先天性房缺、动脉导管未闭、充血性心力衰竭、肺动脉高压、营养不良、生长发育滞后等。

肺隔离症患者多无明显阳性体征,部分患者于患侧听诊可闻及少许湿啰音或呼吸音减低。

四、实验室和辅助检查

1. 实验室检查 肺隔离症合并感染时,血白细胞及中性粒细胞分类增高,血沉增快,C-反应蛋白增高。少部分肺隔离症患者血清肿瘤标志物 CA125、CA199 也可增高,具体机制尚不清楚。

2. 胸部 X 线检查(CXR) CXR 可为肺隔离症的诊断提供重要线索。胸部正位片上病灶多临近心膈角,侧位片上靠近脊柱,主要表现为囊肿型或肿块型的阴影,边界清楚,呈分叶状。如合并感染周围可见炎症浸润的模糊阴影,囊内可见液平。感染控制后,病变可缩小,边缘变清楚,但隔离肺组织阴影仍持续存在。支气管造影可以明确囊肿的部位及与支气管有无相通。

3. **胸部 CT 检查** 胸部 CT 可显示下肺后基底段密度均匀或不均匀,圆形、椭圆形或三角形团块影,密度不均者可见囊状改变,如伴发感染可见液平。胸部 CT 检查还可显示肺隔离症的异常供血动脉,表现为病变与胸主动脉、脊柱或下肺静脉有条索状阴影相连,尖部指向脊柱旁呈楔状,增强扫描可见其间有血管影。多层螺旋 CT 三维血管成像检查可准确地、多方位地显示肺隔离症的异常血管,并根据其与肺内病灶的关系判断叶内型和叶外型。螺旋 CT 血管造影三维成像已逐渐取代有创性血管造影检查,对肺隔离症诊断有重要价值。

4. **血管造影检查** 选择性血管造影能准确的显示异常供血动脉的起源、走行和数目,是诊断肺隔离症的金标准。但近年来由于 CTA、MRA 等无创检查的日益普及,选择性血管造影术在诊断肺隔离症方面应用逐渐减少。

五、诊断

肺隔离症临床表现缺乏特异性,对以下情况:①儿童或青年患者反复出现肺部感染,胸部 X 线检查发现下叶基底段的囊性或不规则团块影,充分抗感染治疗后肿块固定不吸收者;②无临床症状者,胸部 X 线检查发现下叶基底段的囊性或不规则团块影,应警惕肺隔离症可能。进一步胸部 CT 增强扫描如发现异常的主动脉供血血管可明确诊断。对复杂病例行升主动脉逆行血管造影及螺旋 CT 三维重建血管成像检查,有助于明确诊断和进行分型。

六、鉴别诊断

肺隔离症应注意与以下疾病鉴别:

1. **肺脓肿** 原发性肺脓肿起病急,临床表现为咳嗽,咳大量脓臭痰,高热,血白细胞及中性分类明显增高。胸片空洞壁厚,内有液平,周围有炎症改变。肺脓肿部位以右肺上叶后段、下叶背段多见,抗感染治疗后可完全吸收。肺隔离症合并感染时也可出现感染中毒的表现,但抗感染治疗后隔离肺组织的块状影持续存在,且病变多位于左下肺后基底段。

2. 支气管肺囊肿　为先天性肺部发育异常疾病,肺囊肿壁通常较薄而光滑,合并感染时可出现咳嗽、咯脓痰,囊肿周围可有炎症浸润,囊内可见液平。感染控制,炎症吸收后,可呈现光滑整洁的囊肿壁。

3. 支气管扩张　慢性咳嗽、咳脓痰及反复咯血史,胸部X线检查多无异常发现或仅见局部肺纹理增粗或卷发状阴影,高分辨CT检查可明确诊断。

4. 支气管肺癌　多发生于中老年患者,可有咳嗽、胸痛、进行性消瘦等症状,胸部X线或CT检查结节或肿块影多有分叶,边缘可有毛刺、胸膜牵拉征、血管集束征等恶性征象,肺门和纵隔淋巴结肿大。抗感染治疗后肿块或结节影可无变化或逐渐增大。痰细胞学检查或经纤维支气管镜活检可明确诊断及病理类型。

七、治疗

无论是叶内型还是叶外型的肺隔离症均可能发生真菌、结核感染、致命性的咯血、血胸、心血管疾病甚至恶变等。因此,目前认为肺隔离症一旦诊断明确,应首选手术治疗。有症状的患者需在感染控制后择期手术切除病肺,对无症状的叶内型肺隔离症多数学者主张预防性手术切除,特别是影像学上与肿瘤、囊性病变难以区分时。手术方式以肺叶切除为主,叶外型有时可行单纯隔离肺切除。

八、预后

肺隔离症发病机制不清,尚无有效的预防方法,但产前检查如彩色多普勒超声检查及核磁共振检查在孕16周后可发现和诊断肺隔离症。大约40％肺隔离症胎儿在孕晚期时隔离肺组织可自行消退,预后好。合并胸腔积液或其他畸形的肺隔离症胎儿预后差,死亡率高。出生后不合并其他畸形的肺隔离症患者手术治疗后,预后良好。

(张伟华)

第六十二章　睡眠呼吸暂停低通气综合征

一、定义

睡眠呼吸暂停低通气综合征(Sleep Apnea-hyponea Syndrome, SAHS)是各种原因导致睡眠状态下反复出现呼吸暂停和(或)低通气,一般指每晚 7h 睡眠中发作 30 次以上或平均每小时发作的次数(Apnea-hyponea Index, AHI)在 5 次以上,从而引起低氧血症、高碳酸血症及睡眠紊乱,使机体发生一系列病理生理改变的临床综合征。

二、流行病学

睡觉打鼾在生活中寻常可见,流行病学调查表明,人群随机调查患病率高达 19%。男性 25% 高于女性 15%。35 岁以后患病率增高,41~64 岁男性患病率达 60%;女性达 40%。习惯性打鼾者 65% 可进一步发展成为 SAHS。美国国家流行病学协会调查资料表明,在美国 40 岁以上的男性 SAHS 发生率为 1%~9%,出现睡眠打鼾、白天嗜睡等症状高达 4%~41%。据 Ancoli 统计,在 1865 位 65 岁以上的美国居民中,伴有 SAHS 的男性占 28%,女性占 19.5%,平均 24%;男:女 5.4:1。SAHS 的人群发病率澳大利亚达 6.5%,我国香港地区 4.1%,上海市 3.62%,长春市为 4.81%。

三、临床表现

SAHS 患者的临床症状复杂多样,轻重不一,不少患者白天并无不适。临床症状除包括与本病直接有关者外,其引起的多系统损害也可引起相应的临床症状。

（一）白天的临床表现

1. 嗜睡　最常见的症状,轻者表现为日间工作或学习时间困倦、嗜睡,严重时吃饭、与人谈话时即可入睡,甚至发生严重的后果,如驾车时打瞌睡导致交通事故。

2. 头晕乏力　由于夜间反复呼吸暂停、低氧血症,使睡眠连续性中断,醒觉次数增多,睡眠质量下降,常有轻度不同的头晕、疲倦、乏力。

3. 精神行为异常　注意力不集中、精细操作能力下降、记忆力和判断力下降,症状严重时不能胜任工作,老年人可表现为痴呆。夜间低氧血症对大脑的损害以及睡眠结构的改变,尤其是深睡眠时相减少是主要的原因。

4. 头痛　常在清晨或夜间出现,隐痛多见,不剧烈,可持续1～2h,有时需服止痛药才能缓解,与血压升高、颅内压及脑血流的变化有关。

5. 个性变化　烦躁、易激动、焦虑等,家庭和社会生活均受一定影响,由于与家庭成员和朋友情感逐渐疏远,可能出现抑郁症。

6. 性功能减退　约有 10% 的患者可出现性欲减退,甚至阳痿。

（二）夜间的临床表现

1. 打鼾　是主要症状,鼾声不规则,高低不等,往往是鼾声-气流停止-喘气-鼾声交替出现,一般气流中断的时间为 20～30 秒,个别长达 2 分钟以上,此时患者可出现明显的发绀。

2. 呼吸暂停　75% 的同室或同床睡眠者发现患者有呼吸暂停,往往担心呼吸不能恢复而推醒患者,呼吸暂停多随着喘气、憋醒或响亮的鼾声而终止。OSAHS 患者有明显的胸腹矛盾呼吸。

3. 憋醒　呼吸暂停后忽然憋醒,常伴有翻身,四肢不自主运动甚至抽搐,或忽然做起,感觉心慌、胸闷或心前区不适。

4. 多动不安　因低氧血症,患者夜间翻身、转动较频繁。

5. 多汗　出汗较多,以颈部、上胸部明显,与气道阻塞后呼吸用力和呼吸暂停导致的高碳酸血症有关。

6. 夜尿　部分患者诉夜间小便次数增多,个别出现遗尿。

7. 睡眠行为异常　表现为恐惧、惊叫、呓语、夜游、幻听等。

四、诊断

(一)主要危险因素

1. 肥胖　体重超过标准体重 20% 或以上,体重指数(Body mass index,BMI)$\geqslant$25kg/m^2 。

2. 年龄　成年后随年龄增长患病率增加;女性绝经期后患病者增多,70 岁以后患病率趋于稳定。

3. 性别　生育期男性患病者明显多于女性。

4. 颈围　男大于 43cm,女性大于 38cm 者。

5. 上气道解剖异常　鼻腔阻塞(鼻中隔偏曲、鼻甲肥大、鼻息肉、鼻部肿瘤等),II° 以上扁桃体肥大,软腭松弛下垂、腭垂过长过粗,咽腔狭窄、咽腔黏膜肥厚,舌体肥大、舌根后坠,下颌后缩、颞颌关节功能障碍及小颌畸形等。

6. 打鼾和肥胖家族史。

7. 长期大量饮酒和/或服用镇静催眠药物。

8. 长期重度吸烟。

9. 其他相关疾病　包括甲状腺功能低下、肢端肥大症、垂体功能减退、淀粉样变性、声带麻痹、小儿麻痹后遗症或其他神经肌肉疾患(如帕金森病)、长期胃食管返流等。

(二)实验室检测

1. 便携式诊断仪监测　便携式监测的指标大多数是多导睡眠图(Polysomnography,PSG)监测中的部分指标进行组合,如单纯血氧饱和度监测、口鼻气流+血氧饱和度、口鼻气流+鼾声+血氧饱和度+胸腹运动等。适用于基层患者或睡眠实验室不能满足临床需要的医院,用来除外 SAHS 或初步筛查 SAHS 患者,也可应用于治疗前后对比及病人随访。

2. PSG 监测

(1)整夜 PSG 监测:它是诊断 SAHS 的"金标准"。包括二导脑电图(EEG)多采用 C3A2 和 C4A1、二导眼电图(EOG)、下颌颏肌电图(EMG)、心电图(ECG)、口、鼻呼吸气流、胸腹呼吸运动、血氧饱和度、体位、鼾声、胫前肌 EMG 等。正规监测一般需要整夜不少于 7h 的睡眠。

其适用指征为:①临床上怀疑为 SAHS 者;②临床上其他症状体征支持患有 OSAHS,如夜间哮喘、肺或神经肌肉疾患影响睡眠;③难以解释的白天低氧血症或红细胞增多症;④原因不明的夜间心律失常、夜间心绞痛、清晨高血压;⑤监测患者夜间睡眠时低氧程度,为氧疗提供客观依据;⑥评价各种治疗手段对 SAHS 的治疗效果;⑦诊断其他睡眠障碍性疾患。

(2)夜间分段 PSG 监测:同一晚上的前 2～4h 进行 PSG 监测,之后进行 2～4h 的持续气道正压通气(Continuous positive airway pressure,CPAP)治疗压力调定。

其优点在于可减少检查和治疗时间和费用,只推荐在以下情况采用:①AHI>20 次/h,反复出现持续时间较长的睡眠呼吸暂停或低通气,伴有严重低氧血症;②因睡眠后期快动眼期(Rapid eye movement,REM)睡眠增多;③当患者处于平卧位时,CPAP 压力可以完全消除 REM 及非 REM 睡眠期的所有呼吸暂停、低通气及鼾声。如果不能满足以上条件,应进行整夜 PSG 监测并另选整夜时间进行 CPAP 压力调定。

(三)临床分型

大多数 SAHS 患者在 7h 的睡眠监测中都会同时出现以下四种呼吸紊乱其中的几种,其中一种占主要地位,诊断通常分为某型为主型 SAHS,如以阻塞为主型 SAHS。

阻塞型(OSA):指鼻和口腔呼吸气流停止 10s 或以上,但胸腹式呼吸努力仍然存在;

中枢型(CSA):指鼻和口腔呼吸气流停止 10s 或以上,胸腹式呼吸努力同时暂停;

混合型(MSA):指一次呼吸暂停过程中,开始时出现 CSA,继之出现 OSA。

低通气型:气流降低超过正常气流幅度的 50% 以上,并伴有 4% 氧饱和度下降或一次微觉醒者称为低通气。

(四)病情分度

根据 AHI 和夜间 SaO_2 值,将 SAHS 分为轻、中、重度,其中以 AHI 为主要判断标准,夜间最低 SaO_2 值作为参考指标。见表 2-62-1。

表 2-62-1　SAHS 的病情分度

	轻度	中度	重度
嗜睡程度	无或轻度	有,但可自控	难以自控
AHI(/h)	5～15	16～30	>30
最低 SaO_2(%)	85～89	80～84	<80

（五）对白天嗜睡度的评价

评估白天嗜睡程度,对了解睡眠异常和预防白天事故非常重要。

1. 嗜睡的主观评价　现多采用 Epworth 嗜睡评分表(ESS),主要评估患者日常生活中如静坐、平卧、看电视等 8 种状态下的嗜睡程度,如果近期没有做过这些事情,可以选择最接近的情况进行评分,分从未打瞌睡、很少有、有时有、经常有四种状况,对应得分为 0、1、2、3 分。根据总得分评价患者嗜睡严重程度,0～8 分为正常,9～15 分为嗜睡,16～24 分为过度嗜睡。结合临床资料,ESS 可初步判断 SAHS 及其严重程度。见表 2-62-2。

表 2-62-2　Epworth 嗜睡量表

在以下情况有无瞌睡的可能性	从不 (0)	很少 (1)	有时 (2)	经常 (3)
坐着阅读时				
看电视时				
在公共场所坐着不动时(如在剧场或开会)				
长时间坐车时中间不休息(超过 1h)				
坐着与人谈话时				
饭后休息时(未饮酒时)				
开车等红绿灯时				
下午静卧休息时				

2. 嗜睡的客观评价

(1)多次睡眠潜伏时间试验(MSLT):测定白天睡眠,一般测5次,每次30分钟,间隔2h,记录睡眠潜伏时间。成人正常平均值为10~20分钟,小于5分钟有病理意义。少数严重SAHS患者亦可有多次小睡潜伏时间缩短及偶见REM睡眠发作,其意义需结合PSG测定结果来解释。

(2)维持醒觉试验(Maintenance of Wakefulness Test, MWT):可定量分析患者保持清醒状态的时间,让患者坐于暗室,维持40min醒觉,每次间隔2h,共测4次。

(六)SAHS诊断流程(见图2-62-1)

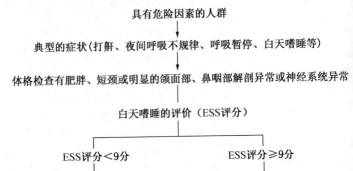

图 2-62-1　SAHS 诊断流程图

(七)临床诊断

根据患者睡眠时打鼾伴呼吸暂停、白天嗜睡、身体肥胖、颈围粗及其他临床症状可做出临床初步诊断,如需确诊并了解可能的病因、类型以及病情的严重程度,则需进行相应的检查如多导睡眠图等。

PSG监测是确诊SAHS的金标准,并能确定其类型及病情轻重。对确诊的SAHS常规进行耳鼻喉及口腔检查,可了解有无局部解剖和发育异常、增生和肿瘤等；头颅、颈部 X 线照片、CT 和 MRI 测定口咽横截面积，可做狭窄的定位判断。对部分患者还可进行内分泌系统的测定等。

五、鉴别诊断

1. 嗜睡　嗜睡源于睡眠缺失及睡眠片段，嗜睡意味着健康问题。引起成人白天嗜睡的常见原因见表 2-62-3。

表 2-62-3　引起成年人白天嗜睡的常见原因

内因	外因	生物钟节律紊乱	其他
发作性睡病	睡眠习惯不好	时差	抑郁症
周期性嗜眠症	环境原因	倒班	酒精成瘾
原发性嗜睡症	睡眠不足	睡眠时相延迟	帕金森病
外伤后嗜睡	饮酒	睡眠不规律	
不宁腿综合征	服用镇静安眠药		
SAHS			

2. 发作性睡病　病因不清，其特点是伴有异常的睡眠倾向，包括白天过度嗜睡、猝倒，夜间睡眠不安、睡眠瘫痪和入睡前幻觉。症状出现的高峰年龄是 15～25 岁之间，第二次出现的高峰年龄是 35～45 岁之间。主要诊断依据为 MSLT 时异常的 REM 睡眠。鉴别时应注意询问发病年龄、主要症状及 PSG 监测的结果，同时应注意该病与 SAHS 合并发生的机会也很多，临床上不可漏诊。

3. 不宁腿综合征和周期性腿动综合征　患者主诉多为失眠或白天嗜睡，多伴有醒觉时的下肢感觉异常，PSG 监测有典型的周期性腿动，每次持续 0.5～5s，每 20～40s 出现 1 次，每次发作持续数分钟到数小时。通过详细向患者及同床睡眠者询问患者睡眠病史，结合查体和 PSG 监测结果可以予以鉴别。

4. 上气道阻力综合征　主要症状有白天嗜睡、睡眠打鼾等；PSG 监测有反复而短暂的 α 脑电觉醒波，但并不伴有呼吸暂停/

低通气及 SaO_2 的明显下降;食道压力监测显示有上气道阻力的不正常增加;主要见于中青年人,可能与机体对睡眠中上气道阻力增加的代偿能力有关。上气道阻力增加可能为 SAHS 病理变化的第一步,属于 SAHS 的代偿期,即二者可能为同一疾患的不同阶段。

5. 单纯鼾症　有明显的鼾声,PSG 检查不符合上气道阻力综合征诊断,无呼吸暂停和低通气,无低氧血症。美国资料:>45%的正常成年人偶尔打鼾,人群随机调查患病率高达 19%;习惯打鼾:男性 25%,女性 15%左右;>35 岁患病率增高,41～64 岁男性 60%,女性 40%。打鼾表明上气道有狭窄,呼吸暂停时气道则完全阻塞,打鼾可能是 SAHS 的早期阶段。

六、治疗

1. 病因治疗　如神经系统疾病、充血性心力衰竭、甲状腺功能减退等,其有效治疗后,所引起的睡眠呼吸障碍常可以获得缓解。

2. 氧疗　对于绝大多数 SAHS 患者,氧疗并无必要,有氧疗指征者,也应与气道持续正压通气结合进行,以免单纯吸氧延长呼吸暂停持续时间而引起 CO_2 潴留、加重睡眠紊乱。

3. 一般治疗　指导患者养成良好的睡眠习惯,获得足够的睡眠时间及最好的睡眠质量。减肥、戒烟、戒酒、慎用镇静安眠药物、侧卧位睡眠等。

4. 药物治疗　主要为抗抑郁药普罗替林、安宫黄体酮、乙酰唑胺及选择性 5-羟色胺重吸收抑制剂等,但效果不肯定。莫达非尼对改善白天嗜睡作用,应用于接受 CPAP 治疗后嗜睡症状改善不明显的患者,有一定效果。应用鼻黏膜收缩剂滴鼻保持鼻道通畅,对轻症患者及单纯打鼾者可能有效。

5. 持续气道正压通气治疗　应用 CPAP 治疗 SAHS 的主要原理是通过增加咽腔内的正压来对抗吸气负压、防止气道陷。1981 年应用,对 OSAS 及 CSAS 均有效,已成为治疗 SAHS 的首选方法。更符合生理特点的双水平气道正压通气机(Bi-PAP)及智能型 CPAP 呼吸机已应用于临床。主要问题是加强随诊,提高患者对长期使用的依从性。

6. 口腔矫治器治疗　主要有下颌移动装置及固舌装置,是针对喉咽部狭窄的治疗手段。前者通过前移下颌骨使舌体前移而扩大上气道,后者直接牵拉舌体而防止舌根后坠。对轻、中度SAHS患者或不耐受CPAP治疗者可试用。

7. 手术治疗　主要基于两个目的:绕开睡眠时易发生阻塞的咽气道,建立第二呼吸通道;针对不同的阻塞部位,去除解剖狭窄、扩大气道。由于其有创性及疗效有限,除一些具有手术适应证者、年轻轻症患者或CPAP治疗失败者外,手术治疗对大多数OSAHS患者不作为首选;对CSAS患者无效。主要术式有气管切开造口术,腭垂咽软腭成形术,扁桃体、腺样体切除术,鼻中隔偏曲矫正、鼻息肉摘除、鼻甲切除等鼻部手术,以及针对喉咽部解剖狭窄的手术如颌骨前徙术、舌骨悬吊术、舌成形术。目前如等离子低温射频技术等微创手术技术也已广泛用于临床。

七、对全身各系统脏器产生的危害及合并症

SAHS主要病理生理的基础是间歇低氧/复氧,这可以引起全身各个器官的损害。现已有证据表明,SAHS是高血压、冠心病及脑血管意外的独立发病因素。

1. 心血管系统　引起或加重高血压(晨起高血压),冠心病、夜间心绞痛、心肌梗塞,夜间发生严重心律失常,如室性早搏、心动过速、房室传导阻滞,夜间反复发作左心衰竭,肺动脉高压、肺心病、猝死。

2. 神经精神系统　脑血栓、脑出血,癫痫发作,痴呆症,焦虑、抑郁,神经衰弱,语言混乱、行为怪异、性格变化、幻视、幻听。

3. 呼吸系统　呼吸衰竭,夜间哮喘;重叠综合征(OSAHS＋COPD)。

4. 内分泌系统　甲状腺功能低下,糖尿病,肢端肥大症,加重肥胖,小儿发育延迟,性功能障碍,代谢综合征。

5. 血液系统　继发性红细胞增多,血液黏滞度增高。

6. 其他:遗尿　蛋白尿;胃食管返流,重大交通事故。

(李玉柱)

第六十三章　呼吸衰竭

第一节　急性和慢性呼吸衰竭

一、定义和分型

当因某种因素在短时间内使呼吸功能损伤到气体交换不能维持正常的动脉血气水平动脉氧分压（PaO_2）降低和/或动脉血二氧化碳分压（PaO_2）增高并超越正常范围时即有呼吸衰竭存在。通常血气诊断标准是：海平面、静息状态、无异常分流及呼吸空气的情况下，PaO_2 < 60mmHg（8.0kPa）和/或 $PaCO_2$ > 50mmHg（6.7kPa）；近年来有人主张应从严掌握，PaO_2 < 50mmHg（6.7kPa），$PaCO_2$ > 55mmHg（7.3kPa）。根据呼吸衰竭的病理生理特点可分为急性呼吸衰竭和慢性呼吸衰竭，急性呼吸衰竭可分为急性低氧性呼吸衰竭（Ⅰ型）和急性高碳酸血症性呼吸衰竭（Ⅱ型）。

二、病因和发病机制

（一）常见病因

临床上导致患者发生急性呼吸衰竭的病因繁多，凡组成呼吸系统的任何一个环节发生异常或维持正常呼吸功能的任何一个环节出现障碍均可导致呼吸衰竭。若从广义上分类，则可将急性呼吸衰竭的病因分为通气泵衰竭和肺气体交换功能衰竭。详见表2-63-1。

（二）发病机制

1. 低氧性呼吸衰竭的发病机制　低氧性呼吸衰竭临床表现为严重的低氧血症，往往用提高吸入氧浓度的措施并不能纠正低氧血症。其主要发病机制有以下几个原因：

表 2-63-1　呼吸衰竭的常见病因

通气泵衰竭	肺气体交换功能衰竭
1. 脑部疾病： 　　脑血管意外、脑瘤 　　乙型脑炎、细菌性脑 　　膜炎 　　药物过敏 　　脑缺氧 　　脑水肿、脑疝 　　颅脑外伤 　　中枢性通气不足综 　　合征	1. 上呼吸道疾病： 　　会咽炎、喉气管炎 　　喉头水肿 　　气管狭窄或气管异物 　　声带麻痹 　　上呼吸道分泌物阻塞
2. 脊髓疾病： 　　格林-巴利综合征 　　脊髓灰质炎 　　肌萎缩侧索硬化症 　　脊髓损伤	2. 胸廓或胸膜： 　　气胸、血气胸 　　胸膜纤维化或钙化 　　大量胸腔积液 　　创伤或连枷胸 　　脊柱后侧突
3. 神经肌肉疾病： 　　重症肌无力、急性肌 　　营养不良 　　破伤风 　　应用肌肉松弛剂 　　肉毒中毒 　　有机磷中毒 　　低血钾性麻痹 　　低磷血症、低镁血症 　　膈肌麻痹	3. 肺实质（下呼吸道、肺泡及肺血管） 　　疾病 　　支气管哮喘 　　慢性阻塞性肺疾病（COPD） 　　间质性肺疾病 　　免疫性肺疾病 　　重症肺炎 　　急性呼吸窘迫综合征（ARDS） 　　肺不张 　　弥漫性泛细支气管炎（DPB） 　　吸入性肺炎 　　溺水

续表

通气泵衰竭	肺气体交换功能衰竭
	肺挫伤
	放射性肺损伤
	肺水肿(包括心源性和非心源性)
	肺栓塞
	肺血管炎、多发性微血栓形成
	肺出血
	上腔静脉压迫综合征

(1)吸入氧浓度(FiO_2)降低:这主要指吸入空气中的氧浓度降低。如在高原上,FiO_2 的降低必然引起肺泡氧分压(P_AO_2)降低,因而导致 PaO_2 下降。

(2)肺泡通气量(V_A)下降:V_A 是反映肺通气功能的一项基本指标。正常健康成人呼吸空气时,约需 4L/min 的肺泡通气量才能保持有效的 O_2 和 CO_2 通过血气屏障进行气体交换。如果肺泡通气不足,肺泡氧分压就会下降,肺泡-毛细血管分压差减少,即可诱发呼吸衰竭。上述情况可用公式来表示:

每分钟肺泡通气量(V_A)=每分钟通气量(V_E)-每分钟死腔通气量(V_D)

V_A 减低有两个原因:一是当机体氧耗量增大,而 VE 不能相应增加;二是 VE 虽然没有减少,但是解剖或生理死腔增大,使 VA 减低。

(3)弥散功能障碍:氧气从肺泡向血液弥散的速率,主要取决于两个条件:一是进行气血交换的面积的大小,及弥散面积的大小;二是进行气血交换的弥散距离,即氧气通过肺泡膜、间质、毛细血管膜、红细胞等与血红蛋白氧和的距离。例如,急性肺水肿患者,氧气弥散距离明显增大,导致弥散功能下降;又如 COPD 急性发作患者,肺泡和肺泡毛细血管正常的生理结构被破坏,进行气血交换所必需的弥散面积明显减少,故而难以避免低氧血症发生。二氧化碳的弥散功能是氧气的 20.6 倍,故而因弥散功能障碍而导致二氧化碳潴留的可能性较小。

（4）通气/血流分布不均：有效的气体交换量还要有正常的通气/血流比。正常情况下，健康成人的每分钟肺泡通气量为 4L/min，肺内血流量为 5L/min，故通气/血流比值应为 0.8。在正常情况下，在病理状态下，如肺栓塞，肺内血流减少，通气/血流比值＞0.8，静脉血不能有效进行氧和，即产生生理无效腔样效果——无效腔效应，故而产生低氧血症；又如，肺叶不张，虽然通过肺叶的血流正常，但无正常的肺泡通气，即通气/血流比值＜0.8，同样会发生低氧血症。

（5）自右向左的血液分流：如某些先天性心脏病、肺血管畸形，存在着自右向左的的血液分流，静脉血不经气体交换，直接混入动脉血，必然会引起 PaO_2 的下降。

2. 高碳酸血症——低氧性呼吸衰竭的发病机制

正常情况下，人体 $PaCO_2$ 值与单位时间内二氧化碳产量成正比，与肺泡通气量成反比。引起二氧化碳产量增高的原因有：体温升高、感染、败血症、癫痫等引起的肌肉抽搐，以及不适当大量补充高二氧化碳负荷的营养物质（如碳水化合物等）。另外，由于各种原因导致每分通气量减少或生理无效腔增大，均可发生高碳酸血症。

临床上可把 $PaCO_2$ 升高的原因归纳为以下三种：①因神经肌肉疾患、呼吸肌疲劳等，导致通气频率减慢、呼吸动度减小，而致每分通气量绝对不足；②因各种原因引起的气道阻塞，生理无效腔增加，每分通气量得不到足够的代偿性增加，而发生每分通气量相对不足；③各种原因所致的二氧化碳产量增加，而肺泡通气量得不到相应提高，出现二氧化碳相对潴留而引起 $PaCO_2$ 升高。

三、临床表现

呼吸衰竭的临床表现十分广泛，概括起来有以下 4 个方面：

1. 导致呼吸衰竭的基础疾病的表现　依据基础疾病的不同而有不同的临床表现。如脑血管意外，可有头痛、头晕、昏迷、偏瘫、呕吐、瞳孔改变和病理征等。细菌性肺炎则有寒战、发热、咳脓性痰或铁锈色痰，可有胸痛、呼吸困难，听诊可闻及湿性啰音或肺的实变体征等。基础疾病的表现是多种多样的，需要强调的是，不要被基础疾病的某些严重表现转移了对呼吸衰竭的注意，从而延误了对呼吸衰竭的诊断和治疗。

2. 低氧血症的表现　　低氧血症所致症状的严重程度取决于缺氧的程度、发生的速度和持续的时间。轻度缺氧病人临床症状并不明显，部分患者可表现出活动后气短、心悸、血压升高等，中枢神经系统的表现有注意力不集中、智力减退及定向障碍。随着缺氧的加重，病人可出现呼吸困难、紫绀、心率增快、出冷汗、头痛、烦躁不安、神志恍惚、谵妄，甚至出现昏迷。病情进一步加重会导致呼吸表浅、节律不规则或减慢，心搏减弱，血压下降，甚至呼吸心跳停止，病人最终死亡。

3. 高碳酸血症的表现　　早期表现为睡眠习惯的改变，晚上失眠，白天嗜睡，头痛，晚上加重，多汗，小腿肌肉不自主的抽动或震颤，或出现扑翼样震颤。$PaCO_2$ 进一步增高时，患者可表现出表情淡漠、意识混浊、昏睡、神志恍惚或狂躁多动，有寻衣摸床动作，眼球结膜充血、水肿、瞳孔缩小或忽大忽小，皮肤潮红，肢端多温暖红润，这可以掩盖循环衰竭现象，应予以注意。病情进一步加重，病人则进入半昏迷或深昏迷，部分病人可出现惊厥、抽搐以及其他神经系统症状。

4. 呼吸衰竭所致并发症的表现　　呼吸衰竭可引起心、脑、肝、肾、胃肠、血液、营养、代谢等多个系统或器官的功能异常，从而发生相应的临床表现，如心律失常、心力衰竭、酸碱失衡、电解质紊乱、弥漫性血管内凝血（DIC）、上消化道出血、黄疸、食欲减退、营养障碍等。

四、实验室和辅助检查

实验室检查主要是通过抽取动脉血气，主要看 PaO_2 和 $PaCO_2$ 的变化情况。

五、诊断

在标准大气压下，海平面高度呼吸空气时，一般认为因某种原因短时期内使 PaO_2 如低于 60mmHg，则可诊断为急性呼吸衰竭;而 $PaCO_2$ 的标准随报告者而不同,一般认为是 50mmHg。

由于前面所提到的原因,推荐对于老年人 PaO_2 的标准还应从严,临床确实看到一些高龄患者,甚至健康人,其 PaO_2 接近或低于 60mmHg,但无其他任何呼吸衰竭的表现,也没有可能导致慢性呼吸衰竭的病史。

结合前面提到的急性呼吸衰竭的分型,根据 PaO_2、、$PaCO_2$ 变化来诊断急性呼吸衰竭可分为以下两种情况:

1. 无呼吸系疾患,PaO_2 在短时间内下降到 60mmHg 以下,或 $PaCO_2$ 上升到 50mmHg 以上,可诊断为急性呼吸衰竭。

2. 原有慢性呼吸系疾患,如 PaO_2 低于 60mmHg,或已出现失代偿性或代偿不完全的呼吸性酸中毒,才能考虑急性呼吸衰竭的诊断。

3. 原有某些严重慢性阻塞性肺病患者,PaO_2 较长时间以来低于 60mmHg,但机体没有明显失代偿的表现,则应属于慢性呼吸衰竭。

六、治疗

(一)病因治疗

如前所述,急性呼吸衰竭可由多种原因引起,针对不同病因采取适当的治疗十分重要,也是急性呼吸衰竭治疗的根本。

如上气道阻塞、严重气胸、大量胸腔积液、药物中毒等所引起的急性呼吸衰竭,只要上述原因解除,呼吸衰竭就有可能自行缓解。对于感染、休克等引起的 ARDS 或其他急性呼吸衰竭,也应积极寻找病因,针对病因进行治疗。慢性呼吸衰竭急性加剧,往往都有其诱因,如感染、过劳、营养不良、药物应用不当等,针对这些病因的治疗有时比呼吸衰竭本身还重要。

(二)一般支持疗法

1. 如许多急性呼吸患者存在着电解质平衡失调,这对呼吸衰竭的治疗很不利,应积极予以纠正。

2. 对于呼吸性酸中毒的治疗,应以增加肺泡有效通气量为主,只有在严重失代偿性呼吸性酸中毒,而又暂时无有力手段使通气量增加时,才可考虑应用碱性药物。

3. 呼吸性酸中毒时,输入过多的碳酸氢钠会加重二氧化碳排除的负担。血容量不足常导致心排出量下降,氧输送能力减低,加重组织缺氧,这种情况在应用正压机械通气时可能更为突出,故应及时补充血容量。如存在贫血更应积极纠正。

4. 对急性呼吸衰竭的患者,补充足够的营养及热量十分重要,能量供给不足是产生或加重呼吸肌疲劳的重要原因之一,因而应保证充足的营养及能量供给。长期低蛋白血症的患者,在低蛋白血症未得到纠正之前,是很难撤离呼吸机的,因此能量的供给应尽量选择经胃肠道的方式,不适当的补充过量的碳水化合物,会增加二氧化碳的产量,加重呼吸肌的负担。

(三)保持气道通畅

1. 无论何种原因引起的急性呼吸衰竭,保持气道通畅是最基本、最重要的措施。如果气道因痰液、异物或人工气道障碍完全堵塞的话,无论采取什么方法增加吸氧浓度,增加通气,都是无济于事的。人工气道的突然堵塞是机械通气时致死原因之一,应特别加以注意。

2. 在患者排痰功能健全时,可应用祛痰药物,并注意气道的湿化,痰液的稀释。当排痰功能丧失使则通过人工吸引的方式来排除,对于大量分泌物积聚不易排除者,也可考虑通过纤维支气管镜来吸引,但要有充分的保障措施。

3. 支气管痉挛时,可选用氨茶碱、β肾上腺素能激动剂、肾上腺皮质激素、溴化异丙阿托品等。以上药物除氨茶碱外,国外都推荐首选吸入疗法,但当严重气道阻塞时,因气雾剂很难进入肺内,故不易奏效。近两年来国外采用以氦氧混合气为驱动气源雾化吸入药物治疗急性呼吸衰竭,取得了明显的疗效,即使患者气道严重痉挛,也能够有效促进药物向中小气道弥散。对支气管哮喘持续状态所引起的呼吸衰竭,解除支气管痉挛就显得更为关键。一般认为肾上腺皮质激素与茶碱合用仍是确实有效方法之一,但因茶碱有效量与中毒量接近,个体差异又很大,最好能个体化给药,并行血药浓度监测。当药物治疗无效时,正压机械通气可使重症患者得以救治。

（四）氧疗

缺氧可给机体造成严重危害，其程度超过二氧化碳潴留，氧疗就是通过吸入高于空气中的氧来提高 P_AO_2，改善 PaO_2，是治疗低氧血症的最重要的手段，也是急性呼吸衰竭治疗的一个十分重要的方面。

1. 氧疗对不同原因引起的低氧血症效果是不同的：

（1）对于肺泡通气不足引起的低氧血症，因无换气功能障碍 $P_{(A-a)}O_2$ 正常，一般只要稍提高氧浓度，就能收到满意的效果。但应注意此时吸氧对二氧化碳潴留并无好处，二氧化碳潴留的根本治疗是改善通气，减少无效腔。

（2）弥散障碍引起的低氧血症，通过吸氧也比较容易得到改善。当吸入氧浓度为 30% 时，P_AO_2 比呼吸空气时要高 60mmHg 左右，此时弥散能力可增加一倍。

（3）吸氧对轻、中度通气/血流分布不均所致缺氧效果较好，而对重度者效果不佳，对肺内血液分流所致低氧血症效果最差，但因物理溶解状态的氧有所增加，吸氧仍有一定的好处。

（4）对于贫血，循环功能障碍等氧输送能力下降所致缺氧，吸氧虽不能解决根本问题，但因能增加溶解状态的氧，减轻心脏负荷，也有一定好处。

2. 适应证 当 PaO_2 在 60mHg 以上时，因氧解离曲线的特点，SaO_2 一般在 90% 以上，如循环功能正常，不进行氧疗对机体也无大的危害。当 PaO_2 在 40～60mmHg 时，PaO_2 对 SaO_2 的影响很大，应根据不同缺氧原因积极采取适宜氧疗。当 PaO_2 小于 40mmHg 时对机体威胁严重，必须积极氧疗，因为此时氧解离曲线位于陡峭部位，除肺内分流所致缺氧外，吸入氧浓度增加会使 SaO_2 有较大程度的改善。

3. 方法 氧疗需根据不同的病理生理状态来选择不同的方式，不同的吸氧浓度与流量。

流量一般指每分钟纯氧释放升数，低流量吸氧指 1～4L/min 以内，通常采用鼻导管式吸氧。

氧的浓度一般指吸入气实际氧浓度（FiO_2），它既与氧流量有关又与吸氧方式、面罩种类、空气稀释程度等有关。临床一般将少于 30% 称为低流量吸氧,大于 50% 称为高浓度氧疗。

临床应用的氧疗方法有如下几种:

(a)鼻导管吸氧,其优点是简便易行,患者耐受性好,可长期连续进行,不影响进食,甚至可在运动中进行。鼻导管吸氧时的 FiO_2 决定于氧流量、导管开口的位置、患者的潮气量及呼吸方式等,吸入的氧浓度一般可按下式估计 $FiO_2 = 21 + 4 \times$ 氧流量(l/min);(b)简易开放面罩,面罩两侧有气孔,呼出气可经气孔排除,当氧流量大于 4L/min 时不会产生重复呼吸,增大氧流量最高 FiO_2 可达 50%~60%,此种面罩封闭不好,FiO_2 不稳定是其缺点;(c)空气稀释面罩,根据 Venturi 原理制成,其优点是 FiO_2 不受患者通气多少的影响,相当稳定(误差在 1~2%),可提供24%~50%不同浓度的氧,其缺点是湿化不充分,耗氧多,最近国外已有高温湿化的空气稀释面罩在应用;(d)高压氧疗,主要增加溶解于血液中的氧分压,对一氧化碳中毒患者有特殊疗效,一般不适用于慢性呼吸衰竭;(e)机械通气时的氧疗,此种情况下 FiO_2 较易控制,通过性能良好的空-氧混合器可提供 21%~100%任意浓度的 FiO;(f)家庭氧疗,国外如 COPD 等需长期氧疗的患者多在家庭内进行,对降低肺动脉压力、提高生活质量、延长生存期、降低医疗费用等方面均有意义;(g)其他氧疗措施如氧帐或氧气头罩已较少应用。

4. 副作用 氧对机体的危害有如下几方面:①吸收性肺不张,气道有阻塞时,吸入高浓度的氧,远端气体很易被吸收而发生肺泡萎陷;②氧中毒,在肺部的表现可引起急性肺损伤,类似 ARDS 样改变,还可累及中枢神经系统、红细胞生成系统、内分泌系统及视网膜。氧中毒系医源性疾患,只要引起重视多可避免发生,一般认为吸氧浓度低于 50%,时间在数周内不会发生氧中毒。

(五)增加通气

对于呼吸衰竭患者是否使用呼吸兴奋剂一直有争议。中枢性呼吸兴奋剂如尼克刹米、洛贝林等,呼吸兴奋作用有限,耐受性产生快,同时有惊厥、血压升高、增加全身氧耗量等副作用,所以对于已有呼吸肌疲劳发生的患者为避免加重应慎重应用呼吸兴奋剂。

临床应用时亦可采用试验治疗,如静脉输入呼吸兴奋剂后,$PaCO_2$ 下降 10～29mmHg,PaO_2 无明显降低,则提示可继续应用呼吸兴奋剂,如无反应,或血气指标恶化,应禁止应用呼吸兴奋剂,而应考虑应用无创或有创通气等手段进行治疗。各种增加组织氧合的方法总结为表 2-63-2。

表 2-63-2　增加组织氧合的方法

增加 FiO_2	改善氧运输/消耗比例
增加肺容积和肺泡内压力	降低氧耗量(减少呼吸功、控制发
PEEP	热和烦躁)
延长吸气时间	增加心输出量
变换体位(侧卧或俯卧)	增加血红蛋白含量
支气管扩张剂	应用改善氧合的辅助措施
停用血管扩张剂	胸壁震动
	吸入一氧化氮或前列腺素

(六)机械通气

机械通气治疗意义:无论何种类型的急性呼吸衰竭,进行机械通气的目的是给患者以氧合和通气支持,争取时间纠正引起呼衰的原因或使患者恢复至机械通气前的慢性稳定状态。

不同类型的急性呼吸衰竭具有不同的机械通气治疗指征。有许多提示需要进行机械通气的生理指标可供临床医师参考(见表 2-63-3),但最终的决定因素是患者的临床状态。包括患者的症状、体征和客观检查结果,患者的神志情况、氧合和通气障碍发生的速度和程度、重要脏器的功能状态。

Ⅰ型呼衰患者氧合指数(PaO_2/FiO_2)和 $P_{(A-a)}O_2$ 水平是决定是否需机械通气的重要指标。在吸纯氧时,如 $P_{(A-a)}O_2$ 高于 350mmHg 或 $PaO_2/FiO_2 < 200$mmHg,提示需进行通气支持。

Ⅱ型呼衰患者应根据 $PaCO_2$ 和 pH 来判断,$PaCO_2$ 增高,pH 显著降低,提示需进行通气支持。急性呼吸衰竭对生命威胁大,需积极进行通气支持,迅速纠正通气和氧合异常。

表 2-63-3　急性呼吸衰竭患者需进行机械通气的生理指标

机理和指标	正常值	通气支持标准
肺泡通气异常		
$PaCO_2$ (mmHg)	$34\sim45$	>55
pH	$7.35\sim7.45$	<7.20
肺扩张异常		
V_T (ml/kg)	$5\sim8$	<5
VC (ml/kg)	$65\sim75$	<10
RR	$12\sim20$	$\geqslant35$
呼吸肌功能异常		
MIP (cmH_2O)	$-80\sim100$	$\geqslant-20$
VC (ml/kg)	$65\sim75$	<10
MVV (L/min)	$120\sim180$	$<2\times VT$
呼吸功增加		
V_E (L/min)	$5\sim6$	>10
V_D/V_T	$0.25\sim0.4$	>0.6
低氧血症		
$P_{(A-a)}O_2$ ($FiO_2=1$)	$25\sim65$	>350
PaO_2/FiO_2	$350\sim450$	<200

　　通气模式的选择：一旦决定对患者实施通气支持，首先需确定的是人工气道的建立方法。①对短期内即可恢复的Ⅰ型呼衰患者(如心源性肺水肿、肺不张、肺炎等)可首选经面罩行无创通气，通气模式可采用 CPAP 或 BiPAP。②对严重的低氧血症且在短期内不能恢复的急性低氧血症性呼衰(如急性肺损伤)多需气管插管。通气模式可选择 PCV＋PEEP、反比通气、俯卧位通气、压力释放通气等，有条件也可试用部分液体通气。③在顺应性降低的肺脏，应用 PCV 较 VCV 能更好地控制气道压力，防止肺脏过度扩张，造成气压伤。最初的压力设置水平可参照容量

控制通气时的平台压。应用 VCV 时可采取小潮气量（$V_T = 6ml/kg$），维持平台压≤35cmH$_2$O。④无创通气对急性和慢性Ⅱ型呼衰患者都有较好的疗效，但对无法保护气道、呼吸道分泌物多伴有排痰困难及血流动力学不稳定的患者应慎用。⑤无创通气治疗无效者应及时更换为有创通气。对急性肺泡低通气患者，多采取有创通气，应用辅助/控制模式或高水平的压力支持模式，也可选用支持频率较高的 SIMV 模式。

（解立新）

第二节　急性肺损伤与急性呼吸窘迫综合征（ALI/ARDS）

一、定义

急性肺损伤/急性呼吸窘迫综合征（Acute Lung Injury/Acute Respiratory Distress Syndrome，ALI/ARDS）是在严重感染、休克、创伤及烧伤等疾病过程中，肺毛细血管内皮细胞和肺泡上皮细胞炎症性损伤造成弥漫性肺泡损伤，导致的急性低氧性呼吸功能不全或衰竭。两者的病因、发病机制均相同，不过是同一综合征的病情差别的表现，所以称为急性肺损伤与急性呼吸窘迫综合征（ALI/ARDS）更为合适。

1967 年 Ashbaugh 首先描述并提出 ARDS。4 年以后，"成人呼吸窘迫综合征"（Adult Respiratory Distress Syndrome，ARDS）被正式推广采用，以与新生儿呼吸窘迫综合征（Infantile Respiratory Distress Syndrome，IRDS）相区别，但儿童也可发生本病。1992 年欧美联合召开的有关 ARDS 的专题讨论会提出将成人呼吸窘迫综合征改称为急性呼吸窘迫综合征（acute 而不是 adult）。

临床各科危重病人均可发生，发病率和病死率极高。国外部分研究表明其病死率可降到 40% 左右，但国内的病死率仍高达 70%，这除与诊断偏晚有关外，也与通气策略和一些新的治疗方法推广不足有关。

二、病因和发病机制

(一)病因

根据肺损伤的机制,可将 ARDS 病因分为直接性和间接性损伤。

1. **直接性损伤** ①误吸:吸入胃内容物、毒气、烟雾、溺水、氧中毒等。②弥漫性肺部感染:细菌、病毒、真菌及肺囊虫感染等。③肺钝挫伤。④肺手术:肺移植后、肺部分切除术后。⑤肺栓塞:脂肪栓塞、羊水栓塞、血栓栓塞等。⑥放射性肺损伤。

2. **间接性损伤** ①休克:低血容量性、感染性、心源性、过敏性休克。②严重的非胸部创伤:头部伤、骨折、烧伤等。③急诊复苏导致高灌注状态。④代谢紊乱:急性重症胰腺炎、糖尿病酮症酸中毒、尿毒症等。⑤血液学紊乱:弥散性血管内凝血(DIC)、体外循环、血液透析、大量输血。⑥药物:海洛因、美散痛、噻嗪类、水杨酸盐类、巴比妥类催眠剂等。⑦神经源性因素:脑干或下丘脑损伤、颅内压升高等。⑧妇产科疾病:妊娠高血压综合征、子宫肿瘤、死胎。

其中常见病因为间接肺损伤,如脓毒血症、创伤和输血等。感染是 ARDS 最常见的原因。单纯菌血症引起 ARDS 的发病率并不高,仅为 4% 左右,但严重脓毒血症临床综合征合并 ARDS 者可高达 35%～45%。

(二)发病机制

尽管 ARDS 病因各异,但发病机制基本相似。共同的基础是各种原因引起的肺泡-毛细血管膜急性损伤。

1. **炎症细胞的聚集和活化** 多形核白细胞(PMN)介导的肺损伤在 ARDS 发生发展中起极为重要的作用。机体发生感染后数小时内,PMN 在肺泡巨噬细胞产生白介素(ILs)和肿瘤坏死因子 α(TNF-α)、肺毛细血管内皮细胞和中性粒细胞表面黏附分子的作用下,在肺内积聚和活化,通过释放蛋白酶、氧自由基、花生四烯酸代谢产物等损伤肺泡毛细血管膜。另外 PMN 还可通过释放上述炎症介质激活补体、凝血和纤溶系统,诱发其他炎症介质的释放,产生瀑布级联反应,形成恶性循环,进一步促进和加重肺损伤。在 ARDS 发生和发展的过程中,PMN 发挥着中心作用。

肺血管内巨噬细胞受到毒素等的刺激后,也可产生氧自由基、溶酶体酶、前列腺素和白三烯等炎症介质,参与 ALI 的发病。

肺泡上皮和内皮细胞既是构成肺泡膜屏障的重要组成部分,同时也参与 ARDS 的发生和发展。如有害气体吸入后,损伤肺泡上皮细胞,并刺激其合成炎症介质。而创伤或感染等损伤肺毛细血管内皮细胞,使其释放氧自由基,并表达黏附分子。黏附分子介导粒细胞和巨噬细胞与血管内皮的黏附和移位。

(1)肿瘤坏死因子:TNF-α 是 ARDS 的启动因子之一。主要由单核-巨噬细胞产生。TNF-α 使 PMN 在肺内聚集、黏附,损伤肺毛细血管内皮细胞膜,并激活 PMN 释放多种炎症介质;刺激前凝血质和纤溶酶原抑制物的合成;刺激血小板产生血小板活化因子;导致凝血-纤溶平衡失调,促使微血栓形成。TNF-α 还能抑制肺毛细血管内皮细胞膜增生,增加血管的渗透性。

(2)白细胞介素:与 ARDS 关系密切的白细胞介素(IL)包括 IL-1、IL-8 等。IL-1 主要由单核-巨噬细胞产生。是急性相反应的主要调节物质,亦为免疫反应的始动因子,具有组织因子样促凝血作用。IL-1 与 IL-2 和 γ 干扰素同时存在时可显著增强 PMN 趋化性。IL-1 还诱导单核-巨噬细胞产生 IL-6、IL-8、PGE2 等。IL-8 是 PMN 的激活和趋化因子,IL-8 不能被血清灭活,在病灶内积蓄,导致持续炎症反应。

(3)血小板活化因子:血小板活化因子(PAF)主要来自血小板、白细胞和血管内皮细胞。血小板受到血循环中的致病因子或肺组织炎症的刺激,在肺内滞留、聚集,并释放血栓素(TX)A2、白细胞三烯(LT)C4、LT D4 和 PAF 等介质。PAF 引起肺毛细血管膜渗透性增加的机制为:①PAF 是很强的趋化因子,可促使 PMN 在肺内聚集,释放炎症介质。②PAF 作用于肺毛细血管内皮细胞膜受体,通过第二信使磷酸肌醇的介导,使内皮细胞中 Ca++ 浓度升高,使微丝中的肌动蛋白等收缩成分收缩,内皮细胞连接部位出现裂隙,通透性增加。

(4)花生四烯酸代谢产物:AA代谢产物是导致ARDS的重要介质。经脂氧酶催化,AA转化为LTA4、LTB4、LTC4和LTD4等物质。LTB4具有强大的化学激动和驱动作用,LTC4和LTD4具有支气管平滑肌和毛细血管收缩作用。另外AA经环氧合酶途径代谢为前列腺素(PG)F2、PGE2、PGD2、TXA2和前列环素(PGI2)。TXA2显著降低细胞内环磷酸腺苷水平,导致血管的强烈收缩和血小板聚集。PGI2主要来自血管内皮细胞,可刺激腺苷酸环化酶,使细胞内环磷酸腺苷水平升高,因此具有对抗TXA2的作用。感染、休克、弥漫性血管内凝血等导致TXA2与PGI2的产生和释放失调,是引起肺损伤的重要因素。

(5)氧自由基:氧自由基是诱导ARDS的重要介质。PMN、肺泡巨噬细胞等被激活后产生呼吸爆发,释放大量氧自由基,对机体损伤广泛。机制主要包括:①脂过氧化:主要作用于生物膜磷脂的多不饱和脂肪酸,形成脂过氧化物,产生大量丙二醛及新生氧自由基,细胞线粒体膜受损伤后,失去正常氧化磷酸化过程,导致三羧酸循环障碍和细胞呼吸功能异常,溶酶体膜损伤导致溶酶体酶释放和细胞自溶。核膜的破坏可造成DNA等物质损伤;②蛋白质的氧化、肽链断裂与交联:氧自由基可氧化α1-抗胰蛋白酶等含疏基的氨基酸,使该类酶和蛋白质失活;③氧自由基可导致DNA分子的断裂,从而影响细胞代谢的各个方面;④与血浆成分反应生成大量趋化物质,诱导粒细胞在肺内聚集,使炎症性损伤扩大。

(6)补体及凝血和纤溶系统:补体激活参与ARDS发生。ALI早期,首先补体系统被激活,血浆补体水平下降,而降解物C3a和C5a水平明显升高,导致毛细血管通透性增加。脓毒血症导致的细菌毒素或细胞损伤等可直接激活凝血因子XII,引起凝血系统的内源性激活,导致高凝倾向和微血栓形成,是导致ARDS的重要原因;XIIa可使激肽释放酶原转化为激肽释放酶,引起缓激肽的大量释放,诱导肺毛细血管扩张和通透性增高,导致肺损伤。

2. 炎症反应在ARDS发病机制中的地位 目前认为,ARDS是感染创伤导致机体炎症反应失控的结果。外源性损伤或毒素对炎症细胞的激活是 ARDS 的启动因素,炎症细胞在内皮细胞表面黏附及诱导内皮细胞损伤是导致 ARDS 的根本原因。代偿性炎症反应综合征(CARS)和 SIRS 作为炎症反应对立统一的两个方面,一旦失衡将导致内环境失衡,引起 ARDS 等器官功能损害。

感染、创伤导致 ARDS 等器官功能损害的发展过程表现为两种极端,一种是大量炎症介质释放入循环,刺激炎症介质瀑布样释放,而内源性抗炎介质又不足以抵消其作用,结果导致 SIRS。另一种极端是内源性抗炎介质释放过多,结果导致 CARS。SIRS/CARS 失衡的后果是炎症反应扩散和失控,使其由保护性作用转变为自身破坏性作用,不但损伤局部组织细胞,同时打击远隔器官,导致 ARDS 等器官功能损害。就其本质而言,ARDS 是机体炎症反应失控的结果,也就是说是 SIRS/CARS 失衡的严重后果。

总之,感染、创伤、误吸等直接和间接损伤肺的因素均可导致 ARDS。但 ARDS 并不是细菌、毒素等直接损害的结果,而是机体炎症反应失控导致的自身破坏性反应的结果。ARDS 实际上是 SIRS 和 MODS 在器官水平的表现。

三、临床表现

ALI/ARDS 临床表现可以有很大差别,取决于潜在疾病和受累器官的数目与类型,而不取决于正在发生的肺损伤所导致的表现。

ALI/ARDS 的病理基础主要是肺内炎症细胞(如嗜中性粒细胞、巨噬细胞)为主导的肺内炎症反应失控导致的肺泡毛细血管膜损伤而形成肺毛细血管通透性增高肺水肿。

病理特征为肺微血管通透性增高而导致的肺泡渗出液中富含蛋白质的肺水肿和表面活性物质的异常。首先出现在相关肺区域的局灶性肺泡水肿和肺泡萎陷逐渐增多,并向全肺蔓延。肺组织的水肿和肺泡萎陷导致了肺内分流,造成了严重的低氧血症和呼吸窘迫,赋予临床以下特征:

1. 发病迅速 通常在受到致病因素攻击后 12~48h 发病。

但是与肺炎或其他肺损伤性疾患不同,ALI/ARDS 一旦发病后,很难在短时间缓解,因为修复肺损伤的病理改变通常需要 1 周左右的时间。

2. **呼吸窘迫** 是最常见的症状,主要表现为气急和呼吸频率增加。呼吸频率大多在 25～50/min 之间,其严重程度与基础呼吸频率和肺损伤的严重程度有关。病变越严重改变越明显,甚至伴有吸气时鼻翼扇动、吸气三凹征等呼吸困难体征。在早期自主呼吸能力强时,常表现为深快呼吸,但是出现呼吸肌疲劳后,则表现为浅快呼吸。

3. **难以纠正的低氧血症** ALI/ARDS 可引起呼吸力学、呼吸驱动和气体交换等多种呼吸功能变化,其中特征性改变为严重氧合功能障碍,或称为难以纠正的低氧血症。在潜伏期即可由于肺毛细血管内皮和(或)肺泡上皮损害,形成间质性水肿引起肺毛细血管膜弥散距离加大,影响弥散功能,表现为动脉血氧分压降低。到肺损伤后期,随着肺泡上皮和毛细血管内皮损伤的加重,肺间质特别是肺泡渗出引起的静-动脉分流样效应,将出现难以纠正的低氧血症。其变化幅度与肺泡渗出和不张形成的低通气或无通气肺区与全部肺区的比值有关,比值越大,低氧血症越明显。

4. **死腔/潮气比值增加** 在 ALI/ARDS 时肺死腔/潮气(V_D/V_T)比值不断增加,而且这一比值的增加是发病早期的一种特征。$V_D/V_T \geqslant 0.6$ 时可能与更严重的肺损伤相关。

5. **重力依赖性影像学改变** 在 ALI/ARDS 早期,由于肺毛细血管膜通透性一致增高,可引起血管液体甚至有形成分渗出到血管外,呈非重力依赖性影像学改变。随着病程进展,当渗出突破肺泡上皮防线进入肺泡内,由于重力依赖性作用,渗出液易坠积在下垂肺区(仰卧时,主要在背部),HRCT 可发现肺部斑片状阴影主要位于下垂肺区。为提高鉴别诊断的精确性,还可以分别进行仰卧和俯卧位比较性 CT 扫描。无肺毛细血管膜损伤时,两肺斑片状阴影应均匀分布,既不出现重力依赖性现象,也无变换体位后的重力依赖性变化。这一特点有助于与肺部感染性疾患相鉴别,但很难与心源性肺水肿区分,因为充血性心衰引起的高静水压性肺水肿可完全模仿 ALI/ARDS 的体位性影像学变化。

四、实验室和辅助检查

1. X 线胸片　早期胸片常为阴性,进而出现肺纹理增加和斑片状阴影,后期为大片实变阴影,并可见支气管充气征。ARDS 的 X 线改变常较临床症状延迟 $4 \sim 24h$,而且受治疗干预的影响很大。为纠正休克而大量液体复苏时,常使肺水肿加重,X 线胸片上斑片状阴影增加,而加强利尿使肺水肿减轻,阴影减少。机械通气,特别是呼气末正压(PEEP)和其他提高平均气道压力的手段,也增加肺充气程度,使胸片上阴影减少,但气体交换异常常常并不一定缓解。

2. CT 扫描　与正位胸片相比,CT 扫描能更准确的反映病变肺区域的大小。通过病变范围可较准确的判定气体交换和肺顺应性病变的程度。另外,CT 扫描可发现气压伤及小灶性的肺部感染。

3. 肺气体交换障碍的监测　监测肺气体交换对 ARDS 的诊断和治疗具有重要价值。动脉血气分析是评价肺气体交换的主要临床手段。ARDS 早期至急性呼吸衰竭期,常表现为呼吸性碱中毒和不同程度的低氧血症,肺泡-动脉氧分压差 $[(A-a)DO_2]$ 升高,高于 $35 \sim 45mmHg$。由于肺内分流增加($>10\%$),通过常规氧疗,低氧血症往往难以纠正。对于肺损伤恶化、低氧血症进行性加重而实施机械通气的患者,PaO_2/FiO_2 进行性下降,该指标也常常用于肺损伤的评分系统。ARDS 患者的换气功能障碍还表现为死腔通气增加,在 ARDS 后期往往表现为动脉二氧化碳分压升高。

4. 肺力学监测　肺力学监测是反映肺机械特征改变的重要手段,可通过床边呼吸功能监测仪监测。主要改变包括顺应性降低和气道阻力增加等。

5. 肺功能检测　肺容量和肺活量、FRC 和残气量均减少;呼吸死腔增加,死腔/潮气(V_D/V_T)>0.5;静-动脉分流量增加。

6. 血流动力学监测　血流动力学监测对 ARDS 的诊断和

治疗具有重要意义。ARDS 的血流动力学常表现为肺毛细血管楔压正常或降低。监测肺毛细血管楔压,有助于与心源性肺水肿的鉴别,也可直接指导 ARDS 的液体治疗,避免输液过多或容量不足。

7. 支气管灌洗液　　支气管灌洗及保护性支气管刷片是诊断肺部感染及细菌学调查的的重要手段,ARDS 患者肺泡灌洗液的检查常可发现中性粒细胞明显增高(非特异性改变),可高达80%(正常小于 5%)。肺泡灌洗液发现大量嗜酸性粒细胞,对诊断和治疗有指导价值。

8. 肺泡毛细血管屏障功能和血管外肺水　　肺泡毛细血管屏障功能受损是 ARDS 的重要特征。肺泡灌洗液中蛋白含量与血浆蛋白含量之比>0.7,应考虑 ARDS,而心源性肺水肿的比值<0.6。血管外肺水增加也是肺泡毛细血管屏障受损的表现。肺血管外含水量测定可用来判断肺水肿的程度、转归和疗效,目前用热燃料双示踪剂稀释法测定。正常人血管外肺水含量不超过500ml,ARDS 患者的血管外肺水可增加到 3000~4000ml。

五、诊断

目前临床上广泛应用的为 1992 年欧美 ARDS 联席会议提出的诊断标准。ALI 需满足:①急性起病;②$PaO_2/FiO_2 \leqslant$ 300mmHg(不管 PEEP 水平);③正位 X 线胸片显示双肺均有斑片状阴影;④$PAWP \leqslant 18mmHg$,或无左心房压力增高的临床证据。

诊断 ARDS 除要满足上述 ALI 的诊断标准外,PaO_2/FiO_2 需$\leqslant 200mmHg$,反映了肺损伤处于更严重的程度。如果病人居住在海拔较高的地区,可采用肺泡氧分压(PaO_2)/FiO_2 比值(因其较少受海拔高度的影响),$PaO_2/FiO_2 < 0.2$ 可代替 PaO_2/FiO_2 $\leqslant 200mmHg$ 作为第二项标准。

中华医学会呼吸病分会提出的 ALI/ARDS 诊断(草案)中,全面采用了欧美 ARDS 诊断标准,并增加了其中没有提及的高危因素和呼吸窘迫的临床表现:①有发病的高危因素;②急性起病,呼吸频数和呼吸窘迫;③低氧血症:指 ALI 时 $PaO_2/FiO_2 \leqslant$

300mmHg，ARDS 时 $PaO_2/FiO_2 \leqslant 200mmHg$；④胸部 X 线检查两肺浸润阴影；⑤肺毛细血管楔压（PCWP）$\leqslant 18mmHg$ 或临床上能除外心源性肺水肿。凡符合以上五项可诊断为 ALI 或 ARDS。

六、鉴别诊断

ARDS 的突出临床征象为肺水肿和进行呼吸困难，因此，临床必须以此为主要特征进行鉴别诊断。

1. 心源性肺水肿　常见于各种原因引起的左心功能不全，如瓣膜性、高血压性、冠状动脉硬化性心脏病、心肌炎和心肌病等，其病理生理基础是由于左心功能衰竭，导致肺循环流体静压升高，液体渗出肺毛细血管，鉴于这一特点，水肿液中蛋白含量不高。而 ARDS 是因肺泡-毛细血管膜损伤，通透性增加，水肿液中蛋白含量较高。根据病史、病理生理基础、临床表现，结合影像学检查、血气分析及酶学检查等，鉴别诊断多不困难。值得提出的是，ARDS 急性期患者，约 20% 出现心脏疾患，因此，心源性肺水肿患者进行常规强心、利尿和扩血管治疗后，如加大吸入氧浓度仍不能纠正低氧血症，应考虑 ARDS 的可能。

2. 非心源性肺水肿　ARDS 是非心源性肺水肿中的一种，但并非非心源性肺中仅有 ARDS 一种疾病，还可见于多种情况，如输液过量，血浆胶体渗透压降低（如肝硬化、肾病综合征等）；还有因胸腔抽液、抽气过快过多、或抽吸负压过大，使胸腔负压骤然增大而导致复张后肺水肿，其他少见的还有如纵隔肿瘤、肺静脉纤维化等引起的肺静脉受压或闭塞，这实际上也是肺循环压力升高所致的压力性肺水肿。

3. 急性肺栓塞　因各种原因（如下肢静脉血栓脱落、脂肪栓塞）等导致的急性肺栓塞的患者也可以出现急性突然起病、呼吸急促、紫绀、咯血等表现，血气分析示严重的低氧血症和低二氧化碳血症，这与 ARDS 较为相似。但是急性肺栓塞患者多由深静脉血栓形成、肿瘤、羊水栓塞等病史，多有较剧烈的胸痛、发热等症状，查体可发现心动过速、肺部湿性啰音、胸膜摩擦音或胸腔积液等体征，而且多集中在患侧肺，以及肺动脉第二心音亢进伴分裂和黄疸等;典型的心电图表现有 I 导联 S 波加深,III 导联 Q 波变大、T 波倒置(即 SI QTIII 改变);CT 增强扫描可发现患侧肺动脉分支有充盈缺损及典型的楔形阴影。选择性肺动脉造影、肺核素扫描可帮助确定诊断。

七、治疗

目前尚无有效的方法中止 ALI/ARDS 的炎症性肺损伤,也无修复肺损伤的药物应用于临床,可应用的治疗原则主要为祛除病因、抗感染、改善氧合和组织氧供,纠正水、电解质紊乱和酸碱失衡以及支持治疗,为肺损伤自然修复争取时间。

(一)积极治疗原发病

积极治疗原发病,尽早除去诱因,是治疗 ALI/ARDS 的首要原则。严重感染是引起 ALI/ARDS 的首位高危因素,又是 ALI/ARDS 死亡的最主要原因。因此,在危重病人抢救过程中,应严格无菌操作,撤除不必要的血管内导管和尿管,预防皮肤溃疡,寻找并处理外科感染,以减少医院内感染。对 ALI/ARDSA 并发感染征象的患者,应加强对感染部位的寻找,并应结合血、尿、痰细菌培养和临床情况,选择强有力的抗生素治疗。在培养结果出来以前可按经验用药。

部分直接和间接肺损伤的原因是可以治疗和避免的。如避免大量输血、输液及积极早期诊断和治疗原发病,避免高浓度吸氧和保护性机械通气对预防疾病进展具有重要意义。

(二)严格液体管理,防治肺水肿

在 ALI/ARDS 治疗中应采取有效措施防治血管内静水压升高,以减少肺水肿和改善肺功能。在维持循环稳定,保证器官灌注的前提下,限制性的液体管理策略对 ALI/ARDS 患者是有利的。因此,在维持足够心排出量的前提下,通过利尿和适当限制输液量,保持较低前负荷,使 PAWP 不超过 12mmHg 是必要的。当然,应注意避免患者出现低血容量状态,导致心排出量降低和全身组织缺氧。

一般主张在 ARDS 早期,肺毛细血管通透性明显增加的情况下,输注晶体液;当血清蛋白浓度降低时,可输注胶体液如血浆和代血浆制品,必要时应用白蛋白。

(三)改善通气和组织供氧

1. 氧疗　氧疗是纠正 ALI/ARDS 患者低氧血症的基本手段。ALI/ARDS 患者吸氧治疗的目的是改善低氧血症,确保维持 $PaO_2 > 60mmHg$。首先使用鼻导管,当需要较高的吸氧浓度时,可采用可调节吸氧浓度的文丘里面罩或带贮氧袋的非重吸式氧气面罩,可根据低氧血症改善的程度和治疗反应调整氧疗方式。但 ALI/ARDS 的低氧血症是肺泡内渗出和肺不张所引起的分流样效应,应用鼻导管和面罩吸氧很难奏效,机械通气治疗是纠正缺氧的主要措施。当吸入氧浓度(FiO_2)> 0.5,而 $PaO_2 < 60mmHg$,应尽早进行机械通气。

2. 机械通气　使用 PEEP 可改善 ALI/ARDS 的氧合,允许减少吸氧浓度。其机制是增加功能残气量,使萎陷的肺泡重新启用。

由于 ARDS 患者大量肺泡塌陷,肺容积明显减少,常规或大潮气量通气易导致肺泡过度膨胀和气道平台压过高,加重肺及肺外器官的损伤。气道平台压能够客观反映肺泡内压,其过度升高可导致呼吸机相关肺损伤。在实施肺保护性通气策略时,限制气道平台压比限制潮气量更为重要。对 ARDS 患者实施机械通气时应采用肺保护性通气策略,气道平台压不应超过 $30 \sim 35cmH_2O$。

由于 ARDS 肺容积明显减少,为限制气道平台压,有时不得不将潮气量降低,允许 $PaCO_2$ 高于正常,即所谓的允许性高碳酸血症。允许性高碳酸血症是肺保护性通气策略的结果,并非 ARDS 的治疗目标。实施肺保护性通气策略时一定程度的高碳酸血症是安全的。当然,颅内压增高是应用允许性高碳酸血症的禁忌证。酸血症往往限制了允许性高碳酸血症应用,目前尚无明确的二氧化碳分压上限值,一般主张保持 pH 值> 7.20,否则可考虑静脉输注碳酸氢钠。

俯卧位通气通过降低胸腔内压力梯度、促进分泌物引流和促进肺内液体移动,明显改善氧合。应用高 FiO_2 或高气道平台压通气者,若体位改变无明显禁忌证,可采用俯卧位通气。

ARDS病变分布不均一,重力依赖区更易发生肺泡萎陷和不张,相应的萎陷肺泡的复张较为困难。俯卧位通气降低胸膜腔压力梯度,减少心脏的压迫效应,促进重力依赖区肺泡复张,有利于通气/血流比值失调和氧合的改善,同时还有助于肺内分泌物的引流,以利于肺部感染的控制。

(四)防治肺损伤

1. 抗感染和抗氧化治疗　ALI/ARDS本质是炎症,然而应用糖皮质激素治疗一直存在争议。除了糖皮质激素外,其他的抗炎药物也没发现有明显疗效。这提示急性肺损伤炎症的复杂性和严重性,也可能需要精密设计个体化研究方案。

2. 防治继发性肺损伤　大量临床研究已经证实呼吸机所致肺损伤(VILI)促进了病人的死亡。其机制可能为通过加重存在的肺损伤、延长需要机械通气的时间、增加患其他并发症的风险,进而增加病人的病死率。现在临床上采用的小潮气量通气策略可能无法完全预防VILI的发生。因此,有必要进一步研究VILI的细胞学机制,以便进一步指导和完善病人的通气策略。

(五)特殊治疗

1. 液体通气　部分液体通气是在常规机械通气的基础上经气管插管向肺内注入相当于功能残气量的全氟碳化合物,以降低肺泡表面张力,促进肺重力依赖区塌陷肺泡复张。研究显示,部分液体通气72h后,ARDS患者肺顺应性可以得到改善,并且改善气体交换,对循环无明显影响。但患者预后均无明显改善。

2. 体外膜氧合技术(ECMO)　理论上防治呼吸机相关性肺损伤的最好办法是以肺外气体交换供氧气和排出二氧化碳,让已受损的肺充分休息和修复愈合。常用的装置有体外膜氧合(ECMO)、体外膜氧合加二氧化碳去除(ECCO2R)以及血管内氧合装置(IVOX)等。建立体外循环后可减轻肺负担、有利于肺功能恢复。但因创伤大、技术设备复杂、价格昂贵,应用受到限制。

3. 一氧化氮吸入　近年来一氧化氮在ARDS中的作用受到重视。其生理学效应主要表现为以下几方面:①调节肺内免疫和炎症反应:主要通过杀灭细菌、真菌及寄生虫等病原菌而增强非特异性免疫功能,同时可抑制中性粒细胞的趋化、黏附、聚集和释放活性物质,减少炎症细胞释放 TNF(、IL-1、IL-6、IL-8 等炎性细胞因子,减轻肺内炎症反应。②减轻肺水肿:吸入一氧化氮可选择性扩张肺血管、降低肺动脉压力,减轻肺水肿。③减少肺内分流:一氧化氮吸入后进入通气较好的肺泡,促进肺泡周围毛细血管的扩张,促进血液由通气不良的肺泡向通气较好的肺泡转移,从而改善通气/血流比值失调,降低肺内分流,改善气体交换,改善氧合。可见,吸入一氧化氮不仅对症纠正低氧,而且还具有病因治疗作用。吸入的一氧化氮很快与血红蛋白结合而失活,可避免扩张体循环血管,对动脉血压和心输出量无不良影响。一般认为,吸入低于 20ppm 的一氧化氮就能明显改善气体交换,而对平均动脉压及心排出量无明显影响。由于一氧化氮吸入可改善顽固性低氧血症,降低呼吸机条件和 FiO_2,对需高通气条件和高 FiO_2 的重度 ARDS 患者,可能减少医源性肺损伤,并赢得宝贵的治疗时间。

4. 补充外源性肺泡表面活性物质　肺泡表面活性物质有助于降低肺泡表面张力,防止肺泡萎陷和肺容积减少,维持正常气体交换和肺顺应性,阻止肺组织间隙的液体向肺泡内转移。补充外源性肺泡表面活性物质能够降低肺泡表面张力,防止和改善肺泡萎陷,改善通气/血流比值失调、降低气道压力以及防止肺部感染。另外,有研究认为补充外源性肺泡表面活性物质还具有抑制微生物生长和免疫调节的作用。目前关于表面活性物质对成人 ARDS 治疗的时机、使用方法、剂型(人工合成或来源于动物)、使用剂量、是否需要重复使用以及应用使所采取的机械通气模式和参数设置等均需进行进一步的研究和探讨。

(解立新)

第三节 全身炎症反应综合征与多器官功能障碍综合征

一、定义

多脏器功能失常综合征(Multiple Organ Dysfunction Syndrome,MODS)是指人体各器官功能正常或相对正常情况下,由严重创伤、休克、感染、病理产科或中毒等原发病打击所诱发,同时或序贯发生两个或两个以上脏器功能失常以致衰竭的临床综合征。

相对于早年提出的多脏器功能衰竭(Multiple Organ Failure,MOF),这个概念体现了人类对该综合征有了更深入的认识。患者在发生 MODS 以前,大多脏器功能良好,发生后如若治愈存活,脏器功能大多可以恢复正常;而一些慢性疾病终末期出现的脏器衰竭,一些在病因学上互不相关的疾病,同时发生脏器功能衰竭,虽也涉及多个脏器,这些都不属于 MODS 的范畴。

全身炎症反应综合征(Systemic Inflammatory Response Syndrome,SIRS)指各种微生物或非感染性侵袭因素引起机体全身性炎症反应,临床表现具有下列两项或两项以上:①体温高于38.0℃或低于 36.0℃;②心率高于 90 次/min;③呼吸频率大于20 次/min 或动脉血二氧化碳分压低于 32mmHg;④血白细胞计数高于 12×10^9/L 或低于 4×10^9/L,或幼稚白细胞大于 10%。

二、病因和发病机制

(一)病因

严重感染、烧伤、创伤、各种休克(特别是感染性休克和失血性休克)、超量输血(输血量>3.0L/天)、急性药物或毒物中毒。其中严重感染是引起 MODS 的最常见最重要的始动因素,MODS 患者 70%~90%合并有败血症。

(二)发病因素

该病发病机制十分复杂,广泛涉及神经、体液、免疫、内分泌、营养代谢、遗传等众多方面,总体来讲,细胞损伤导致器官结构及功能的改变是 MODS 的基础,机体在各种因素的打击下,产生失控的全身炎症反应在 MODS 中起着重要的作用。

1. 全身炎症反应综合征 机体受到刺激后产生大量炎症介质,如细胞因子、补体、激肽、血小板活化因子、凝集素、氧自由基等,并作用于局部或全身,以正负反馈等形式相互调控,呈瀑布式激活,介质导致血管内皮功能障碍及血管活性物质释放,从而血管张力降低,微循环通透性增高,最终导致广泛器官损伤。另一方面,致病原在引起机体炎症反应的同时也启动抗炎机制,称之为代偿性抗炎反应综合征(Compensentory Anti-inflammatory Response Syndrome,CARS),白介素 4、白介素 10、集落刺激因子等因子产生,抑制机体免疫功能。促炎和抗炎因子作用失衡,则产生 SIRS 或 CARS。这个过程被认为是 MODS 最重要的发病机制。

2. 细胞凋亡学说 细胞凋亡是一种不同于坏死的细胞死亡方式,而是主动的、高度有序的、基因调控的由一系列酶参与的过程。实验发现,MODS 发生时,多种器官及组织内凋亡细胞明显增多,尤以淋巴细胞、肠上皮细胞为著。

3. 肠道菌群易位 胃肠道是机体内最大的潜伏性感染灶,且在机体遭受疾病打击时成为最脆弱的器官。创伤、休克、应激等均可短时间内造成肠上皮细胞损伤,从而导致菌群及内毒素易位,并为炎症反应提供了丰富不竭的刺激物质。因而胃肠道被认为是 MODS 的启动器官。

4. 其他学说 两次打击学说、一氧化氮学说、内毒素学说、免疫复合物学说等被众多学者提出,均在一定方面上对 MODS 的发病机理进行了阐释。

三、临床表现

(一)Dietch 关于临床特征的描述

1. 衰竭的器官并不来自直接的损伤。

2. 从原发伤到器官衰竭在时间上具有一个大的间隔。

3. 并非所有病人都有细菌学依据。

4. 30%以上患者临床及尸检上无明显病灶发现。

5. 明确并治疗感染未必能提高病人的存活率。

（二）其他特征

1. MODS来势凶猛，病情发展急剧，难以被当今的器官支持治疗所遏制，不同于非致命性脏器直接损伤，经过适当的外科修复及脏器支持治疗后可获得较高生存率；

2. 只要能遏制炎症发展，应有希望逆转，且一旦治愈，临床上不会遗留器官损伤的痕迹或进入慢性病程，不同于临终病人的器官衰竭，在现阶段被认为是不可逆的；

3. 病理学表现缺乏特异性，主要是广泛的急性炎症反应，如炎细胞浸润，组织细胞水肿，器官湿重增加等；而休克以缺血坏死为主，慢性器官功能障碍则以坏死增生、器官萎缩及纤维化为主。

（三）特征性临床表现

1. 病程　MODS发病大多与感染有关，平均发病时间在3～7天，病程平均为30天。肺是最早受累的器官，依次为肝脏、胃肠道、肾脏，其中以呼吸衰竭和肾衰竭的死亡率为最高，病死率随着器官衰竭数目增加而累积性升高。

2. 循环不稳定　多种炎症因子对心血管系统的作用使其成为最脆弱的器官之一，多数病例在早期、中期即可出现以高排低阻为特点的高动力循环，心排量明显增加，而外周循环阻力下降，导致休克并需要升压药物维持血压，其循环衰竭为外周性而非心源性。

3. 高代谢　多数病例可伴有严重营养不良，但与饥饿状态不同，具有如下特点，①持续性高代谢，代谢率可高达正常人 1.5 倍，静息也不能降低；②耗能途径异常，以分解蛋白质为主要途径，且主要消耗支链氨基酸，糖利用受到限制；③自噬代谢，对外源性营养物质反应差，不能阻止自身消耗。

4. 组织缺氧　高代谢及循环不稳定造成机体供氧和需氧不匹配，表现为氧供依赖及高乳酸性酸中毒，但由于外周分流、线粒体功能障碍、组织水肿等因素削弱了组织对氧的摄取，虽然组织缺氧，静脉血氧饱和度仍可高于正常。

四、诊断

（一）SIRS 诊断标准（见表 2-63-4）

表 2-63-4 SIRS 诊断标准

项目	标准（符合两项或两项以上）
体温	$>38.0℃$ 或 $<36.0℃$
心率	>90 次/分
呼吸	呼吸频率>20 次/分或 $PaCO_2<32mmHg$
血象	$WBC>12×10^9/L$ 或 $<4×10^9/L$，或幼稚白细胞大于 10%

（二）MODS 评分标准

对于 MODS 的理解可以认为：MODS＝SIRS（或全身感染）＋器官功能障碍，这个认识已被国内外学者接受。

针对 MODS 的诊断标准却从未明确统一，而针对器官衰竭的危重症评分系统得以陆续发展，应用最广泛的是 1995 年加拿大学者 Marshall 等人提出的 MODS 评分：

表 2-63-5 多器官功能障碍及衰竭评分

器官或系统	0	I	II	III	IV
肺（PaO_2/FiO_2）	>300	$226\sim300$	$151\sim225$	$76\sim150$	≤75
肾（Scr，$\mu mol/L$）	≤100	$101\sim200$	$201\sim350$	$351\sim500$	>500
肝（Bil，$\mu mol/L$）	≤20	$21\sim60$	$61\sim120$	$121\sim240$	>240
心（PAHR）*	≤10	$10.1\sim15$	$15.1\sim20$	$20.1\sim30$	>30
血液（血小板）	>120	$81\sim120$	$51\sim80$	$21\sim50$	≤20
神经（GCS）**	15	$13\sim14$	$10\sim12$	$7\sim9$	≤6

* PAHR，压力调整心率＝心率×右房压/平均动脉压

** GCS，格拉斯高昏迷评分，若患者使用镇静剂或肌松剂，除非存在神经受损证据，以正常计分。

例如 MODS 评分无法反映患者既往慢性疾病状况,慢性器官功能障碍患者评分可较高,但与其基础状况相比,未必出现严重的新损害,但同样的计分在一个既往体健的患者,则说明机体炎症反应较严重;另一方面,年龄因素未被考虑在内,同样计分在老年人预后可能要明显差于青年人。类似的问题可借鉴急性生理和慢性健康评分系统(APACHE)中的慢性健康状况评价,或者将不同评分模型联合应用。

五、治疗

目前针对 MODS 的治疗依然不甚理想,应重点强调预防。MODS 高危患者应在重症监护病房进行多学科协作抢救,医师应具备扎实而全面的内科基础,任何环节疏漏都将导致功亏一篑。

1. 治疗原发病,消除诱发因素   对于败血症等全身感染应尽快明确病原学,并给予多种有效抗生素联合应用尽快控制感染。对于外科感染,应彻底清除感染坏死病灶或早期腹腔脓肿引流,手术后患者必要时可剖腹探查。对于其他刺激因素同样应积极处理,尽量避免或消除。

2. 扩容疗法   低血容量是引起 SIRS 患者低血压和休克的主要原因,除了丢失增加以外,液体异常分布起着更重要的作用,大部分的晶体液将进入组织间质,不能有效扩容,因而应用胶体如白蛋白、低分子右旋糖酐等,但使用时应注意过敏反应及凝集异常,一般不主张应用新鲜冰冻血浆纠正重症患者的低血容量。

3. 营养支持   MODS 患者都伴有高代谢状态,每日分解自体蛋白可达 150～200g,而每分解 6.25g 蛋白会产生 1mmol 尿素氮和 3mmol 钾,因而一旦少尿期延长,必然加重氮质血症和高钾血症。对于 MODS 患者维持能量正平衡有利于改善预后,能量给予可达 30～50kcal/kg,可减少蛋白质分解,并给予氨基酸0.5～1.0g/kg,以支链氨基酸为主。

MODS 患者长期接受肠外营养会导致导管相关感染、导管堵塞、静脉血栓形成、电解质紊乱等并发症,故若胃肠道功能无明显障碍,应积极恢复肠内营养替代肠外营养。

4. 脏器支持疗法　针对病因的基本治疗对于脏器功能障碍不会产生立即的效果,因而支持治疗显得十分重要。

对于呼吸衰竭,应早期积极给予机械通气辅助呼吸,一般主张使用容量控制通气,对于早期轻症患者压力控制通气同样可行,呼气末正压(PEEP)可预防肺泡萎陷,改善肺泡通气,提高功能残气量,减少肺内分流,改善低氧,是临床常用的方法,使用中应监测血流动力学及血气分析,机械通气具体参数调节详见有关章节。

合并肾功能衰竭时,可给予血液透析治疗或连续肾脏替代治疗(CRRT),维持水及电解质平衡,内环境稳定,保持细胞正常生理功能,保护心肌功能,清除体内炎症介质,改善气体交换参数,减轻脏器损伤,预防威胁生命的并发症,从而有助于提高远期预后。

5. 预防应激性溃疡　对于 MODS 患者及高危患者,应给予抑酸药或质子泵抑制剂、H_2 受体拮抗剂等维持胃液 pH 在 4 以上,保护胃黏膜,预防应激性溃疡,若胃液 pH 不能维持在这个水平则提示潜伏感染,因而胃黏膜 pH 监测显得更加重要。

6. 弥漫性血管内凝血的治疗　MODS 原发病和 DIC 常互为因果,对于已合并 MODS 的 DIC 患者,肝素治疗效果不确切,故一般提倡早期使用,对血小板明显减少或低纤维蛋白原血症者应积极补充凝血因子,多选用新鲜全血。

7. 抗炎介质药物及基因疗法　近年来人们对免疫调理寄予较大希望,曾研制开发出许多针对内毒素、肿瘤坏死因子、白介素-1 等炎症介质的药物,但其临床效果仍不尽人意,一旦瀑布反应启动,很难依靠简单的拮抗剂将其遏止。

六、预防和预后

(一)预防 MODS

MODS 治疗的困境更突显了预防的重要性,积极祛除诱发MODS 的因素,是目前提高严重创伤、感染、休克患者生存率的主要手段。

1. **休克病人应早期复苏**　应在治疗窗早期开始处理,避免缺血时间过长导致不可逆损伤,可给予抗氧化剂如维生素 C、β胡萝卜素等。

2. **提高复苏质量**　要纠正生命体征、血流动力学平稳,无少尿、高乳酸血症但内脏确实缺血的"隐型代偿性休克",应充分复苏,补液量要足。

3. **积极寻找感染灶**　对于怀疑感染的病人,要积极探寻病灶,一旦发现,坏死组织要一次性彻底清除,暂时保留的间生态组织要密切观察,一旦产生坏死趋势,要立即清除。

4. **保护肠道厌氧菌**　肠道厌氧菌是有效抑制需氧菌黏附黏膜并获得入侵点的重要生物学屏障,因而使用抗厌氧菌活性抗生素要谨慎。

5. **尽早恢复肠内营养**　胃肠内营养可有效提供营养并保护胃肠道黏膜屏障,创伤后 24～48 小时内早期肠内营养可减少创伤后感染发生率。期间同样要注意抗酸药物的应用,维持胃内 pH 在 4～5 之间,不宜过碱,防止细菌过度生长。

(二)影响预后的因素

高龄、原先存在慢性疾病、营养不良、感染、休克、脏器衰竭数目多、病程长者预后差。

(解立新)

第六十四章　高通气综合征

一、定义

高通气综合征是由于肺过度通气,超过生理代谢所需而引起的一组综合征。其特征是临床症状可以用过度通气激发试验诱发出来。

高通气综合征的概念包含以下三个含意:第一,有躯体症状及精神症状;第二,有导致过度通气的呼吸调节异常;第三,躯体症状与呼吸调节异常之间存在因果联系,即躯体症状是由呼吸调节异常引起的。

二、病因学

病因不明,呼吸中枢调节异常在其发病机制中起重要作用。

三、临床表现

1. 症状　常见症状见表 2-64-1。

表 2-64-1　高通气综合征的常见症状

器官或系统	症状
呼吸	呼吸深或快、胸闷憋气、胸痛、呼吸困难、叹气样呼吸、喉头异物感
心血管	心悸、心动过速、胸痛等
精神	焦虑、抑郁、疑病、濒死感、现实解体、人格解体
神经	头昏、头晕、晕倒、肢体抽搐或抖动、肢体感觉异常
其他	失眠、注意力下降、疲乏无力

2. 体征 体征多不明显,可有呼吸频率加快及心动过速等。

四、诊断

根据典型症状、过度通气激发试验部分或完全诱发出主要症状,并且排除其他器质性疾病,做出临床诊断。

诊断标准:①有典型症状,Nihmegen 症状学问卷总积分达到或超过 23;②过度通气激发试验阳性;③发病前有精神创伤事件或心理压力过大等心因性诱发。符合以上条件,诊断为典型过度通气综合征。符合第三条,仅部分地满足前两条,为可疑过度通气综合征。若三个条件均不符合,可除外该综合征。

五、鉴别诊断

1. 呼吸系统疾病 支气管哮喘、肺栓塞、上气道阻塞等。
2. 心血管疾病 心律失常、冠心病、心绞痛等。
3. 神经、精神系统疾病 癫痫、脑血管病、精神障碍等。
4. 内分泌系统疾病 甲状腺功能亢进或减低、嗜铬细胞瘤、低血糖等。

六、治疗

1. 认知行为训练。
2. 腹式呼吸训练。
3. 药物治疗 β_2 受体阻滞剂(如倍他乐克 12.5～25mg bid)、苯二氮䓬类(如艾司唑仑 1mg qn)、选择性 5-羟色胺再摄取抑制剂(如氟西汀 20～40mg/d,qd)等。

(迟春花)

第六十五章 尘 肺

一、定义

尘肺是由于长期吸入生产性粉尘而引起的以肺组织弥漫性纤维化为主的全身性疾病,是最常见的一类职业病。我国已将十二种尘肺如:矽、煤、石墨、炭黑、石棉、滑石、水泥、云母、陶工、铝、电焊工、铸工尘肺列为职业病范畴。以下仅对本地区较常见的尘肺简单介绍。

1. 矽肺是由于长期吸入游离 SiO_2 所致。当粉尘中的游离 SiO_2 含量低于 30%,接触工龄在 20~45 年发病。没有临床症状和肺功能损害的病人寿命并不受影响。当粉尘中的游离 SiO_2 含量在 40%~80% 之间可发生快进型矽肺,病变进展快,肺功能损害常较严重。

2. 煤工尘肺是最常见的类型,病变的性质决定于接触粉尘的种类,我国把煤肺与煤矽肺统称煤工尘肺。

3. 石棉肺是由于长期吸入石棉粉尘引起的,较矽肺进展缓慢。肺癌发病率较一般人高 2~10 倍。

二、病因和发病机制

1. 尘肺发病机制 尘肺的发生发展是受多因素影响的复杂的病理变化过程,其中,肺泡巨噬细胞起着关键作用。目前发病机理仍不清楚。

2. 尘肺的病理 30%~50% 的粉尘可以被鼻腔阻留,进入末梢气道和肺内的粉尘,还可以通过支气管、肺泡、间质及淋巴管进行清除。但当吸入粉尘的量超过人体自净能力或清除机制发生障碍时,粉尘则在肺内蓄积并引起肺组织发生一系列的反应。最常见的病理改变有肺泡炎、灶状、结节性改变及大块纤维化,可伴有胸内淋巴结结构的改变或消失。

三、临床表现

法定的尘肺病有 12 种,基本的临床表现是一样的,但以矽肺、煤工尘肺和石棉肺的临床表现比较明显。

(一)症状

呼吸困难、咳嗽、咳痰及胸痛是尘肺病人主要的临床表现。

1. 呼吸困难 是尘肺病最早发生、最常见的症状。表现为运动耐力下降,活动后气短,随着肺纤维化程度的加重及合并症的发生呼吸困难逐渐加重。

2. 咳嗽 尘肺病人早期咳嗽多不明显,随着病程的进展逐渐加重。

3. 咳痰 为尘肺病人常见的症状,多因呼吸系统清除粉尘所致,一般痰量不多,多为黏液痰。当大块纤维化缺血、坏死时可产生黑痰。合并肺内感染时,痰量明显增多。

4. 胸痛 是尘肺病人最常见的症状,以矽肺和石棉肺病人更常见,几乎每个病人均有不同程度的胸痛。部位局限且多变,多为隐痛,不剧。原因可能与胸膜的纤维化、胸膜增厚、脏层胸膜下的肺大泡的牵拉等有关。

5. 咯血 尘肺病人罕有大咯血。当上呼吸道长期慢性炎症引起黏膜血管损伤时可引起咳痰中带有少量血丝,当大块纤维化病灶溶解破裂、损伤血管时咯血量往往较多,但一般为自限性。当尘肺合并肺结核时可出现大咯血,出血时间往往较长且不能自行停止。尘肺病人咯血还应注意排除合并肺肿瘤的可能。

6. 其他 除呼吸系统症状外,可有程度不同的全身症状。

(二)体征

1. 早期一般无体征。

2. 合并慢性支气管炎或气道痉挛时呼吸音增粗、可闻及干、湿性啰音。

3. 大块纤维化多发生在两肺上后部位,局部语颤可增强,病变部位叩诊呈浊音甚至实音,听诊呼吸音减弱。

4. 晚期病人或合并 COPD 时可见桶状胸,肋间隙变宽,胸部叩诊呈鼓音,合并肺心病心衰者可见心衰的各种体征。

四、胸部 X 射线表现

高千伏后前位胸片是尘肺的常规检查方法。

1. 矽肺的典型 X 线表现为肺野出现圆形小阴影。随着病变发展小阴影逐渐增大、增多,密集度增高,分布范围也逐渐扩大乃至全肺,部分融合成大块状纤维。

2. 当煤工尘肺并发结核后形成尘肺结核结节,圆形小阴影较快增大形成大阴影,边缘模糊,外缘光滑,周边形成肺气肿,病灶多位于上肺野,纤维收缩后上叶瘢痕型萎缩,肺门上移。

3. 石棉肺的 X 射线改变多以不规则小阴影为主。但以胸膜斑最具有特征性。

五、诊断

我国制订的(GBZ70-2002)诊断标准明确规定了尘肺病的诊断原则,即应根据可靠的生产性粉尘接触史,以 X 射线胸片表现作为主要依据,并排除其他原因引起的类似疾病,一般说诊断并不困难。对生前未确诊尘肺的患者,可根据我国的《尘肺病理诊断标准》[GBZ-25-2002]规定进行病理诊断。

CT 检查在观察大阴影方面优于高千伏片,但到目前为止尚无比较形态学指标及相应的比较基准片。

六、鉴别诊断

许多非职业性原因引起的疾病其胸片表现常与单纯的煤工尘肺相混淆。如结节病、含铁血黄素沉着症等。复杂的煤工尘肺需要与肺结核和肺癌相鉴别。

七、并发症

1. 支气管肺炎 矽肺患者的尘性支气管炎因黏液阻塞,导致脓性支气管炎进而发展成肺炎。

2. 慢性阻塞性肺病 为煤工尘肺的主要并发症,多见于吸烟的工人。

3. **肺结核** 肺结核是煤工尘肺最常见的并发症,尘肺与结核是互相加重的过程。其并发率随尘肺期别增加而上升。

4. **肺心病** 矽肺常见的合并症。

5. **肺癌** 尘肺引起肺癌日益受到人们的重视,迄今为止,发现与石棉肺相关的肺癌,均有 20 年以上的石棉接触史,但愈来愈多学者认为尘肺合并肺癌有逐渐增多的趋势。

八、治疗

到目前为止,尘肺病仍是可防不可治愈的,重点是治疗合并症。患者及时脱离粉尘作业,根据病情综合治疗,积极预防和治疗肺结核等措施,目的是减轻症状、延缓病情进展、提高生活质量、延长寿命。

1. **抗肺纤维化的药物治疗** 目前应用较多的有汉方已甲素可使肺胶原纤维松散、降解,脂类减少,微管结构消失、解痉,前胶原转化受阻,在间隙内出现新的细胞,是我国研发的抗矽肺及抗肿瘤增效药物。抗矽肺 60～100mg,一日 3 次,疗程 3 个月。其他,如克西平主要作用环节有防止粉尘在肺内沉积,增加肺的廓清功能等,但临床较少应用。

2. 合并症的综合治疗。

3. 反复肺部感染、肺结核及呼吸衰竭是尘肺的三大合并症,也是常见的死亡原因。

4. **肺移植** 近年来免疫抑制剂的研究进展为器官移植创造了条件,但由于移植技术存在难度且费用高,供体来源困难等限制了其临床应用。

5. **大容量肺灌洗** 双侧大容量肺灌洗可以排除一定数量的沉积于呼吸道和肺泡中的粉尘,以及由于粉尘刺激所生成的纤维化有关的因子,被认为有病因治疗意义,同时灌洗可使滞留于呼吸道的分泌物排出,对改善病人主观症状较好。

6. 肺康复及心理治疗目前越来越受到重视。

(余春晓)

第三篇　呼吸治疗

第六十六章　抗菌药物

一、抗菌药物治疗性应用的基本原则

1. 诊断为细菌性感染者,方有指征应用抗菌药物。根据患者的症状、体征及实验室检查结果,初步诊断或确诊为细菌性感染者方有指征应用抗菌药物;由真菌、结核分枝杆菌、非结核分枝杆菌、支原体、衣原体、螺旋体、立克次体及部分原虫等病原微生物所致的感染亦有指征应用抗菌药物。缺乏细菌及上述病原微生物感染的证据,以及病毒感染者,均无指征应用抗菌药物。

2. 尽早查明感染病原,根据病原种类及病原菌的药物敏感试验结果选用抗菌药物。

3. 按照药物的抗菌作用特点及其体内药代动力学特点选择合适的抗菌药物。

4. 抗菌药物治疗方案应综合患者病情、病原菌种类及抗菌药物特点制订。包括抗菌药物的选用品种、剂量、给药次数、给药途径、疗程及联合用药等。

二、抗菌药物在特殊病理、生理状况患者中应用的基本原则

(一)肾功能减退患者抗菌药物的应用(参见表3-66-1)

1. 尽量避免使用肾毒性抗菌药物,确有应用指征时,必须调整给药方案。

2. 根据感染的严重程度、病原菌种类及药敏试验结果等选用无肾毒性或肾毒性低的抗菌药物。

3. 根据患者肾功能减退程度以及抗菌药物在人体内排出途径调整给药剂量及方法。

表 3-66-1　肾功能减退感染患者抗菌药物的应用

抗菌药物					肾功能减退时的应用
红霉素、阿奇霉素等大环内酯类 利福平 克林霉素 多西环素	氨苄西林 阿莫西林 哌拉西林 美洛西林 苯唑西林	头孢哌酮 头孢曲松 头孢噻肟 头孢哌酮/舒巴坦	氨苄西林/舒巴坦 阿莫西林/克拉维酸 替卡西林/克拉维酸 哌拉西林/三唑巴坦	氯霉素 两性霉素 B 异烟肼 甲硝唑 伊曲康唑口服液	可应用，按原治疗量或略减量
青霉素 羧苄西林 阿洛西林 头孢唑啉 头孢噻吩	头孢氨苄 头孢拉定 头孢呋辛 头孢西丁 头孢他啶	头孢唑肟 头孢吡肟 氨曲南 亚胺培南 西司他丁 美罗培南	氧氟沙星 左氧氟沙星 加替沙星 环丙沙星	磺胺甲噁唑 甲氧苄啶 氟康唑 吡嗪酰胺	可应用，治疗量需减少
庆大霉素 妥布霉素 奈替米星 阿米卡星 卡那霉素 链霉素	万古霉素 去甲万古霉素 替考拉宁 氟胞嘧啶 伊曲康唑静脉注射剂				避免使用，确有指征应用者调整给药方案*
四环素 土霉素	呋喃妥因 萘啶酸	特比萘芬			不宜选用

(二)肝功能减退患者抗菌药物的应用

肝功能减退时抗菌药物的选用及剂量调整需要考虑肝功能

减退对该类药物体内过程的影响程度以及肝功能减退时该类药物及其代谢物发生毒性反应的可能性。

1. 主要由肝脏清除的药物,肝功能减退时清除明显减少,但并无明显毒性反应发生,肝病时仍可正常应用,必要时减量给药,但治疗过程中需严密监测肝功能。红霉素等大环内酯类(不包括酯化物)、林可霉素、克林霉素属此类。

2. 药物主要经肝脏或有相当量经肝脏清除或代谢,肝功能减退时清除减少,并可导致毒性反应的发生,肝功能减退患者应避免使用此类药物,氯霉素、利福平、红霉素酯化物等属此类。

3. 药物经肝、肾两途径清除,肝功能减退者药物清除减少,血药浓度升高,同时有肾功能减退的患者血药浓度升高尤为明显,但药物本身的毒性不大。严重肝病患者,尤其肝、肾功能同时减退的患者在使用此类药物时需减量应用。经肾、肝两途径排出的青霉素类、头孢菌素类均属此种情况。

4. 药物主要由肾排泄,肝功能减退者不需调整剂量。氨基糖甙类抗生素属此类。

(三)妊娠期和哺乳期患者抗菌药物的应用

1. 妊娠期抗菌药物的应用需考虑药物对母体和胎儿两方面的影响。

表 3-66-2　肝功能减退感染患者抗菌药物的应用

抗菌药物				肝功能减退时的应用
青霉素 头孢唑啉 头孢他啶	庆大霉素 妥布霉素 阿米卡星等 氨基糖苷类	万古霉素 去甲万古霉素 多粘菌素	氧氟沙星 左氧氟沙星 环丙沙星 诺氟沙星	按原治疗量应用
哌拉西林 阿洛西林 美洛西林 羧苄西林	头孢噻吩 头孢噻肟 头孢曲松 头孢哌酮	红霉素 克林霉素	甲硝唑 氟罗沙星 氟胞嘧啶 伊曲康唑	严重肝病时减量慎用

续表

抗菌药物			肝功能减退时的应用
林可霉素	培氟沙星	异烟肼*	肝病时减量慎用
红霉素 酯化物 四环素类 氯霉素 利福平	两性霉素 B 酮康唑 咪康唑 特比萘芬	磺胺药	肝病时 避免应用

(1)对胎儿有致畸或明显毒性作用者,如四环素类、喹诺酮类等,妊娠期避免应用。

(2)对母体和胎儿均有毒性作用者,如氨基糖苷类、万古霉素、去甲万古霉素等,妊娠期避免应用。

(3)药毒性低,对胎儿及母体均无明显影响,也无致畸作用者,妊娠期感染时可选用。青霉素类、头孢菌素类等 β 内酰胺类和磷霉素等均属此种情况。

2. 哺乳期患者抗菌药物的应用 哺乳期患者接受抗菌药物后,药物可自乳汁分泌,通常母乳中药物含量不高,不超过哺乳

表 3-66-3 抗微生物药在妊娠期应用时的危险性分类

FDA 分类	抗微生物药			
A. 在孕妇中研究证实无危险性				
B. 动物中研究无危险性,但人类研究资料不充分,或对动物有毒性,但人类研究无危险	青霉素类 头孢菌素类 青霉素类＋β 内酰胺酶抑制剂 氨曲南 美罗培南 厄他培南	红霉素 阿奇霉素 克林霉素 磷霉素	两性霉素 B 特比萘芬 利福布丁 乙胺丁醇	甲硝唑 呋喃妥因

FDA 分类	抗微生物药			
C. 动物研究显示毒性,人体研究资料不充分,但用药时可能患者的受益大于危险性	亚胺培南/西司他丁 氯霉素 克拉霉素 万古霉素	氟康唑 伊曲康唑 酮康唑 氟胞嘧啶	磺胺药/ 甲氧苄啶 氟喹诺酮类 利奈唑胺	乙胺嘧啶 利福平 异烟肼 吡嗪酰胺
D. 已证实对人类有危险性,但仍可能受益多	氨基糖苷类		四环素类	
X. 对人类致畸,危险性大于受益	奎宁		乙硫异烟胺 利巴韦林	

注:①妊娠期感染时用药可参考表中分类,以及用药后患者的受益程度及可能的风险,充分权衡后决定。A 类:妊娠期患者可安全使用;B 类:有明确指征时慎用;C 类:在确有应用指征时,充分权衡利弊决定是否选用;D 类:避免应用,但在确有应用指征、且患者受益大于可能的风险时严密观察下慎用;X 类:禁用。②妊娠期患者接受氨基糖苷类、万古霉素、去甲万古霉素、氯霉素、磺胺药、氟胞嘧啶时必须进行血药浓度监测,据以调整给药方案。

期患者每日用药量的 1%;少数药物乳汁中分泌量较高,如氟喹诺酮类、四环素类、大环内酯类、氯霉素、磺胺甲噁唑、甲氧苄啶、甲硝唑等。然而无论乳汁中药物浓度如何,均存在对乳儿潜在的影响,并可能出现不良反应。因此治疗哺乳期患者时应避免选用氨基糖苷类、氟喹诺酮类、四环素类、氯霉素、磺胺药等。哺乳期患者应用任何抗菌药物时,均宜暂停哺乳。

三、呼吸道感染常用抗菌药物

1. 青霉素类抗生素 本类药物可分为:①主要作用于革兰氏阳性细菌的药物:青霉素、青霉素 V(苯氧甲基青霉素)。②耐青霉素酶青霉素：苯唑西林、氯唑西林等。③广谱青霉素：氨苄西林、阿莫西林、哌拉西林、阿洛西林、美洛西林等。

青霉素适用于溶血性链球菌、肺炎链球菌、对青霉素敏感（不产青霉素酶）金葡菌等革兰阳性球菌所致的感染，对脆弱拟杆菌以外的多数厌氧菌有效。青霉素 V 对酸稳定，可口服。抗菌作用较青霉素为差，适用于敏感革兰阳性球菌引起的轻症感染。

耐青霉素酶青霉素类抗菌谱与青霉素相仿，但抗菌作用较差，对青霉素酶稳定。主要适用于产青霉素酶的葡萄球菌（甲氧西林耐药者除外）感染。

广谱青霉素类中氨苄西林与阿莫西林的抗菌谱较青霉素为广，对部分革兰阴性杆菌（如流感嗜血杆菌、大肠埃希菌、奇异变形杆菌）亦具抗菌活性。对革兰阳性球菌作用与青霉素相仿。哌拉西林、阿洛西林和美洛西林对革兰阴性杆菌的抗菌谱较氨苄西林为广，抗菌作用也增强。除对部分肠杆菌科细菌外，对铜绿假单胞菌亦有良好抗菌作用。

注意事项：无论采用何种给药途径，用青霉素类药物前必须详细询问患者有无青霉素类过敏史，并须先做皮肤试验。全身应用大剂量青霉素可引起腱反射增强、肌肉痉挛、抽搐、昏迷等中枢神经系统反应（青霉素脑病），此反应易出现于老年和肾功能减退患者。

2. 头孢菌素类抗生素　头孢菌素类根据其抗菌谱、抗菌活性、对 β 内酰胺酶的稳定性以及肾毒性的不同，目前分为四代。

第一代头孢菌素主要作用于需氧革兰阳性球菌，仅对少数革兰阴性杆菌有一定抗菌活性；常用的注射剂有头孢唑林，口服制剂有头孢拉定、头孢氨苄和头孢羟氨苄等。第二代头孢菌素对革兰阳性球菌的活性与第一代相仿或略差，对部分革兰阴性杆菌亦具有抗菌活性；注射剂有头孢呋辛、头孢替安等，口服制剂有头孢克洛、头孢呋辛酯和头孢丙烯等。第三代头孢菌素对肠杆菌科细菌等革兰阴性杆菌具有强大抗菌作用，头孢他啶和头孢哌酮除肠杆菌科细菌外对铜绿假单胞菌亦具高度抗菌活性；注射品种有头孢噻肟、头孢曲松、头孢他啶、头孢哌酮等，口服品种有头孢克肟和头孢泊肟酯等,口服品种对铜绿假单胞菌均无作用。第四代头孢菌素常用者为头孢吡肟,它对肠杆菌科细菌作用与第三代头孢菌素大致相仿,其中对阴沟肠杆菌、产气肠杆菌、柠檬酸菌属等的部分菌株作用优于第三代头孢菌素,对铜绿假单胞菌的作用与头孢他啶相仿,对金葡菌等的作用较第三代头孢菌素略强。

所有头孢菌素类对甲氧西林耐药葡萄球菌和肠球菌属抗菌作用均差,故不宜选用于治疗上述细菌所致感染。

注意事项:①本类药物多数主要经肾脏排泄,中度以上肾功能不全患者应根据肾功能适当调整剂量。中度以上肝功能减退时,头孢哌酮、头孢曲松可能需要调整剂量。②氨基糖苷类和第一代头孢菌素注射剂合用可能加重前者的肾毒性,应注意监测肾功能。③头孢哌酮可导致低凝血酶原血症或出血,合用维生素 K 可预防出血。

3. 碳青霉烯类抗生素 目前在国内应用的碳青霉烯类抗生素有亚胺培南/西司他丁、美罗培南、帕尼培南/倍他米隆和厄他培南。亚胺培南/西司他丁、美罗培南和帕尼培南/倍他米隆对各种革兰阳性球菌、革兰阴性杆菌(包括铜绿假单胞菌)和多数厌氧菌具强大抗菌活性,对多数 β 内酰胺酶高度稳定,但对甲氧西林耐药葡萄球菌和嗜麦芽窄食单胞菌等抗菌作用差。厄他培南的抗菌谱较亚胺培南/西司他丁等的抗菌谱窄,对铜绿假单胞菌、嗜麦芽窄食单胞菌、不动杆菌等非发酵菌无效。

亚胺培南/西司他丁可能引起癫痫、肌阵挛、意识障碍等严重中枢神经系统不良反应,故不适用于治疗中枢神经系统感染。

注意事项:①本类药物所致的严重中枢神经系统反应多发生在原有癫痫史等中枢神经系统疾患者及肾功能减退患者未减量用药者,因此原有癫痫等中枢神经系统疾病患者避免应用本类药物。②中枢神经系统感染的患者有指征应用美罗培南或帕尼培南时,仍需严密观察抽搐等严重不良反应。③肾功能不全者及老年患者应用本类药物时应根据肾功能减退程度减量用药。

4. β 内酰胺类/β 内酰胺酶抑制剂 目前临床应用者有阿莫

西林/克拉维酸、替卡西林/克拉维酸、氨苄西林/舒巴坦、头孢哌酮/舒巴坦和哌拉西林/三唑巴坦。

本类药物适用于因产β内酰胺酶而对β内酰胺类药物耐药的细菌感染,但不推荐用于对复方制剂中抗生素敏感的细菌感染和非产β内酰胺酶的耐药菌感染。中度以上肾功能不全患者使用本类药物时应根据肾功能减退程度调整剂量。由于舒巴坦本身对不动杆菌有较好的抗菌活性,可以单药应用于多重耐药不动杆菌的治疗,但应用剂量较大,多数文献推荐日剂量6g。

5. 氨基糖苷类抗生素 临床常用的氨基糖苷类抗生素主要有:①对肠杆菌科细菌有良好抗菌作用,但对铜绿假单胞菌无作用者,如链霉素、卡那霉素。链霉素对结核分枝杆菌有强大作用,目前主要用于结核的治疗。②对肠杆菌科细菌和铜绿假单胞菌等革兰阴性杆菌具强大抗菌活性,对葡萄球菌属亦有良好作用者,如庆大霉素、妥布霉素、奈替米星、阿米卡星、异帕米星、依替米星。所有氨基糖苷类药物对肺炎链球菌、溶血性链球菌的抗菌作用均差。用于中、重度肠杆菌科细菌等革兰阴性杆菌感染。治疗中、重度铜绿假单胞菌感染时,常需与具有抗铜绿假单胞菌作用的β内酰胺类或其他抗生素联合应用。

注意事项:①氨基糖苷类均具肾毒性、耳毒性(耳蜗、前庭)和神经肌肉阻滞作用。②氨基糖苷类抗生素对社区获得上、下呼吸道感染的主要病原菌肺炎链球菌、溶血性链球菌抗菌作用差,因此对门急诊中常见的上、下呼吸道细菌性感染不宜选用本类药物治疗。③肾功能减退患者应用本类药物时,需根据其肾功能减退程度减量给药,并应进行血药浓度监测调整给药方案,实现个体化给药。

6. 四环素类抗生素 四环素类抗生素主要包括四环素、多西环素(强力霉素)和米诺环素(二甲胺四环素)。四环素类可用于立克次体病(括流行性斑疹伤寒、地方性斑疹伤寒、洛矶山热、恙虫病、柯氏立克次体肺炎和Q热)、支原体感染、衣原体属感染及回归热螺旋体所致的回归热。

注意事项:①四环素类可加重氮质血症,已有肾功能损害者应避免用四环素,但多西环素及米诺环素仍可谨慎应用。②四环素类可致肝损害,原有肝病者不宜应用。

7. 甘氨环素类抗生素　替加环素(tigecycline)是 9-叔丁基甘氨酰胺米诺环素衍生物,为第一个甘氨环素类抗菌药物,于1995 年 6 月在美国上市。虽然其结构类似米诺环素,但是分子结构改变后不仅其抗菌活性大大提高,而且与其他四环素类药物比较,细菌对之不易产生耐药性。替加环素对铜绿假单胞菌和变形杆菌属以外的多数革兰阳性菌和阴性菌均具有较好的抗菌作用,对耐万古霉素肠球菌、耐甲氧西林金黄色葡萄球菌、耐青霉素肺炎链球菌和多重耐药的鲍曼不动杆菌等其他多药耐药菌也具有良好活性。剂量首剂 100mg,以后 50mg,1 次/12h。主要不良反应为恶心和呕吐。

8. 大环内酯类抗生素　大环内酯类抗生素是一类具有14～16 元大环内酯环状化学结构的抗生素。14 元大环内酯包括:红霉素、罗红霉素、克拉霉素;15 元大环内酯类:阿奇霉素;16元环大环内酯类:乙酰螺旋霉素、麦迪霉素、吉他霉素、交沙霉素、罗他霉素。

红霉素作为青霉素过敏患者的替代药物,用于以下感染:①β溶血性链球菌、肺炎链球菌中的敏感菌株所致的呼吸道感染;②军团菌病;③衣原体属、支原体属等所致的呼吸道感染。新大环内酯类阿奇霉素、克拉霉素、罗红霉素等对流感嗜血杆菌、肺炎支原体或肺炎衣原体等的抗菌活性增强、口服生物利用度提高、不良反应亦较少。

注意事项:①红霉素及克拉霉素禁止与特非那丁合用,以免引起心脏不良反应。②肝功能损害患者如有指征应用时,需适当减量并定期复查肝功能。③肝病患者和妊娠期患者不宜应用红霉素酯化物。

9. 林可霉素和克林霉素　林可霉素类包括林可霉素及克林霉素,克林霉素的体外抗菌活性优于林可霉素。主要用于厌氧菌、肺炎链球菌、其他链球菌属(肠球菌属除外)及敏感金葡菌所致的呼吸道感染。

注意事项:①使用本类药物时,应注意假膜性肠炎的发生。②本类药物有神经肌肉阻滞作用,应避免与其他神经肌肉阻滞剂合用。③有前列腺增生的老年男性患者使用剂量较大时，偶可出现尿潴留。

10. 利福霉素类抗生素　利福霉素类目前在临床应用的有利福平、利福喷汀及利福布汀。主要用于结核病及其他分枝杆菌感染。利福布汀可用于免疫缺陷患者鸟分枝杆菌复合群感染的预防与治疗。在个别情况下对甲氧西林耐药葡萄球菌如甲氧西林耐药金葡菌、甲氧西林耐药表皮葡萄球菌所致的严重感染，可以考虑采用万古霉素联合利福平治疗。

注意事项：①禁用于对本类药物过敏的患者和曾出现血小板减少性紫癜的患者。②肝功能不全、胆管梗阻、慢性酒精中毒患者应用利福平时应适当减量。

11. 万古霉素和去甲万古霉素　万古霉素和去甲万古霉素属糖肽类抗生素。去甲万古霉素的化学结构与万古霉素相近，抗菌谱和抗菌作用与万古霉素相仿。

万古霉素及去甲万古霉素适用于耐药革兰阳性菌所致的严重感染，特别是甲氧西林耐药金葡菌（MRSA）或甲氧西林耐药凝固酶阴性葡萄球菌（MRCNS）、肠球菌属及耐青霉素肺炎链球菌所致感染；也可用于对青霉素类过敏患者的严重革兰阳性菌感染。粒细胞缺乏症高度怀疑革兰阳性菌感染的患者。去甲万古霉素或万古霉素口服，可用于经甲硝唑治疗无效的艰难梭菌所致假膜性肠炎患者。

注意事项：①本类药物具一定肾、耳毒性，用药期间应定期复查尿常规与肾功能，监测血药浓度，注意听力改变。②有用药指征的肾功能不全、老年人或原有肾、耳疾病患者应根据肾功能减退程度调整剂量，同时监测血药浓度，疗程一般不超过14天。③避免将本类药物与各种肾毒性药物合用。

12. 噁唑酮类　利奈唑胺是目前唯一的一个噁唑酮类抗菌药物。在呼吸科主要用于治疗由特定微生物敏感株引起的下列感染：耐万古霉素的屎肠球菌引起的呼吸道感染，包括并发的菌血症。金黄色葡萄球菌（甲氧西林敏感或耐甲氧西林的菌株）或肺炎链球菌（包括多药耐药的菌株）引起的院内获得性肺炎和社区获得性肺炎。如果已证实或怀疑存在革兰阴性致病菌感染，临床上可能需要联合用药。

成人常用剂量每 12h 600mg，静脉注射或口服。常见不良反应包括腹泻、头痛、恶心和血小板减少的。

13. 甲硝唑和替硝唑　本类药物对厌氧菌、滴虫、阿米巴和蓝氏贾第鞭毛虫具强大抗微生物活性。可用于各种需氧菌与厌氧菌的混合感染，如肺脓肿等，但通常需与抗需氧菌抗菌药物联合应用。口服可用于艰难梭菌所致的假膜性肠炎。

本类药物可能引起粒细胞减少及周围神经炎等，神经系统基础疾患及血液病患者慎用。肝功能减退可使本类药物在肝脏代谢减慢而导致药物在体内蓄积，因此肝病患者应减量应用。

14. 喹诺酮类抗菌药　临床上常用者为氟喹诺酮类，有诺氟沙星、氧氟沙星、环丙沙星、左氧氟沙星、帕珠沙星、吉米沙星、加替沙星和莫西沙星等。环丙沙星、氧氟沙星、左氧氟沙星等主要适用于肺炎克雷伯菌、肠杆菌属、假单胞菌属等革兰阴性杆菌所致的下呼吸道感染。左氧氟沙星、吉米沙星、加替沙星、莫西沙星等可用于肺炎链球菌和溶血性链球菌所致的急性咽炎和扁桃体炎、中耳炎等，及肺炎链球菌、支原体、衣原体等所致社区获得性肺炎，此外亦可用于革兰阴性杆菌及甲氧西林敏感葡萄球菌属所致下呼吸道感染。左氧氟沙星和莫西沙星可与其他药物联合应用，作为治疗耐药结核分枝杆菌和其他分枝杆菌感染的用药。

注意事项：①18 岁以下未成年患者避免使用本类药物。②本类药物偶可引起抽搐、癫痫、神志改变、视力损害等严重中枢神经系统不良反应，在肾功能减退或有中枢神经系统基础疾病的患者中易发生，因此本类药物不宜用于有癫痫或其他中枢神经系统基础疾病的患者。③本类药物可能引起皮肤光敏反应、关节病变、肌腱断裂等，并偶可引起心电图 QT 间期延长等。④加替沙星因可引起高血糖或低血糖在国外已退市，目前在国内尚在应用，不建议应用于糖尿病患者。

15. 磺胺类药　根据药代动力学特点和临床用途，本类药物可分为：①口服易吸收可全身应用者，如磺胺甲噁唑、磺胺嘧啶、复方磺胺甲噁唑（磺胺甲噁唑与甲氧苄啶 SMZ-TMP）、复方磺胺嘧啶(磺胺嘧啶与甲氧苄啶 SD-TMP)等;②口服不易吸收者如柳氮磺吡啶(SASP);③局部应用者,如磺胺嘧啶银、磺胺醋酰钠等。呼吸科常用的药物有 SMZ-TMP,目前主要用于卡氏肺孢子菌肺炎以及星形奴卡菌病。

本类药物引起的过敏反应多见,还可致粒细胞减少、血小板减少及再生障碍性贫血,用药期间应定期检查周围血象变化。本类药物可致肝脏和肾损害,用药期间需定期测定肝肾功能。肾功能减退、失水、休克及老年患者应用本类药物易加重或出现肾损害,应避免使用。妊娠期、哺乳期患者应避免用本类药物。用药期间应多饮水,保持充分尿量,以防结晶尿的发生;必要时可服用碱化尿液的药物。

16. 抗结核分枝杆菌和非结核分枝杆菌药　本类药物主要包括异烟肼、利福平、乙胺丁醇、吡嗪酰胺、对氨水杨酸、氟喹诺酮药物以及异烟肼-利福平-吡嗪酰胺(卫非特)和异烟肼-利福平(卫非宁)两个复方制剂。

(1)异烟肼:异烟肼对各型结核分枝杆菌都有高度选择性抗菌作用,是目前常用抗结核病药物中具有最强杀菌作用的合成抗菌药物。对部分非结核分枝杆菌病有一定的治疗效果,对其他细菌无作用。

本药与吡嗪酰胺、利福平等其他抗结核病药物合用时,可增加本药的肝毒性。可引起周围神经炎,服药期间患者出现轻度手脚发麻、头晕者可服用维生素 B_1 或 B_6,严重者应立即停药。

(2)利福平:利福平对结核分枝杆菌和部分非结核分枝杆菌均具抗菌作用。利福平适用于各种类型结核病和非结核分枝杆菌感染的治疗,但单独用药可迅速产生耐药性,必须与其他抗结核病药联合应用。

(3)乙胺丁醇:与其他抗结核病药联合治疗结核分枝杆菌所致的各型肺结核和肺外结核,亦可用于非结核分枝杆菌病的治疗。

球后视神经炎为本药的主要不良反应,尤其在疗程长、每日剂量超过 15mg/kg 的患者中发生率较高。一旦出现视力障碍或下降,应立即停药。用药期间应定期监测血清尿酸,痛风患者慎用。

(4)吡嗪酰胺:吡嗪酰胺对异烟肼耐药菌株仍有作用,与其他抗结核病药联合用于各种类型的肺结核和肺外结核。本药通常在强化期应用(一般为2个月),是短程化疗的联合用药之一。

肝功能减退患者不宜应用,原有肝脏病、显著营养不良和痛风的患者慎用。服药期间应避免曝晒日光,因可引起光敏反应或日光皮炎。糖尿病患者服用本药后血糖较难控制,应注意监测血糖,及时调整降糖药的用量。

(5)对氨水杨酸:对氨水杨酸为二线抗结核病药物,需与其他抗结核病药联合应用。静脉滴注可用于治疗结核性脑膜炎或急性播散性结核病。

本药禁用于正在咯血的患者。消化道溃疡、肝、肾功能不全者慎用,大剂量使用本药(12g)静脉滴注2~4h可能引发血栓性静脉炎,应予注意。用药期间应定期做肝、肾功能测定。

(6)氟喹诺酮药物:氟喹诺酮药物中左氧氟沙星和莫西沙星可与其他药物联合应用,作为治疗结核分枝杆菌和其他分枝杆菌感染的用药。莫西沙星在体外显示出很强的对结核分枝杆菌的抗菌活性。莫西沙星替代乙胺丁醇作为初始治疗药物,可明显提高结核患者的8周时痰菌转阴率。莫西沙星替代异烟肼作为加强治疗药物,可使痰菌8周时的转阴率有轻度提高,但无统计学意义。

17. 抗真菌药

(1)两性霉素B及其含脂复合制剂:两性霉素B适用于下列真菌所致侵袭性真菌感染的治疗:隐球菌病、北美芽生菌病、播散性念珠菌病、球孢子菌病、组织胞浆菌病,由毛霉属、根霉属、犁头霉属、内孢霉属和蛙粪霉属等所致的毛霉病,由申克孢子丝菌引起的孢子丝菌病,曲霉所致的曲霉病、暗色真菌病等。对土曲霉和放线菌属无效。

注意事项:①两性霉素B所致肾功能损害常见,少数患者可发生肝毒性、低钾血症、血液系统毒性,因此用药期间应定期测定肾、肝功能、血电解质、周围血象、心电图等。②本类药物需缓慢避光静脉滴注,常规制剂每次静脉滴注时间为4~6h或更长;

含脂制剂通常为 2~4h。给药前可给予解热镇痛药或抗组胺药或小剂量地塞米松静脉推注，以减少发热、寒战、头痛等全身反应。③如果治疗中断 7 天以上，需重新自小剂量（0.25mg/kg）开始用药，逐渐递增剂量。

（2）氟胞嘧啶：适用于敏感新型隐球菌、念珠菌属所致全身性感染的治疗。本药单独应用时易引起真菌耐药，通常与与其他抗真菌药联合应用。

本药禁用于严重肾功能不全及对本药过敏的患者。骨髓抑制、血液系统疾病或同时接受骨髓抑制药物，肝、肾功能损害的患者应慎用本药。

（3）三唑类抗真菌药：三唑类中常用的药物有氟康唑、伊曲康唑、伏立康唑和泊沙康唑，主要用于治疗深部真菌病。

氟康唑适用于以下疾病的治疗：①念珠菌病：用于治疗口咽部和食道念珠菌感染；播散性念珠菌病，包括血流感染、腹膜炎、肺炎、尿路感染等；念珠菌阴道炎；②隐球菌病：用于脑膜以外的隐球菌病；隐球菌脑膜炎患者经两性霉素 B 联合氟胞嘧啶治疗病情好转后可选用本药作为维持治疗药物；③球孢子菌病；④芽生菌病、组织胞浆菌病。

伊曲康唑注射剂适用于治疗芽生菌病、组织胞浆菌病，以及不能耐受两性霉素 B 或经两性霉素 B 治疗无效的曲霉病。口服液适用于治疗芽生菌病、组织胞浆菌病以及不能耐受两性霉素 B 或两性霉素 B 治疗无效的曲霉病。本药口服液适用于粒细胞缺乏怀疑真菌感染患者的经验治疗和口咽部、食道念珠菌感染。伊曲康唑注射及口服后，尿液及脑脊液中均无原形药，故本药不宜用于尿路感染和中枢神经系统感染的治疗。

伏立康唑：适用于念珠菌属（包括光滑念珠菌及克柔念珠菌）、新型隐球菌、曲霉属、镰刀霉属和荚膜组织胞浆菌等致病真菌，对接合菌（如毛霉等）无活性。口服生物利用度可达 90%，约 80% 由肝脏代谢，仅有 1% 以原型从尿中排泄；广泛分布于人体各组织和体液，可透过血脑屏障。临床可用于治疗念珠菌病（包括氟康唑耐药念珠菌引起的感染）、侵袭性曲霉病、镰刀霉引起的感染。

泊沙康唑:对念珠菌、新型隐球菌、曲霉、毛孢子菌、结合菌、组织胞浆菌、镰刀霉等具有较好的抗真菌活性,但对光滑念珠菌、克柔念珠菌疗效较差。能够较好地透过血脑屏障。临床主要用于治疗曲霉、镰刀霉和接合菌等引起的难治性、对其他药物不能耐受或对其他药物耐药的真菌感染。

注意事项:本类药物可致肝毒性,因此在治疗过程中应严密观察临床征象及监测肝功能。本类药物禁止与西沙必利、阿司咪唑、特非那定和三唑仑合用,因可导致严重心律紊乱。伊曲康唑和伏立康唑注射剂中的赋形剂主要经肾排泄,因此肾功能减退患者应用时应注意。

(4)棘白菌素类:卡泊芬净(Caspofungin):对念珠菌属和曲霉有效,但对新型隐球菌、镰刀霉和毛霉等无活性;不能透过血脑屏障;临床主要应用于侵袭性念珠菌病、念珠菌血症及侵袭性曲霉感染。对那些传统药物治疗无效或不能耐受的侵袭性曲霉病患者,卡泊芬净是一种较为安全的替代药物。

米卡芬净(Micafungin):对白念珠菌(包括耐氟康唑菌株)和大多数非白念珠菌和曲霉(包括耐两性霉素 B 的土曲霉)敏感。对新型隐球菌无活性;在肺、肝、脾、肾等脏器浓度高,但很少进入脑脊液;临床可用于念珠菌及曲霉所致呼吸道、胃肠道和血液感染的治疗与预防。米卡芬净治疗念珠菌病一般用量为 50mg,1 次/d,静脉滴注;治疗曲霉病一般用量为 50~150mg,1 次/d,静脉滴注;重症和难治性念珠菌病或曲霉病患者,均可根据病情谨慎地增加至 300mg/d。

安尼芬净(Anidulafungin):体外抗真菌谱与卡泊芬净、米卡芬净相似,对几乎所有念珠菌(包括耐氟康唑菌株)均具有强大的杀菌活性,对曲霉则表现为抑菌活性,相比较而言,安尼芬净对烟曲霉、土曲霉以及黑曲霉的抑菌活性更强,而对黄曲霉的抑菌活性则较弱,对新型隐球菌以及毛霉、根霉和犁头霉等接合菌无活性;在肝、肾功能不全者体内无蓄积,不需要调整剂量;临床应用:已批准的适应证为念珠菌血症、腹腔念珠菌脓肿、念珠菌腹膜炎以及食道念珠菌。对于念珠菌血症、腹腔念珠菌脓肿或念珠菌腹膜炎,推荐剂量为首剂 200mg 静脉滴注,然后以

100mg/d 静脉滴注维持,疗程应持续至末次阳性血培养后 14d。对于食道念珠菌,推荐剂量为首剂 100mg 静脉滴注,然后以 50mg/d 静脉滴注维持,疗程取决于临床反应,通常需要达到或超过 14d,或持续至症状消失后 7d。

(崔俊昌)

第六十七章 哮喘治疗药物

哮喘治疗药物可分为控制药物和缓解药物。控制药物:具有抑制气道炎症作用,患者需要长期每天使用,包括吸入性糖皮质激素、全身糖皮质激素、白三烯调节剂、长效 β_2-受体激动剂、缓释茶碱、抗 IgE 抗体等。缓解药物:通过快速解除支气管痉挛从而缓解哮喘症状,患者按需使用。

一、糖皮质激素

糖皮质激素(简称激素)是最有效的控制气道炎症的药物。给药途径包括吸入、口服、肌内注射、静脉等,首选吸入途径。

1. 吸入性糖皮质激素 目前吸入性糖皮质激素(ICS)是最有效的抑制哮喘患者气道炎症的药物。国内使用的 ICS 包括丙酸氟替卡松(FP)、布地奈德(BUD)等。表 3-67-1 是 GINA 推荐的 ICS 在临床使用时,这几种 ICS 大致的剂量换算关系。

表 3-67-1 ICS 临床应用的剂量换算

ICS	小剂量(μg)	中等剂量(μg)	大剂量(μg)
丙酸氟替卡松	100~250	250~500	>500~1000
布地奈德	200~400	400~800	>800~1600

多数成人哮喘患者使用小剂量、中等剂量 ICS 即可获得较好的哮喘控制。若单用 ICS 仍然控制很差,或者初治时病情评估为哮喘未控制,需与其他药物(如长效 β_2 受体激动剂、白三烯调节剂、缓释茶碱等,首选长效 β_2 受体激动剂)联合治疗,成人患者也可考虑增加 ICS 剂量,但联合治疗效果更佳。

2. 口服给药 适用于中度及中度以上哮喘发作、慢性持续哮喘使用大剂量 ICS 治疗无效的患者,以及作为哮喘或 COPD

加重,静脉应用激素治疗后的续贯治疗。对于激素依赖性哮喘,激素的维持剂量应选择最低维持剂量。长期使用注意预防全身副作用。哮喘急性加重推荐剂量:泼尼松(龙)30～50mg/d,5～10天。COPD加重推荐剂量:泼尼松(龙)30～40mg/d,7～10天。

3. 静脉给药　严重急性哮喘发作时,应静脉及时给予琥珀酸氢化可的松(400～1000mg/d)或甲泼尼龙(80～160mg/d)。多数患者可在短期内(3～5天)内停药,有激素依赖倾向者需延长给药时间,症状控制后改为口服给药,并逐渐减量。

二、β₂ 受体激动剂

1. 短效 β₂ 受体激动剂(SABA)　常用药物为沙丁胺醇和特布他林等。给药途径包括吸入、口服、静脉、透皮贴剂等。首选吸入给药。常用吸入药物包括沙丁胺醇和特布他林,哮喘急性发作时,可立即吸入沙丁胺醇(每次 $100～200\mu g$)和特布他林(每次 $250～500\mu g$),必要时每 20 分钟重复 1 次,1h 后疗效不满意应立即向医生咨询或去急诊治疗。也可经雾化吸入给药,沙丁胺醇 2.5～10mg/次,特布他林 2.5～10mg/次,每日 2～3 次。

2. 长效 β₂ 受体激动剂(LABA)　此类药物扩张支气管作用可维持 12h 以上。沙美特罗:给药后 30 分钟起效,平喘作用维持 12h 以上,推荐剂量 $50\mu g$,每天吸入 2 次。福莫特罗:给药后 3～5分钟起效,平喘作用维持 8～12h 以上,推荐剂量 4.5～9μg,每天吸入 2 次,也可按需使用。不推荐长期单独使用 LABA,须与 ICS 联合使用(疗效相当于或优于加倍剂量的 ICS)。

三、白三烯调节剂

包括半胱氨酰白三烯受体拮抗剂和 5-脂氧化酶抑制剂,是除 ICS 外惟一可单独应用的哮喘控制药物,可作为轻度哮喘的 ICS 替代治疗药物,以及中重度哮喘的联合治疗用药。目前国内主要应用的白三烯调节剂主要为白三烯受体拮抗剂孟鲁司特钠,推荐剂量 10mg,每日 1 次,口服。

四、茶碱

短效茶碱治疗哮喘发作或恶化还存在争议,疗效不如短效SABA。

缓释茶碱:与 ICS 联合使用,用于治疗中重度哮喘,推荐剂量每天 $6\sim10mg/kg$。但疗效不如 LABA 或白三烯受体拮抗剂与 ICS 的联合治疗方案。

五、抗胆碱能药物

吸入抗胆碱能药物扩张支气管作用比 β_2 受体激动剂弱,起效也慢,但长期应用不易产生耐药性。与 β_2-激动剂联合应用疗效增加。

溴化异丙托品:短效抗胆碱能药物,经 pMDI 吸入的气雾剂常用剂量为 $20\sim40\mu g$,每天 $3\sim4$ 次;经雾化泵吸入的常用剂量为 $500\mu g$,每天 $3\sim4$ 次。妊娠妇女、青光眼及前列腺肥大的患者应慎用。

噻托溴铵:长效抗胆碱能药物,主要用于治疗 COPD,$18\mu g$,每日 1 次。

六、抗 IgE 治疗

抗 IgE 单克隆抗体可用于血清 IgE 水平增高的过敏性哮喘患者,目前主要用于经过 ICS 和 LABA 联合治疗后仍控制不良的哮喘患者。

七、磷酸二酯酶 4 抑制剂

罗氟司特,适用于伴咳嗽、咳痰的重度 COPD 患者。用法:$500\mu g$ qd,口服。

八、变应原特异性免疫治疗

见"变应原特异性免疫治疗"章节。

(迟春花)

第六十八章 镇咳药和祛痰药

第一节 镇咳药

咳嗽是是机体一种防御性反射活动。咳嗽反射通路包括感受器、传入神经、传出神经及咳嗽中枢四个部分,其中任何一个部分受到影响,都可引起咳嗽。咳嗽的病因多种多样,镇咳治疗只能起到缓解症状的作用,根本的治疗是祛除病因。轻度的咳嗽有利于清除气道分泌物,不需镇咳治疗,但严重剧烈的咳嗽影响休息和睡眠,应考虑给予适当的镇咳药物。

按照镇咳药(Antitussives)的作用机制可分为三大类:中枢性镇咳药、外周性镇咳药和双重镇咳药。中枢性镇咳药直接抑制延脑的咳嗽反射中枢,如可待因、喷托维林等,适用于剧烈干咳。外周性镇咳药抑制咳嗽感受器、传入神经、传出神经及效应器,如甘草片、那可丁等。双重镇咳药即可作用于咳嗽反射的中枢,对外周咳嗽反射通路也有一定的抑制作用,如苯丙哌林。

一、中枢性镇咳药

(一)可待因(Codeine)

1. 作用 较强的中枢镇咳作用,抑制支气管腺体的分泌;兼有镇痛作用。口服 30~45min 起效,皮下注射 10~30min 起效。

2. 临床应用 剧烈的干咳,伴有胸痛的剧烈咳嗽。口服或皮下注射每次 15~30mg,30~90mg/d。极量每次 100mg,250mg/d。儿童每次 0.2~0.5mg/kg,3/d。

3. 注意事项 不宜用于痰多黏稠的患者。支气管哮喘、不明原因腹痛、腹泻、前列腺肥大及新生儿、婴儿慎用;长期应用可引起依赖性。

4. 不良反应 心理异常或幻想；呼吸微弱、缓慢或不规则；心率或快或慢、异常。惊厥、耳鸣、震颤或不能自控的肌肉运动，荨麻疹、瘙痒、皮疹等过敏反应；精神抑郁和肌肉强直。常用量引起依赖性的倾向较其他吗啡类药为弱，典型的症状为：鸡皮疙瘩、食欲减退、腹泻、牙痛、恶心呕吐、流涕、寒战、打喷嚏、打呵欠、睡眠障碍、胃痉挛、多汗、衰弱无力、心率增快、情绪激动或原因不明的发热。

(二)喷托维林(Pentoxyverine)

1. 作用 非成瘾性中枢镇咳药，兼有较强的局麻作用和微弱的阿托品样解痉作用。作用时间 4～6h。

2. 临床应用 上呼吸道炎症引起的干咳。口服 25mg/次，3～4/d；5 岁以上小儿 6.25～12.5mg，2～3/d。

3. 注意事项 青光眼患者禁用。

4. 不良反应 阿托品样副作用。

(三)右美沙芬(Dextromethorphan)

1. 作用 作用强度与可待因相似或稍强，对呼吸中枢物抑制作用，成瘾性小。

2. 临床应用 口服 10～20mg/次，3～4 次/d。

3. 注意事项 痰多者慎用。

4. 不良反应 头晕，恶心，嗳气等。

二、外周性镇咳药

(一)那可丁(Nacrotine)

1. 作用 为异喹啉类生物碱，作用与可待因相当。

2. 临床应用 各种不同原因引起的咳嗽。口服 15～30mg/次，3～4 次/d。

(二)苯佐那酯(Benzonate)

1. 作用 有较强的局麻作用，抑制迷走神经反射。镇咳作用较可待因弱。服药后 10～20 分钟起效，持续 2～8h。

2. 临床应用 急性支气管炎，肺炎，支气管哮喘及肺癌等引起的刺激性干咳。口服 50～100mg/次，3 次/d。

3. 不良反应 嗜睡，恶心，眩晕，皮疹。

（三）甘草片

1. 作用　口服后部分残留在咽部黏膜而抑制咽黏膜对刺激的反应，从而缓解咳嗽。

2. 临床应用　口服 1～2 片/次，3～4 次/d。

3. 不良反应　大量服用可出现水钠潴留。

（四）苯丙哌林（Benproperine）

1. 作用　麻醉性强效镇咳药，作用是可待因 2～4 倍，主要阻断肺-胸膜的牵张感受器产生的迷走神经反射，同时也直接抑制咳嗽中枢。不引起便秘，无成瘾性。

2. 临床应用　急、慢性支气管炎及各种原因引起的刺激性干咳。成人 20～40mg，3/d。

3. 注意事项　孕妇慎用。儿童用药的疗效和安全性尚未确定。

4. 不良反应　偶见口干、胃烧灼感、食欲缺乏、乏力、头晕和药疹。

（五）硫酸苯哌丙胺（Benproperne Phosphate）

1. 作用　可阻断肺-胸膜的牵张感受器，同时直接抑制延髓呼吸中枢。

2. 临床应用　刺激性干咳。口服 1～2 片/次。

3. 不良反应　口干，头晕，药疹。

三、复方镇咳药

（一）奥亭

1. 成分　每 5ml 糖浆含马来酸溴苯那敏 2mg，磷酸可待因 4.5mg，盐酸麻黄素 5mg，愈创木酚甘油醚 100mg。

2. 临床应用　伤风、流行性感冒、上呼吸道感染、咽喉及支气管刺激所引起的咳嗽、咳痰、干咳、敏感性咳嗽；因感冒、过敏性鼻炎引起的流涕、流泪、打喷嚏、鼻塞和咽喉发痒。成人及 12 岁以上儿童 10ml，3/d，睡前 20ml。6～12 岁儿童 5ml，3/d，睡前 10ml。2～5 岁儿童 2.5ml，3/d，睡前 5ml。

3. 注意事项　操作机械或驾驶时需谨慎。严重肝肾功能损害者需调整剂量。2 岁以下儿童不适用。

4. 不良反应　胃肠不适,腹痛,便秘,恶心,呕吐,口干,嗜睡及头晕。

（二）惠菲宁

1. 成分　每 10ml 口服液含氢溴酸右美沙芬 20mg,马来酸氯苯那敏 4mg,盐酸伪麻黄碱 60mg。

2. 临床应用　用于缓解感冒及过敏引起的咳嗽、鼻塞、流鼻涕及打喷嚏等症状。成人 10ml,3/d 口服。

3. 注意事项　日用量不超过 4 次,疗程不超过 7d。心脏病、高血压、甲状腺功能亢进、糖尿病、哮喘、青光眼、肺气肿、前列腺肥大者、孕妇及哺乳妇女按病情需要酌情谨慎使用。驾驶机动车、操作机器以及高空作业工作期间禁用。服药期间禁止饮酒。

4. 不良反应　少数患者可出现嗜睡、头晕、心悸、兴奋、失眠、恶心。

（三）惠菲萱

1. 成分　每片含氢溴酸右美沙芬 15mg,愈创木酚甘油醚 100mg。

2. 临床应用　上呼吸道感染、急性支气管炎等引起的咳嗽、咳痰。成人 2 片,3/d,24h 不超过 8 片。2～6 岁儿童（12～20kg）1/2 片/次,7～12 岁儿童（22～32kg）1 片/次,3/d,24h 不超过 4 次。

3. 注意事项　妊娠开始 3 个月禁用。从事驾驶、高空作业、机械作业者工作期间禁用。痰多,哮喘,肝肾功能不全者慎用。

4. 不良反应　头晕、头痛、嗜睡、易激动、嗳气、食欲缺乏、便秘、恶心、皮疹。

第二节　祛痰药

正常气道内仅有少量分泌物,具有保护黏膜和参与气道清除功能。呼吸道及肺部感染、炎症、细菌产物及自主神经等因素刺激黏液腺和杯状细胞肥大,引起呼吸道黏膜分泌异常,从而形成痰液。痰液可刺激咳嗽感受器,引起咳嗽加重。大量痰液还可能阻塞气道,甚至痰堵窒息。因此,祛痰治疗也是呼吸系统疾病的重要治疗手段之一。

祛痰药是指能使痰液变稀、黏稠度降低、易于咳出,或能加速呼吸道黏膜纤毛运动,促进痰液排出的药物。按作用机制可分为3类:①恶心性或刺激性祛痰药:口服后刺激胃黏膜迷走神经,引起轻微恶心,从而反射性兴奋支配气管、支气管黏膜腺体的迷走神经,促进呼吸道腺体分泌增加,使痰液稀释而易于咳出,同时分泌物覆盖在气道黏膜表面,保护黏膜,减少损伤。恶心性祛痰药通常作用温和,对稠厚黏痰作用不明显。②黏液溶解剂:痰液的黏度主要取决于糖蛋白的含量,黏液溶解剂可分解痰液中糖蛋白的多糖纤维,使其断裂,痰液黏度降低,从而易于咳出。③黏液调节剂:作用于支气管黏液分泌细胞,促进分泌黏稠度低的分泌物,使痰液稀释,易于咳出。

一、恶心性祛痰药

(一)氯化铵

1. 作用　口服后刺激胃黏膜迷走神经,引起恶心、反射性引起呼吸道分泌物增加,使痰液稀释,易于咳出,入血的氯化铵经呼吸道排出时带出水分,使痰液变稀。

2. 临床应用　口服,每次 $0.3 \sim 0.6g$,每日 3 次,小儿 $30 \sim 60mg/(kg \cdot d)$。

3. 不良反应　过量可导致高氯性酸中毒;严重肝、肾功能减退、溃疡及代谢性酸中毒者禁用。

(二)碘化钾

1. 作用　刺激性祛痰药,兼有黏液溶解和黏液清除的作用。能松解黏液,常用于痰少而稠者。

2. 临床应用　口服,每次 $6 \sim 10ml$,每日 3 次,小儿减半。

3. 注意事项　儿童长期服用可导致甲状腺肿大,不宜用于甲状腺疾病患者。

4. 不良反应　味苦,可有胃部不适,痤疮。碘过敏者可出现发热、皮疹、唾液腺肿痛、感冒样症状。

（三）愈创木酚甘油醚

1. 作用　恶心性祛痰作用,口服后刺激胃黏膜迷走神经,引起恶心、反射性引起呼吸道分泌物增加,使痰液稀释。兼有呼吸道消毒、防腐作用。

2. 临床应用　适用于咽喉炎,急慢性支气管炎,肺脓肿和支气管扩张症。口服,每次 5～10ml,每日 3 次。

3. 注意事项　肺出血、急性胃肠炎忌用。

4. 不良反应　胃部不适感、恶心。

（四）棕胺合剂

1. 作用　主要含棕色合剂和氯化胺。

2. 临床应用　口服,10～20ml/次,3～4 次/d。

3. 不良反应　同氯化铵。

二、黏液溶解剂

（一）乙酰半胱氨酸（富露施）

1. 作用　液化黏液及脓性黏液分泌物的作用,并能加速黏膜再生。对胃肠道无明显刺激。

2. 临床应用　以黏稠分泌物过多为特征的呼吸道感染:急慢性支气管炎,肺气肿,支气管扩张,肺间质疾病。将颗粒剂或泡腾片放入≤40℃少量温开水中,溶解后饮用。常用量:富露施颗粒剂 200mg,一日 2～3 次;泡腾片 600mg,一日 1 次。治疗COPD:颗粒剂 200mg,一日 1 次,一次 3 袋;泡腾片 600mg,一日1～2 次,一次 1 片。

3. 注意事项　严重支气管哮喘发作患者应在严密监测下使用。

4. 不良反应　口服本品偶尔发生恶心和呕吐,罕见诸如皮疹和支气管痉挛等过敏反应。

（二）α－糜蛋白酶

1. 作用　分解肽腱,使稠厚黏痰及脓痰稀化。

2. 临床应用　气管内滴入或雾化吸入,用 0.5mg/ml 浓度,一日 2～4 次。

3. 注意事项　严重肝病、凝血功能障碍、不足 12 岁或玻璃体不固定的白内障患者禁用;禁止注射用。

4. 不良反应　过敏反应少见。

三、黏液调节剂

(一)溴已新(必嗽平、溴已铵、溴苄环已)

1. 作用　使黏液分泌细胞的溶酶体酶释放而使痰液中的酸性蛋白纤维断裂,使痰液易于咳出。另有恶心性祛痰作用。

2. 临床应用　适用于急慢性支气管炎、哮喘、肺气肿、矽肺及支气管扩张等有白黏痰不易咳出者。口服每次 8～16mg,每日 3 次;儿童剂量减半。肌内注射:每次 4～8mg,每天 2 次。

3. 注意事项　凝血功能异常及严重的肝肾功能障碍者慎用。给药 3～5 天后才明显起效。

4. 不良反应　胃部灼热、消化不良和偶尔出现恶心、呕吐,过敏反应极少出现。

(二)氨溴索(沐舒坦、贝莱)

1. 作用　为溴已新在体内的有效代谢产物,可以调节浆液与黏液的分泌,促进肺部表面活物质的合成,加强纤毛摆动,使痰液易于咳出。

2. 临床应用　适用于伴有痰液分泌异常和排痰不良的呼吸系统疾病,也可用于术后肺部并发症。成人口服 30mg,每日 3 次,可增至 60mg/次,每日 2 次,餐后服药。静脉注射:成人每天 2～3 次,每次 1 安瓿,慢速静脉注射,严重病例要以增至每次 2 安瓿。6 岁以上儿童:每天 2～3 次,每次 1 安瓿;2～6 岁儿童:每天 3 次,每次 1/2 安瓿;2 岁以下儿童:每天 2 次,每次 1/2 安瓿。口服每次 30mg,每日 3 次。

3. 注意事项　与抗生素合用可增加抗生素在肺部的浓度。妊娠头 3 个月禁用。

4. 不良反应　胃部灼热、消化不良和偶尔出现恶心、呕吐,过敏反应极少出现。

(三)标准桃金娘油(强力稀化粘素)

1. 作用　通过促溶、调节分泌及主动促排作用,使黏液易于排出。在上、下呼吸道黏膜均能迅速发挥溶解黏液、调节分泌的作用,并主动刺激黏液纤毛运动,增强黏液纤毛清除功能。黏液动转速度显著增加,有助排出。

2. 临床应用　急慢性鼻炎、鼻窦炎,急慢性支气管及气管炎,也适用于鼻功能手术的围手术期治疗、支气管扩张,慢性阻塞性肺部疾病、肺部真菌感染、肺结核、矽肺。成人:急性病患者:每次 1 粒,每天 3～4 天。慢性病患者:每次 1 粒,每天 2 次。4～10 岁儿童急性病 120mg,每日 3～4 次。功能性内镜手术后每次 1 粒,每日 3 次,共 3～6 日。

3. 注意事项　适宜在餐前 30 分钟用较多的凉开水送服。

4. 不良反应　极少发生不良反应。偶有胃肠道不适。

(张伟华)

第六十九章 特异性免疫治疗

变应原特异性免疫治疗(SIT)又称脱敏疗法和减敏疗法,是通过在确定过敏性鼻炎或过敏性哮喘患者的变应原后,采用该变应原配制成的不同浓度的制剂,剂量由小到大递增给药,使患者通过反复接触来提高对此类变应原的耐受性,从而达到控制或减轻过敏症状目的的一种疗法。

一、目的

1. 通过 SIT,使患者对变应原的耐受性提高,从而减轻哮喘发作严重程度,减少哮喘发作频率延长缓解期。

2. 延缓哮喘发展进程,防止病情进一步加重,降低病死率。

3. 减少合并用药量,降低治疗费用,提高生命质量,改善预后。

4. 针对过敏性鼻炎的 SIT,可降低过敏性鼻炎发展为哮喘的几率。

二、适应证

1. 证实为 IgE 介导并已明确吸入变应原的哮喘患者。

2. 通过采用避免变应原措施或使用适当药物治疗后,病情仍有进展,或从过敏性鼻炎发展为哮喘者。

3. 需常年使用支气管扩张剂控制症状,或使用吸入性糖皮质激素等抗炎药物的轻、中度哮喘患者,或同时患有支气管哮喘及过敏性鼻炎的患者。

三、禁忌证

(一)绝对禁忌证

1. 合并其他严重免疫性疾病。

2. 合并肾上腺素禁忌证。

3. 患者缺乏依从性。

(二)相对禁忌证

1. 幼儿　对于<5 岁的儿童的免疫治疗,应在对小儿变态反应疾病的治疗有丰富经验的专家指导下进行。

2. 妊娠　在妊娠期间不应开始免疫治疗。但是,在耐受良好的免疫治疗过程中怀孕,可继续治疗。

3. 使用 β 受体阻滞剂者。

4. 病情不稳定或急性发作期的患者,应在病情稳定后考虑免疫治疗。

5. 经适当药物治疗,FEV_1 仍低于预计值的 70%,不应进行免疫治疗。

四、SIT 治疗方案

以标准化屋尘螨脱敏制剂为例。

疗程初期(前 3~4 个月):每周注射一次(最长可 2 周注射一次),剂量逐渐升高,以后每 4~8 周注射一次,整个治疗过程一般为 3~5 年。

每次注射后需在医护人员密切观察 30 分钟后方可离开。注射前后需监测 PEF。

需注意:不同生产厂家、不同变应原的免疫治疗方案不同,需仔细阅读产品说明。

目前国外已开发出舌下含服脱敏制剂及口服片剂。国内已有粉尘螨舌下含服制剂用于临床。

五、SIT 不良反应处理

1. 局部反应　包括皮肤红晕、肿胀、瘙痒、风团等,多发生于注射后 30 分钟内,一般不需终止治疗,下次注射可根据反应大小决定是否调整剂量。

2. 全身反应　包括咳嗽、喘鸣、鼻炎、荨麻疹、血管神经性水肿、腹痛、低血压等,罕见过敏性休克(发生率<1‰)。

SIT 导致严重不良反应多与疾病处于加重期、操作不当、误注过量药物有关。根据全身反应强度,可采取口服抗组胺药物、口服或静脉使用糖皮质激素、吸入短效支气管扩张剂、皮下注射肾上腺素等,必要时机械通气治疗。舌下含服免疫疗法至今未有致命的不良反应发生。

(迟春花)

第七十章　雾化吸入治疗

雾化吸入治疗法是临床上经常采用的一种治疗手段,因药物可直接到达病灶局部,不仅可以稀释痰液,还可以解除支气管痉挛及改善通气功能,与其他治疗手段相比具有用药量少、见效快、副作用少等优点,是治疗呼吸系统疾病的一种有效手段。

目前临床上常用的雾化吸入方式可以分为三大类:①超声雾化吸入。②由气体驱动的雾化吸入方式,包括以氧气为驱动压的雾化吸入方式和以压缩空气为驱动压的射流吸入方式。③便携式吸入剂,包括定量吸入器和干粉吸入器。超声雾化吸入器是利用超声波声能,透过雾化罐底部的透声膜,作用于罐内的液体,形成雾滴喷出。超声雾化产生的雾滴分子大,雾滴分子直径在 $5\mu m$ 以上,药物吸入后大部分仅沉积于上呼吸道,下呼吸道药物沉积少,不能有效治疗小气道疾病,目前已较少使用。本文主要介绍目前临床常用的雾化吸入治疗。

一、定量吸入器(metered dose inhaler, MDI)

通过抛射剂定量活瓣喷射药物,常用的抛射剂为氟利昂,由手压驱动。其喷射初速度约为 30m/s。

(1)吸入方法:正确掌握吸入方法对保证疗效非常关键。方法:①摘下喷嘴盖,轻摇吸入器;②深呼气,然后手持气雾剂直立,嘴唇合拢,咬住喷嘴;③按下吸入器顶部将药雾喷出,同时做深而慢的吸气;④屏气约 10s;⑤移开喷嘴,缓慢呼气。

(2)优点:①便于携带,随时可用;②相对廉价;③不必消毒,无继发感染的问题。

(3)缺点:①药物在口咽部沉积量较大;②患者难以正确和协调完成吸气和喷药动作;③应用氟利昂作为抛射剂可破坏大气臭氧层。

(4)常见错误:①没有充分摇匀药物;颠倒喷嘴(向上);②喷药前未深呼气;吸气太快;③吸后未屏气;④吸入激素后不漱口。

二、干粉吸入器(dry power inhaler,DPI)

将一种或多种药物制成一定范围的微小颗粒,单独或与辅料混合后,经特殊的给药装置使药物以粉雾状进入呼吸道和肺部。与 MDI 比较,毋需抛射剂的帮助,从而避免了使用氟利昂造成的大气污染;在使用时,不需要用力吸气与给药的同步协调动作,患者更易掌握,尤适用于使用 MDI 有困难的儿童和老人。DPI 按装置内预置药物剂量的多少可分为单剂量和多剂量。

(一)单剂量 DPI

仅含有单剂量的药物,每次吸入前将内盛干粉的胶囊装入吸入器,旋转吸入器刺破胶囊后,患者深吸气带动吸入器的螺旋桨叶片,搅动药粉随气流吸入气道。优点是装置结构简单,易于维护,给药剂量准确可靠,特别适合性质不稳定药物的给药。缺点是每次吸入前均需临时装入。

(二)多剂量 DPI

根据其储药方式的不同又可分泡囊型和贮库型。

1. 泡囊型 DPI

(1)使用方法:①用左手握住外壳,右手的大拇指放在拇指柄上,向外推动拇指柄直至完全打开,暴露吸嘴;②准纳器的吸嘴对着自己,向外推滑动杆,直至发出"咔哒"声,表明准纳器已做好吸药的准备;③先深呼气,然后将吸嘴放入口中,从准纳器用力深深地吸入药物;④将准纳器从口中取出,屏气约 10s,关闭准纳器。

(2)优点:①在使用时不需要吸气与给药的同步协调;②每个剂量都预先装在药囊中,剂量准确;③不同吸气流速下输出剂量稳定性好;④药物用铝箔塑封包装,防潮性能好。

(3)缺点:吸气流速要求仍比 MDI 高,不适合<4 岁儿童及严重哮喘发作者。

(4)常见错误:①吸气前未做深呼气;②未将滑动杆推到底;③吸后未屏气;④吸入激素后未漱口。

2. 贮库型 贮库型 DPI 将所有的药物都共同贮存在一个贮库内,靠吸入前操纵装置来控制药物剂量,如 Turbuhaler、Easyhaler 等。目前国内常用的贮库型吸入装置是 Turbuhaler(都保)。都保装置最多可储存近 200 个剂量,使用时旋转装置,刮刀将一个剂量药物送到转盘上,在吸入动力产生的湍流下,药物干粉被吸入呼吸道。

(1)使用方法:①旋松并取下瓶盖;②直立药瓶,一手握住中间,一手握住药瓶底部,向某一方向旋转,当听到"咔哒"一声时,表明一次剂量的药已装好;③先深呼气,用双唇包住吸嘴,用力且深长地吸气;④屏气 10s,缓慢呼气。

(2)优点:①在使用时不需要吸气与给药的同步协调,易于患者使用和掌握。②吸入装置结构相对简单,造价较低。

(3)缺点:①吸气流速要求较高,不适合<6 岁儿童及严重哮喘发作者;②剂量定量不够准确。

(4)常见错误:①未将底部旋转到出现"咔哒"声;②吸气前未做深呼气;③吸后未屏气;④对着吸嘴呼气,易使药粉潮解;⑤吸入激素后未漱口。

三、空气压缩泵雾化吸入治疗

借助一台带低压泵并以空气为动力的射流装置,通过毛细管喷射将药液雾化为可吸入微粒,雾粒直径在 5μm 以下,而且有气体作动力,不需要患者用力吸气,呼出气从侧孔排出,避免在雾化吸入管道内重复呼吸。

与以氧气作驱动压的吸入装置对比,空气压缩泵避免了在吸入治疗时高浓度的吸氧造成的二氧化碳潴留,更适用于 AECOPD 患者。

四、氧驱动雾化吸入治疗

利用氧气雾化面罩内高速喷射的氧流造成的负压将雾化液撞击成微小颗粒,随氧气一起吸入肺部。

优点是雾量大小可以自行调节,氧气雾化面罩为一次性用品,不存在交叉感染的问题;雾化吸入同时还可以迅速提高血氧饱和度,改善通气不足和缺氧症状。缺点是时间不能预先设定;由于是面罩吸入,严重阻塞性呼吸困难者可感觉呼吸困难加重,憋气加重;对于慢性阻塞性肺疾病存在二氧化碳潴留的患者,可能会加重患者的二氧化碳潴留。

五、雾化吸入治疗的注意事项

雾化吸入治疗使用简单,但治疗时也应注意如下事项:①治疗最好选择在饭前进行,以防吸入药物引起恶心、呕吐,吸入前应先清除口、鼻、咽部分泌物并保持呼吸道通畅;②雾化吸入时尽可能选择坐位,该体位使膈肌下移,并可以借助重力作用使雾滴深入到细支气管、肺泡;③采用压缩空气或氧气驱动雾化吸入时间一般以不超过 20min 为宜,长时间雾化吸入可加重支气管水肿,使通气功能更差,导致心肌缺血缺氧;④对处方 MDI 或 PDI 患者,应仔细讲解使用方法;⑤在吸入治疗过程中,应密切观察病人的反应、SaO_2,及病情变化,如出现频繁恶心、咳嗽、痰液增多、胸闷、气短、甚至呼吸困难等不适时,应暂停吸入治疗,并查找原因,对症处理;⑥吸入激素的主要副作用是口腔、咽喉的局部副作用,例如声音嘶哑、继发霉菌感染等,所以在每次雾化吸入激素后要及时漱口。

(张伟华)

第七十一章 呼吸系统疾病的营养治疗

很多呼吸系统疾病都可并发营养不良,如 COPD、ARDS、支气管扩张、慢性肺脓肿、肺结核、机械通气等,COPD 患者合并营养不良发生率高达 27%～71%,机械通气患者营养不良发生率 50%以上;营养不良又可造成肺结构和功能的损失,加重已有的肺部疾病,因此两者互为因果,相互影响,并形成恶性循环。

营养支持治疗是通过对患者营养状态的评估,确定营养不良的类型和程度,并结合患者的情况,设计合理有效的营养处方和选择合适的营养支持途径,达到纠正营养不良和预防营养不良的发生和发展。营养支持疗法是综合治疗的组成部分,与其他治疗相辅相成,而又不能互相替代。

一、营养不良的发生机制

1. 胃肠道功能紊乱 呼吸系统疾病时低氧和高碳酸血症可使胃肠道黏膜受损,肺气肿时膈肌下降使胃容量减少和腹内压增高,右心衰竭可导致胃肠道瘀血,以及抗生素和茶碱等呼吸系统疾病常用药物对胃黏膜的刺激,甚或发生药物性胃炎等,均可引起胃肠运动功能紊乱,影响消化和吸收功能。

2. 摄入不足 低氧可引起消化道和胰腺等消化酶分泌减少,患者食欲不振,食量下降。约 10%慢性呼吸衰竭患者进食时呼吸负荷加重,血氧饱和度下降,气促加重而不愿进食。

3. 能量需要增加 由于肺顺应性下降,气道阻力增加,呼吸肌收缩效率降低,从而使呼吸消耗能量增多,呼吸功增加。COPD 患者每日呼吸所消耗的能量为 1799～3012kJ,较正常人高 10 倍。此外,如患者感染发热或机械通气时,机体处于高代谢状态,对营养的需求更高,更易发生营养不良。

4. 应激反应　呼吸系统感染、创伤及建立人工气道所致的创伤、焦虑、恐惧等刺激,使机体处于应激状态或高代谢状态。此时,除能量消耗增加外,还出现尿氮排出增加,血清中作为儿茶酚胺等神经介质前体,如血清苯丙氨酸、酪氨酸及蛋氨酸水平显著升高,支持应激反应增加了体内的分解代谢,加重了营养不良。此外,呼吸衰竭患者,特别是机械通气时痰液中氮的丢失每日可达 $0.36\sim0.68g$,相当于蛋白质 $2.2\sim4.3g$。这种持续大量氮的丢失对营养不良作用不容忽视。

5. 其他因素　如吸烟、抑郁、缺乏营养知识、经济条件限制等。

二、营养不良对呼吸系统的影响

1. 营养不良可引起呼吸肌重量与厚度下降,呼吸肌储备能力降低而易于疲劳。呼吸肌力量与功能降低,最大自主通气量明显降低。

2. 影响通气驱动力,使呼吸中枢对氧的反应降低。

3. 蛋白质缺乏使肺泡与支气管上皮的修复功能受损,易发生气管支气管内插管部位溃疡、出血。

4. 营养不良使机体免疫力下降,使肺部和其他部位感染的发生率增高。

三、营养不良的评估

营养状态的评估是制定营养治疗方案的基础。除参考一般的临床症状及体征外,尚需参考一些人体测量指标及实验室的指标来评定营养状态。目前,尚无任何一项指标能全面反映患者的营养状态,因此对下述指标进行全面的综合性分析才能反映患者营养状态的特征。

1. 理想体重百分率(%)　体重是营养状态的综合性指标,动态观察体重变化则更有意义。理想体重百分率(%)=(实测体重/理想体重)×100,理想体重百分率低于90%提示可能存在营养不良。

应注意的是理想体重百分率只表示患者体重偏离群体均值

的程度,且受到水平衡的影响。健康人每日体重变化<0.1kg,连续数日体重减少>0.5kg,且可除外水负平衡,常提示能量不足或营养不良。如24h内体重波动>2kg受出入量影响的可能性大,都与水潴留或丢失有关。

2. 三头肌皮肤皱褶厚度　反映人体皮下脂肪储存量并推测人体总脂肪量,实测值占群体理想值(男 12.5mm;女 16.5mm)的百分比,可作为评估营养不良程度的参考指标之一。

3. 上臂中部肌围　反映人体主要瘦体组织(肌群)的情况。需从已测的臂围及三头肌皮肤皱褶厚度推算:上臂肌围＝上臂围－(0.314×三头肌皮肤皱褶厚度)。

4. 肌酐体重指数　人体24h肌酐排泄量与瘦体组织的多少相关。肌酐体重指数为24h尿肌酐值除以与身高相应的理想肌酐值所得(一般男性24h尿酐量为23mg/kg,女性为18mg/kg)。肌酐体重指数降低提示肌肉组织减少,反映肌肉合成降低或分解增高,但在解释时还要考虑到影响肌酐排泄的年龄、饮食、运动、应激状态和肾脏病变等因素。

5. 血清白蛋白　血清白蛋白低于35g/L提示内脏蛋白合成减少,<24g/L提示严重蛋白缺乏。但应注意其半衰期约20天,不能及时反映营养变化;在脱水、输全血、新鲜冰冻血浆或白蛋白时,即使存在营养不良也可正常;此外,输液过多、心衰、肝衰竭或血管通透性增加白蛋白漏出血管外时,即使无营养不良,此时白蛋白也可低于正常。

6. 血清转铁蛋白　半衰期约为4～5天,能较血清白蛋白更敏感地反映内脏蛋白动态变化。但应注意铁缺乏时,即使有营养不良转铁蛋白也可正常;此外,在铁过多、输液过量和应激状态,即使无营养不良,血清转铁蛋白也可减少。

7. 血清前白蛋白　半衰期约1～2天,低于5mg/ml提示严重蛋白缺乏。但应注意在脱水时,即使存在营养不良也可正常;反之,输液过量或应激状态时,即使无营养不良也可减少;连续数日持续增加,提示氮平衡改善。

8. 视黄醇结合蛋白　半衰期约10h,常随应激状态而迅速改变。应注意脱水和肾脏病时,即使存在营养不良,也可正常;

处于应激状态,尽管无营养不良,也可降低。

9. 免疫功能　营养不良会使患者免疫机能受累。常用指标:①实际淋巴细胞数占其标准值的百分数;②迟发型皮肤过敏试验,如结核菌素纯蛋白衍生物(PPD,5TU/ml)皮肤反应阴性。

10. 呼吸肌力测定　营养不良多伴有呼吸肌力和耐力减退,并在一定程度反映营养状态。最大吸气压和经膈压反映呼吸肌力量,最大通气量和膈肌张力-时间指数反映呼吸肌耐力。测定结果的解释要考虑测定方法、患者清醒程度和配合水平的影响。

四、营养不良分类

1. 蛋白质-能量营养不良(消瘦型)　特点为总能量不足,内脏蛋白维持正常,体重下降。此型营养不良是在慢性肺疾病患者最常见,临床表现多显而易见,体重、TSF 等人体测量值低于正常值,但血液蛋白质仍在正常范围。

2. 蛋白质营养不良(恶性营养不良)　特点为患者人体测量值在正常范围之内,但反映内脏蛋白丢失的指标及淋巴细胞已偏离正常。此项营养不良在急性呼吸衰竭、严重肺部感染患者常见,主要是由于高分解代谢及营养摄入不足,而陷入蛋白质营养不良。

3. 混合型营养不良(长期营养不良)　慢性疾病及由于高代谢应激导致饥饿状态的患者。具有上述两型营养不良的特征。此时患者体由蛋白、脂肪储备空虚,常伴有多脏器和系统功能损伤,此类患者死亡率高。

五、营养支持的方法

1. 营养支持途径　营养支持治疗可选择的途径有四种:①肠内营养支持(Enteral Nutrition,EN);②肠外营养支持(Parenteral Nutrition,PN);③完全肠外营养支持(Total Parenteral Nutrition,TPN);④混合性营养支持(PN+EN)。

胃肠道是维持机体营养最符合生理的途径,是碳水化合物、脂肪、蛋白质与矿物质、维生素、微量元素吸收与调节重要场所，并能分泌免疫球蛋白及一些消化腺激素(如胃泌素、胃动素等)和防止肠道内细菌易位和内毒素吸收。因此只要胃肠道解剖与功能允许，应首选 EN。经胃肠道不能到达营养需要量的危重病患者，考虑 PN 支持或 PN+EN。

2. 营养支持治疗的方案

(1)总热量供应计算:能量是机体所有组织器官细胞维持正常功能的基础。机体能量消耗可分为基础能量消耗(basal energy expenditure，BEE)，静息能量消耗(rest energy expenditure，REE)，代谢能量消耗(metabolic energy expenditure，MEE)和总能量消耗(total energy expenditure，TEE)。

BEE:指人体在清醒、安静状态下，不受肌肉活动、环境温度、食物及精神紧张等因素影响时的能量代谢。

REE:在进餐后 2h 以上，在合适温度下，安静平卧或坐位 30min 以上测得的人体能量消耗。与 BEE 相比，REE 包括了食物特殊动力作用和完全清醒下能量代谢，一般比 BEE 高 10%，但在应激程度、疾病状态情况下，REE 增高幅度不同。

在疾病状态下患者不可能达到真正的安静状态，因此通常用 MEE 表示危重患者的静息能量消耗。

TEE 是指 24h 总能量的消耗，包括了静息状态下能量消耗以及食物的特殊动力效应、患者疾病状态、活动情况等附加能量之和。营养支持提供的总热量应该等于 TEE。

①Harris-Benedia 公式:BEE 测定通常在清晨、进食前，于 18~25℃室温条件下进行。危重症患者通常不能满足上述测定条件，一般多根据 Harris-Benedict 公式计算:

BEE(男)=[66.47+13.7×体重(kg)+5.0×身高(cm)−6.76×年龄]×4.18;

BEE(女)=[665.1+9.56×体重(kg)+1.85×身高(cm)−4.68×年龄]×4.18。

例如轻度体力活动、体重下降的 COPD 患者:每日需给予 TEE=BEE×C×1.1×1.3。C 为矫正系数，男性为 1.16，女性为 1.19。系数 1.1 是为了使消瘦患者的体重得到纠正给予的补充热量。1.3为轻度体力活动系数,如果卧床则为1.2,中度体力活动为1.5,剧烈活动为1.75。

②间接测热法:除应用公式简单估算患者的能量需要外,还可采用较精确的间接测热法,尤其适用于机械通气患者。首先测定15～30分钟的氧耗量(VO_2)和二氧化碳产生量(VCO_2)后,然后换算成$24hVO_2$和VCO_2,再根据公式计算:

$REE=[3.9×VO_2+1.1×VCO_2]×4.1868$。

对置有Swan-Ganz导管的患者,也可根据监测的心输出量(CO)以及动脉-混合静脉血氧含量差(C_a-vO_2)先计算氧耗量(VO_2)$=CO(L/min)×C_a$-vO_2,然后根据公式$REE=20.9×VO_2$。

需指出的是各种测定和计算TEE的方法均有局限性。

(2)营养成分的分配:为达到理想的营养支持效果,在制定营养配方时,不但要满足能量需求,还要合理安排营养物质的比例,适当补充维生素、微量元素,并注意水电解质平衡。

①蛋白质热量:人体正常代谢情况下,每日每公斤体重约需要1g蛋白,在急性呼吸衰竭和高分解代谢情况下,为维持氮平衡每日需要蛋白约1.5～2.5g/kg。为合理给予蛋白质,最好监测蛋白质需要量,保持氮平衡。

氮平衡=氮摄入量-(UNN+4或6)

UNN为每天尿素氮排出量,系数4代表不显性氮丢失和特殊氮丢失量,如果UNN>30g/d,系数为6。UNN可根据公式计算,UNN=血尿素氮(mmol/L)×24h尿量(L)×0.00357。

TPN支持时,氮摄入量为每日输入的氨基酸所含氮量,一般氨基酸制剂均标明所含氮量,如7%复方氨基酸液含氮量为9.4g/L。

EN支持时,每日蛋白质(g)=氮摄入量×6.25。

②非蛋白质热量:非蛋白质热量由碳水化合物与脂肪双能源提供。由于碳水化合物、脂肪的呼吸商分别为1.0、0.7,即在氧耗量一定情况下碳水化合物代谢产生的CO_2高于脂肪。对于呼吸功能不全的患者,葡萄糖和脂肪合理补充量可降低高碳酸血症的发生。

葡萄糖:一般情况下,碳水化合物提供60%～70%热量,每日葡萄糖 3～4g/(kg·d)。由于红细胞、白细胞和中枢神经系统依靠葡萄糖提供能量，因此每日最低葡萄糖 100g。脂肪提供总热量 30%～40%，每日 1～1.5g/kg。

专用肠内营养制剂:对于 EN 支持的呼吸系统疾病患者,还可选用碳水化合物含量较低,脂肪含量高的肺病专用肠内营养制剂 Pulmocare(商品名益菲佳),能量密度为 1.5kcal/ml。其碳水化合物:蛋白质:脂肪的比例为 28.2:16.7:55.1。中链脂肪酸占脂肪总量的 20%,容易为机体所利用。长链脂肪酸中 n-6 与 n-3 的比例为 4:1,具有扩张肺血管和支气管的作用。Pulmocare 还含有多种维生素及叶酸、胆碱、辅酶 R、镁等机体所需的矿物质和微量元素。

一些特殊的营养素:谷胺酰氨(Gln)、精氨酸、ω_3 脂肪酸、核苷酸等对于调整代谢失衡、改善脏器功能、增强免疫力十分重要。Gln 是一种必需的中性氨基酸,具有多种重要的生理功能。Gln 缺乏可导致肠黏膜萎缩、肠道屏障功能破坏,肠壁通透性增加,肠道细菌易位。Gln 还是淋巴细胞、巨噬细胞重要能源,Gln 缺乏可降低机体免疫力。精氨酸是合成蛋白质、氮转运、储存和分泌所必需的氨基酸,精氨酸的强化支持治疗可促进蛋白质的合成,改善氮平衡。

(3)营养支持治疗疗效的评估:在营养支持治疗过程中,评价营养支持的效果,监测不良反应和并发症也是营养支持治疗很重要的方面。

过度营养支持可加重机体负担和代谢紊乱,例如过量葡萄糖的摄入可增加 CO_2 的生成量,增加呼吸功,并能降低肺泡表面活性物质的合成;过量提供蛋白质可使呼吸驱动增强,分钟通气量增大,从而增加呼吸负荷。

①氮平衡测定:24h 氮平衡测定可反映机体分解代谢及蛋白质平衡状态。对危重症患者,连续动态测定每日氮平衡以调整营养支持治疗蛋白质供给量。

②3-甲基组氨酸(3-MH)测定:测定 24h 3-MH 的排出量可反映蛋白质分解代谢的情况。代谢增加、摄取高蛋白饮食以及创伤等分解代谢均可使 3-MH 排泄量增加;合理的营养支持可

使其排泄量降低。连续动态观察有利于评价营养支持的效果。

③快速转换蛋白测定：即生物半衰期短的血清蛋白，如血清前白蛋白、转铁蛋白、视黄醇蛋白等。快速转换蛋白通常在合适的 TPN 支持后 1 周左右即可显著升高。

④呼吸商测定：糖代谢呼吸商（RQ）为 1，脂肪的 RQ 为 0.7，蛋白质代谢的 RQ 为 0.8。故当测定 RQ＞1 提示能量供给过高，特别是葡萄糖摄入过多并有糖异生。

⑤血糖、尿糖检查：应激状态下患者糖代谢处于不稳定状态，并且与病死率呈正相关。输注较高浓度的营养液可加重其紊乱，增加肝、肺负担，并可影响免疫功能。过高的血糖浓度还可引起高渗性利尿、低钠、低钾、代谢性酸中毒，甚至高渗性非酮症昏迷。应密切监测血糖、尿糖，尤其在营养支持开始阶段，以调整营养支持葡萄糖用量，避免严重高血糖发生。

⑥血清电解质监测：在营养支持开始阶段应每日检查，血钾、钙、磷、钠等电解质，存在电解质紊乱者应增加监测次数，稳定后可减少检查次数。较多量葡萄糖及胰岛素输注以及酸中毒时易发生低钾血症；营养支持后由于高能磷酸键的合成，磷消耗增加而易较早出现低磷血症。而在补充无机磷时，磷可与钙结合形成磷酸二氢钙及磷酸氢二钙使血钙降低。

⑦肝功能检查：营养支持治疗，尤其 PN 支持易发生肝功能异常和淤胆。因此，应注意定期监测肝脏转氨酶、直接胆红素、总胆红素等。

⑧血脂测定：输注脂肪乳剂应注意脂肪廓清的监测以了解脂肪利用情况，并且每周 1～2 次抽血查总胆固醇、甘油三酯、低密度脂蛋白、高密度脂蛋白、极低密度脂蛋白等。

六、营养支持治疗的并发症及处理

营养支持治疗并发症发生率约 10%，可分为机械性、胃肠性、代谢性和肠道废用性（见表 3-71-1）。

1. 误吸　EN 营养支持对于昏迷、咳嗽反射差、气管插管或存在胃食管反流的患者非常容易发生误吸。

表 3-71-1　营养支持治疗的并发症

机械性
胃管误入气管、误吸、中心静脉置管造成气胸、血栓、感染等
胃肠道性
呕吐、腹泻、腹胀、肝功能异常、淤胆等
代谢性
高钾、低钾、高血糖、低磷、高钙血症等
肠废用性
肠黏膜萎缩、胆囊炎等

　　预防及处理:在给予营养液时注意匀速缓慢滴注,并抬高床头 30 度。采用胃肠减压＋空肠灌注的方式误吸发生率也可降低误吸发生。对于大量误吸时,应立即吸出,必要时行支气管灌洗。

　　2. 肝功能异常与淤胆　多发生于 TPN 营养支持中。与上消化道长时间无食物刺激使缩胆素等激素分泌减少,以及肝脏在营养物质消化、吸收过程中的功能状态的改变有关。

　　预防及处理:降低非蛋白质热量尤其是葡萄糖热量,以脂肪替代部分葡萄糖有助于防治 TPN 支持中的肝功能异常与淤胆的发生。另外,尽早启动胃肠道即使是部分肠内营养也有助于肝功能恢复及减轻黄疸。近年有研究报道,给予八肽缩胆素、谷氨酰胺有助于减轻淤胆。

　　3. 腹痛、腹泻、腹胀　多发生于 EN 开始阶段,特别是机械通气、ARDS、严重感染患者胃肠吸收、运动功能往往较差;合并血清白蛋白浓度较低时肠壁缺血、水肿,肠绒毛吸收能力下降;镇静剂及肌松剂的应用降低了肠蠕动。

　　预防及处理:在 EN 开始阶段,营养液宜选用胃肠负担轻的要素饮食,少量、慢速滴注。一旦出现腹痛、腹泻、腹胀等症状时,应暂停胃肠道营养液滴注,在上述症状改善后重新开始。

　　4. 糖代谢紊乱　糖尿病、严重感染、机械通气等应激情况下胰岛素分泌减少,胰高血糖素分泌增多,外周组织对胰岛素利用障碍以及糖异生增加,使血糖波动大,易发生高血糖和低血糖。

预防及处理:对危重患者 TPN 营养支持时,应选用胰岛素持续泵入方式更为可靠且易于调整。在 EN 开始阶段注意营养液从小剂量逐渐增加,在 EN 支持停止时也应逐步进行,因为肠道对于高浓度的糖已经适应,突然停止易发生低血糖。

（张伟华）

第七十二章　糖皮质激素在呼吸科疾病中的应用

糖皮质激素(Glucocorticoids,简称 GCS)用于呼吸系统疾病的治疗已经历半个多世纪。20 世纪 50 年代初 GCS 开始用于支气管哮喘(简称哮喘)的治疗。为了减少 GCS 的全身不良反应,20 世纪 70 年代研制出吸入型 GCS,其优势在于药物可直接作用于呼吸道靶器官,产生较高的局部药物浓度,而全身不良反应显著减少。

由于 GCS 具有抗炎、抗过敏、抗毒素、抗休克及免疫抑制作用,已被广泛地应用于呼吸系统疾病。掌握好 GCS 使用适应症,如能合理使用,可获良好效果,甚或使患者转危为安,但若使用不当或滥用,则会造成严重后果。

一、呼吸系统疾病应用 GCS 的机制

呼吸系统疾病应用糖皮质激素治疗的主要药理作用机制如下:

1. 抗炎作用　主要适用于以下呼吸系统疾病:哮喘、特发性间质性肺炎、药物性及结缔组织病致间质性肺疾病、放射性肺炎、结节病、外源性过敏性肺泡炎、变态反应性支气管肺曲菌病(ABPA)、慢性阻塞性肺疾病(COPD)急性加重期、肺孢子菌肺炎(PCP)、严重急性呼吸窘迫综合征(ARDS)、重症肺炎及感染性休克等。

2. 免疫抑制作用　主要使用于韦格纳肉芽肿及结节病等。

3. 抗过敏作用　常用于过敏性哮喘、外源性过敏性肺泡炎、变态反应性支气管肺菌病(ABPA)、花粉症及过敏性休克等。

4. 抗毒素作用　主要用于脓毒性休克、重型肺炎、血行播散性肺结核及多发性结核性浆膜炎伴有高热等中毒症状或大量浆

膜腔积液等。

5. 抗休克作用　主要用于感染性休克及过敏性休克等。

二、适用 GCS 的呼吸系统疾病

根据 GCS 应用必要程度的区别可将适用疾病分成以下三类:

1. GCS 为主要治疗药物的呼吸系统疾病

(1)支气管哮喘。

(2)弥漫性间质性肺疾病(特发性间质性肺炎、药物性及结缔组织病致间质性肺疾病、放射性肺炎、结节病、外源性过敏性肺泡炎、肺出血-肾炎综合征、特发性肺含铁血黄素沉积症等)。

(3)变态反应性支气管肺曲菌病(ABPA)急性期。

(4)肺血管炎(如变应性肉芽肿血管炎)。

2. GCS 为辅助治疗药物的呼吸系统疾病

(1)慢性阻塞性肺疾病(COPD)急性加重期及重度 COPD。

(2)肺血管炎(如韦格纳肉芽肿、显微镜下多血管炎)。

(3)血行播散性肺结核或多发性结核性浆膜炎伴有高热等中毒症状或大量浆膜腔积液。

(4)肺孢子菌肺炎(PCP)伴有 $PaO_2 \leqslant 70mmHg$ 或支气管肺泡灌洗液(BALF)中性粒细胞$>10\%$者、或者艾滋病感染并发 PCP 患者。

(5)严重急性呼吸窘迫综合征(ARDS),特别是由过敏或感染导致的 ARDS。

3. 特殊情况方才使用 GCS 的呼吸系统疾病

(1)重型肺炎并发呼吸衰竭或感染性休克:感染性疾病原则上不使用 GCS 治疗,但在特定情况下如严重肺部感染导致急性呼吸衰竭、休克等严重并发症,短期内可能危及生命,可以适当应用 GCS 辅助治疗。应在有效抗感染和各种支持治疗的基础上必要时再加用 GCS。

(2)结核性浆膜炎:GCS 不作为常规治疗,仅在多发性浆膜炎(心包炎、胸膜炎或腹膜炎)患者伴有高热等中毒症状或大量浆膜腔积液时才应用小剂量 GCS 短程治疗。

（3）严重急性呼吸综合征（SARS）且达到急性肺损伤或ARDS的诊断标准的重症患者酌情使用 GCS 会有所帮助。

（4）人感染高致病性禽流感 A（H_5N_1）（简称人禽流感）：GCS的应用是否有益还有待循证医学的证明。

三、呼吸系统疾病中 GCS 的治疗方案

应综合患者的疾病特征、病情程度、不同药物特点等制订治疗方案。方案内容包括选用品种、剂量、疗程和给药途径等。

1. 品种选择　各种 GCS 的药效学和人体药代动力学特点不同，因此各有不同的临床适应证，应根据不同疾病和各种 GCS的特点正确选用 GCS 品种，原则如下：①选择肺泡上皮衬液中的分布容积大、浓度高、滞留时间长的 GCS；②选择抗炎性较强、水钠潴留小的 GCS；③优先选用中、短半衰期的 GCS。

2. 给药剂量　应按不同治疗目的选择剂量。

（1）全身 GCS

小剂量：泼尼松＜0.5mg/（kg·d）。

中等剂量：泼尼松 0.5～1mg/（kg·d）。

大剂量：泼尼松＞1mg/（kg·d）。

维持剂量：泼尼松 2.5～10mg/d。

（2）局部吸入 GCS

低剂量：二丙酸倍氯米松 200～500μg/d。

中剂量：二丙酸倍氯米松 500～1000μg/d。

高剂量：二丙酸倍氯米松＞1000～2000μg/d。

3. 疗程　可分为以下几种情况：

（1）超短程紧急治疗：疗程＜1 周。适用于危重病人的抢救，如危重哮喘急性发作、过敏性休克等。宜选择起效快、抗炎作用强、半衰期短的全身 GCS。

（2）短程治疗：疗程＜1 月。适用于变态反应类疾病或感染，如全身 GCS 治疗哮喘急性发作及 COPD 急性加重、肺孢子菌肺炎等，停药时需逐渐减量。

（3）中程治疗：疗程 1～3 月。如放射性肺炎、变态反应性支气管肺曲菌病（ABPA）、多发性结核性浆膜炎伴有高热等中毒症

状或大量浆膜腔积液等。

(4)长程治疗:疗程>3个月。适用于多器官受累的慢性自身免疫性疾病,如特发性间质性肺炎、外源性过敏性肺泡炎、结节病、韦格纳肉芽肿等。维持治疗可采用清晨1次或隔日给药。

4. 给药途径 常用吸入、口服、静脉滴注。

(1)吸入法:局部浓度高,起效快,全身不良反应少。多用于哮喘、重度及极重度慢性阻塞性肺疾病(COPD)等。

(2)口服法:多选用中效 GCS(泼尼松、甲泼尼龙、泼尼松龙),用于特发性间质性肺炎、结节病等。

(3)静脉滴注法:多选用中、短半衰期的 GCS(甲泼尼龙或氢化可的松琥珀酸钠等),以获得快速、确切的疗效,多用于严重哮喘急性发作、过敏性休克等重症病人的抢救。

四、GCS 在呼吸系统疾病使用禁忌证

1. 绝对禁忌证 对 GCS 药物过敏者。

2. 相对禁忌证 ①活动性肺结核者;②未能控制的肺部感染(如病毒、细菌、霉菌感染)患者。

3. 慎用 ①非活动期肺结核及结核性胸膜炎;②重型肺炎;③全身性真菌感染。

五、主要呼吸系统疾病 GCS 的应用方法

(一)哮喘急性发作

中重度哮喘急性发作应尽早使用全身 GCS,特别是对速效 β_2 受体激动剂初始治疗反应不完全或疗效不能维持的患者。

1. 静脉 GCS

(1)使用指征:①哮喘急性严重发作;②初始应用速效 β_2 受体激动剂或茶碱疗效不佳,甚至加重的危重型哮喘;③不能耐受口服 GCS 的危重哮喘发作者。

(2)常用药物:首选甲泼尼龙或氢化可的松琥珀酸钠。

(3)推荐剂量及疗程

甲泼尼龙:40~160mg/d,分次给药。疗程 3~5d。无 GCS 依赖倾向者,哮喘症状控制后可在短期(3~5d)内停药。有 GCS

依赖倾向者应延长给药时间,控制症状后改为口服 GCS,如泼尼松 20~30mg/d 或甲泼尼龙片 16~24mg/d,并逐渐递减剂量至完全停用,疗程 7~14d。减量同时应吸入 GCS,最后过渡至吸入 GCS。

氢化可的松琥珀酸钠:200~1000mg/d,分次给药。疗程 3~5 天。无 GCS 依赖倾向者 3~5 天内停药。有 GCS 依赖倾向者可能需要 7~14d 停药,应在症状改善后,逐渐减少静脉用量,过渡到口服 GCS 或吸入 GCS。

2. 口服 GCS

(1)使用指征:①轻中度哮喘急性发作;②病情严重、症状持续的慢性持续哮喘大剂量吸入 GCS 及长效 β₂ 受体激动剂(LABA)联合治疗无效者;③作为静脉应用 GCS 治疗后的序贯治疗。

(2)常用药物:一般使用半衰期较短的 GCS,如泼尼松、甲泼尼龙、泼尼松龙等。地塞米松因对下丘脑-垂体-肾上腺轴的抑制作用较大,不推荐使用。

(3)推荐剂量及疗程　泼尼松或泼尼松龙 20~50mg/d(或甲泼尼龙 16~40mg/d)用药 5~10 天。口服 GCS 后至少 4h 后才能出现临床症状改善。当症状缓解或其肺功能已经达到个人最佳值,可以考虑停药或减量。无 GCS 依赖倾向者,哮喘症状控制后可在短期(3~5d)内停药。有 GCS 依赖倾向者应延长给药时间,控制症状后改为口服 GCS 并逐渐递减剂量至完全停用,口服 GCS 减量同时应吸入 GCS。

(二)慢性持续性哮喘

1. 使用指征　吸入型 GCS 是所有程度的慢性持续哮喘的首选用药。

2. 常用吸入剂型

(1)气雾剂:主要药物有二丙酸倍氯米松、布地奈德气雾剂、丙酸氟替卡松及环索奈德等。环索奈德是一种新型吸入型 GCS,其被吸入到肺后才能被激活,局部抗炎活性高,全身不良反应较低且每日仅需使用 1 次。

(2)干粉吸入剂:常用药物有二丙酸倍氯米松碟剂、布地奈德粉吸入剂、丙酸氟替卡松准纳器、布地奈德福莫特罗粉吸入剂、沙美特罗替卡松粉吸入剂等。

(3)药液吸入给药:常用药物布地奈德雾化混悬液(目前国内仅有该剂型)。

3. 常用吸入剂量 国际上(GINA)推荐的每天吸入 GCS 剂量见表 1。我国哮喘患者所需吸入 GCS 的剂量比表 1 中推荐的剂量要小一些。

4. 疗效评估 为患者制定哮喘治疗计划后,需要定期随访、监测患者哮喘控制水平(完全控制、部分控制及未控制),并根据患者病情变化及时修订治疗方案。

5. 吸入 GCS 减量方法 2009 年 GINA 及 2008 年我国《支气管哮喘防治指南》建议:当哮喘达到控制并维持控制至少 3 个月后,治疗方案可考虑降级,按以下原则减量:

(1)单独使用中至高剂量吸入 GCS 的患者,可将吸入 GCS 剂量减少 50%(B 级证据)。

(2)单独使用低剂量 GCS 的患者,可由每日 2 次改为每日 1 次用药(A 级证据)。

(3)联合吸入 GCS 和 LABA 的患者,可将吸入 GCS 剂量减少约 50%,仍继续使用原剂量 LABA。不建议单独使用 LABA。

(4)当达到低剂量联合治疗时,可改为每日 1 次联合用药,或停用 LABA,单用吸入 GCS 治疗。

6. 停药问题 2009 年 GINA 及 2008 年我国支气管哮喘防治指南中均指出:若患者使用最低剂量控制药物达到哮喘控制 1 年,并且哮喘症状不再发作可考虑停用药物治疗(D 级证据)。然而,关于吸入 GCS 的停药问题尚待进一步验证。

7. 吸入 GCS 不良反应的预防和处理 吸入型 GCS 在口咽局部的不良反应包括声音嘶哑、咽部不适和念珠菌定植、感染。如声嘶一般减少用药次数或停药 2~3 个月后可好转,选用干粉吸入剂或加用储雾器可减少上述不良反应。喉部刺激和咳嗽停药后可消失。每次吸入后立即清水含漱口咽部可避免口咽部念珠菌病。长期使用较大剂量(二丙酸倍氯米松>1000μg/d)吸入型 GCS 者可能出现全身不良反应,如医源性库欣综合征表现等。已有研究表明大剂量吸入型 GCS 可能与白内障和青光眼的发生有关。

（三）特发性肺纤维化（IPF）

目前对 IPF 尚无确实、有效的治疗方法。仅少数（约 10%）IPF 对 GCS 治疗有一定疗效。对于 IPF 炎性渗出早期（CT 显示磨玻璃样病变）或 BALF 中淋巴细胞升高的患者 GCS 治疗效果较好，而已达纤维化晚期（CT 显示蜂窝样病变）GCS 疗效较差。

1. GCS 联合 N-乙酰半胱氨酸及硫唑嘌呤或 N-乙酰半胱氨酸单药治疗（C 级证据） 对部分 IPF 可考虑较低剂量糖皮质激素[泼尼松 0.5mg/（kg·d）]联合 N-乙酰半胱氨酸及硫唑嘌呤[按每日 2mg/（kg·d），开始剂量为 25～50mg/d，之后每 7～14 天增加 25mg，直至最大量 150mg/d，治疗 4～8 周评估疗效，若无效或病情恶化，应停止治疗，若有效，逐渐减至维持剂量 7.5～10mg/d，治疗至少维持 6 月～1 年。上述剂量与疗程尚无充足的循证医学证据。若病情恶化，应停止治疗或改用其他药物。

2. 强烈推荐不使用大剂量 GCS 治疗病理确诊的 IPF 以及通过高分辨胸部 CT（HRCT）及肺功能临床诊断的 IPF 患者。

3. IPF 急性加重期 GCS 治疗 常伴有急性呼吸衰竭，预后差，死亡率高。目前治疗方法有限，尚缺乏循证医学证据。有文献报道甲泼尼龙冲击剂量 500～1000mg/d，3 天，继之序贯给予泼尼松（或等效剂量甲泼尼龙/泼尼松龙）0.5～1mg/（kg·d）。如患者对静脉滴注 GCS 治疗反应欠佳，则可能需要联合使用细胞毒性药物。然而，最近有文献报道 GCS 冲击剂量联合环磷酰胺治疗 IPF 急性加重期患者效果不确切。

（四）非特异性间质性肺炎（NSIP）

病理学将 NSIP 分为细胞型、混合型及纤维化型。细胞型及混合型对 GCS 治疗效果满意，而纤维化型疗效较差。推荐 GCS 治疗方案：起始剂量为泼尼松（或甲泼尼龙/泼尼松龙）0.75～1mg/（kg·d），4～12 周左右对病情和疗效进行评估，逐渐减量至维持剂量，疗程 6～12 月。然而关于合适的治疗剂量及疗程尚不明确。

（五）隐源性机化性肺炎（COP）

大部分患者对 GCS 治疗效果良好。推荐 GCS 治疗方案：起

始剂量为泼尼松 $0.75\sim 1mg/kg$，也可以静脉滴注甲泼尼龙 $0.75\sim 1mg/(kg\cdot d)$。$4\sim 12$ 周左右对病情和疗效进行评估，逐渐减量至维持剂量。一般疗程 $6\sim 12$ 月。目前对于理想的治疗剂量及疗程尚不清楚。严重病例或复发患者可能需要更高剂量 GCS 联合使用细胞毒性药物。

（六）脱屑性间质性肺炎（DIP）

由于患者有明显的肺功能损伤及病情进展较快，一般需要 GCS 治疗。建议 GCS 治疗方案：起始剂量为泼尼松（或等效剂量甲泼尼龙/泼尼松龙）$20\sim 60mg/d$，逐渐减量至维持剂量。部分患者可能需要联合细胞毒性药物，但目前尚无充足的循证医学证据。推荐患者戒烟。

（七）呼吸性细支气管炎伴间质性肺病（RBILD）

患者常有大量吸烟史。首先应该戒烟，其有可能改善病情。GCS 治疗效果尚不清楚。有报道认为戒烟后病情无改善或病情继续恶化者可选用 GCS 治疗。

（八）淋巴细胞性间质炎（LIP）

对于 GCS 治疗反应存在个体差异，部分患者疗效较好，甚或完全缓解，一些患者可以病情稳定，但有些患者疗效欠佳，可在数月内死于疾病进展或肺部感染等。目前尚无充足的循证医学证据。有建议：起始剂量为泼尼松（或甲泼尼龙/泼尼松龙）$0.75\sim 1mg/(kg\cdot d)$，逐渐减量至维持剂量。

（九）急性间质性肺炎（AIP）

病因不清，起病急骤，死亡率极高。大部分 AIP 患者 GCS 治疗效果差。关于糖皮质激素治疗的剂量与疗程目前尚无充足的循证医学证据。文献报道对早期 AIP，GCS 冲击治疗可能有效。如病情进展迅速首选：甲泼尼龙 $500\sim 1000mg/d$，分次给药，3 天后减量或根据病情改为口服 GCS，逐渐减量至维持剂量。如 GCS 冲击无效可考虑联合使用细胞毒性药物。

（十）结缔组织病致间质性肺疾病

GCS 对肺部结缔组织病的疗效不一致，应用时要视病种、病期和病程的不同进行调整。系统性红斑狼疮多见于年轻女性，活动期大多主张应用 GCS 治疗，例如泼尼松 $40\sim 60mg/d$，早晨

1次顿服,酌情递减,一般GCS能使肺内病变在半月内消退。对症状明显、病势凶猛的重症患者可以静脉给药,当然还需合用其他免疫抑制剂。类风湿性关节炎合并早期的间质性肺炎和胸腔积液时才应用GCS。干燥综合征在老年人中十分常见,一般采用对症和替代疗法,除非全身症状严重,腺体功能严重丧失或发生危及生命的并发症时才建议使用GCS治疗。

GCS治疗剂量:泼尼松 $0.5 \sim 1mg/(kg \cdot d)$,病情稳定后2周或疗程8周内逐渐减量,维持剂量≤10mg/d,必要时联合应用免疫抑制剂。

（十一）放射性肺炎

多于肿瘤放射治疗 $1 \sim 3$ 月后,个别6月后出现放射性肺炎。治疗首选GCS:①急性期:泼尼松 $40 \sim 60mg/d$ 口服或 $1mg/(kg \cdot d)$,症状改善后逐渐减量泼尼松 $10 \sim 15mg/d$,总疗程 $3 \sim 6$ 周;②重症:甲泼尼龙 $40 \sim 80mg/d$ 静滴,症状缓解后逐渐减量改为口服甲泼尼龙或泼尼松。GCS对放射性肺纤维化（慢性放射性肺损伤）效果差。

（十二）外源性过敏性肺泡炎

对有持续症状和肺功能减退的外源性过敏性肺泡炎患者可应用GCS治疗。治疗首先脱离或避免抗原接触。①急性型:泼尼松 $30 \sim 60mg/d$ 或甲泼尼龙 $24 \sim 48mg/d$, $1 \sim 2$ 周后或病情改善后逐渐减量,总疗程 $4 \sim 6$ 周。②亚急性型:泼尼松 $30 \sim 60mg/d$,2周后逐步减量,3个月后泼尼松减为 $15 \sim 30mg/d$,缓慢减量至最低剂量,隔日1次。疗程6个月。③慢性型:治疗同亚急性型,但疗效较差。

（十三）变态反应性支气管肺曲菌病

变态反应性支气管肺曲菌病（ABPA）急性期治疗首选GCS,辅助抗真菌药物。同时应避免暴露于高浓度曲霉环境。

1. 急性期发作期　推荐剂量:泼尼松 $0.5mg/(kg \cdot d)$,口服2周后改为 $0.5mg/kg$ 隔日口服,一般疗程3个月左右,可根据病情适当调整GCS剂量和疗程。对于急性期症状严重者:最初2周泼尼松剂量可提高至 $40 \sim 60mg/d$,疗程亦可视病情适当延长。减量应根据症状、胸部影像检查和总IgE水平酌定。

吸入型 GCS 可改善哮喘症状,但不影响肺部浸润的吸收。注意定期随访患者,复查 X 线胸片及总 IgE 水平。若 IgE 水平明显升高或胸片发现浸润阴影多提示疾病复发,需要再次给予 GCS 治疗。不建议长期使用 GCS 治疗。

2. **慢性糖皮质激素依赖期和肺纤维化期**　部分患者可能需要应用 GCS,提倡隔日服药以减少药物不良反应,但目前尚无充足的循证医学证据。吸入型糖皮质激素可改善哮喘症状,但不影响肺部浸润的吸收。

（十四）结节病

结节病治疗方案制定前需进行个体评估,包括受累脏器的范围和严重度、分期以及预期治疗效果等。首选糖皮质激素(GCS)治疗。如已经存在晚期肺纤维化,其治疗重点应加强支持治疗和对症处理。如有指征可考虑行肺移植术。

GCS 使用适应证:①明显呼吸道症状(如咳嗽、气短、胸痛),或病情进展的 II 期以及 III 期患者;②胸部影像学进行性恶化或伴进行性肺功能损害者;③侵及肺外器官,如心脏或中枢神经系统受累,或伴视力损害的眼部受累,或持续性高钙血症。对于无症状的 I 期患者不需要糖皮质激素治疗。对于无症状的 II 期患者,如果仅存在肺功能轻度异常而且病情稳定者不主张过于积极地应用 GCS 治疗,可保持动态随访,有明显适应证时应及时应用。

1. **首选口服糖皮质激素治疗**　参考初始剂量为泼尼松(或等剂量甲泼尼龙/泼尼松龙)20～40mg/d[或 0.5mg/(kg·d)]。治疗 4 周后评估疗效,如有效,则逐渐减量至维持剂量。疗程 6～24 月。一般至少 1 年。

2. **病情复发治疗**　如停药后病情复发,再次糖皮质激素治疗仍然有效,并在必要时加用免疫抑制剂。

3. **吸入型糖皮质激素**　无明显获益,但对于有气道黏膜受累的患者可能有一定疗效。对部分患者吸入型糖皮质激素可以缓解咳嗽症状。

（十五）韦格纳肉芽肿病

治疗首选环磷酰胺:2mg/(kg·d),缓解后逐渐减量。病情重者 3～5mg/(kg・d)×3d 后减至 2mg/(kg・d)。GCS 作为辅助治疗：

诱导期：①泼尼松 1mg/(kg・d)，4～6 周，病情缓解后减并以小剂量维持治疗，需要 6～12 月；②病情重者甲泼尼龙 1g×3d，改泼尼松 1mg/(kg・d)，根据病情逐渐减量至维持剂量。

维持期：泼尼松 7.5～10mg/d 或 10mg/隔日，疗程 1～2 年。

（十六）慢性阻塞性肺疾病

目前认为伴有嗜酸粒细胞浸润的 COPD 患者 GCS 治疗效果较好。

1. COPD 急性加重期　全身 GCS 对 COPD 急性加重期治疗有益。如患者的第 1 秒用力呼气量（FEV_1）占预计值百分比（$FEV_1\%$）＜50%，除支气管舒张剂外可考虑口服 GCS，参考剂量：泼尼松（或等效剂量甲泼尼龙/泼尼松龙）20～40mg/d，口服，连用 5～10d 后逐渐减量停药。COPD 加重期住院患者可静脉滴注 GCS，如甲泼尼龙 40mg/d，3～5d 后改为口服，疗程 5～10d。要权衡疗效及安全性决定全身 GCS 的用量及疗程，一般疗程不应超过两周。延长给药时间不能增加疗效，反而会使不良反应增加。方法：对 COPD 患者不推荐长期口服 GCS 治疗。部分 COPD 急性加重期患者也可选用吸入 GCS（布地奈德雾化混悬液）联合雾化吸入 β_2 受体激动剂和（或）抗胆碱能药物。

2. COPD 稳定期　吸入 GCS 适用于 COPD 稳定期，$FEV_1\%$＜50%（Ⅲ级和Ⅳ级 COPD）并且有临床症状者及反复急性加重的 COPD 患者。吸入 GCS 和长效 β_2 受体激动剂（LABA）联合制剂比单用吸入型 GCS 效果好。目前使用吸入 GCS 和 LABA 联合制剂治疗的最佳剂量和疗程仍不完全清楚。应用吸入 GCS 和 LABA 联合制剂的安全性尚需进一步观察。

（十七）嗜酸粒细胞性支气管炎

GCS 是嗜酸粒细胞性支气管炎的一线治疗，吸入糖皮质激素是目前治疗的主要药物。

参考治疗方案：通常采用吸入 GCS 治疗，剂量为倍氯米松 250～500μg/次或等效剂量其他吸入型 GCS，每天 2 次，持续应用 4 周以上。初始治疗可联合应用短期口服糖皮质激素。泼尼松每天 10～20mg,持续 3～5d。

(十八)肺孢子菌肺炎(PCP)

GCS 使用适应证:①HIV 感染合并 PCP 应使用激素辅助治疗;②中重度 PCP 患者 PaO$_2$<70mmHg。首选治疗:甲氧苄啶-磺胺甲噁唑(TMP-SMZ):2DS(TMP160mg-SMZ800mg/DS),q8h。疗程:2～3 周。GCS 作为辅助治疗:泼尼松:40mg,q12h×5d;40mg,qd×5d;20mg,qd×11d;疗程:3 周。

(胡　红)

第七十三章　肺癌化疗

一、概述

肺癌化疗是肺癌治疗的主要手段之一,是全身性整体治疗方法之一。根据患者病情,既可与其他治疗方法合用组成肺癌的综合治疗,也可单独应用,用于中、晚期不可手术切除的肺癌患者的治疗。

二、适应证和禁忌证

1. 适应证

SCLC 患者(局限期、广泛期)

Ⅰ期～Ⅲ期 NSCLC 患者的术后辅助治疗

NSCLC 患者

晚期(ⅢB/Ⅳ期)NSCLC 患者的综合治疗

2. 禁忌证

患者一般情况差,不能耐受化疗者。

三、非小细胞肺癌的化疗

(一)晚期(ⅢB/Ⅳ期)非小细胞肺癌的一线化疗方案

1. EP方案

药物	剂量及途径	时间及程序
顺铂(cisplatin)	75mg/m² (水化3天) IV	Day1 q21d×4
足叶乙甙(Etoposide)	100mg/(m²·d) IV	Day1～3 q21d×4

评价:在第一代治疗晚期 NSCLC 的联合化疗方案中,EP 方案最具代表性。它能反复重复出 20%～25%的有效率,20%～25%的 1 年生存率和最低的毒副作用。目前的新一代方案与之对比,一般只是有效率的超出较明显,而生存期的超出并不明显,再加上经济原因的考虑,目前在经济条件较差地区仍是一常用方案。

2. MIC 方案

药物	剂量及途径	时间及程序
丝裂霉素(Mitomycin)	6mg/m² IV	Day 1 q21d×4
异环磷酰胺 (Ifosfamide)	3g/m² IV 3h 输注(Mesna 解毒)	Day1 q21d×4
顺铂	50mg/m² IV	Day1 q21d×4

评价:MIC 方案首次报道是在 20 世纪 80 年代末,是第二代方案中的佼佼者。

3. NP 方案

药物	剂量及途径	时间及程序
长春瑞滨(Vinorelbine)	25mg/m² IV	Day1,8 q21d ×4
顺铂(Cisplatin)	80mg/m² IV (水化 3 天)	Day1,q21d ×4

评价:该方案较经济,目前仍广泛应用。本方案的缺点是引起粒细胞减少和外周神经肌肉的刺激症状,个别病人比较严重。

4. GP 方案

药物	剂量及途径	时间及程序
健择(Gemcitabine)	1000～1250mg/m² IV	Day1,8 q21d×4
顺铂	75mg/m² IV (水化 3 天)	Day1 q21d×4

5. GC 方案

药物	剂量及途径	时间及程序
健择	1000～1250mg/m² IV	Day1,8 q21d×4
卡铂(Carboplatin)	AUC5	Day1 q21d×4

评价:GP和GC方案均为当代治疗NSCLC的常用方案,两方案疗效及毒副反应类似,曾有报道称方案5中位生存时间及生存率略高于方案4,但方案4骨髓抑制程度略低。

6. TP方案

药物	剂量及途径	时间及程序
泰素(Paclitaxel)	$135mg/m^2$ IV *需预处理,24h滴注	Day1 q21d×4
顺铂	$75mg/m^2$ IV	Day1 q21d×4

*地塞米松、苯海拉明、西咪替丁

7. TC方案

药物	剂量及途径	时间及程序
泰素(Paclitaxel)	$225mg/m^2$ IV 3h输注	Day1 q21d×4
卡铂	*AUC6.0 IV	Day1 q21d×4

* AUC= area under the concentration-time curve,Calvert dosing formula

评价:长期以来在非小细胞肺癌治疗中卡铂和顺铂谁优谁劣的问题一直存在争论。有些学者认为含顺铂的方案有较高的有效率,但也有学者认为较高的有效率不一定能转化为生存期的延长,而更应重视存活期间的生活质量问题。由于含卡铂的方案有较低的毒副作用,较适合老年肺癌患者使用。

8. DP方案

药物	剂量及途径	时间及程序
泰素帝(Docetaxel)	$75mg/m^2$ IV 地塞米松预处理	Day1 q21d×4
顺铂	$75mg/m^2$ IV	Day1 q21d×4

评价:根据中国医科院肿瘤医院经验,DC方案中的D建议每周给药(35mg/m² IV Days1,8,15;4周方案或Days 1,8,3周方案)方式,可以大大减少血液学的毒副作用。

9. IC方案

药物	剂量及途径		时间及程序
依利替康(Irinotecan)	60mg/m²	IV	Days1,8,15　q28d×4
顺铂	80mg/m²	IV	Day1　q28d×4

评价:该方案的主要毒副作用为腹泻,对老年人及体弱者需谨慎。

(二)晚期非小细胞肺癌的二线化疗方案

1. Docetaxel单药方案

药物	剂量及途径	时间及程序
泰索帝(Docetaxel)	75mg/m²　IV 地塞米松预处理	Day1　q21d×6

评价:目前泰索帝单药为国际上公认含铂类一线治疗复发或失败后的二线方案,为减少骨髓抑制副反应,可用35mg/m² IV Days1,8,15;4周方案。

2. Pemetrexed单药方案

药物	剂量及途径	时间及程序
培美曲塞(Pemetrexed)	500mg/m²　IV	Day1　q21d×3
叶酸(Folic acid)	350~1000μg PO	Qd,开始于用药前的1~3周并贯穿全疗程
维生素 B_{12}	1000μg　IM	开始于用药前的1~3周并每9周1次贯穿全疗程。

评价:与泰索帝相比,培美曲赛毒副作用较轻。

（三）晚期非小细胞肺癌的三线化疗方案

二线治疗方案及分子靶向治疗都曾报道用于晚期非小细胞肺癌的三线治疗,采用哪一种方案需参照患者既往治疗史。

四、小细胞肺癌的化疗

（一）一线化疗方案

1. EP 方案

药物	剂量及途径	时间及程序
足叶乙甙(Etoposide)	100mg/(m² · d)　IV	Day1～3　q21d×4
顺铂	75mg/m²(水化 3 天)　IV	Day1　q21d×4

评价:EP 方案是目前治疗小细胞肺癌的公认标准方案,尤其为接受同步化、放疗患者首选。

2. CE 方案

药物	剂量及途径	时间及程序
足叶乙甙(Etoposide)	100mg/(m² · d)　IV	Day1～3　q21d×6
卡铂	300mg/m²　IV	Day1　q21d×6

评价:CE 方案在治疗活性上与 EP 方案相似,但胃肠道毒性较小。

3. CAV 方案

药物	剂量及途径	时间及程序
环磷酰胺(Cyclophosphamide)	800mg/m²　IV	Day1　q21d×6
阿霉素(Doxorubicin)	40～50mg/m²　IV	Day1　q21d×6
长春新碱(Vincristine)	2mg　IV	Day1　q21d×6

评价:CAV 方案是治疗小细胞肺癌最早使用的标准方案之一,主要毒副作用为骨髓抑制。

4. PI 方案

药物	剂量及途径		时间及程序
依利替康(Irinotecan)	60mg/(m² · d)	IV	Day1,8,15 q28d×4
顺铂	60mg/m²	IV	Day1 q28d×4

评价:PI方案为广泛期小细胞肺癌治疗方案。

(二)复发性小细胞肺癌的二线治疗

1. T 方案

药物	剂量及途径	时间及程序
拓扑替康(Topotecan)	1.5mg/(m² · d) IV Over30min 输注	Day1~5 q21d×4

2. poVIP 方案

药物	剂量及途径		时间及程序
足叶乙甙	37.5mg/(m² · d)	PO	Day1~14 q28d
异环磷酰胺 (Ifosfamide)	1.2g/(m² · d) (Mesna 解毒)	IV	Day1~4 q28d
顺铂	20mg/(m² · d)	IV	Day1~4 q28d

评价:本方案骨髓抑制比较严重。

评价:病人在一线方案治疗后 3 个月内复发称为难治性病人,往往有效率要低于超过 3 个月才复发的敏感性复发者。如果病人在 6 个月后才复发,用原一线方案就能取得较好效果。目前,对于 SCLC 尚无标准的二线治疗方案。如果复发是为局部性而过去又未用过胸部放疗,那么放疗就可以作为一种选择。此外,若病人一线用的是 EP 或 CE,二线用 CAV 也能取得17%~28%的有效率。

五、分子靶向药物

进入 21 世纪后的抗肿瘤药物研发战略是在继续发展细胞

毒性药物的基础上,同时逐渐引入分子靶向药物的开发。分子靶向治疗之所以受到密切关注,并引起研究者不断研究的兴趣,是因为它以肿瘤细胞的特性改变为作用靶点,在发挥更强的抗肿瘤活性的同时,减少对正常细胞的毒副作用。目前,分子靶向治疗药物在非小细胞肺癌的治疗方面应用比较广泛,非小细胞肺癌的分子靶向治疗大致分为下面几类:

1. EGFR 家族抑制剂

(1)小分子表皮生长因子受体(EGFR)酪氨酸激酶抑制剂(TKI):目前应用于临床的是吉非替尼(Gefitinib,Iressa,易瑞沙)和厄洛替尼(Erlotinib,Tarceva,特罗凯)。①吉非替尼推荐剂量250mg/d,对于 EGFR 敏感性突变阳性的晚期患者,吉非替尼可考虑推荐为一线用药。EGFR 敏感性突变阴性或未知者,则首选化疗,吉非替尼可作为二三线治疗。对吉非替尼的回顾性研究显示不吸烟者、女性、细支气管肺泡癌或腺癌伴支气管肺泡癌分化有效率高,皮疹和腹泻是最常见的副反应。②厄洛替尼推荐剂量 150mg/d,在餐前 1 小时或餐后 2 小时服用,持续用药至疾病进展或出现不能耐受的毒性反应。EGFR 敏感性突变阳性患者接受厄洛替尼治疗的有效率较高。

(2)EGFR 单克隆抗体(西妥昔单抗):有文献报道含铂类的一线方案＋西妥昔单抗具有一定优势,西妥昔单抗＋多西他赛有可能作为非小细胞肺癌二线治疗方案,但目前临床应用不及易瑞沙和特罗凯广泛。

(3)EGF 疫苗免疫治疗:目前正处于研究阶段,未广泛应用于临床。

2. 抗血管生成治疗

(1)血管内皮生长因子(Vascular Endothelial Growth Factor,VEGF)和血管内皮生长因子受体(Vascular Endothelial Growth Factor Receptor,VEGFR)抑制剂:目前针对 VEGF 途径的治疗包括抗 VEGF 单克隆抗体和 VEGFR TKI 两大类。

贝伐单抗(Bevacizumab Avastin):是重组人源化抗 VEGF 的单克隆抗体,能与所有的 VEGF 异构体结合,阻止 VEGF,从而抑制 VEGF 的活性。最突出的不良反应是出血,其中少数为皮肤黏膜出血,大部分为咯血。

ZD6474:为多靶点酪氨酸激酶抑制剂,主要选择性作用于 VEGF-R2(KDR)酪氨酸酶、EGFR 酪氨酸酶及 RET,有可能以单药或联合多西他赛作为 NSCLC 的二线治疗。

YH-16(rh-endostain,恩度):是重组人内皮抑素,在 NP 方案的基础上联合 YH-16 显示能增加有效率。

(2)其他:如索拉非尼(Sorafenib)、Sunitinib、重组人血管抑素、基质金属蛋白酶抑制剂(MMPIs)、反应停等也处在临床研究中,尚未广泛应用。

3. 信号传导途径抑制剂:包括蛋白激酶 C(Protein kinase C,PKC)抑制剂和 Ras/MAPK 通道抑制剂。

4. 细胞周期素依赖性蛋白激酶(Cyclin-dependent Kinases,CDKs)抑制剂 Seliciclib 对 CDK2/cyclin E、CDK7/cyclin H 及 CDK9/cyclin 等有抑制作用。

5. COX-2 抑制剂:COX-2 抑制剂包括 celecoxib、rofecoxib、valdecoxib、etoricoxib 等。

6. RXR 受体结合剂

7. 蛋白酶体抑制剂(Proteosome Inhibitor)Bortizomib:能与 26S 蛋白酶体结合,具有抑制 NFk-B 的转录、诱导 p53、上调 MDM2 等作用。

8. TLK286 为谷胱甘肽类似前药,由 NSCLC 细胞中过表达的 GST P1-1 酶活化而诱导肿瘤细胞凋亡。

9. 免疫治疗:CPG7909 为合成寡 DNA 片段,能与树状突细胞和 B 细胞的 TLR9 特异性结合而调节免疫。

(李　芸　余秉翔)

第七十四章　氧气疗法

氧气疗法是指通过提高吸入气体中氧浓度来纠正或缓解组织缺氧状态，是治疗缺氧的重要手段。正确合理地使用氧气疗法可缓解和纠正低氧引起的一系列生理紊乱，提高患者生活质量，防止并发症。

一、给氧方法及临床应用

1. 鼻塞或鼻导管吸氧法　是临床上最常用的方法，具有简单、价廉、方便、舒适等特点，多数患者易于接受。鼻塞或鼻导管吸氧主要适合于轻度缺氧的患者。

吸氧浓度（FiO_2）可用公式计算，$FiO_2\% = 21 + 4 \times$ 给氧流速（L/min），FiO_2 计算结果是粗略的，实际上它还受多种因素影响，如潮气量增加、患者张口呼吸、咳嗽、说话和进食等，均可使 FiO_2 计算值低于实际值。

使用鼻导管吸氧的注意事项：①FiO_2 不恒定；②需经常检查以防堵塞，并保证固定位置恰当；③气流的局部刺激作用易致鼻黏膜干燥、痰液黏稠；④当氧流量大于 7L/min 时，患者多不能耐受；⑤以张口呼吸为主的病人，应将鼻导管置于口腔内。

2. 面罩吸氧法

（1）简单面罩：简单给氧面罩即为供氧管直接与面罩相连。适用于缺氧严重而无 CO_2 潴留的患者。氧流量 5～6L/min，对应的 FiO_2 约为 40%；氧流量 6～7L/min，对应的 FiO_2 约为 50%；氧流量 7～8L/min，对应的 FiO_2 约为 60%。

简单面罩与鼻导管相比，优点是能提供较好的湿化，疗效不受张口呼吸影响。缺点是氧流量低时呼出气 CO_2 易在面罩内积聚造成重复呼吸，此外面罩可影响患者进食和咳痰。

（2）储氧面罩：在简单面罩上装配一个贮气囊，并且在面上及储气囊与面罩接口处分别有单向瓣膜,在呼气或呼吸间歇期间,氧气进入贮气囊,当吸气时由于单向瓣膜的作用主要由贮气囊供氧。

储氧面罩可提供较高的 FiO_2 ,适合缺氧严重不伴有二氧化碳潴留的患者。氧流量 4～10L/min 时 FiO_2 达 60%～100%。与简单面罩比较,储氧面罩可提供更高的吸入氧浓度。注意事项与简单面罩相似。

(3)文丘里面罩:供氧管与面罩之间由一个带侧孔的狭窄孔道相连接,调整侧孔大小或氧流量就可改变空气与氧混合的比例,进而改变吸入氧浓度。适用于需严格控制的持续低浓度吸氧患者。

文丘里面罩吸入氧浓度不受患者通气量变化的影响,不受张口呼吸的影响。此外,由于高流速的气体不断冲洗面罩内呼出气中的 CO_2 ,基本上无重复呼吸。使用文丘里面罩需注意的是低 FiO_2 时面罩实际输送的氧浓度与面罩刻度上的预计值仅相差 1%～2%,而高 FiO_2 时,实际氧浓度与预计氧浓度偏差可高达 10%。

3. 氧帐、头罩给氧　其特点为在相对密闭的空间,提供相对恒定的 FiO_2 供患者吸入。一般罩内的氧浓度、湿度和温度均可调节。氧帐或头罩给氧主要用于儿童或重症不合作的患者。其优点是 FiO_2 较恒定,患者较舒适,缺点是耗氧量大、设备复杂及高额费用。

4. 机械通气给氧法　利用呼吸机上的供氧装置进行氧疗。可根据病情需要精确调节供氧浓度(21%～100%)。主要适用于严重的呼吸衰竭、自主呼吸微弱和呼吸停止时。

5. 高压氧　高于一个标准大气压下吸纯氧就叫做高压氧疗。主要适用于失血性贫血、CO 中毒、急性氰化物中毒、急性气体栓塞、气性坏疽等。

二、适应证

氧气疗法用于各种原因引起的低氧血症,如通气障碍、通气/血流比例失调、气体弥散障碍、动静脉分流等引起的低氧血症。对急性缺氧者，$PaO_2 < 60mmHg$ 是氧气疗法指征；慢性缺氧者，$PaO_2 < 55mmHg$ 为长期氧气疗法指征。

三、不良反应

1. 氧中毒　一般认为 $FiO_2 > 60\%$，持续 24h 以上，则可能发生氧中毒，主要表现为胸骨后紧闷、胸痛、而后渐进性呼吸困难。为防止氧中毒：①在改善组织缺氧的前提下，逐步降低 FiO_2；②尽早行经鼻或口鼻面罩呼气末正压通气（PEEP）或 Bi-PAP 机械通气；③维持足够的血红蛋白含量，改善循环功能，以促进携氧能力；④在血容量和电解质允许的情况下，应用利尿剂，促进肺间质、肺泡和支气管黏膜水肿消退，改善换气功能。

2. 抑制通气和通气/血流失调加重　使 CO_2 潴留，多见于 Ⅱ 型呼吸衰竭患者。在保证有效氧合前提下采取低浓度氧疗是预防 CO_2 潴留的关键。

3. 早产儿视网膜病（ROP）　ROP 多发生于 1 个月内婴儿。维持 PaO_2 在 80mmHg 左右是预防 ROP 的最好方法。

4. 吸收性肺膨胀不全　$FiO_2 > 50\%$ 就有发生吸收性肺膨胀不全的危险，叹气呼吸可减少肺膨胀不全的发生。

四、注意事项

1. 正确选择吸氧浓度　合适的 FiO_2 可以成功地改善低氧血症，又能避免引起 CO_2 潴留和氧中毒等不良作用，通常以 $PaO_2 > 60\%$ 或 $SaO_2 > 90\%$ 为标准，在此基础上尽量降低 FiO_2，慢性高碳酸血症性呼吸衰竭或 $SaO_2 > 90\%$，氧浓度一般不超过 30%，急性高碳酸血症可稍高，但也无需超过 40%，否则需 MV 治疗，单纯低氧血症患者以选择中等浓度氧气疗法，避免

2. 氧疗注意加温和湿化　呼吸道内保持 37℃ 温度和 95%～100% 湿度是黏液纤毛系统正常清除功能的必要条件。故吸入氧应通过湿化瓶和必要的加温装置以防止吸入干冷的氧气刺激损伤气道黏膜、痰痂形成和影响纤毛的清洁夫功能。

3. 防止污染和导管堵塞　对鼻塞、输氧导管、湿化加温装

置,呼吸机管道系统等应经常定时更换和清洗消毒,防止交叉感染。吸氧导管、鼻塞应随时注意检查有无分泌物堵塞,并及时更换。

4. 注意病因治疗　氧疗仅是一种对症疗法,必须同时给予病因治疗,如积极控制感染,舒张支气管,保持呼吸道通畅,清除和对抗有关中毒的毒物,改善心肺和循环功能。

(张伟华)

第七十五章　肺康复治疗

肺康复治疗是针对因慢性呼吸系统疾病导致丧失活动能力或活动受限的患者,由临床医师、物理康复师、营养师、护士、心理医师等专家根据具体情况,制订个体化方案,以达到提高患者生活质量和生活自理能力的治疗计划。

一、目标

经合理的肺康复治疗后,尽可能恢复有效的腹式呼吸,并改善呼吸功能,达到减少用药量,缩短住院日。清除支气管腔内分泌物,减少引起支气管炎症或刺激的因素,减轻气短、气促症状,减轻精神症状如压抑、紧张等,提高运动耐力、日常生活自理能力和恢复工作的可能性。增加对疾病的认识,从而自觉采取预防措施,提高控制症状能力,其最终目的是提高生活质量,减少因呼吸功能恶化所导致的死亡。

二、适应证

所有因慢性肺部疾病导致机能受损,症状影响到活动,并已接受最佳内外科治疗的患者。

三、禁忌证

1. 不稳定型心绞痛。
2. 严重瓣膜性心脏病。
3. 认知障碍。

四、康复计划

1. 疾病教育
(1)帮助患者了解疾病的主要临床表现,检查结果的意义。

（2）了解主要治疗药物的作用、用法和不良反应。

（3）宣传戒烟的意义，对愿意戒烟的患者提供积极的戒烟治疗帮助。

（4）帮助患者学会最基本的、切实可行的判断病情轻重的基本方法。

（5）帮助患者树立信心，采取针对焦虑、抑郁等心理和社会干预。

2. 体能训练

（1）全身锻炼可增加机体活动耐力和心肺负荷，每周全身有氧运动锻炼 2～3 次。

（2）由于有些上肢可参与呼吸，且日常活动中使用上肢较多，故上肢运动训练对 COPD 患者也很重要（如举重、游泳、划船等）。

（3）锻炼的强度越大，效果越明显，临床实际应用中应以患者可耐受基础上逐渐增加，制订个体化训练方案，以达到最好的效果。

（4）锻炼时间开始可每次运动 5～10min，每日 4～5 次，逐渐适应后，再延长时间至每次 20～30min。

3. 呼吸锻炼　呼吸锻炼主要包括改善呼吸模式和呼吸肌锻炼。

（1）改善呼吸模式。慢性肺部疾病患者呼吸浅速，易出现胸腹矛盾运动，采用腹式呼吸、缩唇呼吸锻炼可改善呼吸模式，提高呼吸效率。

①腹式呼吸锻炼时可取卧位、半卧位或坐位，全身肌肉放松，经鼻吸气，经口呼气，呼吸要缓、细、均。吸气时上腹部鼓起，呼气时内收。开始每日 2 次，每次 10～15 分钟，以后逐渐增加次数和时间，力求最好形成一种呼吸习惯。

②缩唇呼吸时患者取坐位或半卧位，以鼻吸气，口唇缩成鱼口状缓慢，均匀呼气。缩唇口形大小以使距离口唇 15～20cm 处蜡烛火焰随气流倾斜，不致熄灭为适度。缩唇呼吸可与腹式呼吸结合起来锻炼。

（2）呼吸肌的锻炼。可增加肌丝和肌纤维数量，增加肌肉蛋白质合成,使肌纤维增粗,肌肉收缩力量增加。呼吸肌耐力锻炼可增加肌肉线粒体数量,增强肌肉血液循环和氧化代谢,提高呼吸肌抗疲劳能力。

①呼吸肌肌力锻炼多采用吸气或吸呼双相通气阻力器,患者夹鼻夹,以口呼吸,锻炼时间一般每次 5～20min,每日 2～3次,可在静息或运动条件下进行。

②呼吸肌肌力锻炼评价指标包括测定最大吸气口腔压、最大呼气压和跨膈压。

③呼吸肌耐力锻炼采用部分重复呼吸通路装置,患者主动深快呼吸,呼吸频率 30～60 次/min,每天锻炼至少 20min,可逐渐增加锻炼次数和时间。

④呼吸肌耐力锻炼的监测指标包括最大自主通气量、最大维持通气量、最大维持吸气压和膈肌张力-时间指数。

4. 咳嗽训练　咳嗽是呼吸系统的防御功能之一,但无效咳嗽只会增加患者痛苦和消耗体力,并不能真正维持呼吸道通畅。咳嗽训练坐位咳嗽时,身体稍向前倾。侧卧位咳嗽时,取屈膝侧卧位。咳嗽时先深吸气后憋气 1～3s,然后张口、声门打开同时腹部收缩,用力咳嗽,连续 2～3 声。刺激咳嗽时,患者取坐位或斜卧位,用拇指或食指在吸气终末稍用力向内压在胸骨柄上岗的气管,并同时横向滑动来刺激气管,引起咳嗽反射。

5. 营养支持　多种慢性肺部疾病均可发生营养不良,而营养不良又可降低呼吸肌肌力和耐力,削弱患者抵御病原微生物的免疫力,两者相互影响形成恶性循环。

(1)营养不良评价指标

体重是慢性肺部疾病患者营养不良临床评价最简便易行的客观指标,患者体重指数(BMI)<21kg/m² 或半年内体重下降>10%、近 1 个月内体重下降>5%提示营养不良。

其他评价营养不良指标还包括三头肌皮褶、上臂围长、上臂肌围长和上臂肌面积等。肝脏分泌的蛋白如白蛋白、前白蛋白、转铁蛋白等可反映内脏蛋白储备,也有助于评价营养状态。

血清白蛋白半衰期 20d,前白蛋白半衰期 1～2d,转铁蛋白半衰期 9d,不同的蛋白缺乏可提示营养不良存在大致发生的时间。使用蛋白指标评价营养情况时应注意影响因素如输液过多、心力衰竭、应激状态即使无营养不良，蛋白也可能低于正常，而脱水、输全血、新鲜冰冻血浆或白蛋白后，即使存在营养不良蛋白水平也可能正常。

呼吸系统疾病营养不良患者其呼吸肌力和耐力减退，测定最大通气量、膈肌张力-时间指数也可在一定程度上反映营养状态。

（2）营养支持

慢性呼吸系统疾病患者休息时能量消耗（REE）可用 Harris-Benedict 公式计算：①REE（男）=（66.47+13.75×体重+5.0×身高-6.76×年龄）×4.18；②REE（女）=（65.51+9.56×体重+1.7×身高-4.68×年龄）×4.18。

通常推荐每天给予蛋白 1.5～2.0g/kg，其余能量 60%～70%由糖类供给，30%～40%由脂肪供给。此外，还应适当补充维生素、微量元素。

五、评价指标

1. 体能评价　通常采用 6MWT 或往返步行试验评价患者的体能改善和病情进展情况。

2. 健康状态　包括 St George 呼吸问卷、CRQ 问卷、肺功能状态-呼吸困难问卷（PFS-DQ）以及焦虑和抑郁评分。

（张伟华）

第七十六章　戒烟方法

一、概述

吸烟是许多疾病的患病危险因素,可导致半数经常使用烟草者死亡。烟草依赖本身又是一种慢性高复发性疾病,世界卫生组织已将其列入国际疾病分类(ICD-10,F17·2),确认烟草是目前人类健康的最大威胁,但同时又是一个可以预防和治疗的主要死因。控烟和治疗烟草依赖是呼吸科医师义不容辞的责任。

二、目标

烟草依赖的治疗是一个长期过程,需要持续进行。关于戒烟的简短建议、心理支持、药物治疗、戒烟咨询(包括戒烟热线)都是有效的方法,在这个过程中,应强调心理支持和建议的重要性。医师要将戒烟融合到自己的日常临床工作中,帮助每个戒烟者朝着戒掉最后一支烟努力,每次至少解决吸烟者戒烟过程中的一点问题。

三、治疗步骤(5A)

在戒烟门诊,戒烟者得到的不只是戒烟药物,更多的是专业医师的科学戒烟指导和临床戒烟经验,帮助戒烟者提高戒烟成功率;为每位患者辨证施治,提供针对性的戒烟方案,采用更科学的戒烟方法,以及根据不同戒烟人群提供有效的戒烟药物,戒烟治疗包括询问(Ask)、建议(Advice)、评估(Assess)、帮助(Assist)、随访(Arrange),简称5A。

(一)询问

每个患者每次就诊时都需接受关于吸烟情况的询问和

登记。

（二）建议

医师对吸烟者应当强化其戒烟意识，提高其戒烟主动程度，坚定其戒烟决心。比如把吸烟与疾病，对孩子和房间里其他人的害处以及吸烟的经济开销联系起来，有力地反复提出个体化戒烟建议，并建议吸烟者签署戒烟志愿（承诺）书。

（三）评估

评估吸烟者的戒烟动机和意愿。建议患者戒烟后，要明确其对戒烟的态度，对不愿意戒烟的患者，应给予完善的戒烟治疗；对于不愿意戒烟者，应该提升其戒烟主动性，强化其戒烟意愿。

（四）帮助

帮助戒烟者制定戒烟计划，除特殊情况外，鼓励使用戒烟药物。

1. 确定具体戒烟时间：通常为决定戒烟2周内开始。

2. 创造一个有助于戒烟的环境。

3. 回顾以前戒烟经历，总结哪些因素能够帮助戒烟，哪些因素会导致复吸，预计尝试戒烟过程中将会遇到的挑战，特别是刚开始的几周。

4. 预防戒断综合征。

5. 提供专业性咨询。

（五）随访

1. 时间　戒烟开始后一周内安排第一次随访，以后每周1次，连续4～8周，之后每月1次，连续3个月，总时间不少于6个月，总次数不少于6次；

2. 方式　面对面、电话、短信或者网络。

四、药物治疗方法

（一）尼古丁替代疗法（nicotine replacement therapy，NRT）

1. 优势　可降低尼古丁戒断症状，戒烟成功率提高1.5～2倍。对于所有中重度烟草依赖的患者和既往因戒断症状而使戒烟失败的患者都应给予尼古丁替代疗法。NRT也可增加轻度依赖的吸烟者的戒烟速度,因此可能对所有戒烟者实施 NRT。

2. 尼古丁替代剂包括皮肤贴片、口香糖、舌下含片、鼻喷剂、吸入剂、糖浆急片剂。

(1)尼古丁皮肤贴片:通过持续释放少量尼古丁使患者在烟瘾发作前满足其需要。每日清晨在清洁、干燥、无汗毛的上身皮肤贴一片,夜间取下。根据吸烟者的烟量,选择不同强度的贴片。使用高剂量贴片 6~8 周后可改为低剂量贴片,再使用 2~4 周。

(2)尼古丁胶:烟瘾发作时咀嚼此种胶,当咀嚼出现辛辣感时,应停止咀嚼,将胶置于颊黏膜,此时尼古丁可通过口腔黏膜吸收。按照上述方法,时断时续地咀嚼和含着此种胶,保持 30min 左右。每次吸烟大于 20 支,建议使用大剂量,3 个月后减为小剂量或者减少胶的数量。

(3)尼古丁舌下含片:烟瘾发作时每 h1~2 片舌下含服,约 30min 溶解,使用 3 个月后酌情减量。

(4)吸入剂:患者在口腔中被吸收,不经过肺部,使用 2 个月后,酌情减量。

(5)经鼻喷雾剂:可迅速减轻烟瘾,较其他尼古丁替代治疗制剂吸收快,不过可以产生局部的刺激症状,使用 2 个月后酌情减量。

3. 尼古丁替代治疗期间不能吸烟,否则出现尼古丁过量症状,表现为易激惹、烦躁、意识障碍、心悸、高血压、瞳孔扩大、呼吸困难、腹绞痛、呕吐等等;

4. 绝大多数尼古丁替代治疗禁用于妊娠和哺乳期妇女,18 岁以下者应在监测下慎用。

(二)非尼古丁替代疗法

用于行为和尼古丁替代治疗无效或者与尼古丁替代治疗联合使用。

1. 缓释盐酸安非他酮 是多巴胺/去甲肾上腺素再摄取抑制剂,可有效缓解戒断症状。150mg/片,开始每次 150mg,每天 1 次,用 3 天,改 150mg 每天 2 次,中间间隔 8h,可持续 7~12 周;

2. 酒石酸伐尼克兰　是尼古丁受体部分激动剂。主要成分是一种选择性烟碱乙酰胆碱受体部分激动剂，它能模仿尼古丁，刺激大脑的相同位置，产生多巴胺，让服用者的烟瘾得到满足。分 0.5mg/片(白色片)，1.0mg/片(淡蓝色片)。戒烟前 1～2 周开始治疗，第 1～3 日：服用 0.5mg，每日 1 次；第 4～7 日：服用 0.5mg，每日 2 次；第 8 日～治疗结束：服用 1mg，每日 2 次。疗程：一般为 12 周。

（三）二线戒烟药

1. 可乐定　每次 0.1～0.3mg，每日 2 次，使用 3～10 周。一般只用于较重的依赖者。

2. 去甲替林　一般戒烟前 10～28 天使用 25mg/d，之后增加剂量到 75mg～100mg，使用 12 周。

3. 中药　包括中药制成的戒烟液、烟嘴、口含片、烟丝、蜂胶等等。

五、干预治疗

对于不愿意戒烟者，提供促进戒烟主动性干预方法：相关(Relevance)、危害(Risks)、益处(Rewards)、障碍(roadblocks)和重复(Repetition)，简称"5R"。

1. 相关　针对吸烟者关心的问题、疾病情况、家庭或者社会关系(如孩子)、年龄、性别和其他重要特点(如先前的戒烟经历)，这样才会产生最大的效果。

2. 危害　①使吸烟者明确吸烟潜在的危害性。包括短期和长期危害；②强调吸低焦油或低尼古丁含量的烟草制品并不能真正减轻烟草的危害；③被动吸烟，危害到家人的健康。

3. 益处　强调不吸烟的益处。主要益处包括：改善健康状况、吃饭更香、提高嗅觉、节省开销、呼吸更清新、不再为戒烟担心、为孩子树立好榜样、避免使其他人被动吸烟，生理上感觉更良好、从烟瘾中解脱、运动能力更强。临床医生应叫患者指出戒烟有哪些益处，强调其中与患者关系最大的益处。

4. 障碍　引导吸烟者表达戒烟的障碍，并教授气处理的技巧。

5. 重复　临床医生利用每次与患者接触或沟通的机会,反复进行戒烟主动性干预,不断鼓励吸烟者积极尝试戒烟。

（王炜芳）

第七十七章　人工气道的建立

人工气道是指为保证气道通畅而在生理气道与空气或其他气源之间建立的有效连接。建立人工气道的目的是维持呼吸道通畅,保持足够的通气和充分的气体交换,并对呼吸道进行保护,引流气道分泌物,防止误吸。

一、适应证

1. 呼吸停止。
2. 急性呼吸道梗阻。
3. 及时清除呼吸道内分泌物。
4. 气道缺乏保护性反射,有较大误吸可能。
5. 呼吸衰竭引起的低氧血症和高碳酸血症,需行正压通气治疗。

二、禁忌证

除上呼吸道完全阻塞或有严重创伤外,或患者或法定监护人明确表示拒绝外,紧急建立人工气道无绝对禁忌证。

三、常用紧急建立人工气道方法的选择

紧急建立人工气道通常可有 3 个路径供选择,即经鼻、经口和经环甲膜。

1. 经鼻或经口气管插管通常是首选,偶尔也会采用经环甲膜穿刺或切开方式。一般紧急情况下气管切开是不合适的。

2. 呼吸停止或呼吸微弱的患者,宜选用直视下经口或经鼻插管。

3. 患者张口困难或口腔有占位或持续抽搐或无法平卧头后仰,难以用喉镜暴露声门,宜选经鼻或经口盲探插管,逆行气管

插管也可选用。

4. 经鼻插管患者耐受性好,容易固定,但损伤大,早期易出现鼻出血,晚期易出现鼻窦炎及呼吸机相关肺炎,不适用于鼻腔通路狭窄和颅底骨折的患者。

5. 估计患者需要长时间维持人工气道,或无法经喉插管,则选用环甲膜切开术或环甲膜穿刺扩张术。

应强调的是,在紧急情况下,保证患者有足够的通气及氧供是首要目的,而不是一味地强求气管插管。此时一些简单的气道管理方法能起到重要作用,甚至可以避免紧急情况下的气管插管。因此,首先要保持气道通畅,清除呼吸道、口咽部分泌物和异物。使患者头后仰,托起患者下颌开发气道,可放置口咽通气道或喉罩,使用简易呼吸器经面罩加压给氧。

四、操作方法

1. 经口腔明视气管插管的方法

(1)将管芯插入气管导管,管芯尖端不超过导管的尖端,将导管前端弯曲,以便导管沿会厌后面插入,尤适于插管困难时应用。

(2)患者头向后仰,使其口张开。左手持喉镜自患者右口角放入口腔,将舌推向左方,然后徐徐向前推进,显露悬雍垂,这时,以右手提起下颌,并将喉镜继续向前推进,直至看见会厌为止。

(3)手稍用力将喉镜略向前推进,使叶片前端进入舌根与会厌角内,然后将喉镜向上、向前提起,即可显露声门。

(4)右手执气管导管,使其前端自右口角进入口腔,对着声门,以一旋转的力量轻轻经声门插入气管,于导管进入声门后再将管芯退出。

(5)安置牙垫,退出喉镜。观察导管外端有无气体进出。若病人原已呼吸停止,可接简易呼吸器,观察胸部有无起伏运动,以确定导管位置是否正确。

(6)导管外端和牙垫一并固定于患者口腔外。

2. 食管气管联合导管　是一种双管道(食管前端封闭和气

管前端开放)和双套囊(近端较大的口咽套囊和远端低压的食管套囊)的导管,二个套囊之间有 8 个通气孔,若插入食管可将二个气囊分别充气,以堵塞食管和口咽部,通过 1 号导管通气;若插入气管则用 2 号导管通气,此时其作用接近普通气管导管。特点是无需辅助工具,可迅速将联合导管送入咽喉下方,无论进入食管或气管,经简单测试后都可进行通气。

具体方法:左手将患者口张开,右手将导管沿口腔缓缓插入至标定的刻度环,将两个气囊升别充气,先将 1 号管接呼吸器,试行手法通气,如果正常(听诊双肺呼吸音清晰、胸廓随呼吸起伏、胃内无充气)则固定导管,进行机械通气,否则应接 2 号管(导管进入气管内),检查通气若正常可行机械通气。

3. 经鼻腔盲探插管术的步骤

(1)检查鼻腔是否通畅。插管前经鼻孔滴数滴呋麻滴鼻液,石蜡油润滑并做表面麻醉(2%利多卡因喷雾剂),并于导管外涂抹润滑剂。

(2)导管进入鼻腔就将导管与面部做垂直方向插入鼻孔,使导管沿下鼻道推进,经鼻后孔至咽腔,切忌将导管向头顶方向推进,否则极易引起严重出血。前端过鼻后孔后,在管端接近喉部时,术者可一面注意倾听通过导管的气流,一面用左手调整头颈方向角度,当感到气流最强烈时,然后迅速在吸气相时推入导管,通常导管通过声门时患者会出现强烈咳嗽反射。不要施加暴力。如果推进导管时呼吸气流声中断,提示导管前端已触及梨状窝,或误入食管,或进入舌根会厌间隙。应稍稍退出,重试。

(3)必要时可借助喉镜在明视下确认声门,用插管钳夹住导管前端送进气管。

五、人工气道建立后的管理

当导管插入声门送入气管即人工气道建立成功。人工气道建立后应重视管理,避免出现并发症。

1. 确定导管位置及深度

(1)首先连接简易呼吸器行人工通气,第 1 次送气量不超过 500ml,持续 2s,将听诊器置于剑突下,若听到气过水声,则导管位于食管内,立即拔出气管导管。

(2)若未闻气过水声,且可见胸廓扩张,则继续简易呼吸器人工通气,将听诊器分别置于双肺上区、双肺中区、双肺下区确认有无呼吸音。

(3)如果对导管位置仍有疑问,通过喉镜观察导管是否通过声门。

2. 保持人工气道的通畅

(1)及时吸痰,清除呼吸道分泌物,以保证气道通畅,特别是呼吸道分泌物多的患者,应经常地吸引清除气道内的分泌物。

(2)人工气道建立后虽可使呼吸道通畅,但导管本身可发生梗阻。从而产生新的呼吸道梗阻。主要原因包括导管太软、太长及患者头部位置的改变。发现这种情形后,可以将患者头部向后仰起并加以固定,如果系导管过长太软所致,可将导管距接头部分剪掉2~3cm。

(3)防止导管脱出:导管固定不稳,在呼吸机应用期间很易造成导管脱出,固定导管虽属"细节"小事,但导管脱出可危及患者的生命。为防止导管脱出,除应用牙垫固定外,应将患者手加以束缚,以防患者自行拔管。对烦躁不安的患者可使用镇静剂。

六、并发症

1. 插管过程中的并发症　①心脏骤停;②机械性损伤;③气管导管误入右或左主支气管;④气管导管误入食管;⑤误吸。

2. 气管导管留置期间的并发症　①口、鼻腔溃疡;②口腔蜂窝织炎、鼻窦炎;③喉、气管损伤;④气管导管扭曲、阻塞;⑤支气管—肺部感染。

3. 拔管时的并发症　①气管、喉痉挛;②声带损伤;③误吸;④拔管后气管萎陷导致窒息。

4. 拔管后延迟并发症　①喉或声门下水肿;②咽炎或喉炎;③喉、气管狭窄。

(张伟华)

第七十八章　常规机械通气

机械通气是应用呼吸机进行辅助通气的方法,其主要目的是改善通气和氧合,纠正低氧血症和/或高碳酸血症,同时减低呼吸功和氧耗,为治疗原发病争取时间,是呼吸支持的有效方法。

一、适应证

在有机械通气的指征时,宜早实施。如果延迟实施机械通气,患者因严重低氧和 CO_2 潴留而出现多脏器功能受损,机械通气的疗效显著降低。符合下述条件应实施机械通气:

1. 呼吸衰竭一般治疗方法无效。
2. 呼吸频率>35/min 或<6/min。
3. 呼吸节律异常或自主呼吸微弱或消失。
4. 呼吸衰竭伴严重意识障碍。
5. 严重肺水肿。
6. PaO_2<50mmHg,尤其是吸氧后仍<50mmHg。
7. $PaCO_2$ 进行性升高,pH 动态下降。

二、禁忌证

出现致命性通气和氧合障碍时,机械通气无绝对禁忌证,但下述情况下机械通气可能使病情加重:

1. 气胸及纵隔气肿未行引流,肺大疱和肺囊肿。
2. 大咯血窒息。
3. 低血容量性休克未补充血容量。
4. 活动浸润性肺结核。

三、通气模式的选择及临床应用

通气模式是指呼吸机每一次呼吸周期中气流发生的特点，主要包括 4 个环节：吸气开始（吸气触发）、吸气气流的特点（流速波形）、潮气量的大小和吸气向呼气的切换（呼气触发）。不同通气模式上述某一环节或多个环节各有其特点。

（一）分类

1. 定容型和定压型

（1）定容型通气：呼吸机送气达预设潮气量后停止送气，依靠肺、胸廓的弹性回缩力被动呼气，也可称为容量预设型通气。常见的定容型通气模式有容量控制通气、容量辅助-控制通气、间歇指令通气（IMV）和同步间歇指令通气（SIMV）。定容型通气的优点是潮气量恒定，能保障分钟通气量；缺点是吸气流速波形为方波，对有自主呼吸的患者，易发生人机对抗，当肺顺应性较差或气道阻力增加时，易发生气道压过高。

（2）定压型通气：呼吸机送气达预设压力且吸气相维持该压力水平，而潮气量是由气道压力与 PEEP 之差及吸气时间决定，并受呼吸系统顺应性和气道阻力的影响，也称压力预设型通气。常见的定压型通气模式有压力控制通气（PCV）、压力辅助控制通气（P-ACV）、压力控制-同步间歇指令通气（PC-SIMV）、压力支持通气（PSV）。优点是气道压力一般不会超过预置水平，利于限制过高的肺泡压和预防 VILI；流速多为减速波，肺泡在吸气早期即充盈，利于肺内气体交换。缺点是潮气量随肺顺应性和气道阻力而改变，可能发生过度通气或通气不足。

2. 控制通气和辅助通气

（1）控制通气（Controlled Ventilation，CV）：呼吸机完全代替患者的自主呼吸，呼吸频率、潮气量、吸呼比、吸气流速，呼吸机提供全部的呼吸功。适用于严重呼吸抑制或伴呼吸暂停的患者，如麻醉、中枢神经系统功能障碍、神经肌肉疾病、药物过量等情况。长时间应用 CV 将导致呼吸肌萎缩或呼吸机依赖。故应用 CV 时应明确治疗目标和治疗终点，对一般的急性或慢性呼吸衰竭，只要患者条件许可宜尽早采用"辅助通气支持"。

(2)辅助通气(Assisted Ventilation,AV):依靠患者的吸气努力触发呼吸机吸气活瓣实现通气,当存在自主呼吸时,根据气道内压力降低(压力触发)或气流(流速触发)的变化触发呼吸机送气,按预设的潮气量(定容)或吸气压力(定压)输送气体,呼吸功由患者和呼吸机共同完成。适用于呼吸中枢驱动正常的患者,人机协调性好,保留自主呼吸有利于呼吸肌锻炼和防止呼吸肌萎缩,利于撤机过程。

(二)常用通气模式及临床应用(见表3-78-1)

(三)呼吸机常用参数

1. 常用参数的设定

(1)潮气量:成人一般为 $5\sim15ml/kg$ 体重,保证气道峰压不超过 $40cmH_2O$ ($3.92kPa$),吸气平台压不超过 $35cmH_2O$ ($3.43kPa$),一般可避免肺泡过度膨胀导致的呼吸机相关肺损伤。定压型通气机实际输送的 VT 取决于预设压力水平、气道阻力、肺顺应性。

(2)呼吸频率:一般为 $12\sim20/min$,取决于欲达到的理想分钟通气量和 $PaCO_2$ 目标值。

(3)吸气流速:一般 $40\sim100L/min$,平均约 $60L/min$。吸气流速可影响气体在肺内分布,吸气峰压、流速越大,气道峰压和胸内压越高,易发生气压伤。低流速时,气道峰压和平均压降低,气体分布较均匀,气压伤发生危险减少。

(4)吸气时间及吸呼比:一般吸气时间 $0.8\sim1.2s$,吸呼比 $1:2\sim1:1.5$。$1:2$ 吸呼比通常可避免肺内气体陷闭。有些呼吸机可预设"吸气暂停"时间,可有利于吸入气体在肺内更充分交换。

(5)触发灵敏度:流量触发灵敏度一般为 $1\sim3L/min$,压力触发灵敏度一般 $-0.5\sim-1.0cmH_2O$。

2. 常用参数的调节

(1)改善氧合

①增加吸氧浓度:氧浓度$>60\%$,持续给氧时间不超过 48h,氧浓度 100%,持续给氧时间不超过 24h。

表 3-78-1 常用通气模式的特点及临床应用

通气模式	概念	调节参数	特点	应用
控制通气（CMV）	呼吸机完全替代自主呼吸的通气方式	Vt，RR，I/E	1. 完全替代自主呼吸； 2. 有利于呼吸肌休息，但不利于呼吸肌锻炼 3. 易发生人机对抗，通气不足或通气过度	1. 中枢或外周驱动能力差 2. 心肺储备功能差
辅助控制通气（A/CV）	自主呼吸触发，呼吸机按预设参数送气；并以预设的频率作为备用	触发灵敏度，Vt，RR，I/E	1. 具有 CMV 的优点，同时提高了人机协调性； 2. 对气道阻塞患者，呼吸频率增加可产生明显动态肺充气	1. 中枢呼吸驱动正常，但呼吸肌衰竭不能完成呼吸功 2. 中枢呼吸驱动正常，但由于所需呼吸功增加，使呼吸肌不能完成全部呼吸功
间歇强制通气（IMV）/同步间歇强制通气（SIMV）	呼吸机按预设 RR 提供正压通气，同歇期间允许患者自主呼吸	对患者自主呼吸 Vt，RR，I/E，触发灵敏度（SIMV）	1. 支持水平可调范围大，发生过度通气可能性小； 2. 自主呼吸时不提供通气辅助，需克服呼吸机回路阻力	1. 具有一定自主呼吸能力； 2. 常用的撤机模式

续表

通气模式	概念	调节参数	特点	应用
压力支持通气(PSV)	患者促发呼吸,呼吸机提供一高流速,使气道压力很快达到预设压力水平,并维持此压力以克服吸气阻力和扩张肺脏	触发灵敏度,压力支持水平	1. 属自主呼吸模式,人机配合好; 2. 有利于呼吸肌锻炼; 3. 自主呼吸能力差或呼吸节律不稳定者,或压力水平设置不当,可发生通气不足或过度	1. 有一定自主呼吸能力,呼吸中枢驱动稳定者; 2. 与SIMV等方式合用,在保证一定通气需求时不致呼吸肌疲劳和肺萎缩,有利于撤机
持续气道压通气(CPAP)	在自主呼吸条件下,整个呼吸周期以内(吸气及呼气期间)都保持相同水平的正压	仅需设定CPAP水平	1. 增加肺泡内压和功能吸气量,防止肺泡的萎陷,改善肺顺应性; 2. 对抗内源性PEEP; 3. CPAP过高增加气道压,对心功能不全的患者血流动力学产生不利影响。	1. 适用于自主呼吸功能良好的低氧患者; 2. 阻塞性睡眠呼吸暂停综合征; 3. 常规治疗无效的急性左心功能衰竭

续表

通气模式	概念	调节参数	特点	应用
强制每分钟通气（MMV）	呼吸机按预设的每分钟通气量（MV）进行通气支持。如果通气支持。如果患者MV不足于预设MV，不足部分由呼吸机提供；如自主呼吸通气量大于等于预设MV，则呼吸机不再提供通气辅助	MV	1. 使患者平稳从完全通气支持过渡到部分通气支持，直到撤机并保证稳定的MV； 2. 不能监测自主呼吸质量、浅而快的呼吸也能产生最低的MV，如不及时纠正会导致肺不张	1. 可作为撤机模式 2. 中枢呼吸驱动不稳时，可作为通气支持的过渡阶段； 3. 对有呼吸暂停、呼吸无力以及其他呼吸功能不全的患者提供足够的通气量

注：Vt：潮气量；RR：呼吸频率；I/E：吸呼比。

②加用 PEEP：从 $3\sim5cmH_2O$ 开始逐渐增加，一般 ARDS $8\sim12cmH_2O$，非 ARDS $3\sim5cmH_2O$。

③延长叹气时间，增加吸呼比。

④增加潮气量。

⑤减低氧耗（高热者退热，烦躁者给予镇静）。

⑥增加氧输送量：纠正严重贫血、休克、心力衰竭、心律失常，增加心排血量。

(2)维持合适的 $PaCO_2$ 和 pH

①调节 $PaCO_2$ 和 pH 最直接的方法是调整潮气量、通气频率。

②$PaCO_2$ 不宜下降过快，以避免 CO_2 过快排出，过多的 HCO_3^- 未能排出，导致代谢性碱中毒的发生。

③实施可允许性高碳酸血症通气策略时，$PaCO_2$ 增加速度最好控制在 $10mmHg/h$ 以内，以利于肾脏能更好发挥代偿作用。

(四)呼吸机与自主呼吸对抗的处理

1. 呼吸机与自主呼吸对抗的常用原因

(1)患者因素：气道阻塞或痉挛、肺水肿、肺栓塞、气压伤、动态肺过度通气、体外变化、腹部问题、呼吸驱动变化、中枢神经系统异常。

(2)管道问题：管腔阻塞、管路断开、气管插管移位、气囊破裂、意外拔管、气管软化与扩大、气管食管漏。

(3)呼吸机因素：模式参数设置不当、电-机械故障。

2. 呼吸机与自主呼吸对抗的处理基本方法

(1)保证基本通气和氧合。

(2)简易呼吸器辅助通气（除外了其他原因如管路、呼吸机、模式、参数，仅考虑患者因素和气管插管的问题）。

(3)积极寻找原因：①快速、重点查体(心肺)；②必要的气道检查：吸痰管、纤维支气管镜；③必要的辅助检查：胸片、心电图、血气分析；④突发的、十分危急的情况常见于气胸、气道阻塞；⑤病情稳定后进一步检查；⑥应用镇静药、肌肉松弛药。

四、并发症

1. 呼吸机所致肺损伤　正压通气可能对正常肺组织产生损伤或使已损伤的肺组织损伤加重,包括气压伤、容积伤、萎陷伤和生物伤,发生率为 5%～15%。

(1)气压伤是由于气道压力过高导致肺泡破裂。临床表现因程度不同表现为肺间质气肿、皮下气肿、纵隔气肿、心包积气、气胸等,一旦发生张力性气胸,可危及患者生命,必须立即处理。

(2)容积伤是指过大的吸气末容积对肺泡上皮和血管内皮的损伤,临床表现为气压伤和高通透性肺水肿。萎陷伤是指肺泡周期性开放和塌陷产生的剪切力引起的肺损伤。

(3)生物伤是指创伤性机械通气介导的炎性细胞因子和介质的释放所导致的肺部和全身性炎性反应。生物伤对呼吸机相关肺损伤的发展和预后产生重要影响。

为了避免和减少呼吸机相关肺损伤的发生,机械通气应避免高潮气量和高平台压,吸气末平台压不超过 $30～35cmH_2O$,以避免气压伤、容积伤,同时设定合适呼气末正压,以预防萎陷伤。

2. 呼吸机相关肺炎(VAP)　是指机械通气 48h 后发生的院内获得性肺炎。发生率约为 28%。VAP 发生的高危因素包括高龄、高 APACHEII 评分、急慢性肺部疾病、Glasgow 评分<9分、长时间机械通气、误吸、过度镇静、平卧位。明确呼吸机相关肺炎的危险因素,有助于预防呼吸机相关肺炎的发生。一般认为机械通气患者没有体位改变的禁忌证,应予半卧位,避免镇静时间过长和程度过深,避免误吸,尽早撤机,以减少呼吸机相关肺炎的发生。

3. 氧中毒　长时间的吸入高浓度氧导致的肺损伤。FiO_2越高,吸入高浓度氧时间越长,肺损伤越重。当患者病情严重必须吸高浓度氧时,应避免长时间吸入,尽量不超过 60%。

4. 呼吸机相关的膈肌功能不全　在长时间机械通气过程中膈肌收缩能力下降。此外,休克、全身性感染、营养不良、电解质紊乱、神经肌肉疾病、药物等也可以导致膈肌功能不全。呼吸机相关的膈肌功能不全可导致撤机困难,住院时间延长。为避免呼吸机相关膈肌功能不全,机械通气患者尽可能保留自主呼吸,加强呼吸肌锻炼,以增加肌肉的强度和耐力,同时,加强营养支持可以增强或改善呼吸肌功能。

五、呼吸机撤离

机械通气是一种呼吸支持技术,其本身不能消除呼吸衰竭病因,而只能为针对病因的各种治疗争取时间和创造调节。当原发病得到控制,患者的通气和换气功能得到改善后,逐渐撤除机械通气对呼吸的支持,使患者恢复完全自主呼吸的过程即为撤机。积极创造撤机的调节,把握合适的撤机时机和实施平稳过渡的撤机模式是撤离机械通气的 3 个主要问题。

1. 撤机的标准　尚无简单、客观、有效的评价标准,目前注意依靠临床医师的主观评价和多个客观检查指标相结合(见表3-78-2)。

表 3-78-2　撤机常用的筛查标准

标准	说明
客观测量标准	1. 足够的氧合(如:$PaO_2 \geqslant 60mmHg$ 且 $FiO_2 \leqslant 0.35$;$PEEP \leqslant 5 \sim 10cmH_2O$;$PaO_2/FiO_2 \geqslant 150 \sim 300$)
	2. 稳定的心血管系统(如:$HR \leqslant 140$;血压稳定;不需(或最小限度的)血管活性药
	3. 没有高热
	4. 没有明显的呼吸性酸中毒
	5. 血红蛋白$\geqslant 8 \sim 10g/dl$
	6. 良好的精神活动(如:可唤醒的,$GCS \geqslant 13$,没有连续的镇静剂输注)
	7. 稳定的代谢状态(如可接受的电解质水平)
主观评估	1. 疾病的恢复期
	2. 医师认为可以撤机
	3. 咳嗽能力的评估

2. 撤机的方法

(1)使用 T 型管间断脱机:采用 T 型管撤机所需设备简单,通气管路阻力小,但易诱发呼吸肌疲劳。患者使用 T 管进行自主呼吸。在最初阶段,开始停机 5~10min,再进行机械通气 1~2h,然后根据患者的耐受性,逐渐延长脱离呼吸机时间。若能完全依靠自主呼吸 12~24h 而无呼吸功能不全表现,说明撤机成功。

(2)CPAP 方式间断脱机:CPAP 是一种自主呼吸模式,可使气道压力维持在正压范围,有利于防止肺泡萎陷。在撤机过程中,间断使用 CPAP 模式进行机械通气,逐渐增加 CPAP 时间并降低气道正压水平,最高过渡到完全自主呼吸状态。当 CPAP 水平减至 3~5cmH$_2$O 以下,患者能较长时间(2~4h 以上)维持良好自主呼吸,即提示撤机基本成功。

(3)IMV/SIMV 模式撤机:IMV/SIMV 是目前撤机中最常采用的模式。撤机时随患者自主呼吸功能的恢复,逐渐减少 IMV 频率,当降至 2~4 次/min,维持 2~4h 后情况稳定,可以考虑脱离呼吸机。

(4)PSV 模式撤机:通过逐渐减低吸气辅助压力水平,增加每次呼吸中患者的呼吸肌负荷,与其他撤机方式比较,耐受性较好。在撤机时以潮气量和呼吸频率为观察指标,下调吸气压力支持水平,当下调至 5~7cmH$_2$O 时,稳定 4~6h 可考虑撤机。

(5)SIMV+PSV 模式撤机:可使撤机更平稳。在撤机开始时,使用 SIMV 提供 80% 潮气量,PSV 压力支持水平为 5cmH$_2$O 以上,然后逐渐下调 SIMV 的频率,当下调至 2~4 次/min 后,再将 PSV 吸气辅助压力下调至 5~6cmH$_2$O,稳定 4~6h 可撤机。

3. 拔管 气管内导管除用于连接患者和呼吸机外,还有保持呼吸道通畅,有利于清除呼吸道内分泌物和防止误吸的作用。因此,撤机并不意味着也具备了拔除气管内导管的条件。

(1)拔管前评估:包括气道保护能力和气道通畅程度。患者咳嗽有力,无过多的分泌物(吸痰频率>2h/次或更长)。还可进行气囊漏气试验,即机械通气时,把气管插管的气囊放空以检查有无气体泄漏。如果患者漏气量较低,可在拔管前 24h 使用类固醇和/或肾上腺素预防拔管后喘鸣。当漏气量低的患者拔管时,应将再插管的设备(包括气管切开设备)准备好。

(2)拔管后注意事项:密切观察患者呼吸、心率,半小时后复查血气分析。拔管后患者吸氧浓度可酌情较原机械通气时的浓度调高 10%。鼓励患者咳嗽排痰,可采取拍背、雾化吸入等措施帮助患者排痰。对高危患者要做好再插管准备。

(张伟华)

第七十九章　无创机械通气

无创机械通气(NIPPV)指无需建立人工气道的正压通气,通过鼻/面罩等方法与患者相连,由呼吸机提供通气辅助的方法。

一、优点

1. 无人工气道及其相关合并症,VAP 发生率低。
2. 保证正常的吞咽、进食、咳嗽、说话功能。
3. 保留了上气道的生理温化、湿化和免疫功能。
4. 不需镇静药。
5. 患者从心理上和生理上均较易撤机。
6. 可以长期或家庭应用。

二、缺点

1. 痰液引流不畅,湿化不充分。
2. 通气效果不肯定。
3. 氧浓度难于严格控制。
4. 幽闭恐惧。
5. 面部压伤,口鼻发干,鼻充血,耳痛,眼部不适。
6. 胃肠胀气。
7. 吸入性肺炎。
8. 血压降低。
9. 气压伤。

三、适应证

1. COPD 急性加重期(AECOPD)、急性心源性肺水肿和免疫抑制患者,可作为临床治疗急性呼衰的一线选择;

2. 支气管哮喘持续状态、术后可能发生呼衰和拒绝气管插管者，临床可以试用；

3. 肺炎和急性呼吸窘迫综合征（ARDS），目前支持证据很有限，对于病情相对较轻者才可试验性使用，但须严密观察，一旦病情恶化，立即采取气管插管行有创通气治疗，以免延误病情。

NIPPV 要求患者具备基本条件：①患者清醒能够合作；②血流动力学稳定；③不需要气管插管保护（无误吸、严重消化道出血、气道分泌物过多且排痰不利等情况）；④无影响使用鼻（面）罩的面部创伤；⑤能够耐受鼻（面）罩。

四、禁忌证

1. 心跳骤停，呼吸骤停。

2. 意识障碍。

3. 严重低氧血症。

4. 血流动力学不稳定。

5. 气道分泌物多或气道不畅。

6. 自主排痰障碍。

7. 存在急性面颌或上呼吸道损伤。

8. 上呼吸道梗阻。

9. 呕吐、肠梗阻、近期上消化道手术、食管损伤。

10. 严重副鼻窦炎和中耳炎。

五、通气方式的选择

1. 通气模式　持续气道正压通气（cPAP）和 BiPAP 是最常用的两种通气模式，后者最为常用。BiPAP 有两种工作方式：自主呼吸通气模式［S］模式，相当于压力支持通气（PSV）＋PEEP 和后备控制通气模式（T）模式，相当于 PCV＋PEEP。当自主呼吸间隔低于设定值（由后备频率决定）时。即处于 S 模式；自主呼吸间隔时间超过设定值时，由 S 模式转向 T 模式，即启动时间切换的背景通气 PCV。

2. 通气参数的设置及调整　BiPAP 的参数设置包括 IPAP，

呼气相气道压力（EPAP）及后备控制通气频率。BiPAP 模式通气参数设置见表 3-79-1。BiPAP 参数调节原则：IPAP/EPAP 均从较低水平开始，患者耐受后再逐渐上调，直到达满意的通气和氧合水平，或调至患者可能耐受的水平。

表 3-79-1　**BiPAP 模式参数设置的常用参考值**

参数	常用值
IPAP	$10\sim25cmH_2O$
EPAP	$3\sim5cmH_2O$（I 型呼衰时用
	$4\sim12cmH_2O$）
后备控制通气频率（T 模式）	$10\sim20$ 次/min
吸气时间	$0.8\sim1.2s$

六、注意事项

1. 有效的心理护理及正确的指导　对患者而言，陌生设备的使用是一种既新奇又恐怖的体验。因此，在使用 NIPPV 治疗之前，医护人员应用通俗易懂的语言向患者及家属示范讲解无创面罩配戴的方法，强调其无创性，不影响患者自主呼吸、进食、咳嗽、咳痰等特点。

2. 严密观察病情　在 NIPPV 开始的 $4\sim8h$，需医生护士共同参与床旁监护，于通气后 20min 进行血气分析监测，根据血气结果随时调整各参数。在面罩通气的 1h 内，先设定较低的 IPAP 和 PEEP，让患者适应后再逐渐递增，提高依从性。

3. 保持呼吸道通畅，及时清除分泌物　应根据患者病情进行适时吸痰。实施无创面罩通气患者的痰液大多积聚口咽部，取 $14\sim16$ 号一次性吸痰管，由面罩侧孔插入 $10\sim15cm$ 吸痰，吸痰前后均要求 100% 纯氧吸入 $1\sim2min$。同时为防止气道干燥、痰痂形成，设置吸入气的湿度为相对湿度 100%，温度保持在 $30\sim35℃$，并辅以翻身、叩背、振动排痰机应用，必要时纤支镜下吸痰。

七、并发症

1. 面罩压迫皮肤损伤　NIPPV 患者都有不同程度面罩压迫不适感,严重者可出现局部溃疡、破损。为避免皮肤压迫损伤,应根据患者的不同脸型选择配戴合适的面罩,脸型正常或偏瘦的选择 A 型面罩,脸型较胖的则选择 B 型面罩,并调整固定带长度。颊部与面罩之间可酌情用棉花垫衬托,定时按摩局部受压皮肤,必要时适当降低气道压力。对出现皮肤破损者,外涂百多邦、金霉素软膏等,保持局部清洁干燥

2. 口腔干燥、胃胀气　与面罩配戴不当、患者张口呼吸、自主呼吸与呼吸机不同步有关。鼓励患者用鼻呼吸,减少张口呼吸,尽量少讲话,多饮水,加强气道湿化。对胃肠胀气明显者适当应用胃肠动力学药物,必要时置胃管排气。

（张伟华）

第八十章　经支气管镜介导治疗技术

第一节　经支气管镜异物取出术

一、概述

气管、支气管异物是指异物被误吸入并嵌顿在气管、支气管内无法咳出。异物吸入常发生于小儿，成人较少见，临床可表现为急性呼吸困难、慢性咳嗽或喘息以及反复发生的阻塞性肺炎等，不及时诊断和治疗可能会危及患者的生命，因此需及早发现和治疗。经支气管镜治疗为气管、支气管异物取出的首选方法。

二、适应证

确诊气管、支气管异物者，应尽早行异物取出术。

三、禁忌证

无绝对禁忌证。相对禁忌证同支气管镜检查。

四、操作方法

(一)方法选择

气道异物取出可采用可弯曲支气管镜或硬质支气管镜的方法。

硬质支气管镜内径较大，可同时进行通气，易于处理大出血等并发症，适于快速钳取大气道内较大异物。但硬质支气管镜需在全麻下进行，操作难度大，难以进入较小气道，限制了其应用。由于小儿气道异物常阻塞大气道引起窒息,而且小儿不易配合,所以全麻下硬质支气管镜是小儿气道异物最安全的取出方法。

可弯曲支气管镜可在局麻下进行,采用可弯曲支气管镜取出成人气管、支气管异物的成功率超过 90%,而且可弯曲支气管镜可用于颌面部创伤、机械通气以及远端气道异物的患者,因此成人气管、支气管异物的取出首选可弯曲支气管镜。

许多支气管镜特制的器械可用于气道异物取出。这些器械包括异物钳、钢丝抓、篮形及网状圈套器、球囊导管及冷冻探头等。形状较规则、较光滑、质地较硬的异物可采用平口的或鳄口的异物钳钳取;不规则形状的较大异物可选用钢丝抓、篮形或网状圈套器或球囊导管取出;质地较软的异物可采用冷冻探头将其冷冻黏附在探头上取出。

(二)操作步骤

1. 术前应充分了解患者的病史、体检及特殊检查情况、异物的性质及所在的部位,研究取出异物的最佳方案和可能发生的问题及处理方法。存在呼吸困难的患者应给予通气支持。

2. 可弯曲支气管镜术前按支气管镜常规予利多卡因局部麻醉并静脉给予咪达唑仑镇静,小儿及不能配合的患者应在全麻下进行。

3. 支气管镜以经口进镜为好,少数病例可经气管插管或气管切开管进镜。

4. 按支气管镜常规检查支气管,发现异物时,应小心地接近异物,防止支气管镜前端将异物推向更远处。选择合适的异物钳或圈套器从工作通道插入至异物与气道壁间空隙深处,套住异物并收紧,拉出异物并连同支气管镜一起取出。嵌顿在肿胀的气道内的异物可采用球囊扩张导管,先将球囊导管沿气道壁插入异物远端,在异物远端充起球囊后慢慢将异物拉出,再以合适的异物钳将异物取出。质地较软的异物可采用冷冻治疗,将冷冻探头尖端抵住异物,将其冷冻黏附在探头上取出。

5. 异物吸入时间过长被肉芽组织包埋难以取出者,可局部注入肾上腺素稀释液后用活检钳钳除部分肉芽组织,待异物松动后再行钳取。肉芽组织过多时可采用高频电刀切除部分肉芽组织后再行钳取；也可先采用冷冻治疗，一周后再行异物取出。

6. 支气管镜不能窥及的小气道异物，如异物不透 X 线，可试行在透视引导下钳取异物。

7. 异物取出后应复查支气管镜，了解气道内有无异物残留，有无气道损伤及出血以便及时处理。术后复查胸片。

五、并发症及处理

1. 当异物边缘锐利或包埋于肉芽组织中，钳取时引起出血，可局部注入冰生理盐水、肾上腺素、凝血酶等止血剂，必要时可采用高频电刀凝固止血。钳取异物时可损伤气道引起支气管穿孔、纵隔气肿、气胸等，需及时予以相应处理，必要时可予排气治疗。

2. 由于操作失误，将异物推向气道更远端而无法取出。必要时可考虑手术治疗。

3. 较大异物钳取后失落于声门下或对侧主支气管，引起窒息。一旦发生，可将异物推回至患侧支气管，或立即再次取出。

4. 钳取异物时将异物夹碎，以致不能完整取出异物。

5. 喉头水肿、低氧血症、心律失常和心跳骤停等，应及时抢救。

6. 感染。

六、注意事项

支气管镜取异物技术要求较高，应由熟练的医生进行操作，并准备好相应的设备和器械，以免发生严重并发症。

第二节　经支气管镜氩等离子体凝固治疗

一、概述

氩等离子体凝固（Argon Plasma Coagulation, APC）是一种

通过氩等离子将电流能量导向靶组织,对组织产生热凝固效应的单极电凝方法。氩气在电压作用下电离成等离子,在电极和靶组织间形成电流,从而可以不接触靶组织而产生电凝效应,对一般接触式高频电刀难以达到的部位进行治疗,具有操作简便、价格低廉、快速、凝固范围大、穿透深度浅等特点,非常适合于广泛性出血的治疗。

二、适应证

1. 不宜手术治疗的气管、主支气管腔内恶性肿瘤,病变远端仍有肺功能者。

2. 大气道腔内的良性肿瘤。

3. 大气道腔内的肉芽组织,特别是气道金属支架置入后肿瘤或肉芽组织引起再狭窄者。

4. 支气管镜下可以窥见的活动性出血病灶。

5. 手术、外伤等引起的大气道瘢痕性狭窄(需谨慎使用)。

三、禁忌证

1. 气管、支气管腔外病灶引起的大气道狭窄。

2. 气管、支气管腔内病灶引起管腔完全阻塞。

3. 安装心脏起搏器或自动除颤起搏器的患者,需暂时关闭起搏器。

4. 机械通气吸氧浓度大于40%的患者。

5. 病灶接近腔内硅酮支架或覆膜支架。

四、操作方法

1. APC可在全麻下通过硬质支气管镜或局麻下通过可弯曲支气管镜进行操作。硬质支气管镜可确保患者的安全性,患者的痛苦也较少,因此如果患者病变位于气管或主支气管,或者患者不能很好地配合时,最好使用硬质支气管镜。

2. 患者取仰卧位,将负极电极板置于患者背部,确保与皮肤良好接触。按要求连接APC工作站,调整工作模式和功率。

3. 按常规进行支气管镜检查。支气管镜到达病变部位后,经支气管镜工作孔道插入 APC 导管至病灶,脚踏电凝开关进行治疗。治疗后退出 APC 导管,观察局部治疗情况。

4. 用活检钳清除局部坏死组织。

5. 术后一周复查支气管镜。必要时重复治疗。

五、并发症及处理

1. 出血。可按支气管镜出血常规处理。

2. 气胸和纵隔气肿。APC 治疗发生率较低,一般不需特殊处理,必要时可行排气治疗。

3. 气道内着火。常发生于高浓度吸氧时,火花点燃气道内硅酮支架或气管插管等易燃物。此时应暂时停止给氧,清除着火物,视气道损伤情况给予相应治疗。

六、注意事项

1. APC 治疗的功率一般应低于 40W,功率过大并发症发生的可能性增加。

2. 治疗时吸氧浓度应低于 40%,及时清除坏死组织,以免发生气道内燃烧。

3. 治疗时导管尖端应距病灶 1cm 以上,距支气管镜前端 1～2cm。

第三节　经支气管镜高频电灼术

一、概述

高频电灼术(Electrocautery)是通过治疗电极将高频电流传递至病变组织,电能转化为热能达到止血、凝固和气化病变组织目的的一种方法。高频电灼术临床应用已有数十年历史,近 20 余年来经支气管镜高频电灼治疗已成为治疗气道内良、恶性病变的有效手段之一。

二、适应证

1. 不宜手术治疗的气管或支气管腔内恶性肿瘤所致的气道狭窄,远端肺功能存在者。

2. 气管或支气管腔内良性肿瘤,特别是息肉样肿瘤。

3. 手术、气管插管、外伤、异物等导致的气道内芽组织增生和瘢痕狭窄。

4. 支气管镜可以窥见的气道内出血。

三、禁忌证

1. 气管、支气管腔外病灶引起的大气道狭窄。

2. 气管、支气管腔内病灶引起重度狭窄而且病变过长者。

3. 安装心脏起搏器或自动除颤起搏器的患者。

4. 机械通气吸氧浓度大于 40% 的患者。

四、操作方法

1. 高频电灼治疗可在全麻下通过硬质支气管镜或局麻下通过可弯曲支气管镜进行操作。

2. 患者取仰卧位,将负极电极板置于患者背部,确保与皮肤良好接触。调整工作模式和功率。

3. 按常规进行支气管镜检查。支气管镜到达病变部位后,选择适合于气道病变具体情况的电极(带蒂病变可选用不同大小和形状的圈套器,需要进行组织切割时可选用针状电刀,肿块及肉芽组织可选用电凝探头,较小病变可选用热活检钳),经支气管镜工作孔道插入,头端伸出支气管插入部前端至露出安全标记,电极接触病变组织,脚踏电凝开关进行治疗。一般由病灶中心开始向周边逐步扩展。带蒂的病灶可操纵支气管镜将圈套器套入病灶基底部,边轻轻收紧钢丝边脚踏电切开关切割直到切割下病灶。操作中如出现出血可行电凝止血治疗。治疗后退出电极,观察局部治疗情况。

4. 用活检钳清除切割下的肿瘤和局部坏死组织。

5. 必要时重复治疗。

五、并发症及处理

1. 出血。可按支气管镜出血常规处理。

2. 气道穿孔。功率过高、治疗时间过长及操作不小心可导致气道穿孔。

3. 气道内着火。常发生于高浓度吸氧时。

六、注意事项

1. 应使用可兼容高频电灼的(陶瓷绝缘)可弯曲支气管镜，以免损伤镜身。2、治疗的功率一般应低于 40W，功率过大并发症发生的可能性增加。

3. 负极电极板应距病变部位尽可能近，并紧密贴合皮肤。

4. 治疗时吸氧浓度应低于 40%，及时清除坏死组织，以免发生气道内燃烧。

5. 治疗时电极应伸出支气管镜插入部前端并露出安全标记。

第四节　　经支气管镜微波热凝治疗

一、概述

微波治疗是利用病变组织中的极性分子(主要是水分子)在微波的辐射下高速运动，分子之间相互摩擦产生热量，使组织凝固、脱水坏死的方法。微波治疗不同于高频电和激光等同，是一种内加热过程，特点是组织从里到外瞬间凝固、损伤部位边界清楚、温度较低、加热部位均匀、止血效果好、无碳化、无烟雾和气味。微波治疗应用于治疗气道病变国外不多见，国内自 80 年代起开始经支气管镜应用微波治疗肺癌和一些气道良性病变，取得了较好的效果。

二、适应证

1. 中央型肺癌(腔内型)伴气道阻塞，无法手术治疗者。

2. 气道良性肿瘤或肉芽肿致气道狭窄。

3. 支气管镜可以窥见的出血病灶。

三、禁忌证

1. 气管和支气管腔外肿瘤或淋巴结压迫所致的气道狭窄。

2. 重度气管狭窄。

3. 周围性病变,支气管镜不能窥及者。

4. 置入心脏起搏器的患者。

5. 支气管内弥漫出血。

6. 体内有金属植入物的患者。

7. 孕妇慎用。

四、操作方法

1. 按常规进行支气管镜检查。观察气道内病变部位、大小、表面情况及阻塞程度。

2. 经支气管镜操作孔道插入微波探头并深入狭窄部位或刺入病变组织内,支气管镜退后使探头尖端露出支气管镜前端 3～5cm 以上,开通吸引器通风,脚踏辐射开关进行治疗,一次可选择 2～3 个点。

3. 每 3～6 天治疗一次,3～5 次为一疗程。每次治疗前应先以活检钳清除表面坏死组织。

五、并发症及处理

1. 支气管壁穿孔。多由于治疗时输出功率过大,时间过长、选用针状探头刺入支气管壁过深所致。可造成气胸、纵隔气肿及气管-食管瘘等。

2. 出血。一次治疗范围过大、过深,当坏死组织脱落时可引起出血。

六、注意事项

1. 微波功率应小于 80W,辐射时间不应超过 7s,以防损伤支气管壁。

2. 使用前微波治疗仪应低压预热3~5min后方可使用。

3. 针状探头置入时支气管镜应尽量处于直位,防止细针刺伤支气管镜。

4. 开通高压时探头不应靠近金属物体或暴露在空气中,避免照射非治疗区域。

5. 治疗时应除去患者身上金属饰物、助听器、带金属支架的假牙等。

第五节　经支气管镜热成形术

一、概述

支气管哮喘是一种常见的慢性气道炎症性疾病,支气管平滑肌在其发病中起了重要的作用。支气管哮喘患者支气管平滑肌不仅在急性发作时收缩引起支气管狭窄,而且对气道高反应性也起一定作用,现有证据表明,支气管平滑肌也参与了哮喘的气道炎症和气道重塑以及与气道上皮和神经的相互作用。

经支气管镜支气管热成形术(Bronchial Thermoplasty)是一种新的支气管哮喘的介入性治疗方法,采用射频电能消融支气管镜可及部位的支气管平滑肌,通过减少支气管平滑肌的数量以达到改善哮喘症状,治疗哮喘的目的。临床试验阶段的结果显示,支气管热成形术可改善中至重度持续哮喘患者的生活质量、减少急性发作并可改善哮喘患者的肺功能,副作用轻微,是一种很有前途的治疗方法。目前,美国FDA已经批准支气管热成形术用于高剂量吸入糖皮质激素仍不能良好控制的中至重度哮喘的治疗。

二、适应证

1. 接受规范治疗的中至重度的持续性成年哮喘患者。

2. 哮喘控制情况稳定。

3. 可耐受多次支气管镜操作。

三、禁忌证

1. 哮喘控制不稳定、呼吸道感染。
2. 存在支气管镜的禁忌证。

四、操作方法

1. 支气管热成形术使用的设备为 Asthmatx 公司的 Alair 支气管热成形系统,包括射频控制器和带有可伸缩射频电极的射频探头,通过可弯曲支气管镜进行治疗。

2. 术前 3 天起给予泼尼松 50mg/d 至术后 1 天。

3. 按支气管镜常规对患者进行局部麻醉和镇静。常规进行可弯曲支气管镜检查。

4. 将支气管镜插至拟治疗支气管,将射频探头从支气管镜工作通道插入,完全伸出探头的四个电极丝并使其完全接触支气管壁,控制脚踏开关接通电源治疗约 10s,将支气管镜和电极同时后退约 5mm 至紧邻支气管壁,由远及近依次治疗支气管镜可及的气道全长。按一定顺序治疗计划区域内支气管镜可及的所有支气管。

5. 患者需进行 3 次治疗,每次相隔 3 周左右。第一次治疗右下叶,第二次治疗左下叶,第三次治疗双上叶,右中叶不治疗。第二次和第三次治疗前应先检查前次治疗的效果,如发现前次治疗未完全愈合,需推迟治疗。

五、并发症及处理

临床研究发现的并发症多为轻中度,大多数在治疗后 1 天内发生,均在术后 7 天左右缓解,未发现有远期并发症。主要的并发症包括:呼吸困难、喘息、咳嗽、咳痰、胸部不适等,可予对症处理。

六、注意事项

1. 每次治疗前应做好详细计划,确保治疗区域所有的支气管壁均得到治疗并没有重复治疗。

2. 所有治疗均须在支气管镜直视下进行。

3. 电极丝伸出后应与气道壁接触确实，并确认没有变形。

第六节　经支气管镜光动力治疗

一、概述

光动力疗法（Photodynamic therapy，PDT）又称光敏疗法或光化学疗法，是利用某些光敏剂与肿瘤组织亲和力强、结合时间长、用一定波长的光波照射后可产生一系列光化学反应而杀灭肿瘤的特性，经静脉注射光敏剂后再以激光对肿瘤组织进行局部照射以杀灭肿瘤的一种治疗方法。经支气管镜光动力治疗从20世纪80年代开始以来，在国内外已积累了较多的经验，成为肺癌治疗的一种有效手段。

二、适应证

1. 无手术适应证的早期气管、支气管腔内生长的肺癌，特别是原位癌的根治性治疗。

2. 中、晚期中央型肺癌和肺转移性癌引起大气道狭窄、阻塞的姑息治疗。

3. 肺癌术后残端复发者。

4. 支气管内出血。

三、禁忌证

1. 对光敏剂过敏者。

2. 大气道重度狭窄者，PDT治疗早期可能会引起局部水肿而致严重通气功能障碍，需先放置气道支架后再进行治疗。

3. 肿瘤侵犯大血管壁者可能会引起大出血。

四、操作方法

1. 治疗前进行常规支气管镜检查，了解肿瘤的位置及病变程度。

2. 根据不同光敏剂说明书静脉滴注光敏剂(如 Photofrin?2～5mg/kg)。

3. 注射光敏剂 48～72h 后按常规行支气管检查,支气管镜到达病变部位后,从工作通道插入激光光导纤维,关闭支气管镜光源,启动激光发生器以激光照射肿瘤,照射时间长短根据肿瘤大小及具体治疗情况而定。

4. 治疗后 1 天复查支气管镜,清除坏死肿瘤组织。如肿瘤体积较大、病变范围较广泛者常需重复照射。

五、并发症及处理

1. 光敏剂过敏。可给予抗过敏药物治疗。

2. 呼吸困难或窒息。常因坏死组织及分泌物阻塞所致。可以支气管镜清除坏死物及分泌物。

3. 气道穿孔及严重出血。常由于肿瘤浸润气道壁过深或侵犯血管,治疗后肿块坏死脱落所致。

六、注意事项

1. 光敏剂应避光输注。注射光敏剂后患者需戴墨镜、住暗室。

2. 大气道狭窄、阻塞的患者治疗后早期可因局部水肿而加重阻塞,甚至可能发生窒息。

3. 治疗产生的激光对工作人员的眼及皮肤有危险,应避免暴露。

第七节　经支气管镜气道支架植入术

一、概述

19 世纪,英国的牙科医生 Charles R. Stent 发明了牙齿注模的新材料。以后其名字"Stent"就被用来命名各种用于维持中空管状结构的人造支撑物(支架)。19 世纪 90 年代,Trendelenburg

和 Bond 医生在外科手术中放置了 T 型管用于治疗气管狭窄。1915 年，Brunings 和 Albrecht 医生采用硬质支气管镜将一根橡胶支架置入到狭窄的气管，以改善患者的通气。1933 年，Canfield 和 Noton 等采用银质管置入 1 名儿童的喉部，以治疗其喉部的骨性狭窄。此后人们采用多种材料，设计出了各种各样的气道支架，特别是近 20～30 年，气道内支架置入在临床已被广泛应用于治疗大气道狭窄。

　　气道内支架根据材料的不同可分为金属支架、硅酮支架以及混合型支架；金属支架根据是否覆硅胶膜可分为覆膜支架和裸支架；根据形状的不同可分为管状支架、T 形支架、J 形支架和Y 形支架等；另外还有模拟气管生理结构制成的动力型支架等。

二、适应证

　　1. 中央气道器质性狭窄导致阻塞性通气功能障碍。其中，无手术适应证的肺部恶性肿瘤引起的大气道狭窄是气道内支架置入的首选适应证。气管、支气管结核、肺手术及创伤后瘢痕、气管插管或气管切开术引起的气管肉芽组织增生等良性狭窄，在其他介入性治疗（如激光、电烧、球囊扩张等）治疗无效时可考虑使用气道支架。

　　2. 支气管结核、复发性多软骨炎以及其他炎症或机械性压迫等原因所造成的气管、支气管软骨的破坏和缺损。

　　3. 气管、支气管瘘口或裂口的封堵。

三、禁忌证

　　1. 其他介入治疗方法可以解决的气道良、恶性狭窄。

　　2. 良性气道狭窄，不应置入金属支架。

　　3. 血管外压性气道狭窄，一般不宜放置金属支架。

四、操作方法

　　1. 术前需进行胸部 CT 扫描并进行三维气道结构重建以及支气管镜检查，以明确气道狭窄的程度、长度及其与周围组织的关系。

2. 选择合适的气道支架。对于良性气道狭窄、需要暂时性支架置入及恶性气道阻塞,有条件开展硬质支气管镜操作的单位应优先选择硅酮管状支架。金属支架由于其置入相对容易,无条件开展硬质支气管镜的单位可以选择。根据病变的具体情况选择支架的形状、管径和长度。

3. 麻醉方式的选择。硅酮支架以及气管内的金属支架置入需采用全身麻醉,通过硬质支气管镜或喉罩机械通气状态下,将支架置入到预定位置;主支气管及叶、段支气管的金属支架置入,均可在可弯曲支气管镜检查常规镇静和局部麻醉下完成。

4. 硅酮支架的置入方法

(1)将支架卷曲置于推送器内。

(2)通过硬质支气管镜将推送器送至病变部位用推送杆将支架推出,确认支架完全张开。

(3)用异物钳调整支架位置至最佳。

5. 金属支架的置入方法

(1)先采用支气管镜对病变部位进行定位。一般可采用 X 线透视下定位或支气管镜直视下定位。X 线透视下定位是在支气管镜对病变段气道进行测量的同时进行 X 线透视,分别于病变段气道的远端和近端的体表相应部位的皮肤上放一个不透 X 线的标记,然后将携有支架的推送器送至相应位置后,再进行 X 线透视,调整支架至两个体表标记的中间位置;支气管镜直视下定位一般应选择外径<3.5mm 的细或超细支气管镜。将定位用支气管镜送入病变段气道的上端,在直视下调整支架的位置。

(2)将引导钢丝由支气管镜的工作孔道送入到病变远端。

(3)退出支气管镜,将导丝留在气道内。

(4)沿导丝将携有支架的推送装置送入到标记好的病变部位。

(5)根据不同支架说明的方法释放支架,非自膨式支架需通过球囊导管向球囊注水或注气使支架被动膨胀,待支架充分膨胀开后,抽出球囊内的水或气体,撤出导丝后再将萎陷的球囊撤出。

(6)再行支气管镜检查观察支架的位置及膨胀情况。

五、并发症及处理

1. 气道分泌物阻塞。可采用雾化及各种物理排痰方法,必要时可使用支气管镜协助冲洗和吸引分泌物。

2. 肿瘤及肉芽组织增生导致支架腔内再狭窄。可采取高频电烧灼、支气管腔内冷冻及腔内近距离后装放疗等治疗。

3. 支架移位。常由于支架选择不当有关。支架移位可阻塞远端支气管的开口,进而引起阻塞性肺炎、肺脓肿和肺不张等。需及时处理。

4. 金属支架断裂和解体。需及时取出。

5. 硅酮支架感染。需及进取出。

6. 支架嵌入和穿透气道壁,常导致气管、支气管瘘,侵及大血管时,可引起致命性的大咯血。常需要开胸手术。

六、注意事项

1. 支架是异物,应严格掌握置入的适应证。

2. 大气道阻塞小于 50% 时慎用支架置入。

3. 良性气道狭窄时一般禁用金属支架。

4. 术中应有心电、血压、血氧饱和度等监测。应准备一个备用支架。

第八节　　经支气管镜激光治疗

一、概述

激光(Light Amplification of Stimulated Emission of Radiation,Laser)是指激发辐射的放大光,是一种能量高度集中、方向平行的高能量单色光。不同能量强度的激光照射机体组织可产生光化学和热效应,引起组织脱水、凝固、坏死和气化,可用于切割、气化和凝固组织,广泛应用于各种外科治疗中。一些激光如 Nd:YAG(掺钕钇铝石榴石)激光等可通过光导纤维经支气管镜导入气道病变处进行照射,应用于气道内阻塞性疾病的治疗方面已有二、三十年的历史,为提高患者生活质量、延长患者生命发挥了重要的作用。

二、适应证

1. 气管、支气管腔内各种良性肿瘤可作为根治性治疗。

2. 气管、支气管腔内各种良、恶性肿瘤所致气道重度狭窄而无外科手术适应证者改善症状。

3. 外科手术、创伤、炎症等各种原因引起的气道增生性或瘢痕性狭窄。

4. 不适合外科手术的类癌等预后较好的气道腔内肿瘤的根治性治疗。

5. 气道狭窄患者置入金属气道支架后发生肿瘤或肉芽组织生长引起再狭窄。

三、禁忌证

1. 气道腔外病变引起的气道狭窄。

2. 病变过长呈漏斗状狭窄并伴有黏膜下浸润。

3. 气道完全闭塞。

4. 远端肺组织功能无法恢复。

5. 病变位于气管后壁或存在气管-食管瘘。

四、操作方法

1. 激光治疗可选择全麻下经硬质支气管镜或局部麻醉下经可弯曲支气管镜操作。前者操作方便安全,可确保患者通气,易于处理出血等意外情况;后者可在局麻下进行,可治疗近端及远端支气管病变。

2. 支气管镜插入至病变处,经工作通道插入激光光导纤维,伸出镜端1cm,由脚踏开关控制对病变进行激光照射,所用功率一般为 20~40W,每次照射时间为 0.5~1s,可进行连续治疗以达到切割、凝固或气化病灶的不同目的。

3. 术后一周复查支气管镜。

五、并发症及处理

1. 出血　多为少量出血,大出血则后果严重,可使用冰盐水、肾上腺素等药物、激光止血、球囊压迫止血等方法。

2. 气道穿孔　多为激光功率过高或照射同一部位时间过长引起。

3. 气道内着火　常发生于气管插管、高浓度吸氧、使用可弯曲支气管镜时,此时应暂时停止给氧,撤除支气管镜及光导纤维,清除着火物,视气道损伤情况给予相应治疗。

4. 非心源性肺水肿　阻塞的气道再通后远端肺迅速复张引起。

5. 空气栓塞。

六、注意事项

1. 激光治疗前必须对仪器做全面检查,并在体外做照射试验后方可使用。操作人员应做好眼睛防护。

2. 吸氧浓度应低于40%,避免距离气管插管过近的操作。

3. 光导纤维必须伸出镜端外1cm,距病变3~5mm,避免直接接触病变。

4. 激光方向应与气管、支气管壁平行,避免垂直照射气道壁。

第九节　经支气管镜肺减容术

一、概述

慢性阻塞性肺疾病(COPD)是一种慢性气道阻塞性疾病,通常包括慢性支气管炎和阻塞性肺气肿,主要表现为不可逆的气道慢性阻塞和肺过度充气。目前的内科治疗大多只能改善患者的生活质量,并不能改善患者的肺功能和预后。从20世纪90年代开始开展的肺减容手术(Lung Volume Reduction Surgery)目的是通过去除部分病变的无功能肺组织,减小肺容积,相对增加胸腔内容积,加强剩余肺组织的弹性,改善患者的肺功能。临床研究表明肺减容手术可以改善部分患者的肺通气功能、肺容量和运动能力。但肺减容手术后的并发症和死亡率很高,术后90天手术相关死亡率为3%~19%,严重并发症发生率为59%。

经支气管镜肺减容术(Bronchial Lung Volume Reduction,BLVR)是指通过支气管镜达到肺减容手术目的的微创介入治疗方法,主要包括气道内单向活瓣置入术(One-way Valve)、经支气管镜气道旁路手术(Airway Bypass)和生物肺减容术(Biological Lung Volume Reduction)等几种技术,虽然处于研究阶段,部分试验取得了一定的治疗效果,较大规模的临床试验正在进行中。目前国内已经批准临床应用的是美国 Pulmonx 公司生产的 EBV。

二、适应证

1. 经支气管镜单向活瓣置入术和生物肺减容术主要适用于以上肺为主的非均匀分布的严重肺气肿患者,治疗靶区叶间胸膜应完整。

2. 经支气管镜气道旁路术可用于均匀或非均匀性分布的严重肺气肿患者,但目前的临床试验主要用于均匀性分布的严重肺气肿患者。

三、禁忌证

1. 以慢性支气管炎为主要表现的 COPD 患者。
2. 非严重 COPD 患者。

四、手术方式与操作方法

1. 经支气管镜单向活瓣置入术(以美国 Pulmonx 公司生产的 EBV 为例)是通过可弯曲支气管镜将活瓣置入治疗区域的支气管,置入后气体和分泌物可以排出,但不能进入治疗后的支气管,造成治疗区域的肺萎陷和不张,以达到降低肺容积的目的。通常每个患者需要置入多个(3~8 个)活瓣以达到治疗的目的。

术前应对患者的情况进行充分的评估,选择适合的患者。

适合的患者应为以上肺为主的非均匀性肺气肿，FEV_1占预计值15～45%，肺总量大于预计值100%，肺残气容积大于预计值的150%，靶区叶间胸膜完整。

手术可在局麻或深镇静下进行，保留自主呼吸，在可弯曲支气管镜下用专用探头测定靶区肺叶各段支气管内径并选择大小合适的活瓣，经支气管镜活检通道插入专用球囊并充气堵塞靶区叶支气管，以 Chartis 评估系统通过计算气流阻力的水平确定在靶区不存在肺叶间的旁路通气，通过支气管镜工作孔道放入EBV 推送器至靶区各段或亚段支气管，通过推送器放置 EBV，靶区肺叶每段或亚段支气管放置一个，完全阻塞靶区肺叶各段支气管，在支气管镜下观察活瓣位置及随呼吸的开合状态，满意的状态为活瓣完全堵塞该段或亚段支气管并露出瓣膜部分，活瓣吸气时关闭，呼气时张开。

术后随访患者胸片及肺功能、6 分钟步行距离等以观察疗效。

2. 经支气管镜气道旁路术需要三个主要步骤　首先，采用气道内超声确定气道周围血管的位置，以避免在下面的操作中损伤；然后从支气管镜工作通道插入射频消融导管从气道壁向病变的肺实质内消融形成一条通道（旁路）；最后在气道旁路内置入一枚药物洗脱支架以维持旁路通畅。一般每个患者需要打开 1～5 个旁路。

3. 生物肺减容术是通过在病变最重的肺段内注入生物活性纤维蛋白胶，从肺泡水平引起肺的萎陷并降低肺容积。生物活性胶以液体形式用可弯曲支气管镜通过特制的双腔导管注入病变肺段，液体流入肺泡内聚合并引起治疗区域的急性萎陷和重塑。

五、并发症及处理

1. 临床研究中经支气管镜单向活瓣置入术的严重并发症发生率为 3%～17%，主要为气胸、肺炎、以及 COPD 急性加重。操作相关的死亡率为 1%～3%。术后 90 天治疗组 COPD 急性加重需要住院者 7.9%，咯血者为 6.1%，术后 12 个月靶叶肺炎发生率为 4.2%。

2. 经支气管镜气道旁路术在临床研究中有出血并发症出现,但均为少量出血。

3. 生物肺减容术的临床研究中并发症较少,主要是 COPD 急性加重,无手术相关死亡。

第十节 经支气管镜冷冻治疗

一、概述

冷冻治疗是通过冰冻的方法破坏生物组织的方法。低温可导致细胞脱水、变性、坏死,也可以引起一系列生物化学效应,冰晶也可引起细胞的机械性损伤,低温也可引起血管痉挛、血流减少、血栓形成,导致局部组织细胞缺氧、坏死。20 世纪 60 年代首先出现了冷冻方法治疗肺癌导致的支气管阻塞。以后随着小型冷冻探头的研制成功,冷冻技术开始应用于支气管镜下对支气管肿瘤或狭窄等进行治疗。90 年代后期以来,由于冷冻治疗简单有效、容易操作、费用低廉,而且由于软骨和结缔组织等对冷冻治疗不敏感所以应用于气道时比较安全、手术死亡率低,因而冷冻治疗在气管-支气管肿瘤及其他原因引起的气道狭窄的治疗中的应用越来越广泛,特别是由于冷冻治疗后较少出现瘢痕性再狭窄,所以在良性大气道狭窄的治疗中起了越来越重要的作用。

有人认为经支气管镜冷冻治疗是开展支气管镜下介入治疗的安全有效的"起点"。近年来针对接触式冷冻探头功率小、治疗面积小、治疗效率低的缺点又出现了非接触式喷射性冷冻探头用于治疗大气道肿瘤,目前仍处于初步试验阶段。

另外,有一部分研究者采用经支气管镜冷冻探头进行弥漫性肺疾病的肺活检的尝试,初步结果显示取材较传统透壁肺活检明显较大、受挤压变形少、出血均可在支气管镜下处理。

二、适应证

1. 气管-支气管内恶性肿瘤造成气道狭窄并引起呼吸困难症状,无手术指征者。

2. 气管-支气管各种原因引起肉芽组织生成并引起气道阻塞者。

3. 各种良性病变引起的气道狭窄。

4. 气道内异物、黏液栓或血栓的清除。

5. 气道内原位肿瘤、癌前病变等的根治目前尚在研究中。

6. 肺部弥漫性疾病的肺活检。

三、禁忌证

1. 支气管镜检查禁忌者。

2. 气道重度狭窄引起呼吸衰竭者,因为冷冻治疗不能迅速解决阻塞,术前还可能一过性加重症状,不应选择冷冻治疗,应选用其他能快速消除梗阻的方法如激光、支架等。

3. 肺周围性病变冷冻探头无法达到者。

4. 外压性气道狭窄。

5. 某些良性气道病变对冷冻治疗不敏感。

四、操作方法

1. 按支气管镜检查常规进行支气管镜检查。支气管镜插入气道病变部位,观察病变情况。

2. 将冷冻探头经操作孔道送至病变部位,金属头端顶住病变组织,脚踏开关进行冷冻治疗。一般每次冷冻时间为 30～60s。放开脚踏开关,待融化后可进行下一次冻融循环。一般每个病变可进行多点治疗,每个点进行三个冻融循环。

3. 对于较疏松的或带蒂的肿瘤或肉芽组织也可采取冷冻切除的方法,即将探头与病变组织接触,脚踏开关进行冷冻,同时将探头做上下左右快速运动,切除病变组织。

4. 对于异物或黏膜、血栓,可将冷冻探头与异物或栓子接触,同时脚踏开关进行冷冻,保持冷冻状态至异物或栓子与探头完全粘牢后将探头与支气管镜同时退出。

5. 治疗完毕观察气道局部情况,吸净血液及分泌物,退出支气管镜。

6. 治疗后 1～2 周复查支气管镜,必要时重复治疗。

五、并发症及处理

经支气管冷冻治疗并发症较少，一般对症处理即可缓解。

六、注意事项

1. 冷冻治疗后病变组织坏死脱落一般需要一周时间，在此时间内可能因为水肿等而引起气道阻塞一过性加重，因此不适用于气道严重阻塞引起呼吸衰竭的患者。

2. 冷冻过程中不要试图拔出探头，以免损伤支气管镜。

第十一节 经支气管镜球囊扩张术治疗气道狭窄

一、概述

各种病因可造成气管支气管狭窄，狭窄的程度可以从轻微的症状到危及生命。气道狭窄的治疗方法包括气管插管或切开、外科手术、激光切开、冷冻治疗等。对患者创伤最小、风险最小的治疗方法是最理想的方法。1984 年，Cohen 等首次采用血管扩张球囊对一个 4 个半月大的婴儿肺手术导致的支气管吻合口瘢痕狭窄进行成功的扩张治疗；1987 年 Fowler 等采用 Gruentzig 球囊扩张术治疗 1 例成人肺癌袖状切除术后的右主支气管狭窄。之后经硬质支气管镜采用球囊扩张术治疗气道狭窄的报道逐渐增多。1991 年 Nakamura 等采用可弯曲支气管镜对结核性支气管狭窄支气管成形术后再狭窄进行的球囊扩张治疗。目前，经可弯曲支气管镜进行球囊扩张治疗气道狭窄已经较广泛地应用于临床，是一种简单、有效的气道狭窄治疗方法，可以单独应用或结合其他治疗方法一起应用。

二、适应证

各种原因引起的引起呼吸困难症状的大气道狭窄。包括：

1. 气管插管、气管切开后气管瘢痕性狭窄。

2. 肺手术后吻合口狭窄。

3. 气管支气管感染(结核)后引起的狭窄。

4. 气管支气管外伤后瘢痕狭窄。

5. 吸入性气道损伤后引起的气道狭窄。

6. 放疗引起的气道狭窄。

7. 气道肿瘤引起的气道狭窄。

8. 先天性气道狭窄。

三、禁忌证

1. 有支气管镜检查禁忌证者。

2. 气道狭窄口过窄,或狭窄段远端不能探明,球囊导管不能通过者。

3. 气道狭窄段病变血管丰富,球囊扩张中易导致大出血,不宜进行球囊扩张术。

四、操作方法

1. 术前充分了解患者病史和各种客观检查,明确狭窄段的部位、长度、远端气道的情况等。

2. 可选择镇静药物联合局部麻醉,如果狭窄部位位于主支气管或气管,因为扩张时会阻塞气流引起窒息,最好采用全身麻醉的方法。

3. 按支气管镜检查常规进行支气管镜检查,观察气道狭窄的部位、病变情况、狭窄程度等。

4. 球囊扩张可采用经支气管镜工作孔道直接扩张或支气管镜直视下导丝引导扩张的方法。前一种方法直接经支气管镜操作孔道插入球囊扩张导管,直视下置入气道狭窄部位。后一种方法是将引导钢丝经支气管镜操作孔道插入气道狭窄段内,退出支气管镜。然后将球囊扩张导管以导丝为引导插入气道内,从导丝旁插入支气管镜到狭窄部位,直视下将球囊导管插入狭窄段内。有条件时也可在 X 线透视下进行进一步定位。

5. 可根据条件选择不同的球囊扩张导管,一般应选择扩张后的最大直径比预计扩张后的直径大 2～3mm 的导管。

6. 连接带压力表的注水装置,根据狭窄情况和导管说明书选择注水压力,扩张时间可根据个人的经验选择 15~150s。注意血氧饱和度应保持在 90% 以上。每一狭窄部位可根据情况选择重复扩张 1~3 次。

7. 扩张后慢慢抽出球囊内水,观察狭窄段扩张效果及损伤、出血情况。确定无明确出血后可将球囊随支气管镜一同退出。

五、并发症及处理

气道狭窄球囊扩张术的并发症约 5%。与常规支气管镜相同的并发症。少见情况为气道撕裂、出血、纵隔气肿或纵隔炎、气胸等,这些都是严重的并发症,需积极处理。有时需外科手术治疗。

六、注意事项

1. 根据患者情况及手者经验和医院条件,球囊扩张可与支气管镜下狭窄段电刀幅状切开以及冷冻治疗结合进行,可加强治疗效果,减少再狭窄发生率。

2. 治疗中会引起气流阻塞,术前应做好充分的镇静和麻醉。

3. 每次治疗前应充分给氧,治疗中氧饱和度不应低于 90%。

4. 应根据病变情况选择合适的导管,操作前应详细检查各种器械。

5. 扩张可能会引起气道黏膜撕裂和出血,治疗前应检查患者的血小板及出、凝血情况。

6. 球囊置入时应放置足够深度,以免在扩张进脱出狭窄段。

7. 扩张后应慢慢释放球囊内压力,如发现出血可将球囊再次注水压迫止血,一般能达到较好的止血效果。

8. 球囊扩张后一部分患者会在一个月内发生再狭窄,术后 2~3 周应复查支气管镜,必要时再次扩张治疗。

(章 巍)

第八十一章　经 CT 介导下治疗技术

一、经 CT 引导下经皮穿刺射频消融治疗术

1. **概述**　射频消融术(Radiofrequency Thermal Ablation, RFA)是近几年来快速发展的一项肿瘤治疗技术,射频消融治疗实质性脏器肿瘤由于具有治疗时间短,不需要全身麻醉,住院周期短和费用低等特点,克服了传统治疗方法的不足,已经成为可靠的微创和姑息性治疗的手段。

CT 是胸部介入治疗唯一准确的导向方法,此技术克服了超声导向受肺部气体的影响及常规 X 线导向的不准确性,能够精细地显示肿瘤的位置与 RFA 电极的关系,随着螺旋 CT 技术和软件的开发应用,CT 导向穿刺操作接近实时,它可安全、快速、准确、微创地进行肺及纵膈病变的 RFA 治疗。

经 CT 引导下经皮穿刺射频消融治疗术的目的是彻底毁损肺部原发病灶,并尽可能最大限度地保留正常的肺组织和肺功能,通过射频消融诱导实体瘤发生坏死,从而极大提高了患者的生存质量和生存率。经皮肺穿刺射频消融治疗肺部肿瘤是一种安全、微创、有确切疗效的方法。

2. **适应证**

(1)不可手术切除的周围型非小细胞肺癌患者。

(2)因心肺功能差不能耐受手术或高龄不愿手术的早期周围型肺癌患者。

(3)直径小于 5cm,尤其是小于 3cm 的周围型肺肿瘤。

(4)丧失手术切除机会,进行减瘤姑息性治疗。

(5)肿瘤距离大血管或较大支气管在 1.0cm 以上。

(6)肺部多发转移瘤。

3. **禁忌证**

(1)凝血功能障碍,有出血倾向者。

(2)严重的肺气肿、肺纤维化并发肺功能不全者或有较大空洞,患有严重的心肺功能障碍者。

(3)体弱不能配合者,不能控制呼吸,咳嗽不能控制。

(4)中心型肺癌合并严重阻塞性肺炎者。

(5)有严重合并症者。

4. 主要手术程序

(1)CT定位:以自制定位器纵行贴于肿瘤相对应的胸壁,CT扫描肿瘤,测量胸壁至肿瘤表面距离,测量肿瘤纵径和横径,确定进针路径、深度、方向和角度。

(2)穿刺:常规消毒、铺巾、局麻,皮肤切0.2~0.3cm小口,按已经确定的方向、角度进针到达预定的深度,再行CT扫描,明确锚形针是否处于理想位置,若有偏移根据图像调针。

(3)消融:接通与射频消融仪相连的电极,根据肿瘤大小选择"中"或"大"输出功率开机消融,监测屏幕显示时间温度曲线和功率曲线。

5. 主要并发症　包括气胸、咳血、血胸、术后发热、胸部灼热痛,胸膜反应、休克等。

6. 注意事项

(1)积极充分的术前准备和术中处理。术前与患者充分沟通,争取患者配合。术前15min给予吸氧,术前30min开始应用氟哌定,芬太尼等镇痛、镇静、止咳药物,预防性静注立止血,预防性准备气胸穿刺包、水封瓶等器械,术中根据病人情况适当追加镇痛镇静药,减轻患者恐惧、烦躁。

(2)仔细、全面了解患者病史,尤其重视有无出血史和药物过敏史,观察患者全部影像学资料,尤其是胸部增强扫描CT资料,邻近肺门和纵隔的病变术前一定进行增强CT扫描,确定纵隔内或邻近纵隔和肺门病变的强化情况及其与大血管的关系,所选择的进针途径前方应避开心脏与大血管以避免进针过深造成其损伤。

(3)熟练掌握穿刺技术。术前仔细阅读CT片,明确肿瘤部位,与周围较大血管、支气管、纵隔和臂丛神经的关系,预计穿插点定位、进针深度、方向以及与体表角度,避免术中定位不准确而需反复穿刺,徒增手术风险。减少穿刺次数可降低出血并发症。

二、经 CT 引导下经皮穿刺放射性粒子植入放射治疗

1. 概述　放射性粒子植入近距离治疗肿瘤有 100 多年的历史。在 CT 引导下经皮穿刺植入 125I 放射性粒子治疗肺癌,具有高度适形,靶区高剂量,显著提高靶区局部与正常组织剂量分配比的优点,是一种新的肿瘤技术,其能较好的控制局部病灶,可以有效缓解患者的临床症状,提高患者生存质量,尤其对胸痛、阻塞性肺不张的治疗有效率达 100%。125I 放射性粒子有效作用直径仅为 1.7cm,植入后对正常组织损伤极轻微,基本无全身毒性且属微创介入治疗,术后并发症少,因此 CT 引导下经皮穿刺植入 125I 放射性粒子治疗肺部肿瘤是一种安全、微创、有确切疗效的方法。

2. 适应证

(1)因心肺功能差不能耐受手术或高龄不愿手术的肺癌患者。

(2)丧失手术切除机会,进行减瘤姑息性治疗。

(3)要求改善生存质量的晚期肺癌患者。

(4)外照射剂量不佳或失败的病例;外照射剂量不足,需要局部剂量补充的病例。

3. 禁忌证

(1)凝血功能障碍,有出血倾向者。

(2)患有严重的心肺功能障碍者。

(4)体弱不能配合手术者,不能控制呼吸,咳嗽不能控制。

(5)有严重合并症者。

4. 主要手术程序

(1)CT 定位:以自制定位器纵行贴于肿瘤相对应的胸壁,CT 扫描肿瘤,测量胸壁至肿瘤表面距离,测量肿瘤纵径和横径,确定进针路径、深度、方向和角度。

(2)穿刺:常规消毒、铺巾、局麻,皮肤切 0.2～0.3cm 小口,按已经确定的方向、角度进针到达预定的深度,再行 CT 扫描,明确穿刺针是否处于理想位置,若有偏移根据图像调针。

(3)粒子植入:依据进针路径,将植入针进至靶点,CT 扫描确认无误,边退针边用植入器依次释放粒子若干颗,粒子间隔1～1.5cm,即刻 CT 扫描,如前步骤继续在已定植入路径释放粒子。

(4)术后 CT 扫描:观察粒子分布是否符合术前治疗计划,同时观察有无并发症发生及程度。

5. **主要并发症** 包括气胸、咳血、粒子移位、术后发热、粒子游走等。

6. 注意事项

(1)积极充分的术前准备和术中处理,术后给予抗感染、止血治疗,观察血压、心率等生命体征 12h。

(2)仔细、全面了解患者病史,观察患者全部影像学资料,尤其是胸部增强扫描 CT 资料,依据影像学资料术前对进针路径、粒子种植的准确部位,粒子数量、分布、间距做周密的术前计划,使得粒子在三维方向上剂量分布均匀,最大限度地减少周围正常组织的受量。

(3)熟练掌握穿刺技术,选取合适的进针点,尽量减少穿刺针经过胸膜次数避免穿过叶间胸膜,术后充分镇咳以减少气胸等并发症的发生。

(4)对于随呼吸运动较大的病灶,可采取在吸气末或呼气末进针或 CT 透视下进针,提高粒子植入的准确性。

(5)对于邻近大血管、支气管、纵隔和臂丛神经等重要脏器的病灶,治疗时应先行强化扫描,明确肿瘤部位与周围结构关系,避免术中损伤重要脏器,尽可能减少穿刺次数以降低并发症。

三、肺脓肿的穿刺冲洗注药治疗

1. **概述** 肺脓肿是由化脓菌引起的肺内化脓性炎症,早期为局限性化脓性肺炎继而发生坏死液化形成脓肿,如果治疗不及时可并发脓胸。全身应用抗生素治疗大部可以吸收病程在5～30周,部分病人吸收不完全导致慢性肺脓肿或迁延性炎症,甚至局部肺纤维化。介入治疗可以缩短内科治疗病程并可取代慢性肺脓肿的外科肺叶切除术。

2. 穿刺器械、药物　18～22G穿刺针,套管针,胸腔引流导管,闭式低负压引流袋及连接管,手术刀片,止血钳缝合针线等。广谱抗生素,也可根据药敏试验选用抗生素。常用:青霉素20万～40万U;链霉素200～100mg,其他抗生素包括庆大霉素、甲硝唑等

3. 方法　于CT导向下选择距离胸壁最近途径为穿刺点,将穿刺针细针刺入脓腔,抽吸脓液干净后用生理盐水反复清洗,待抽出液体清亮后注射抗生素于脓腔内。术后病人高热短时间内消退,配合静脉抗生素治疗,病灶可以在1～2周内吸收。

（肖越勇　吴　斌）

第八十二章　肺移植

一、定义

人同种异体肺移植是将脑死亡患者健康的肺移植给终末期肺部实质和血管疾病的患者,使其恢复健康,甚至恢复正常生活和工作。

二、历史

1963 年美国人 Hardy 进行首次人类临床肺移植,其后的 20 年间,全世界范围内共有 40 例肺移植,仅 1 例术后生存 8 个月。1983 年加拿大多伦多总医院的 Cooper 教授施行人体肺移植获得长期生存,标志着现代肺移植获得成功。1995 年北京安贞医院施行单肺移植获得成功,1998 年进行了 1 例双肺移植也获得成功。至 2003 年 6 月世界范围约有 160 多家医院共进行了 17000 多例的肺移植。肺移植已被公认为是一种成熟的治疗方法。

三、肺移植患者的选择

(一)肺移植的指征

1. 各种良性的终末期肺部疾病。

2. 年龄<65 岁。

3. 预计寿命<18 个月。

4. 无恶性肿瘤,无心肝肾等重要脏器疾病。

5. 正常生活明显受限,但可步行。

6. 精神状态正常,能配合治疗。

7. 营养状况能耐受手术,有康复潜力。

（二）肺移植的禁忌证

1. 肺外急性感染。

2. 禁用免疫抑制剂者。

3. 其他脏器（心、肝、肾、脑）终末期疾病。

4. 仍在吸烟。

5. 营养状况差。

6. 呼吸机依赖。

7. 明显的精神社会问题（吸毒、酗酒）。

8. 未能控制的肿瘤。

（三）各种疾病肺移植的适应证

1. COPD 及 α_1-抗胰蛋白酶缺乏症肺气肿

（1）$FEV_1 \leqslant 500ml$，$< 30\%$预计值，FEV_1迅速降低；

（2）静息时有缺氧（$PO_2 < 55 \sim 60mmHg$）；

（3）高碳酸血症；

（4）有过威胁生命的恶化表现。

2. 囊性纤维化

（1）$FEV_1 < 30\%$预计值；

（2）静息时有缺氧（$PO_2 < 55 \sim 60mmHg$）；

（3）高碳酸血症；

（4）临床病程（特别重要）：体重下降，感染发作频度和严重程度增加。

3. 特发性肺纤维化

（1）VC，TLC $< 60\%$预计值；

（2）静息时有缺氧；

（3）严重的继发性肺动脉高压。

4. 原发性肺高压

（1）NYHA 心功能Ⅲ级或Ⅳ级；

（2）平均右房压$\geqslant 10mmHg$；

（3）平均肺动脉压$\geqslant 50mmHg$；

（4）心脏指数$\leqslant 2.5L/(min \cdot m^2)$。

四、肺移植方法选择

单肺移植和双肺移植均可治疗终末期阻塞性肺部疾病，而囊性肺纤维化或其他肺部感染性疾病必须进行双肺移植。肺纤维化行单肺移植最为理想。

心肺联合移植实际上已经成功用于所有需要移植的终末期肺疾病患者。然而由于单肺和双肺移植技术的完善和供体的严重短缺，心肺联合移植只限于顽固性右心室舒张功能不全（如右心室舒张末压大于 15mmHg）、显著地原发性左心功能不全、艾森曼格综合征及无法分流的心脏分流缺损。单肺移植结果也还满意，缺点是肺移植的晚期并发症（巨细胞病毒性肺炎、慢性排斥等）常常是致命的，因此大多数的医生认为保留患者的心脏采用双肺移植是最合理的方式。

五、供体肺标准

1. 脑死亡患者，年龄＜55 岁；

2. ABO 血型相同；

3. 吸烟＜30 年包；

4. 供侧肺没有明显的胸腔手术史，无明显肺部创伤史和解剖异常；

5. 供侧肺影像学检查正常，肺体积大小相配；

6. 无误吸、无化脓病灶，纤支镜检查支气管内无脓性分泌物；

7. 供肺充足的气体交换：吸 100％氧，PEEP＝5cmH$_2$O，PO$_2$≥300mmHg。

六、供肺保存

就目前的技术手段来说，理想的移植物功能最长能保存 6～8h。肺脏是由来源不同的细胞组成的，其中血管内皮细胞对缺血最敏感。缺血损伤能增加肺血管内皮的通透性并引起肺水肿，在肺保护模型上它评估损伤常用的终点指标。临床上主要应用低温保护这些细胞免受缺血损伤。低温灌注是临床应用最广泛的方法，即将供体全身肝素化后，用冷灌注液灌洗肺血管床，接着切取供肺，并用 100％的纯氧气充气运输。在灌注前采用前列腺素 E$_1$（PgE$_1$）或是依前列醇，能提高给保存效果。多数灌注液温度为 4℃,通常是通过向腔里注满冰冷的晶体液而实现的。切取供肺后,将其浸入到冰水中,使运输时温度保持在 1~4℃。

七、术后处理

(一)血流动力学治疗

肺移植手术后很容易出现肺水肿,术后数天要尽量保持肺部干燥,严格控制液体入量,使机体处于合理的脱水状态。静脉低浓度新福林、去甲肾上腺素或多巴胺维持血压,平均动脉压>9.33kPa(70mmHg)即可。注意肺楔压的变化。应用硝酸甘油、硝普钠扩张血管以改善右心功能,如果肺动脉压过高可用前列腺素 E_1 10~100ng/(kg·min)(PGE$_1$)降压。

(二)呼吸机治疗

术后常规应用呼吸机辅助呼吸。肺移植后因气道压增加导致的气道损伤非常少见。在减少术后肺水肿的基础上,较高的气道压力反而有利。多用定容模式,拔管前由定容模式改为定压通气模式,能减少呼吸肌做功,有利于减少单肺移植后宿主肺与移植肺顺应性的差异。

对于肺气肿行单侧肺移植的患者来说,宿主肺的过度通气不仅限制心脏充盈,而且还干扰移植肺的正常通气。可以使用较低的潮气量,同时用较高的呼吸频率以维持每分钟通气量并减少 PEEP 水平(1~3cmH$_2$O)。

显著肺动脉高压患者肺移植后,肺血管阻力立刻降低到接近正常水平,同时右心室的血流动力学得到改善。病人麻醉清醒或脱机后,会产生轻微的儿茶酚胺效应,导致右心室收缩压恢复至术前水平。对此需要术后 3~5 天预防性给以高水平镇静甚至肌松治疗,随和严密监测生命体征情况下,使患者小心苏醒,并按标准方法慢慢撤机。

(三)抗感染治疗

预防性使用治疗包括使用针对革兰氏阳性菌的万古霉素,同时联合使用能够覆盖术前受体痰液培养出细菌的广谱抗生素。

术前如果受体痰中证实有黄曲霉菌、供体痰中有酵母菌(如假丝酵母菌)或应用溶解细胞的免疫抑制剂时,都需要给予预防性抗真菌治疗。

术后合并有巨细胞病毒感染起排斥反应和死亡率都较高。因而预防性应用更昔洛韦能消除原发病并且提高巨细胞病毒感染的肺移植生存率。

术后1周常规使用磺胺类药物甲氧苄嘧啶可以消除肺移植患者的卡氏肺孢子菌感染。

(四)免疫抑制治疗

同种异体肺移植后多有排斥反应,必须终生应用免疫抑制剂。临床常用的有三联或四联用药:环孢素A、硫唑嘌呤和激素联合用药为三联用药,此外加用抗胸腺细胞球蛋白(ATGAM)是为四联用药方案。

(五)排斥反应的诊断和治疗

1. 急性排斥反应

(1)发生时间:肺移植后3～5d,急性排斥反应是经常遇到的问题。移植后3～4周几乎每个患者至少会有1次急性排斥反应。通常3个月后急性排斥反应明显减少。3～6个月平均为0.2次。之后,急性排斥反应越来越少,1年以后很少再有急性排斥反应发生。

(2)临床表现:临床表现有低热,全身不适,胸痛,食欲减退,咳嗽,咳白色泡沫痰,有不同程度的呼吸困难,活动后气急,运动耐量下降。胸部影像学显示肺门向外扩展的浸润性阴影,下肺野有浸润,亦可有胸水。实验室检查显示血白细胞中度上升,血气检查 PaO_2 下降＞10mmHg,肺功能检查 FEV_1 下降＞10%。放射性核素、移植肺血液灌注及通气均有下降。

(3)诊断:纤维支气管镜活检是确诊排斥的主要手段。

(4)治疗:由于90%以上的排斥反应都出现在移植后的最初3周内,因此当支气管灌洗液没有感染的证据时,即使没有明确的病理诊断,都应该根据临床症状行抗排斥治疗。多数患者48h内,症状和放射学改变会有改善。

①急性排斥时用甲泼尼龙静脉冲击治疗,500mg iv bid

×3d；

②泼尼松维持量增加至 1mg · kg^{-1} · d^{-1}，其后 2～3 周减回到原维持剂量；

③对激素治疗无效的患者可换用 OKT3（单克隆抗体）5mg/d×10d 或 ATGAM（抗胸腺细胞球蛋白）10～20mg/(kg · d)×(10～14)d。

2. 慢性排斥反应　移植后头 3 个月这种形式慢性排斥反应并不常见，但是 2 年内，50％患者都会有此症状。确诊后第 3 年死亡率达 40％或者更高。慢性排斥反应一般表现为小气道阻塞，临床上常出现进行性呼吸困难。组织学上表现为闭塞性细支气管炎综合征（BOS）。治疗无针对性措施，加大免疫抑制剂可是少数患者短期稳定，惟一有效的手段是再移植，但再移植手术难度大，成功的经验少。

八、肺移植手术疗效

2004 年旧金山国际心肺移植学会上的报告，全世界范围内，肺移植 1、3、5、10 年生存率分别为 73％、57％、45％及 23％。

九、肺移植进展

经过 20 年来的实验研究和临床实践，肺移植已是治疗终末期肺部疾病所致呼吸衰竭的惟一有效而且是成熟的治疗方法了。肺移植的进展是多方面的。

1. 供体的选择范围扩大　由于共同的短缺，目前标准适当放宽，供体年龄不一定小于 55 岁，有轻度肺挫伤或者吸烟，只要肺功能即所测定的血气 PO$_2$ 值在可以接受的范围内，一些边缘状态的供体（Marginal Dornor）也可以应用。现在已有个别无心跳的供体用于肺移植，术后有正常的肺功能。还有小儿肺移植，用健康供体（Living Dornor）的肺叶移植，这对于扩大供体来源和挽救危重小儿来说也是行之有效的。

2. 供体采集技术的改进　除了从肺动脉根部肺保护液的顺流，加用经肺静脉保护液逆灌技术，可以明显改善术后移植肺的功能。

3. 一氧化氮(NO)在肺移植中的广泛应用　NO 的作用是多方面的,等待肺移植的呼吸衰竭的患者吸入 NO 是有治疗作用的。供体肺采集中吸入 NO,可以看到术后移植肺的功能明显要好。受体手术中吸入 NO,可以降低肺动脉压,甚至可以避免应用体外循环(CPB),术后吸入 NO 可以减轻移植肺的缺血再灌注损伤,改善移植肺的功能,还有抗炎作用。

4. 免疫抑制剂的最佳组合　常用的免疫抑制剂有环孢素 A(CYSA)+硫唑嘌呤(Aza)+强的松;他克莫司(Tac)+霉酚酸酯(MMF,晓悉)+强的松被认为是目前最好的免疫抑制剂组合,排斥反应及阻塞性支气管炎发生率低,患者远期生存率高。

5. 病种与手术方式　除感染性疾病如囊性纤维化、支气管扩张必须行双肺移植,其他疾病可以行单肺移植,但是从术后长期生存和肺功能看,仍是双肺移植优于单肺移植,因此目前仍主张双肺移植为首选手术。

(王炜芳)